Lucia Verginer

Kriegstraumata und ihre Verarbeitung

Eine ethnopsychoanalytische Untersuchung der Entwicklungsprozesse ehemaliger 'Kindersoldaten' der *Lord's Resistance Army* in Norduganda

Lucia Verginer

KRIEGSTRAUMATA UND IHRE VERARBEITUNG

Eine ethnopsychoanalytische Untersuchung der Entwicklungsprozesse ehemaliger 'Kindersoldaten' der *Lord's Resistance Army* in Norduganda

ibidem-Verlag
Stuttgart

Bibliografische Information der Deutschen Nationalbibliothek
Die Deutsche Nationalbibliothek verzeichnet diese Publikation in der Deutschen Nationalbibliografie; detaillierte bibliografische Daten sind im Internet über http://dnb.d-nb.de abrufbar.

Bibliographic information published by the Deutsche Nationalbibliothek
Die Deutsche Nationalbibliothek lists this publication in the Deutsche Nationalbibliografie; detailed bibliographic data are available in the Internet at http://dnb.d-nb.de.

∞

Gedruckt auf alterungsbeständigem, säurefreien Papier
Printed on acid-free paper

ISBN-13: 978-3-8382-0419-2

Printed in Germany

Abbiate sempre gli occhi fissi in Gesù Cristo, e in Cristo crocifisso.
(Daniele Comboni, 1831-1881)

And I will lead the blind along a way that they do not know, in paths that they have not known I will guide them. I will turn the darkness before them into light, the rough places into level ground. (Isaiah, 42,16a)

Warum spricht niemand darüber, wie es den Menschen geht, wenn die offensichtliche Schädigung vorüber ist? (David Becker, 1997)

Die Einfachheit des Negers ist ein von oberflächlichen Beobachtern erfundener Mythos. (Frantz Fanon, 1952)

If we make the effort to spend some time with these people, listening carefully to what they have to say when they confide in us, without editing their stories to better fit into the official discourse of fixed meanings, we will find that these stories uncover a more complex version of the sociopolitical reality, and eventually, it will be increasingly difficult to sustain the rhetoric of the global war on terror and its black- and white, heart-of-darkness worldview. (Sverker Finnström, 2008)

Es kommt mir bis heute so vor, als fände die Feldforschung ihren Sinn nicht darin, was sie für die Gemeinschaft leistet, sondern in dem, was sie zur persönlichen Entwicklung des Forschenden beiträgt. (Nigel Barley, 1986)

I remember something that I have failed to learn, even the hard way, and which is particularly true in Africa. Almost every time that you see things going well and about to succeed something unexpected happens that can send all your efforts to hell or completely in the opposite direction. (Carlos Rodríguez Soto, 2009)

Inhaltsverzeichnis

Tabellen- und Abbildungsverzeichnis

Danksagungen

Wäre das Wort "Danke" das einzige Gebet, das Du je sprichst, so würde es genügen. (Meister Eckhart)

Herzlichen Dank an: Ass.-Prof. Dr. Doris Peham für das Vertrauen in mich und die Ermöglichung dieser Untersuchung;
Herbert Gimpl, Andreas Peer und Manuela Schweigkofler für die geduldige Korrektur dieses Manuskripts und vieles mehr;
meine Eltern für die finanzielle Unterstützung in diesen Studienjahren;
die Gemeinschaft der Comboni-Missionare, die mir in diesen Jahren in Innsbruck eine Familie war.

Diese Arbeit war ein auf und ab zwischen Euphorie und Verzweiflung. Danke euch liebe Freunde, insbesondere Andrea, Silvia, Iris, Mariusz und Ciprian, für eure Unterstützung, eure Ermutigung und Teilhabe, und auch für euer „Know-how". Danke auch meiner Schwester Christin, meiner Firmpatin Irene und meiner Tante Monica zusammen mit Onkel Otto – danke, für eure Teilnahme an Sorgen und Sehnsüchte, danke, dass ihr an mich geglaubt habt! Danke dir Jasmin, my fellow survivor, für die emotionale Unterstützung bei der Erstellung dieser Arbeit. Thank you Leila, my friend, for the lighthearted hours in the research field.

Danke an alle jene, die durch anregende Diskussionen und provozierende Argumente diese Arbeit mitgeformt haben.
Ein besonderer Dank geht an meine ugandischen Freunde Isaac, Deogracious und Moses, die meinen Aufenthalt in Uganda organisiert und begleitet haben. Vor allem bedanke ich mich dafür, dass ihr mir Einblicke in eure Kultur und in euer Leben geschenkt habt. Danke, dass ihr mir immer wieder bewusst gemacht habt, dass ich

nichts verstehe... so wurde ich immer wieder angespornt, mich aufs Neue auf die Suche nach dem „Verständnis“ aufzumachen.
Einen besonderen Dank dir, ma agui leleturi, für die alternativen Blickwinkeln, die Herausforderungen und den liebevollen Beistand – we are just surviving in the savannah... aber wir haben es geschafft!

Giulan de cör a düć os!

1 EINLEITUNG

Das Sujet der vorliegenden Studie sind ehemals Entführte der *Lord's Resistance Army* (LRA), einer Rebellenbewegung in Norduganda, und deren soziales Umfeld. Die Autorin geht der Frage nach, auf welche Weise traumatische Erfahrungen, wie die Zwangsrekrutierung, die persönliche Entwicklung der Betroffenen beeinflusst. Das Hauptaugenmerk richtet sich auf das Erleben und Verhalten während der Zeit der Entführung, und auf die psychosoziale Reintegration seit der Rückkehr ins zivile Leben. Es wird versucht, die Frage nach der Verarbeitung des Traumas zu beantworten: jene nach dem Schicksal traumagebundener Emotionen und jene nach der Integration der Zwangsrekrutierung in die persönliche Identität. Dabei wird die erforschte Subgruppe der „ehemals Entführten" sowie die traumatische Erfahrung nicht isoliert und statisch, sondern als in ihrem historischen und sozio-kulturellen Kontext dynamisch eingebettet betrachtet. Ethnopsychoanalytisch orientierte Gespräche mit fünf Personen, die von den Rebellen der LRA entführt wurden, sollen Einblicke in den Gegenstand der Untersuchung gewähren. Die gleichzeitige, der ethnopsychoanalytischen Methode inhärenten, Beobachtung des gesellschaftlichen und kulturellen Bezugsrahmens soll, über das Individuelle hinaus, die Dynamiken der Makroebene aufschließen.

In der theoretischen Ausarbeitung wird versucht der Hintergrund auszumalen, in den die untersuchten Narrationen und die Beobachtungen einzufügen sind. Dazu wird der Konflikt in Norduganda von seinen Wurzeln bis zu den letzten Friedensjahren beschrieben. In einem breiteren Zusammenhang bemüht sich die Autorin die Beziehung zwischen Afrika und dem Westen zu erörtern. Dabei wird auf die Entwicklung der humanitären Hilfe und auf die Darstellung Afrikas in den internationalen und national-westlichen Medien eingegangen. In einem weiteren Schritt wird eine psychologische Determinante für diese Beziehung identifiziert, nämlich die der Schuldgefühle der Vertreter westlicher Länder.

Der Fokus richtet sich dann auf die Thematik der Entführungen, mit der Begriffsbestimmung des Terminus „ehemals Entführte", und auf die Schilderung der Erfahrung der Zwangsrekrutierung, von der Entführung bis zur Reintegration.

Die zweite Hälfte des Theorieteils beschäftigt sich mit dem Konzept der Traumatisierung, welches eine Basis für die Erkenntnisse bisheriger Studien über den psychologischen Zustand ehemals Entführter der LRA bilden soll. Nach der Definition von Trauma wird auf seine Erfassung in der Diagnostik eingegangen. Der Schwerpunkt wird dann auf schulübergreifende Erklärungsansätze und Ergebnisse von Traumatisierung in Kindesalter und Adoleszenz, mit besonderem Fokus auf Kriegstraumatisierungen, gelegt. In diesen ersten Ausführungen wird deutlich, wie sehr das Konzept der posttraumatischen Belastungsstörung (PTBS) in Theorie und Praxis dominiert. Es findet daher eine kritische Auseinandersetzung mit der Trauma-übergreifenden und universellen Anwendbarkeit der PTBS und der damit verbundenen „Traumaarbeit" in Kriegsregionen statt.

Die gewonnenen Daten, bestehend aus Gesprächs- und Forschungstagebuchaufzeichnungen und den Ergebnisberichten der eingesetzten Instrumente, werden auf zwei Ebenen, einer Makro- und einer Mikroebene, verarbeitet. Aus den unstrukturierten Beobachtungen des Forschungsfeldes als gesamtgesellschaftlichem Gebilde (=Makroebene) werden selbstreflexive Einsichten über die interkulturellen Beziehungen herausgezogen und abstrahiert. Die Arbeit mit den fünf Gesprächspartnern wird in einer Weise aufbereitet, dass fünf biographische Einzelfalldarstellungen entstehen (=Mikroebene). Bei der Diskussion der Ergebnisse wird dann versucht, die Einzelfalldarstellungen in Hinblick auf die Fragestellung auf einen gemeinsamen Nenner zu bringen. Weiters werden die Ergebnisse mit den Theorien und Daten aus der Literatur in Verbindung gebracht.

Abschließend werden die Ergebnisse der Untersuchung zusammengefasst und kritisch gewürdigt.

2 THEORETISCHER HINTERGRUND

2.1 Geschichte des Konfliktes in Norduganda

Die Wurzeln von Streit und Kampf – Uganda vor 1986

Als in der zweiten Hälfte des 19. Jahrhunderts die ersten Forscher und Missionare in die heutige Region von Uganda kamen, fanden sie mehrere Königreiche vor. Diese befanden sich alle im Süden des Landes. Die ersten Kolonisten berichteten, dass die Gesellschaften primitiver wurden, je weiter sie nach Norden vordrangen. 1894 wurde Uganda zum britischen Protektorat erklärt. Das gesamte koloniale System festigte ethnische und kulturelle Grenzen, die, obschon verschwommen, doch irgendwie bereits existent waren. In den Berichten von Forschern, Missionaren und kolonialen Verwaltern findet man die Beschreibung der Acholi als die eines äußerst kriegerischen Volkes. Dieses weit verbreitete Stereotyp sollte noch eine gewichtige Rolle sowohl in der kolonialen als auch in der postkolonialen Geschichte Ugandas spielen (Finnström, 2008).

Die Vorreiter der anti-kolonialen Auflehnung kamen größtenteils aus dem Süden, wo sich die Wirtschafts- und Bildungselite des Landes konzentrierte. So begannen die Briten hauptsächlich im Norden, an erster Stelle Acholi[1], für die britische Kolonialwehrmacht zu rekrutieren, denn sie fürchteten sich vor den möglichen Konsequenzen eines auch militärisch starken Südens. Gleichzeitig behielten die Briten die Einführung von Industrie und Marktfruchtanbau dem Süden vor. Der Norden wurde dafür zu einem Reservoir billiger Arbeitskräfte. Diese kolonialen Strategien nach dem „*divide et impera*" stellten eine enorme Herausforderung für Uganda dar, als es im Jahre 1962 zur Unabhängigkeit kam und es darum ging, eine geeinte Nation zu errichten (ICG, 2004). Nach Hovil und Lomo (2004) hat das Konzept von Uganda als <u>einer</u> Nation noch immer nicht Wurzeln geschlagen.

Seit der Unabhängigkeit lässt sich in Uganda ein Bild von gewaltsamen Machtansprüchen nachzeichnen. Den roten Faden bilden dabei gesellschaftliche

[1] Siehe Anhang: Karte der ethnischen Gruppen in Uganda.

und politische Verhaltensweisen, die nur auf die Interessen eines Stammes und nicht auf den gesamten Staat ausgerichtet waren. Tribalismus, ja, aber nicht zuletzt haben sich auch die ehemaligen britischen Kolonialherren und andere internationale Mächte am Interessenkonflikt beteiligt (Finnström, 2008).

Generalleutnant Yoweri Kaguta Museveni betrat 1981 die Bühne des ugandischen Machtkampfes. Er eröffnete mit der *National Resistance Army* (NRA) einen Guerillakrieg in Zentral-Uganda (Luwero-Dreieck), mit dem Argument, dass die Wahlen 1980 manipuliert worden waren, und dem Ziel, Präsident Milton Obote (ein Acholi) zu ersetzen (Finnström, 2008). In den Reihen der NRA waren auch Kindersoldaten weit verbreitet, die, einer Gehirnwäsche unterzogen und missbraucht, zu Werkzeugen des Todes wurden (Keitetsi, 2002). Obote wurde 1985 durch einen Militärputsch abgesetzt und von General Tito Okello (ein Acholi) ersetzt. Okello hielt ausdrücklich und öffentlich Museveni und die NRA an, die Feindseligkeiten zu beenden und sich der nationalen Aussöhnung und dem Aufbau des Staates anzuschließen (Kiplagat, 2002, zitiert nach Finnström, 2008). Museveni unterzeichnete zwar das Friedensabkommen, setzte aber gleichzeitig den Kampf fort und eroberte schließlich 1986 die Hauptstadt Kampala (Finnström, 2008).

Unter Museveni (1986-heute)

Yoweri Kaguta Museveni kommt von Süd-West-Uganda und ist vom Volksstamm der Munyankole. In seiner Regierungszeit führte er zuerst ein „Keinparteiensystem“ (no-party-movement) ein, was für Kritiker und politische Gegner so viel wie ein Einparteiensystem bedeutete (Finnström, 2008). Statt das Ende des Krieges bedeutete die Eroberung Kampalas den Beginn neuer Konflikte. Innerhalb von zwei Jahren wurden 27 unterschiedliche Rebellengruppen gemeldet, die der neuen Regierung Widerstand leisteten (Bond & Vincent, 2002, zitiert nach Finnström, 2008), und zwar von Ost-Uganda, West-Nile, Acholi und Südwest-Uganda[2]. Mehrere Rebellengruppen nutzten die Nachbarländer Sudan und Kongo als Stützpunkte (Finnström, 2008). 1993 erlaubte Museveni die symbolische Wiedererrichtung der alten Königreiche. 1996 fanden die ersten direkten Präsidentschaftswahlen Ugandas statt, die von Museveni „gewonnen“ wurden. Seine Amtszeit wurde bis dato in den Jahren 2001, 2006 und 2011 durch „freie“ Wahlen verlängert. 2005 schaffte ein Referendum das Keinparteiensys-

2 Siehe Anhang: Karte der Distrikte von Uganda.

tem zugunsten eines Mehrparteiensystems ab (BBC, 2011). Wirtschaftlich erlebte Uganda unter Museveni einen Aufschwung. Vor allem durch die mit dem Internationalen Währungsfonds (IWF) und der Weltbank ausgehandelten Strukturanpassungsprogramme wurden stabile Rahmenbedingungen geschaffen und von internationalen Gebern große Hilfszahlungen geleistet. Der Norden des Landes profitierte jedoch nur teilweise von der guten gesamtwirtschaftlichen Situation (Finnström, 2008; Green, 2008; Shaw & Mbabazi, 2008). Geberorganisationen waren aufgrund der Unruhen abgeneigt, in den Norden zu investieren und verlagerten stattdessen ihre Projekte in andere Gebiete Ugandas (Finnström, 2008).

Viele Soldaten der vorherigen Regierung flohen nach der Eroberung Kampalas, aus Angst vor Rache, nordwärts (Hovil & Lomo, 2004). Die Ältesten verpassten es (nach Allen, 1991 weigerten sie sich auch), viele der ehemaligen Soldaten mit dem Dorfleben rituell zu versöhnen (Behrend, 1998a, zitiert nach Finnström, 2008); so entschieden sich viele von ihnen für die Rebellen im Busch. Das Verhalten der Truppen Musevenis, eine vermeintlich disziplinierte Armee, verschlechterte sich kurz nachdem sich die Soldaten in Acholi einquartiert hatten. Morde, Vergewaltigungen und anderen Formen körperlicher Misshandlung der Zivilbevölkerung waren an der Tagesordnung (Doom & Vlassenroot, 1999). Die Rebellen erhielten damals breite Unterstützung von der Bevölkerung der Acholi, auch weil diese ihre Häuser und ihr Eigentum zerstört und ihre Viehherden von den Soldaten Musevenis geplündert vorfanden[3] (Finnström, 2008). Zugleich nutzten die Karimojong-Viehhüter die instabile Situation aus, um ebenfalls ihren Viehplünderungen nachzugehen. Innerhalb von wenigen Jahren führten die Plünderungen der Armee und der Karimojong zum fast gänzlichen Verschwinden des Rinderbestandes der Acholi. Diese Beutezüge verursachten unter den Acholi große Armut und sind als eine äußerst schmerzhafte Erfahrung in die Kriegsmemoiren, besonders jener Acholi mittleren Alters und älterer Acholi, eingegangen. Den Rebellen beizutreten war in vielen Fällen eine direkte Antwort auf die militärische Brutalität der NRA (Brett, 1995; Onyango-Odongo, 1998, zitiert nach Finnström, 2008). Die Soldaten der Armee ihrerseits schürten Feindlichkeiten gegenüber den Acholi, weil sie diesen die Schuld für die Einbußen in Luwero zuwiesen. Anfangs machte nämlich Musevenis Propaganda den Norden, und v.a. die Acholi, für Ugandas gewaltsame Vergangenheit verantwortlich. Tatsächlich stammten

[3] Die Rebellen plünderten ebenfalls ihren Anteil an Vieh (Finnström, 2008).

aber viele der damaligen Armeesoldaten in Luwero aus Buganda (Zentral-Uganda) und dem Westen Ugandas (Allen, 2006b; New Vision, 2002, 9. Oktober, beide Quellen zitiert nach Finnström, 2008). In der zweiten Amtszeit Obotes waren keine Acholi Mitglieder des Sicherheitsrates (Onyango-Odongo, 1997, zitiert nach Finnström) und von den vier Bataillonen, die gegen Musevenis Guerilla kämpften, wurden nur zwei von Acholi-Kommandanten geführt (Finnström, 2008). Das soll nicht heißen, dass die Acholi ledig aller Schuld sind, sondern dass sie womöglich individuell und nicht kollektiv beschuldigt werden sollten.

Alice Lakwena und das *Holy Spirit Movement* (1986-1988)

If you don't like the government, you go to the bush![4]

Zusätzlich zu den Okello-Sympathisanten der UPDM/A (*Uganda People's Democratic Movement/Army*) griff im Norden Alice Lakwena mit dem *Holy Spirit Movement* (HSM) zu den Waffen. Ursprünglich war Alices Bewegung egalitär, gewaltfrei und geschlechtergerecht und beschäftigte sich hauptsächlich mit Heilungen und rituellen Reinigungen. Bald formte sie aber ihre Bewegung zu einer militärischen Organisation um, das *Holy Spirit Mobile Forces Movement* (HSMF), mit dem obersten Ziel, die Regierung Musevenis zu bekämpfen. Dennoch war diese neue Bewegung stark spirituell orientiert. Alice verkündete eine universale Botschaft von Erlösung, Liebe und Einheit jenseits von ethnischen Unterschieden (Finnström, 2008). Sie verstand sich als Prophetin, durch die mehrere Geister zu ihren Acholi-Geschwistern sprachen (Allen, 1991). Ein Vakuum an religiöser Führung und der Zusammenbruch des amtskirchlichen Lebens, als die NRA in den Norden kam, mag als Nährboden der neuen Bewegung gedient haben (Ward, 1995, zitiert nach Finnström, 2008). Finnström hörte jedoch von seinen Informanten auch oft, dass die Anhänger von Lakwena, und später von Kony, ihr/ihm nicht so sehr aus einer religiösen Überzeugung gefolgt waren, sondern eher aus Mangel an Alternativen: „They were there as a 'means of fighting' when there was 'no one else to join'" (S. 78). Nicht nur unter den Acholi, sondern auch außerhalb wurde Alice zu einer populären Anführerin. Das HSMF stand in Widerspruch nicht nur zur NRA, sondern auch zu den UPDM/A-Rebellen (Finnström, 2008). Als Alices Streitkräfte weiter nach Süden Richtung Kampala vordrangen, wurde die Nie-

4 Interview mit einem Meinungsführer in Gulu, 2003 (Hovil & Lomil, 2004, S. 8)

derlage unausweichlich. Der Rückhalt in der Bevölkerung ließ allmählich nach, denn im Süden waren sie Eindringlinge in einem fremden Territorium (Allen, 1991). Mit dem Beitreten neuer Mitglieder als die Rebellengruppe das Acholiland verließ, litt sie außerdem unter einer zunehmenden Fragmentierung. 1987 wurden Alices Streitkräfte in der Nähe von Jinja besiegt; Alice schaffte es aber, nach Kenia zu fliehen (Finnström, 2008).

Der Vater von Alice Lakwena, Severino Lukoya, gründete eine ähnliche Bewegung, erreichte aber nicht dieselbe breit angelegte, interethnische Popularität (Finnström, 2008). Reste des HSMF formierten sich neu unter dem Kommando von Joseph Kony in Gulu und Severino Lukoya in Kitgum (IRIN/UN, 2005). 1988 schlossen die NRA und die UPDM/A ein Friedensabkommen, und 1989 wurde Lukoya von der Regierungsarmee gefangen genommen. Kony, ebenfalls ein Acholi und vermeintlicher Großcousin von Alice Lakwena, hatte zunächst in den Reihen der UPDM/A gegen die Armee Musevenis gekämpft seit diese im Norden Fuß gefasst hatte. Die Kämpfer von Alice, Severino und der UPDM/A, die nun ohne Führung waren, wurden von Kony absorbiert (Doom & Vlassenroot, 1999; Finnström, 2008).

Joseph Kony und die *Lord's Resistance Army*[5] LRA (1987-heute)

Teil der Strategie der NRA den Rebellenaufstand niederzuschlagen, war ihnen den Zugang zu Lebensmitteln zu unterbinden. Dies bedeutete aber gleichzeitig, das Leben und die Lebensgrundlagen der Bevölkerung in Acholi durch die Zerstörung ihrer Lebensmittelvorräte und Nutztierhaltung zu gefährden. 1988 begann die Regierung mit der Massenevakuierung von Zivilisten aus den Kriegsregionen, ohne sich angemessen um ihre Grundversorgung zu kümmern (Lamwaka, 2002, zitiert nach Finnström, 2008). 1991 startete die ugandische Regierung eine massive Militärkampagne mit Namen „*Operation North*" (IRIN, 2005) mit welcher viele Gräueltaten gegen die Zivilbevölkerung einhergingen (Ochola, 2006).

Von Beginn an richtete die LRA mit Überfällen, Plünderungen und Entführungen Chaos und Verwüstung unter der Zivilbevölkerung von Acholi an (Finnström, 2008, IRIN, 2005). Als Reaktion gründeten lokale Regierungsvertreter Bürgerwehrtruppen und örtliche Schutzeinheiten in den ländlichen Gebieten und sogar Frauen waren ver-

[5] Eigentlich weihte Kony seine Bewegung zuerst unter dem Namen *Holy Spirit Movement II* ein, benannte sie aber später in *Lord's Salvation Army*, *United Democratic Christian Force* und schließlich *Lord's Resistance Army* um (Doom & Vlassenroot, 1999).

pflichtet, zumindest ein Messer bei sich zu haben. Die Rebellen sahen die, wenngleich äußerst schlecht bewaffnete Bevölkerung als Kollaborateure der Regierung an, und somit als legitime Angriffsziele (Finnström, 2008). 1991 führten sie die grausame Praxis der Verstümmelung von Zivilisten ein. „Ears, lips , arms, and legs were cut off in a symbolic but most physical effort to silence them" (Voice for Peace et al., 1999, zitiert nach Finnström, 2008, S. 91).

In den frühen 90er Jahren begann die sudanesische Regierung von Karthum, die LRA mit Logistik und militärischer Ausrüstung zu unterstützen und gestattete ihr, ihre Basislager im Südsudan zu errichten. Im Gegenzug kämpfte die LRA an der Seite der sudanesischen Armee gegen die Rebellen der SPLA (*Sudan People's Liberation Army*) im Südsudan. Die ugandische Regierung unterstützte ihrerseits verschiedene Rebellengruppen in Südsudan (und dem östlichen Kongo) (Hovil & Lomo, 2004; Dolan, 2005; Finnström, 2008).

Erste Friedensverhandlungen zwischen Musevenis Regierung und der LRA fanden zwischen 1993 und 1994 statt, wurden aber von Museveni selbst sabotiert (Dunn, 2007). Im Rahmen dieser Verhandlungen äußerte die Rebellenführung ihr Misstrauen gegenüber der Regierung und schilderte, wie in den 80er Jahren etliche hochrangige Rebellen eine Amnestie angenommen hatten, um dann unter unklaren Umständen zu sterben. Zudem verloren sie nach dem Misserfolg von 1994 auch das Vertrauen in die Ältesten und die kulturellen Führer als neutrale Vermittler. Der Widerwille der Regierung den Konflikt friedlich zu lösen, fand 1997 expliziten Ausdruck, als eine parlamentarische Untersuchungskommission die Empfehlung verabschiedete, eine militärische Lösung anzustreben und sich nicht um Friedensverhandlungen mit den Rebellen zu bemühen (IRIN, 2005). 1998 wurde die *Acholi Religious Leaders' Peace Initiative* (ARLPI) offiziell gegründet, in welcher Anführer unterschiedlicher Religionsgemeinschaften versuchten, die Friedensgespräche wieder aufzunehmen. Sie spielte auch in Zusammenarbeit mit den kulturellen Führern Acholis, eine entscheidende Rolle in den Dialogbemühungen der frühen 2000er Jahre (Hovil & Lomo, 2004; Ochola, 2006; Rodríguez Soto, 2009). Diese Anstrengungen wurden nicht zuletzt von der UPDF[6] (*Uganda People's Defence Forces*) abgewürgt, die wiederholt die Verhandlungsorte überfiel und sogar anerkannte Friedensbotschafter verhaftete (Rodríguez Soto, 2009).

[6] 1995 im Rahmen der neuen Verfassung wurde die NRA in die *Uganda People's Defence Forces* (UPDF) umbenannt (IRIN, 2005).

Die meisten Rebelleneinheiten zogen sich Anfang 1999 in die Basislager im Südsudan zurück, sodass das Jahr unter weitgehender Kampfpause verlief (Finnström, 2008). Ende 1999 erklärten sich die ugandischen und sudanesischen Regierungen, unterstützt durch das Carter Center dazu bereit, erneut diplomatische Beziehungen aufzunehmen. Sogleich drangen wieder massenhaft Rebellen in Uganda ein (Finnström, 2008). Die Vereinbarung forderte Kampala und Karthum auf, die Rebellengruppen des jeweils anderen Landes in keiner Weise zu unterstützen. Tatsächlich aber erhielt die LRA, mindestens bis zu dem Friedensschluss mit dem Südsudan 2005, Unterstützung aus der sudanesischen Armee (Hovil & Lomo, 2004; Dunn, 2007).

Das neue Jahrhundert erfuhr seinen Auftakt in einem Amnestiegesetz, das im Januar 2000 von Museveni, wenngleich mit Skepsis, unterzeichnet wurde (Finnström, 2008). Eine Amnestie ist mit den Konfliktlösungs-Mechanismen Acholis kompatibel, und sie wurde vom Großteil der Bevölkerung mit Begeisterung aufgenommen (Hovil & Lomo, 2004; Rodríguez Soto, 2009). Vor allem Mitglieder der LRA, die entführt worden waren, nahmen diese Möglichkeit wahr und legten die Waffen nieder (Rodríguez Soto, 2009). Ältere Kommandanten ihrerseits lehnten jegliche Amnestie ab, sofern sie nicht vom politischen Dialog begleitet würde. Aus ihrer Perspektive bedeutete auf eine Begnadigung einzugehen das selbe wie zu kapitulieren (Finnström, 2008).

In Dezember 2001 fügte die U.S.-Regierung die LRA zu ihrer Liste von Terroristengruppen mit denen keine Verhandlungen geführt werden, hinzu (U.S. Department of State, 2004). „The Ugandan government immediately welcomed the rhetoric of no dialogue" (Finnström, 2008, S. 112). Der globale Terrorismus wurde zum gemeinsamen Feind erklärt, und im Namen des neuen Bundes verkauften die Vereinigten Staaten der ugandischen Regierung Waffen und versorgten ihre Armee mit militärischer Unterstützung (East African, 6. November 2006, zitiert nach Finnström, 2008).

In Januar 2002 trafen Uganda und Sudan eine Vereinbarung, die es der UPDF erlaubte, auf sudanesischem Territorium militärische Operationen gegen die LRA durchzuführen. Sudan war nun daran interessiert, sein politisches Image aufzupolieren und nicht als Unterstützer von Terroristen zu gelten. Im März startete die UPDF die „*Operation Iron Fist*" mit der Absicht, die LRA aus ihren Lagern im Sudan zu vertreiben und die Rebellen zu verfolgen. Zweifellos mussten die Rebellen schwere Verluste hinnehmen. Wer aber in der Folge mehr Leiden auf sich nehmen musste, war die Zivilbevölkerung – „for ordinary people in Northern Uganda, Operation Iron Fist was a total disaster.“ (Rodríguez Soto, 2009, S. 41). Im Juni 2002 drang dann die LRA, gut organisiert und ausgestattet, in Uganda ein und startete einen brutalen Gegenangriff gegen die Regierung und die Bevölkerung. Die Bezirke von Gulu und Kitgum erlebten eine noch nie da gewesene Welle roher Gewalt. Brandanschläge in den Binnenflüchtlingslagern, den *IDP-camps*[7], Überfälle und Massenentführungen von Kindern waren an der Tagesordnung (Uganda Human Rights Commission, 2003; Hovil & Lomo, 2004; Rodríguez Soto, 2009).

2003 besuchte Jan Egeland, Vizegeneralsekretär für Humanitäre Angelegenheiten der Vereinten Nationen, Norduganda. Zu diesem Zeitpunkt war die Situation äußerst angespannt und die LRA hatte ihre Kampfzone über Acholi-Land hinaus in Gebiete ausgeweitet, die bis dato weitgehend unberührt geblieben waren (Finnström, 2008). Das Phänomen der so genannten *„night commuters“*[8] zeigte sich in einem gewaltigen Ausmaß, was dazu beitrug, die internationale Aufmerksamkeit auf den Konflikt in Norduganda zu lenken (Dolan, 2005). Aus Angst davor, von den Rebellen entführt zu werden, zogen jeden Abend tausende Kinder von ihren Dörfern, rund um Gulu und Kitgum in die Stadt, wo sie auf der Straße oder unter Veranden Unterschlupf suchten (Rodríguez Soto, 2009). Jan Egelands Worte, als er ein *IDP-camp* besuchte, sind seither in den internationalen Medien immer wieder aufgegriffen worden: „Northern Uganda is the world's worst and most forgotten humanitarian crisis.“ (Rodríguez Soto, 2009, S. 198).

In Oktober 2005 erließ der Internationale Strafgerichtshof in Den Haag Haftbefehle gegen fünf LRA-Kommandanten, darunter auch den Anführer Joseph Kony (BBC, 2011). Obwohl die ugandische Armee während des ganzen Krieges Verbrechen gegen die Zivilbevölkerung begangen hatte, ist sie beinahe straflos davongekommen (Human Rights Watch, 2005). Der Bericht von *Human Rights Watch* dokumentiert zahlreiche Fälle, in denen die ugandische Armee Vergewaltigungen, Folterungen, Morde und willkürliche Verhaftungen von Zivilisten in Norduganda zu verantworten hat. Der Internationale Strafgerichtshof hatte sich aber dahingehend geäußert, dass „the alleged crimes perpetrated by the Ugandan government were not grave enough to reach the threshold“ (Allen, 2006b, zitiert nach Finnström, 2008, S. 227). Es ist eine Ironie des Schicksals, dass die Jahre von 1986 bis 2002 außerhalb der Parameter

[7] *IDP-camp: camp for Internally Displaced Persons* (Binnenflüchtlingslager)

[8] Jede Nacht strömten tausende Kinder aus *camps* und Dörfern in die nordugandische Städte (v.a. Gulu). Dort suchten sie Schutz vor den Rebellen während der Nacht.

der Zurechenbarkeit fallen, denn als der Internationale Strafgerichtshof ins Leben gerufen wurde, berücksichtigte sein Mandat Verbrechen, die vor 2002 begangen wurden nicht (Finnström, 2008). Präsident Museveni hatte zwar 1986 eine nationale Wahrheitskommission gegründet, um über Menschenrechtsverletzungen seit der Unabhängigkeit 1962 zu berichten, schloss aber ausdrücklich weitere Untersuchungen nach seiner Machtübernahme aus (Quinn, 2004).

Anfang 2006 wurde die Tatsache, dass die LRA ein regionales, länderübergreifendes Problem geworden war, offensichtlicher denn je. Zu den Einfällen in Norduganda und im Südsudan kamen Kämpfe in der Demokratische Republik Kongo hinzu. Kony und die meisten seiner Offiziere hielten sich damals gut geschützt in den Tropenwäldern Garambas (DR Kongo) auf. Dass es im Juni 2006 zu den lang ersehnten Friedensgesprächen zwischen der Regierung Ugandas und der LRA kam hatte mehrere Gründe. Im September 2005 hatte die sudanesische Regierung ein umfassendes Friedensabkommen mit Südsudan unterzeichnet. Zwei zentrale Konfliktakteure hatten sich somit von der unmittelbaren Kriegsbühne zurückgezogen. Juba (Südsudan) wurde 2006 zum Austragungsort der Verhandlungen bestimmt, und die südsudanesische Regierung übernahm deren Moderation (Rodríguez Soto, 2009). Bis dato waren jegliche Versuche zu einer friedlichen Vereinbarung zu kommen aufgrund widersprüchlicher Botschaften und inkonsequenten Verhaltens (z.B. nicht eingehaltene Waffenruhen) von beiden Seiten (Regierung und LRA) gescheitert (Hovil & Lomo, 2004). Für die ugandische Regierung war nun die Stunde des Dialogs gekommen, war es doch durch die internationale Aufmerksamkeit seit dem Besuch Egelands in eine höchst peinliche Lage geraten, die sich auch in bedeutenden Kürzungen der Entwicklungshilfe auswirkte. Die erste Abmachung, der Waffenstillstand, wurde Ende August 2006 unterzeichnet (Rodríguez Soto, 2009). Mit Ausnahme der Gewährung einer Amnestie für Kony und seine Kommandanten, zeigte die ugandische Regierung nur ein begrenztes Engagement bei den Gesprächen (Dunn, 2007). 2008 sollten zuerst Kony, dann Museveni endgültig den Frieden mit der Vertragsunterzeichnung besiegeln, aber Kony tauchte nicht auf (Rodríguez Soto, 2009). Die Friedensgespräche von Juba erloschen Ende 2008, als eine von der UPDF, der kongolesischen Armee und der SPLA gemeinsam ausgeführte Militäroperation gegen die LRA-Zufluchtsstätte in Garamba gestartet wurde (Rodriguez, 2009). Seither wütet die LRA in West-Äquatoria (Südsudan), in der nordöstlichen DR Kongo und in Zentralafrika (Rodríguez Soto,

2009; Human Rights Watch, 2010), aber das Phänomen LRA scheint aus dem internationalen Bewusstsein längst verschwunden zu sein.

Charakterisierung der Lord's Resistance Army

Die wahre Natur der LRA zu identifizieren ist ein schwieriges Unterfangen. „Anyone attempting to assess the role of the LRA in Northern Uganda is faced with a number of ambiguities (…). They are also faced with a media which fuels rather than resolves these ambiguities" (Dolan, 2005, S. 112). Von den Medien, der ugandischen Regierung, den *NGOs*[9] und sogar von Akademikern wird die LRA, ganz im Sinne der *Heart of Darkness*-Rhetorik, meistens als eine irrationale Organisation mit einem Wahnsinnigen an ihrer Spitze, als eine religiöse Fundamentalistenbewegung, als eine Kultgemeinschaft und/oder als eine Terroristengruppe porträtiert (Dolan, 2005).

> The view of the LRA as barbaric and irrational has suited most parties to the conflict. For the journalists there are unspeakable (but not unwriteable) horrors to report. For the international donor and the human rights advocate, the image of the victimized child and the vicious rebel force suit both fundraising and programming biases. For the government, the image of their enemy as barbaric and irrational yields obvious benefits in rallying international support and, perhaps, military aid. (Blattman & Annan, 2008, S. 21)

Konys psychische Gesundheit sei dahingestellt, aber wie Ehrenreich (1998) schreibt, ist es wenig sinnvoll, die Handlungen großer Gruppen als irrsinnig zu kategorisieren (siehe auch Hovil & Lomo, 2004; Dunn, 2007; Finnström, 2008). Die LRA trat das Erbe des HSM an – schon die beiden Namen dieser Gruppen offenbaren deren religiöses Gerüst. Der Anführer Joseph Kony beansprucht, den Geist Lakwenas übernommen zu haben (Finnström, 2008), mit mehreren Geistern in Kontakt zu sein (BBC, 2006) und als ein Bote Gottes zu dienen (Hovil & Lomo, 2004). Viele von Konys Kämpfern glaubten zutiefst an seine durch Geister vermittelten Prophezeiungen und erwiesen ihm deswegen Ehrfurcht und Respekt (Hovil & Lomo, 2004; Dolan, 2005;). Die religiösen Elemente finden sich in Konys Beschreibung der LRA als eine gottesfürchtige Organisation mit dem Auftrag, Uganda unter die Herrschaft der zehn Gebote zu bringen und in dem Vorhandensein von einem Stab sogenannter „controllers", deren Funktion jener von Priestern ähnelt, wieder (Dolan, 2005). Neben den christlichen Elementen sind ebenso angepasste islamische Elemente vorhanden, wie z.B. das Einhalten des Freitags (neben dem Sonntag) als Ruhe- und Gebetstag (Finnström, 2008). Trotz dieser religiösen und spiritistischen Charakteristika kämpfte die LRA,

[9] *Non Governmental Organisations* (Nichtregierungsorganisationen)

im Gegensatz zum HSM dessen Soldaten nur mit Steinen und Wasser bewaffnet, losstürmten, mit Hi-Tech-Ausrüstung und Kampfanzug (Dolan, 2005).

> Although the reliance on brutality and the centrality of Kony and the Spirits to the organisation encouraged some observers to dismiss the LRA's motivations as 'vague', 'ill-defined', and essentially unimportant, it was perhaps the juxtaposition of these behaviours, and the incorporation of spiritual, religious and political agendas – in disregard of somewhat euro-centric concerns with categorisation – which lay at the heart of the LRA's resilience. (Dolan, 2005, S. 136)

Die Massenentführungen von Minderjährigen[10] sind zum dominierenden Thema der Debatte geworden, die aus moralischen Gründen den Rebellen jegliche politische Motivationen aberkennt und ihnen den Zugang zur öffentlichen politischen Arena versperrt. Die LRA schaffte es nicht, eine einheitliche, klare, offizielle politische Agenda zu artikulieren, einerseits weil ihr eine mutmaßliche Agenda von den Medien und von der ugandischen Staatspropaganda übergestülpt wurde (Finnström, 2008) und andererseits wegen der zwiespältigen Stellungnahmen von LRA-Rebellen vor Ort und LRA-Mitgliedern in der Londoner Diaspora (Dolan, 2005)[11].

Das Erleben der Bevölkerung – *Living with bad surroundings*

Der Sozialanthropologe Sverker Finnström (2008) hat in einer Feldforschung zwischen 1997 und 2006 versucht, die Manifeste der LRA mit den Ansichten der Bevölkerung vor Ort zu verknüpfen. Ich schließe mich der argumentativen Linie Finnströms an: „I suggest an alternative to the simplistic representation of the LRA/M in media and government rhetoric. At the same time, in my analysis I aim at 're-politicizing war'" (S. 121), „[which] is not meant to romanticize the LRA/M; nor is it my ambition to propagate the cause of the LRA/M" (S. 239).

Dolan (2005) und Finnström (2008) berichten, wie die Rebellen mehrmals Manifeste in Norduganda in Umlauf brachten und wie diese für die meisten Leute in Acholi durchaus relevante Themen aufzeigten. Die angeschnittenen Belange waren dem Großteil der Bevölkerung bekannt, auch wenn sie die LRA-Manifeste nicht direkt ge-

[10] Wie viele Minderjährige tatsächlich die LRA-Reihen füllten bleibt unklar. Der Internationale Strafgerichtshof schätzte 2004 diese Zahl auf 85%, was nach Allen (2005) eine gewaltige Überschätzung ist. Angesichts dessen begnüge ich mich mit der Darlegung Blattman und Annans (2010), dass das Herzstück der Führerschaft größtenteils aus erwachsenen Pionieren, die freiwillig der LRA beigetreten waren, bestand, und dass Kinder unter 18 Jahren vermutlich die Mehrheit der LRA-Reihen ausmachten.

[11] Die in London lebende Lord's Resistance-Bewegung versuchte sich für den religiösen Beigeschmack der Lord's Resistance-Armee zu rechtfertigen, obwohl für die LRA vor Ort keine Spannung oder Widerspruch in der Mischung von Christentum, Spiritismus und Politik bestand (Dolan, 2005).

lesen hatten. Gleichzeitig war aber den Leuten schmerzhaft bewusst, dass die Rebellen genau jene Menschenrechte, die sie befürworteten, selber mit Füßen traten und somit eben nicht die Fürsprecher des Volkes sein konnten.

Der offizielle Diskurs über den Krieg in Norduganda erstickte auch die Stimme der Bevölkerung. Dass die Regierung den Konflikt als eine lediglich nördliche Angelegenheit herunterspielte und sich weigerte, die zur Diskussion stehenden Probleme auf nationaler Ebene zu behandeln, frustrierte nicht nur die Rebellen, sondern auch die Bevölkerung im Allgemeinen. Viele Acholi hatten auch kein Vertrauen in die ugandische Armee, angesichts ihres Versagens in der Rolle als Beschützer und des häufigen Fehlverhaltens gegenüber den Zivilisten. Den Leuten wurde es verunmöglicht, sich auf jemandes Seite zu schlagen, geschweige denn ihren eigenen Standpunkt zu äußern. Wenn sie sich mit den Forderungen der LRA identifizierten oder den Anordnungen des Militärs trotzten, mussten sie fürchten als Rebellenanhänger etikettiert zu werden; wenn sie sich auf die Seite der Armee schlugen, galten sie für die Rebellen als verräterische Regierungsanhänger. Manche Bürger nutzen unter diesen Umständen sogar ihre Beziehung zur Armee, um politische Gegner und Geschäftskonkurrenten zu schikanieren und auszuschalten (Hovil & Lomo, 2004; Finnström, 2008). Die Worte einer jungen Frau geben die Bedrängnis, in der die Bevölkerung lebte, prägnant wieder: „I do not support the rebels, nor am I supporting the government. I am just in a dilemma. I would like to support the rebels, but they are killing my people." (Finnström, 2008, S. 118).

In der Anfangsphase des Aufstands in Norduganda scheint es eine gewisse Sympathie der Bevölkerung für die Rebellen gegeben zu haben. Die Rebellen griffen die Unzufriedenheit mit der gegenwärtigen Regierung auf und viele der Ältesten ermutigten die jungen Männer, sich den Rebellen anzuschließen. Diese Beziehung sei aber seit dem Haltungswechsel der LRA, mit den steigenden Entführungen und Gewaltaktionen, in den frühen 90er Jahren auseinander gebrochen (Dolan, 2005; Finnström, 2008). Es herrscht Uneinigkeit darüber, ob Kony und seine Rebellen vom Häuptlingstum der Acholi einen Kriegssegen bekommen hatten (Finnström, 2008); jedenfalls berief er sich bei den Juba-Friedensverhandlungen darauf (Rodríguez Soto, 2009). Die Ältesten von Acholi erlebten ebenso wie die allgemeine Bevölkerung eine allmähliche Entfremdung von der LRA auch hinsichtlich der gemeinsamen kulturellen Wurzeln. Es ist anzunehmen, dass die Allianz der LRA mit dem Südsudan zu arabisch-islamistischen Elementen in ihrer Praxis führte. Es kam auch vor, dass die Rebellen Ahnenschreine zerstörten und Älteste und spirituelle Vermittler töteten, was den Bruch mit der traditionellen Kultur offensichtlich macht (Finnström, 2008). Für Finnströms Informanten steht die spirituelle Kraft von Kony außer Frage, aber sie deuten darauf hin, dass:

> The spirits that present themselves through Joseph Kony, (…) are alien and even evil, 'not Acholi' (…) Even though it is most likely that Joseph Kony and Alice Lakwena once were presented with the Holy Spirit of God, they have both misused it to such an extent that it has now been replaced by, even transformed into, a spirit of darkness. (S. 202-203)

Was im Konflikt in Norduganda besonders verblüfft und unverständlich bleibt, ist, wie die LRA-Rebellen ihren eigenen Volksstamm ausrotteten: Acholi töteten Acholi. Wie Museveni es ausdrückte, sind die Acholi wie „grasshoppers in a bottle, where they will eat one another before they find the way through the bottleneck" (Finnström, 2008, S. 106). Basierend auf dem schon erwähnten Klischee über die Acholi, würden sie in dieser Metapher ihre primitiven, kriegerischen Impulse gegeneinander ausspielen. In der Arbeit Finnströms scheint immer wieder sein Bemühen durch, das bis heute gängige Stereotyp zu dekonstruieren. Auch seine Informanten unterstreichen, dass die LRA-Rebellion nicht eine Art „tribaler Aufstand" ist: „It is not totally right to say that Acholi are killing themselves. So, definitively, when you hear of confrontation taken place, you find the bodies are all Acholi. But the rebels don't consider killing the Acholi, they consider killing the supporters of the government." (S. 107). Entgegen angenommenen „Geschwistermord"-Skrupeln – Acholi töten Acholi – wurden junge Soldaten aufgefordert und sogar gezwungen, erwachsene Stammesgeschwister zu töten, um jegliche Verwandtschaftsbeziehung, zumindest in ihren Köpfen, zu zerstören.

In Norduganda gab es eine ganze Generation, die nie wahren Frieden erlebt hatte. Der Krieg stellte für sie seit jeher den primären Bezugsrahmen dar, sodass die Lebensperspektiven drastisch eingeschränkt wurden. Junge Erwachsene fühlten sich von Ugandas umfassender Entwicklung abgeschnitten und von den Versprechen und Aussichten der Moderne abgekoppelt und gedemütigt (siehe auch Hovil & Lomo, 2004). Mit ihren Träumen von Ausbildung und Arbeit, war es für sie zutiefst frustrierend, mit ansehen zu müssen, wie das ugandische Militär zusehends nationale Ressourcen in Anspruch nahm (Finnström, 2008).

Das Justizsystem war eine der ersten Institutionen, die durch den Krieg zerfallen war, und die meisten Fälle von Missbrauch der Zivilbevölkerung, sowohl von Seiten der Rebellen als auch der ugandischen Armee, wurden nicht angezeigt und bearbeitet (African Rights, 2000, zitiert nach Finnström, 2008). Diverse Banditen, die oft mit der ugandischen Armee in Beziehung standen, nützten die Situation aus, um die Bevölkerung zu schikanieren, auszurauben und Leute umzubringen. Die Leute erlebten, von allen Seiten bedroht, den Verlust der Kontrolle über ihr Umfeld und ihren Alltag. Die ständige Ungewissheit darüber, wo und wann der nächste Rebellenangriff stattfinden würde, bewirkte ein konstantes „auf Wacht sein" (Finnström, 2008). Die Armee war nicht nur keine zuverlässige Beschützerin, sondern sie hatte auch keine Skrupel, die Zivilbevölkerung im Sinne der Aufstandsbekämpfung zu opfern (Branch, 2005; Finnström, 2008). Die militärische Praxis der Rebellenbewegung unterlag im Laufe der Zeit beträchtlichen Veränderungen. Die Leute konnten folgenden Zusammenhang erkennen: „If the rebels face difficult battles, they will be rude to the civil population. If they don't face the battle, they are not rude." (Finnström, 2008, S. 197). Über die Jahre ermöglichten Kampfpausen den Leuten zwar Verschnaufpausen, aber gewiss nicht einen ruhigen Schlaf. „As long as rebel leader Joseph Kony is there with his fighters in neighbouring Sudan or Congo, so experience told my informants, one could never really tell what will happen next." (Finnström, 2008, S. 200).

Die „*Internally Displaced Persons-Camps*" (*IDP-camps*)

1996 war das Jahr, das die meisten Menschen in Acholi als jenes in Erinnerung behalten, in dem die LRA sich den schlimmsten Brutalitätsexzessen hingab (ARLPI, 2001). In eben diesem Jahr, am 27. September, verkündete der Präsident Ugandas offiziell die Richtlinie zur Übersiedlung der ruralen Bevölkerung in *IDP-camps*; die Armee hatte jedoch schon früher mit der Vertreibung begonnen (Finnström, 2008). Es handelte sich wahrlich um eine Zwangsvertreibung, denn diejenigen, die sich weigerten, wurden manchmal geschlagen bis sie loszogen (Gersony, 1997; ARLPI, 2001). In den *camps* waren die Leute „Gefangene", und wer in sein Dorf zurückzukehren versuchte, wurde mitunter von der Armee geschlagen. Diese betrachtete alle Personen, die der Übersiedlung trotzten, als Rebellen-Verdächtige (Finnström, 2008). In den Bezirken von Kitgum und Pader ließen sich die Übersiedlungen auf Basis größerer Einwilligung realisieren, und die Beziehung zwischen der ugandischen Armee und der Bevölkerung soll dort freundlicher als in Gulu und Amuru gewesen sein (ARLPI,

2001)[12]. Die erzwungene Massenumsiedlung in die *camps* muss als eine militärische Strategie verstanden werden, und nicht primär, wie offiziell verkündet, als eine Maßnahme zum Schutz der Bevölkerung. Die Dorfbevölkerung in ein definiertes Areal einzugrenzen machte es den Rebellen schwieriger, Geheimdienstinformationen zu bekommen und sich auf dem Land zu bewegen (Finnström, 2008). Außerdem gab es dann keine Lebensmittel mehr aus den Dörfern zu plündern und keine Menschen zu verschleppen (Hovil & Lomo, 2004). Zugleich ergriff aber die Armee die sich bietende Gelegenheit, die verlassenen Dörfer auszuplündern (Finnström, 2008). Museveni versprach mehrmals die *IDP-camps* aufzulassen, aber es ist kein Geheims, dass hochrangige Armeeoffiziere sich dagegen sträubten. Sie betrachteten die Acholi als potentielle Rebellenanhänger, die kontrolliert werden mussten (Branch, 2005).

2005 wurden die Binnenflüchtlinge auf etwa zwei Millionen Ugander gezählt; viele andere hatten das unmittelbare Krisengebiet verlassen. Von den Acholi waren mehr als 90% in den *camps*, etwa tausend Menschen starben jede Woche darin, aber nur etwa 11% davon aufgrund direkter Gewalt. Die überwiegende Mehrheit starb an heilbaren Krankheiten und Unterernährung (World Health Organization et al., 2005). Dolan, der zwischen 1998 und 2000 in Gulu und Kitgum seine Feldforschung durchführte, konnte in den *camps* als dramatischste Kennzeichen psychologischer Belastung hohe Selbstmordraten und Vergiftungen, sowie Alkoholismus und zwischenmenschliche Gewalt, feststellen.

In die *camps* verfrachtet, war es den Leuten untersagt, ihre Felder zu bestellen. Es wird auch berichtet, dass die UPDF, einige Monate nachdem die *camps* eingerichtet worden waren, Gewalt anwendete, um Gemeinschaften, die heimgegangen waren ihre Felder zu bestellen, zurück in die *camps* zu treiben (ARLPI, 2001; Hovil & Lomo, 2004). Diese Maßnahme hatte einen materiellen, sowie sozialen Zerfall zur Folge. Die Feldarbeit stellte zuvor ein wichtiges Moment sozialen Miteinanders in der gegenseitigen Unterstützung dar – der Tradition nach bestellten die Leute nämlich ihre Felder in Gruppen von 30 bis 40 Personen (Corbin, 2008). Für die Acholi sind die Feldfrüchte in der Vorstellung eines guten, gesunden Lebens zentral, und ihr Land zu verlieren ist möglicherweise, was sie am meisten fürchten (Finnström, 2008; Roberts et al., 2009). Die Unfähigkeit, die Ernte einzubringen und damit für Nahrung und Geld zu sorgen, scheint für die Acholi höchst frustrierend und bedrängend gewe-

[12] Auch der Prozentsatz der vertriebenen Bevölkerung war unterschiedlich: 80 % im Bezirk Gulu und 20 % in den Bezirken Kitgum und Pader (ARLPI, 2001, S. 12).

sen zu sein. Zudem kursierte das Gerücht, dass die Regierung den Acholi das Land für die Errichtung landwirtschaftlicher Großbetriebe nehmen wollte. Ob dieses Gerücht begründet war oder nicht, die Angst der Leute war jedenfalls greifbar. In dem juristischen Vakuum, das den Krieg begleitete, konnten die Vertriebenen wenig tun, um ihre Interessen rechtlich abzusichern (Hovil & Lomo, 2004; Finnström, 2008).

Die *IDP-camps* verwandelten sich bald in Hotspots des Kampfgeschehens, welches zuvor geographisch verstreut war. Die Rebellen griffen das ugandische Militär und die Fahrzeuge der humanitären Organisationen an, aber v.a. hatten sie es auf die Bevölkerung abgezielt in dem Bemühen, die *camps* aufzulösen. Die geographische Struktur der *camps*, mit der in der Mitte stationierten Truppenabteilung, lässt die Bezeichnung „*protected villages*" nur noch als einen ironisch-frustrierenden Euphemismus erscheinen. „It is the people protecting the army" und „To live in the camps is to be a living shield between the two fighting forces" (Finnström, 2008, S.143; siehe auch ARLPI, 2001; Hovil & Lomo, 2004) waren die bitteren Beschwerden der Einwohner. Der provokative Ausdruck "*protected barracks*" oder "*protecting villages*", den einige Acholi-Parlamentsabgeordnete einführten (ARLPI, 2001, S.21), erscheint mir wohl eher zutreffend. Finnström (2008) berichtet von einem gewissen Ausmaß an „Abmachungen" zwischen den Bewohnern der *camps* und den Rebellen. So wussten die Leute z.B., dass, wenn sie eine Ladung Hilfsgütern bekamen, die Rebellen binnen einiger Tage kommen würden, um sich ihren Anteil zu sichern. Die *camp*-Bewohner ließen deshalb einen Teil der Ware in ihren Hütten zurück und einen Teil nahmen sie in den Busch mit, wo sie dann einige Tage übernachteten. Oder, wenn die Rebellen ein *camp* angriffen, und, wie es öfters vorkam, die Armee nach einem kurzen Gefecht abzog, gaben sie den Einwohnern die Warnung: sie hätten eine Woche Zeit, das *camp* zu verlassen, bevor sie wiederkämen und es dem Erdboden gleichmachen würden.

Das Leben in den *camps* bewirkte einen Zerfall und ein allmähliches Schwinden der altherkömmlichen Kultur mit ihren Traditionen, Ritualen und sozialen Normen und schaffte Raum für einen neuen, unnatürlichen Lebensstil, der gekennzeichnet war von Trägheit, Verlust von Familienwerten und abwegigen Gewohnheiten (Hovil & Lomo, 2004; Rodríguez Soto, 2009). Den jungen Männern und Frauen fehlte es an Orientierungshilfe von Seite der älteren Stammesmitglieder und letztere sahen wenig Möglichkeiten, die Jugend zu beschützen und einzuweisen. Zum Beispiel der Brauch der Abendtreffen am Lagerfeuer, bei denen die Ältesten den jüngeren Generationen durch Lehrgeschichten die Lebensweisheiten und die historische Daten ihres Volksstammes weitergaben, wurden durch die Ausgangssperre in den *camps* lahm gelegt (Finnström, 2008). Zudem gab es Kinder und Jugendliche, die aufgrund der vielen Jahre im Busch von der einheimischen Kultur völlig entwurzelt worden waren (Hovil & Lomo, 2004; Finnström, 2008). Dieser Kulturverlust und die unmenschlichen Bedingungen führten einige Leute dazu, die Situation in Acholi als einen wahren „kulturellen Genozid" zu bezeichnen (Rodríguez Soto, 2009, S.166), „a threat to Acholi traditions, the Acholi people, and the future.". (Finnström, 2008, S.222; siehe auch Hovil & Lomo, 2004).

Die Bewegungsmöglichkeiten der *camp*-Einwohner waren eingeschränkt, und die Nahrungsmittelsicherung, ja sogar das Überleben, wurden von der ugandischen Regierung und externen Organisationen gesteuert. Die Bedürfnisse des Individuums wurden nach dem, was die *NGOs* anbieten konnten segmentiert. „Such a displacement regime undermines the agency and individual subjectivities of the displaced people, and ultimately even takes their lives." (Finnström, 2008, S.133). Indem sich die Menschen für kurzfristige Überlebensstrategien entscheiden mussten, beeinträchtigten sie ihre längerfristigen Lebensperspektiven. Als sich die Umstände während der Kampfpausen (z.B. 1999) verbesserten, zögerten die *camp*-Bewohner, wie von dem chronischen Zustand betäubt, die Rückkehr in die Dörfer lange hinaus. „People became too debilitated, physically, psychologically and, ultimately, culturally, to break out of the situation and go home." (Dolan, 2005, S.234).

Angesichts der dramatischen Lage sprachen einige sogar von einem langsamen und geheimen Völkermord der Acholi, inszeniert von der Zentralregierung und unter Komplizenschaft der internationalen Gemeinschaft (Otunnu-Olara, 2006; Finnström, 2008) – wie ein junger Acholi kurzerhand die Kriegssituation zusammenfasste: „We live by chance, die by design.". (Dolan, 2005, S.232).

2.2 Von Zeiten des Friedens – der Wiederaufbau

Seit der Unabhängigkeit zieht sich ein roter Faden der Gewalt durch die Geschichte Ugandas; die Regierung Musevenis hat offensichtlich darin versagt, staatliche Ordnung und Sicherheit herzustellen (Finnström, 2008). Bis die UPDF und die LRA nicht einen endgültigen Vertrag unterzeichnen, der auch den Kongo, den Sudan und die Zentralafrikanische Republik mit einschließt, wird der Friede relativ, provisorisch und zerbrechlich bleiben (Atkinson, 2009, zitiert nach Finnegan, 2010). Ziehen wir Bilanz so muss Norduganda hohe Verluste beklagen: über 100.000 Tote[13] (Institute for War and Peace Reporting, 2007), 54.000-75.000 von der LRA Entführten (zwischen 1986 und 2006), davon 25.000-38.000 Kinder (Pham, Vinck & Stover, 2007). Seit der Unterzeichnung des Waffenstillstandes 2006 sind mehr als 90% der 1,8 Millionen Binnenvertriebenen, die auf dem Höhepunkt der Krise in den *camps* wohnten, in ihre Ursprungsgebiete zurückgekehrt oder haben sich an einem neuen Wohnort niedergelassen. Mit Stand Dezember 2010 verbleiben nur geschätzte 182.000 Menschen in *camps* oder auf Transitland (Internal Displacement Monitoring Centre, 2010). *NGO*s haben sich aus Norduganda zurückgezogen oder haben ihre Tätigkeiten eingeschränkt (New Vision, 2010). Der Nachkriegsaufbau scheint viel versprechend zu sein. Die nordugandischen Städte haben in den letzten Jahren einen wirtschaftlichen Boom erlebt und das florierende Nachtleben lässt weitgehend sichere Verhältnisse erkennen. Die Präsenz der *NGO*s hat dieses Wachstum im Waren- und Dienstleistungsbereich entscheidend mitgeprägt. In den ländlichen Gebieten jedoch ist das Leben nicht einfach. Die Menschen müssen ihre Häuser wieder aufbauen und oft mangelt es an elementaren Strukturen wie sauberes Wasser, Schulen und medizinische Versorgung (Ssegawa, 2010).

Zwischen ausgleichender und opferorientierter Gerechtigkeit

Trotz der extremen Schwierigkeiten fanden in Acholi während all dieser Jahre auch ein starker Diskurs und ein offensichtlicher Prozess von Vergebung statt. Vergebung und Versöhnung sind im heutigen Norduganda weitgehend als ein Vorgang innerhalb einer Gruppe zu verstehen, in der Trennungslinie zwischen Opfer und Täter höchst undeutlich verläuft, da beide Parteien heftige Gewalt erlebt haben. So konnten Äußerungen von Vergebung größtenteils zwischen ehemaligen Mitgliedern der LRA, den „Tätern", und der betroffenen Acholi Bevölkerung, den „Opfern", beobachtet werden (Finnegan, 2010). Die LRA-Führungsriege bat während der Friedensverhandlungen

[13] Die Statistik der gesamten Todesfälle ist eine grobe Schätzung. Die exakte Anzahl der getöteten Menschen bleibt unbekannt und unterschiedliche Quellen variieren in ihren Angaben. Ich glaube, wenn man von den durch Krieg verursachten Sterbefällen sprechen will, man auch die Toten in Betracht ziehen muss, die durch die Verfrachtung in den *IDP-camps* verursacht wurden, was die Zahl nochmals in die Höhe treiben würde.

2006 öffentlich um Verzeihung. Die Ältesten und kulturelle und religiöse Führer von Acholi und anderenorts in Uganda wurden in die Lager der Rebellenführer eingeladen, um dies zur Kenntnis zu nehmen (Finnström, 2008). Ein Jahr nach dem Beginn der Verhandlungen willigten LRA-Vertreter ein, mit Unterstützung der Regierung, mehrere *camps* zu besuchen, ihren Opfern gegenüber zu treten und sich zu entschuldigen (Rodríguez Soto, 2009). Politisch zeigte sich Vergebung in dem Amnestieakt (2000), der seine Einführung dem Einsatz von zivilgesellschaftlichen- und religiösen Führungskräften und anderen öffentlichen Foren verdankte (Afako, 2002). Mit der Absicht, die Verwendung lokaler Rituale für die Aufarbeitung von Gewaltverbrechen zu fördern, begannen spätestens seit Anfang des neuen Jahrtausends internationale Hilfsorganisationen in die „traditionelle Führerschaft" und die „traditionelle Gerechtigkeit" reichlich zu investieren. Allen (2010) spricht in diesem Zusammenhang von einer „Erfindung" der traditionellen Justiz. Die traditionellen Strukturen Acholis waren/sind schwach und fragmentiert. Viele der Ältesten wissen selbst nicht mehr genau, wie Rituale durchzuführen sind und es herrscht eine umfassende Uneinigkeit darüber, wer die traditionellen Führer eigentlich sind. Auf dieser instabilen Basis wurde ein „pseudo-traditionelles" System aufgebaut und gefördert. Wer sich am vehementesten für Vergebungsprozesse einsetzte/einsetzt, waren/sind kulturelle und religiöse Führungskräfte und die Ältesten in Acholi (Allen, 2010; Finnegan, 2010). Von Seiten der Bevölkerung gibt es scheinbar kein großes Interesse für das traditionelle Rechtssystem (Baines, 2005; Vinck et al., 2007; Allen, 2010), was dahingehend zu verstehen ist, dass ihr Selbstverständnis im Nachkriegskontext noch definiert und konsolidiert werden muss. Von Medien, *NGOs* und Aktivisten werden die Acholi in einem romantischen Licht, als mit einer besonderen Gabe zur Vergebung gekennzeichnet – der tatsächlich existente Wunsch zu vergeben geht aber mit ebenso greifbaren Wünschen nach Rache einher (Office of the United Nations High Commissioner for Human Rights, 2007).

Synchron zu den Bemühen vor Ort laufen auch Ermittlungen durch den internationalen Strafgerichtshof in Den Haag. Jedoch sind die Einwände gegen sein Eingreifen zahlreich: die Intervention ist einseitig und vernachlässigt die Verbrechen, die vom ugandischen Militär begangen wurden; der Internationale Strafgerichtshof nahm den Schutz der Opfer nicht genügend in Angriff; gefährdete Friedensverhandlungen; höhlte das Amnestiegesetz aus (siehe auch Hovil & Lomo, 2004) und legitimierte eine zusätzliche Militarisierung der ugandischen Regierung (Branch, 2007).

Die Zivilbevölkerung selbst lehnt die internationale Rechtssprechung nicht grundsätzlich ab, äußert aber dahingehend Bedenken, wie solche gesetzliche Maßnahmen wohl eingesetzt werden könnten und warum es so lange gedauert hat, bis ihre Notlage beachtet wurde (Allen, 2010). In seiner qualitativen Studie weist Finnegan (2010) darauf hin, dass die Acholi, vom Krieg ausgelaugt, hauptsächlich deswegen nicht nach Strafverfolgung verlangen, weil dieser Vorgang als eine zeitaufwändige, fachliche Initiative wahrgenommen wird, welche die Kontrolle über den Prozess weg von den Acholi an Außenstehende überträgt. Stattdessen würden die Menschen sich eher auf die Zukunft als auf die schmerzhafte Vergangenheit richten und nach Formen der *„restorative justice“* (wiedergutmachenden Gerechtigkeit) suchen. Sie wollen heraus aus der Ohnmacht als Opfer, die Sache in die eigenen Hände nehmen und die Gemeinschaft wieder aufbauen. Die Vergebung von ehemaligen LRA-Mitgliedern hat sich bereits als eine wirksame Strategie erwiesen, Frieden zu stiften und die dringende Sehnsucht nach Trost und nach der Befreiung von negativen Gefühlen zu stillen. Der Großteil der Opfer und Täter in Acholi Land teilen die selbe Stammesidentität. Die Angehörigen einer kollektiven Gemeinschaft, die in der breiteren Gesellschaft marginalisiert wurde, werden sich alle Mal zögerlich zeigen, eine Subgruppe der Gemeinschaft zu bezichtigen, auch um weitere Gruppenstigmatisierungen zu vermeiden (Finnegan, 2010). Mit der Frustration und dem Leiden, die der Krieg verursacht hat verbunden, schafft die gemeinsame Identität eine moralische Empathie mit den Tätern und das Bewusstsein, dass das formelle Justizwesen nicht hinreichend nuanciert ist, um zwischen gesetzlicher und moralischer Schuld angemessen zu differenzieren (Afako, 2002).

Es wird deutlich, dass in Norduganda eine große Debatte um das Thema „Gerechtigkeit und Friedensstiftung“ geführt wird. Im großen und ganzen handelt es sich hier um zwei von Grund auf verschiedene Ansätze der Friedenskonsolidierung: während religiöse, kulturelle und zivilgesellschaftliche Führungskräfte mit den Werkzeugen der Vergebung (erster Schritt) und Versöhnung (Langzeitergebnis) arbeiten, ist Strafverfolgung das Instrument des Internationalen Strafgerichtshofs (Finnegan, 2010). Aktivisten, Führungskräfte und *NGO*s in Norduganda bemühen sich um ein alternatives, lokales Konzept von Gerechtigkeit: ein offizielles System, basierend auf dem traditionellen Justizwesen Nordugandas. Dieses würde die Verbindung des traditionellen

Rechts mit dem Hohen Gerichtshof Ugandas zum Inhalt haben und den Ausschluss des Internationalen Strafgerichtshofs aus der Strafverfolgung implizieren (Allen, 2010). Allen (2010) wirft die Frage auf, ob dies nicht Norduganda noch stärker marginalisieren und dämonisieren würde, da es kein nationales Projekt wäre: „There is a danger that the institutionalization of local justice will socially infantilize the whole of the war-affected north if it implies that the people of the region are at an earlier stage of development, and are not ready for modern forms of governance" (Allen, 2010, S. 259).

Rituale der Aussöhnung in Acholi

Traditionell wird in Acholi (auch in Lango und Teso) Gerechtigkeit als das Gefüge von fünf Elementen verstanden: (1) materielle Entschädigung, (2) Versöhnung und Vergebung,

(3) Ehrlichkeit und Verantwortung, (4) Reinigung und Willkommenheißen, und (5) Bestrafung. Alle fünf Bausteine müssen im Kontext eines allgemein übergreifenden Grundsatzes von kollektiver Verantwortung oder Gemeinschaftsbefugnis verstanden werden. Für jegliches Verbrechen, das von einem Individuum begangen wurde, muss neben dem Täter selbst, der ganze Stamm geradestehen (Beyond Juba, 2009).

Im Kriegs- und Nachkriegskontext Acholis kamen/kommen folgende Rituale zum Tragen:

- Reinigungsrituale im Zusammenhang mit dem Willkommenheißen von Individuen (*siehe Exkurs Kap. 2.4.4*)
- Reinigungsrituale für Areale,
- Rituale mit dem Fokus auf individuelle Heilung von Geistern und
- Rituale, die der Konfliktbewältigung dienen.

Unter den Ritualen zur Konfliktbewältigung ist wohl *Mato oput* das bekannteste (Harlacher et al., 2006).

Versöhnungsritual – *Mato Oput*[14]

Mato oput (die bittere Wurzel trinken) strebt danach Beziehungen zwischen zwei Sippen, die aufgrund einer vorsätzlichen oder versehentlichen Tötung unterbrochen wurden, wiederherzustellen. *Mato oput* ist der Höhepunkt eines komplexen Aussöhnungsprozesses, dem ein langes Mediationsverfahren zwischen den beteiligten Partei-

[14] Eine gute Darstellung dieses Rituals gibt die Reportage von Negara „Witness: Bitter Root„ (2011).

en vorausgeht[15]. Die Sippe des Täters muss willig sein, die Verantwortung für die begangene Tat zu übernehmen, und bereit und imstande sein, Schadenersatz zu zahlen. Sind diese Voraussetzungen erfüllt, vollführen die Vertreter jeder Gemeinschaft etliche Rituale, u.a. führen sie ein Scheingefecht vor, teilen miteinander eine Mahlzeit und trinken von einem bitteren Wurzelextrakt aus derselben Schale (Harlacher et al. 2006). Wird ein Mord nicht versöhnt, werden Unglück und Tod die Sippe des Täters heimsuchen, und zwar über Generationen hinweg. Eine Barriere schlechter Stimmung entwickelt sich zwischen den zwei Sippen. Mischehen, Handel und gemeinsames Feiern werden unmöglich gemacht – die involvierten Sippen können untereinander nicht gesellschaftlich verkehren oder miteinander Essen und Getränke teilen (Finnström, 2008).

Im gegenwärtigen Acholi wird *Mato oput* relativ selten ausgeführt, obwohl es unter den Stammesgenossen und auch auf einer nationalen und internationalen Ebene angewendet werden könnte. Im Kriegs- und Nachkriegskontext Acholis gibt es zwei wichtige Faktoren, die *Mato oput* verhindern, einerseits die Schwierigkeiten, eine Entschädigung aufzubringen und andererseits zu bestimmen, wer Täter und wer Opfer ist (Harlacher et al., 2006). Bei Tötungen in der Größenordnung eines Massakers stellt sich natürlich die Frage, wer für die Entschädigung aufkommen muss, und ob der Klan des Täters (oder der Täter) bei solch einem Ausmaß überhaupt imstande ist, für den Schaden aufzukommen. Während meines Aufenthaltes in Norduganda wurde mir ein Schreiben des „Mucwini Massacre Memorial Centre" zugespielt, in dem die Regierung und *NGO*s explizit aufgefordert wurden, für den Schadenersatz im Rahmen eines *Mato Oput* Rituals zu sorgen (Statement by the Mucwini Massacre Memorial Committee, 14.08.2010). Ich frage mich, ob diese von „draußen" kommende Kompensation nicht das Ritual selbst aushöhlt, indem sie den Täter-Klan entlastet. Die Konfliktlösung ist ein langwieriger Prozess, und wie die folgenden Worte einer Frau zeigen, kann wohl Vergebung den ersten Schritt in Richtung Aussöhnung darstellen: „We have lost too much and restitution is just impossible, nobody can compensate us, this is why I am for unconditional forgiveness to the rebels because only forgiveness can restore what we have lost." (ARLPI, 2004, zitiert nach Finnegan, S. 436).

---

[15] N.B.: Die Anwesenheit des Täters selbst ist weder bei den Vorbereitungen noch bei dem Ritual notwendig.

2.3 Zur Beziehung zwischen Afrika und dem Westen

2.3.1 „Humanitäre Hilfe" zwischen Humanismus, Business und Neoimperialismus

Um den aktuellen Zustand Afrikas mit seinen internationalen Akteuren zu verstehen, ist die Auseinandersetzung mit den historischen Wurzeln unumgänglich. So sind Kolonialismus und Imperialismus keineswegs als abgeschlossene Kapitel der afrikanischen Geschichte zu verstehen, sondern als historische Einflüsse, die das aktuelle Zeitgeschehen maßgeblich gestalten. Zu beherzigen ist diese Tatsache unbedingt dann, wenn versucht wird, die Beziehung zwischen Afrika und dem Westen zu erläutern, v.a. wenn von Entwicklungshilfe und humanitärer Hilfe die Rede ist. Vorausgeschickt sei, dass die vorliegende Studie keineswegs den Anspruch erhebt, auf dieses Thema ausreichend eingehen zu können, zumal eine so vielschichtige, verflochtene und delikate Thematik einer tieferen Analyse bedürfte.

Issa Shivji (2006) versucht die gegenwärtige Rolle und die Zukunft der *NGOs* in Afrika zu veranschaulichen, indem er bis zur Kongokonferenz 1884-1885 zurückgeht, bei der sich in Berlin Europas Herrscher Afrika untereinander aufteilten. Er weist aber auch darauf hin, dass diesem historischen Moment bereits ein langer und destruktiver Kontakt zwischen Europäern und Afrikanern vorausging, nämlich der west-atlantische Sklavenhandel. Nach dem Zweiten Weltkrieg begann die Auflehnung des Schwarzen Kontinents gegen die weiße Fremdherrschaft. Auch die Afrikaner forderten die Autonomie und die Menschenrechte ein, auf die der Westen sich berief. In den 60er Jahren erlangten die meisten afrikanischen Länder die Unabhängigkeit. Die neuentstandenen Staaten standen vor einer gigantischen Herausforderung: koloniale Gesellschaften in nationale umzuwandeln (Shivji, 2006). Es war die Zeit des Kalten Krieges, und schon von Anfang an rissen sich Westen und Osten um die neu entstandenen Staaten (Wiedemann & Thielke, 2007). In den Händen des postkolonialen Staates, ohne entwicklungstragende Mittelschicht, verkam der anfängliche Nationalismus zu einer politisch autoritären, wirtschaftlich habgierigen, international korrupten und national diktatorischen Staatlichkeit. Die sogenannte „donor community" und die multinationalen Konzerne nutzten den afrikanischen Staat für die eigenen Interessen, während sie die Augen vor Misswirtschaft und Korruption schlossen, wenn es ihnen gelegen kam. In den 80er Jahren schien es, als hätten die Afrikaner die

Chance sowohl auf Entwicklung als auch auf Demokratie versäumt. Die Niederlage des osteuropäischen und sowjetischen Sozialismus brachte eine zusätzliche Abschwächung des Elans radikalen Nationalismus und Anti-Imperialismus. So ergriffen die westlichen Mächte die sich bietende Gelegenheit, um ihre politische und ideologische Hegemonie wieder geltend zu machen. Radikale Nationalisten wurden, unter westlichem Protegieren, gestürzt oder umgebracht[16]. Die wenigen, die überleben konnten, mussten mit den imperialen Mächten Kompromisse eingehen; andere wurden vor der Befürchtung, gestürzt oder ermordet zu werden, paranoid und despotisch; und viele entschieden sich einfach, nach der Pfeife des Westens zu tanzen (Shivji, 2006)[17]. Die Enttäuschung über die afrikanische Revolution, mit ihren neuen Diktaturen und z.T. weiterer Verelendung, führte in den 80er Jahren in den reichen Ländern zu einer positiven Wertung der humanitären Hilfe. Die Frustration der Linken der „ersten Welt" über die Befreiungskämpfe der „dritten Welt" wurde in der Verpflichtung zur humanitären Hilfe und zum Kampf für Menschenrechte kanalisiert und transformiert (Rieff, 2002, zitiert nach Becker, 2006).

In den afrikanischen Ländern ist der Übergang von einer Gesellschaft unter Kolonialherrschaft zu einer Zivilgesellschaft unvollendet, verkümmert und verzerrt: es ist die weitergeführte Herrschaft des Imperialismus in abgewandelter Form. Seit den späten 80er Jahren wird in diesem Zusammenhang von Globalisierung oder Neoliberalismus gesprochen. In solchen Kontexten bilden *NGOs* weder den dritten Sektor[18] noch sind sie staatsunabhängig. Vielmehr sind sie unweigerlich Komplizen der neoliberalen Offensive, die dem Notstand des nationalen Projektes unmittelbar folgte (Shivji, 2006). Rieff (2002, zitiert nach Becker, 2006) und Said (1994) sind sich auch darüber einig, dass die humanitäre Tätigkeit das letzte Produkt imperialer Kultur ist. In wenigen Worten gefasst, geht es dem Projekt Neoliberalismus (Globalisierung) darum, eine tiefere Integration afrikanischer Volkswirtschaften in die globalen Kapital- und Marktströme, ohne grundlegende Umgestaltung (d.h. ohne Entwicklung), zu erreichen. Als Wachstumsmotor identifiziert es das Privatkapital, was für Afrika

[16] Beispiele: Nkrumah, Ben Bella, Lumumba, Pio Gama Pinto, Sankara (Shivji, 2006, S. 8). Siehe auch Machtwechsel zwischen Milton Obote und Idi Amin (Uganda, 1971) (Finnström, 2008).

[17] Zur Vertiefung siehe Artikeln in : „Der Weg in die Freiheit" in Spiegel Special Geschichte 2/2007.

[18] Der Dritte Sektor „umfasst Vereine, Verbände, Stiftungen, Interessengemeinschaften und andere Arten von Non-Profit-Organisationen (NPO), und kann allgemeiner als Gemeinnützigkeit, sofern volkswirtschaftlich relevant organisiert, umschrieben werden. (…) dessen Organisationen weder dem staatlichen noch dem erwerbswirtschaftlichen Sektor zugeordnet werden können. Ihr Steuerungsmodus folgt nicht staatlicher Hierarchie oder marktlichem Wettbewerb" (Wikipedia „Nonprofit-Bereich", 2011).

übersetzt „fremdes Privatkapital" bedeutet. Die Kernfragen von Gleichberechtigung und Gerechtigkeit verbannt es in den Bereich der Rechte, nicht in jene der Entwicklung, und Rechte fallen in die Kompetenzen der *NGOs*, und nicht in die des Volkskampfes (Shivji, 2006).

> The African people, who were once supposed to be the authors and drivers of development and liberators of their nations, are reduced to 'the chronically poor' who are the subject matter of papers on strategies for poverty reduction, authored by consultants and discussed at stakeholders workshops in which, the 'poor' are represented by *NGOs*. (…) In the neoliberal discourse, the African state is villainised and African bureaucracies demonised as corrupt, incapable and unable to learn. They need globalised foreign advisors and consultants, who are now termed development practitioners, to mentor, monitor and oversee them. Among the mentors and monitors are, of course, *NGOs*. (…) In this 'discourse' the developmental role of the state is declared dead and buried. (S. 11)

Die Sozialfürsorge, die Versorgung der Grundbedürfnisse und die Bereitstellung von Dienstleistungen fallen somit nicht länger unter die Verantwortung des Staates oder des Privatsektors, denn sie werden den *NGOs* zugeschrieben (Shivji, 2006; Seitz, 2009). Lokale *NGOs* stehen häufig der Regierung kritisch gegenüber und schützen ihre Unabhängigkeit, bringen aber Geld ins Land für Aufgaben, die (nach einem europäischen Verständnis von Staat, L.V.) Sache des Staates wären (Becker, 2006). Der kenianische Ökonom James Shikwati meint: „Wenn die Regierungen auf Steuern angewiesen sind, wird kein Afrikaner mehr akzeptieren, dass die Politiker unser Geld stehlen." (zitiert nach Seitz, 2009, S. 38). Das Endergebnis ist, dass der so genannte *NGO*-Sektor, der als Fürsprecher der Armen und als moralisch getrieben dargestellt wird, tatsächlich das im Wesentlichen ausbeuterische, kapitalistische System legitimiert (Shivji, 2006).

> In effect, therefore, we see a re-enactment of the missionary positions of the colonial period where the church, charity and catechists played a legitimising role for the colonial enterprise, duping the colonised and damning the freedom fighters. (…) Just as the colonial enterprise assumed the garb of a civilising mission and used the church as its *avantgarde*, so the globalisation pundits put on the clothing of secular human rights and use the *NGOs* as their ideological foot soldiers. (S. 15)

Shivji (2006) kommt schließlich zu der Einsicht, dass "African *NGOs* must learn from the actually existing struggles of the people before evangelizing on donor-fads of the day (…). The educators must be educated." (S. 17). Nach Duffield (1996) und Rieff (2002, zitiert nach Becker, 2006) scheint es aber, als gäbe es kein großes Interesse "to be educated". Sowohl Entwicklungshelfer als auch Politiker würden eine simplifizierende und eigennützige Sichtweise bevorzugen. Rieff meint, humanitäre

Hilfe hätte weniger mit denen, welche die Hilfe empfangen, zu tun als mit dem Bewusstsein und Selbstbewusstsein der „Ersten Welt" und er stellt die unangenehme Frage, wie viel postkoloniale Frustration darin ausgehandelt wird, gerade weil die entsprechenden Länder „unseren" Erwartungen nicht entsprochen haben. Duffield ist der Ansicht, dass die humanitäre Hilfe aus dem Westen als Ersatz für politisches Eingreifen dienen soll. Um eine ernsthafte Auseinandersetzung mit der Rolle des internationalen Business und der internationalen politischen Beziehungen zu vermeiden, ist es für den Westen günstiger, afrikanische Konflikte (und ich würde hier auch Wirtschaftskrisen, Hungersnöte und diktatorische Regimes mit einbeziehen) auf interne, soziologische Faktoren zurückzuführen. Ähnlicher Ansicht ist de Waal (1997, zitiert nach Franks, S. 76): „For Western governments the political priority became to avoid embarrassment at the hands of figures like Bob Geldof. Aid became a strategic alibi".

Grob definiert kann „Hilfe" zweierlei Ziele verfolgen: sie ist entweder unmittelbare Reaktion auf humanitäre Katastrophen (=humanitäre Hilfe). oder sie versucht langfristige sozio-ökonomische Entwicklung zu stimulieren (=Entwicklungshilfe). Humanitäre Hilfe, strebt nach einer umgehenden Hilfeleistung, d.h. primär Leben retten und Leid mildern. Diese ist jene Hilfe, welcher mehr mediale Aufmerksamkeit zuteil wird und es den Wohltätigkeitsorganisationen ermöglicht, öfters um Spenden zu werben (Bolton, 2007, S. 75f).

Die freie Journalistin Linda Polman (2010) entschleiert, auf der Basis eigener Erfahrung, u.a. in Sierra Leone und in Goma (Kongo, an der Grenze zu Ruanda), die „humanitäre Maschinerie". Sie zeigt auf, dass sich die humanitäre Welt längst zu einem Markt für Wohltätigkeit entwickelt hat – es geht um *big business*. Die Ethik wird dabei von der Konkurrenz zwischen den *NGO*s um Verträge zur Durchführung von Spendenaktionen unterminiert. Es gelten die Regeln des freien Marktes: Marktlücken werden sofort entdeckt und genutzt, um Güter abzuladen; *NGO*s müssen etwas von integrierter Marktkommunikation, Einnahme-Ausgabe Analysen und wettbewerbsfähigen Anreizen verstehen. Die Hilfsorganisationen sind durch das Vertragssystem dazu gezwungen, selbst für ihr eigenes Fortbestehen Sorge zu tragen. Wenn also eine große humanitäre Katastrophe ausbricht und mehrere Geberverträge zirkulieren, muss die Karawane der humanitären Hilfsorganisationen schnell dorthin eilen. Anstatt sich Sorgen zu machen, wie es nach Ablauf eines Vertrags mit der lokalen Bevölkerung weitergehen soll, kämpfen *NGOs* um die eigene Existenz und sind bekümmert, nicht überholt zu werden. Die Krisenkarawane kommt und geht, wo und wann sie will. In der Lotterie um die Gunst der Geber und Hilfsorganisationen müssen die Opfer zusehen, dass sie sich von anderen, konkurrierenden Opfern unterscheiden, bzw. zumindest dem erwarteten Bild genügen (siehe Kap. 2.3.2 Zur Darstellung Afrikas in den Medien). Die Entscheidung, welche Flüchtlinge auf Diät gesetzt werden, fällen nicht die Mitarbeiter des WFP (*World Food Program*), sondern die Geber (zu 70-80%). Sie entscheiden sich für Länder und Regionen, an denen sie politisches Interesse haben oder die im Zentrum der Öffentlichkeit stehen und in denen die Geber Publizitätschancen für sich selbst sehen (Polman, 2010). Der Businessklasse entsprechend sind „Humanitäre Räume" zu „Luxusräume" entartet. Die Gehälter, die Tagespauschalen sowie die Gefahr- und Erschwerniszulagen machen die Arbeit in der fest etablierten Hilfsbranche außerordentlich attraktiv (Seitz, 2009; Polman, 2010).

Jan Egeland (2004), damals Vizegeneralsekretär für Humanitäre Angelegenheiten und Koordinator für Nothilfe der Vereinten Nationen, sagte: „Das eine Menschenrecht, das für Arme und Verwundbare mindestens gelten müsste, ist der Schutz gegen inkompetente Helfer." (zitiert nach Polman, 2010, S. 63). Empört über die träge Bürokratie und den Eigennutz der *NGOs* (v.a. *INGOs – International NGOs*) haben Einzelpersonen oder kleine Gruppen eine mittlerweile kolossale Gegenbewegung zur gängigen humanitären Hilfe gebildet: es handelt sich um die *MONGOs* (*My Own NGO*). Die Abneigung von *NGOs* und *MONGOs* basiert auf Gegenseitigkeit, „aber humanitäre Hilfe spielt sich nun einmal auf dem freien Markt ab, wo jeder der möchte, seinen Laden aufmachen kann." (Polman, 2010, S. 66). Es ist weitgehend unbekannt wie viele *MONGOs* es heute gibt, sei es in Form kirchlicher oder nicht-kirchlicher Projekte, Fonds, Stiftungen und Vereine, denn eine Registrierung ist nicht erforderlich. Die Autoritäten der Länder, wohin die *MONGOs* reisen, sind, v.a. in Krisen- und Kriegsregionen, selten gut genug organisiert, um den Strom der *MONGOs* nach ihren Vorhaben zu fragen. *MONGOs* stellen auch keine Untersuchungen zu den Auswirkungen ihrer Projekte an, sondern verfassen bestenfalls Infobriefe (Lau Schulpen, 2007, zitiert nach Polman, 2010). Es besteht kein Zweifel daran, dass die Hilfeleistung dieser „Freelance Philanthropen" gut gemeint ist, aber sie ist nicht immer erwünscht und manchmal sogar total nutzlos. Polman (2010) erwähnt an dieser Stelle Beispiele, wo Schenkungen die Flughäfen und logistische Knotenpunkte verstopfen, ausrangierte Apparaturen westlicher Krankenhäuser defekt oder mit falscher Voltzahl eingestellt sind, Medikamente von Pharmafabriken abgelaufen sind, gebrauchtes Spielzeug und Kleidung im Übermaß abgelagert werden oder der Kultur nicht entsprechen. Bedenklich sind auch die fehlenden Kenntnisse der Kultur und der landestypischen Krankheiten und die fehlende Kommunikation zwischen *MONGO*s. Die Einsätze sind meist sehr kurz, höchstens ein paar Wochen lang, und es besteht keine Nachsorge. Polman meint, dass „Opfer in Kriegsgebieten ein Recht auf Schutz vor humanitären Helfern haben [sollen], die ungebeten kommen und dann undiplomiert ihren göttlichen Weg verfolgen" (2010, S. 75).

Sind es nun humanitäre Helfer mit Gesundheitssandalen an den Füßen oder in straffen Anzügen, die in den Krisengebieten kursieren, ist es nun der außer Kontrolle geratene Koloss der *MONGO*s oder der internationale Jetset im Urlaub – die Frage, wie sich diese Praxen auf die betroffene Bevölkerung auswirken, sollte uns beschäftigen. Seitz (2009) ist der Ansicht, dass sich die meisten afrikanischen Länder daran gewöhnt haben, dass für die Entwicklung das Ausland zuständig ist – „Es gibt für jedes Problem einen Geber" (S. 37). Das führt zu einer Verkümmerung von Kreativität, Eigenverantwortung und Nachhaltigkeit des Engagements. Ähnlich berichtet Grill (2005) von einer Bettlermentalität auf allen Ebenen, vom Straßenkind bis zum Staatschef, die bisweilen die absurden Züge der Selbstentmündigung annehmen: „Kommt zurück, ihr Europäer! Baut das verrottete Afrika neu auf!" (S. 138). Die Afrikaner seien „die einzigen Menschen auf der Welt, die noch meinen, dass sich andere als sie selbst um ihre Entwicklung kümmern müssen.", so die kamerunische Entwicklungshilfe-Spezialistin Axelle Kabou (zitiert nach Grill, 2005, S. 138). Auch Bolton (2007) machte die Erfahrung dieser fest etablierten Verbindung zwischen Ausländern und Hilfeleistung: „Have you come to help us with something?" (S. 90). Er führt diese auf den mangelnden Professionalismus (sprich: kurzfristige Projekte von oben, ohne Überwachung und Evaluierung) sämtlicher Wohltätigkeitsorganisationen zurück. Diese halten eine Einstellung am Leben, die besagt, dass die Leute apathisch auf die Hilfeleistungen der Fremden warten sollen, statt ihre Probleme selbst in die Hände zu nehmen, wobei externe Hilfe eine unterstützende Funktion übernehmen könnte.

Ich möchte hier nicht jede Form der Entwicklungshilfe pauschaliert ablehnen. Wie Becker (2006) sagt, dürfen wir trotz aller Kritik nicht vergessen, wie vielen Millionen Menschen im Rahmen der humanitären Bewegung tatsächlich geholfen worden ist.

Dieses Argument wiegt schwer, trotz aller Fehler und Täuschungen. Wenn Menschenleben gerettet werden, dann ist dagegen nichts einzuwenden, selbst wenn die politischen Umstände zweifelhaft und die Begründungen unzureichend sind. Weiters seien humanitäre Hilfe und die Bereitschaft, auf Spendenaufrufe zu reagieren, „nicht nur imperiales Mitleid und Verschleierungstaktik, sondern auch Ausdruck eines gewachsenen Bewusstseins, dass alle Menschen das Recht auf ein menschenwürdiges Dasein haben, die Reichen an den Problemen der Armen Mitverantwortung tragen und dass wir eine Welt sind" (Said, 2002, zitiert nach Becker, 2006, S. 273). Und trotzdem ist dies, meiner Ansicht nach, nicht Grund genug um diese perversen Beziehungsmuster ohne Bedenken weiterzuführen. Ich schließe mich der Position von Grill(2005), Bolton (2007) und Seitz (2009) an, dass ein Mehr an Entwicklungshilfe und Wohltätigkeit keine Lösung ist. Vielmehr gilt es die Natur der Beziehung zwischen Afrika und dem Westen grundlegend zu verändern (Bolton, 2007).

Abgesehen von dem skandalösen Bataillon an höchstbezahlten Helfern, die den tropischen Komfort nicht aufgeben wollen, haben *NGOs* ein maßgeblich logistisches und strukturelles Problem. Die Projekte, da von Spenderverträgen abhängig, haben eine genau definierte Laufzeit; in Krisengebieten ist diese meistens sehr kurz konzipiert: 3-6 Monate (Polman, 2010). Die Projekte von *NGOs* sind außerdem problemorientiert. Ein Problem wird als Phänomen identifiziert, aber seine Wurzeln werden nicht adressiert, d.h. das Problem wird von seiner sozialen, ökonomischen und historischen Realität abstrahiert. Zeitlich streng umrissene und problemorientierte Projekte lassen keinen Spielraum, sich über stichhaltige theoretische und historische Prämissen Gedanken zu machen, und auf deren Basis langfristige Grundlagenforschung zu betreiben (Shivji, 2006). Internationale Organisationen unterliegen auch einer bestimmten Art des Geldausgebens: „Es muss innerhalb eines bestimmten Zeitrahmens verwendet werden, unabhängig davon, wie sinnvoll es ist und welche Situation vorherrscht." (Becker, 2006, S. 255). Geldgeber haben genaue Vorstellungen von den Zielen, die sie erreichen wollen, z.B. Demokratie, Frieden oder wirtschaftlichen Aufschwung. Wie diese erreicht werden können, glauben sie besser zu wissen als diejenigen vor Ort und oft haben sie unrealistische Erwartungen darüber, was die Empfänger mit dem Geld alles ausrichten können. Die Empfänger sind zunächst bereit alles zu akzeptieren, weil Geld in ihr Land fließt, dessen Ökonomie weitgehendst zerstört ist, und sie gleichzeitig einen höheren Lebensstandard erreichen können (Becker, 2006).

In internationalen Organisationen sind Einheimische nur minimal in die Hilfsprogramme einbezogen und dann meistens nur als Dolmetscher, Kindermädchen oder Chauffeure. Vor allem auf der Entscheidungsebene sind die Mitarbeiter internationaler Organisationen zum überwältigenden Teil Weiße und stammen aus dem Westen (Polman, 2006). Es ergibt sich so eine Motivation für die Projekte, die mehr mit Geld und weniger mit den Inhalten zu tun hat (Becker, 2006). Dieser Logik entstammen auch die sogenannten „weißen Elefanten". Diese sind große, kostspielige infrastrukturelle Projekte, die wirtschaftlich nicht rentabel sind, aber zu Projektende als „Fertiggestelle Objekte" im Projektbericht aufscheinen können. Dass, dann die Gebäude leer stehen, die Straßen unbenutzt bleiben oder die modernen Elektrizitätszentralen nicht am Laufen gehalten werden können, ist offiziell nicht mehr das Problem der Hilfsorganisationen (Polman, 2010, S. 242f).
Jenseits der Projektgestaltung von *NGO*s erkennt Bolton (2007) ein grundlegendes Problem in der Struktur humanitärer Hilfe als solche: es besteht eine Unmenge an verschiedenen Wohltätigkeitsorganisationen, die quer durch den Kontinent mit kleineren Geldsummen tätig sind. Die meisten haben den Hauptsitz weit weg von ihrem Tätigkeitsfeld, verfolgen sich überschneidende Ziele und bemühen sich wenig um eine Koordination untereinander.

Wie deutlich wurde, fließen mächtige Geldströme in „die Mitleidsindustrie" (Buchtitel von Polman, 2010) und jede der beteiligten Gruppen versucht, aus der Situation Gewinn zu schlagen. Wie der Profit auf der Seite der *NGO*-Mitarbeiter aussieht wurde ausgiebig beschrieben. Auch politische Eliten haben ein Interesse daran, „ein Land arm zu halten, weil nur dann die Hilfsgelder, die so bequem abgeschöpft werden können, weiter fließen." (Seitz, 2009, S. 71). Wie Opfer von ihrer Situation profitieren können, bringt Max Chevalier von *MSF France* (*Médecins Sans Frontieres*) aufgrund seiner Erfahrung in Murray Town *camp* (Freetown, Sierra Leone), sehr gut zum Ausdruck: „Unser Ziel ist es, den Amputierten zu helfen, in ein normales Leben zurückzukehren. Aber das wollen sie nicht. Lieber humpeln sie dramatisch ohne ihre Prothesen herum. Geber finden das schön, und Fotografen und Kamerateams bezahlen sie dafür" (zitiert nach Polman, 2010, S. 81). Linda Polman (2010) individualisierte die „Logik des humanitären Zeitalters" (S. 186) folgendermaßen: ohne Gewalt und Zerstörung kommt keine Hilfe aus dem Westen, und je grauenhafter die Gewalt und je totaler die Zerstörung, desto umfangreicher fällt die Hilfeleistung aus. Viele Fachleute halten die RUF-Rebellen (*Revolutionary United Front*) in Sierra Leone für gedopte Verrückte, aber einige vermuten, dass eine rationale, kalkulierte Strategie hinter ihrer extremen Zerstörungswut und ihrem Blutdurst steckt. Demnach hätten sie damit den Preis für den Frieden mutwillig in die Höhe treiben wollen, um internationale Aufmerksamkeit auf sich zu ziehen. Dies wurde wohl durch die unzähligen, grausamen Amputationen erreicht. Polman (2010) erzählt in ihrem Buch von einer Begegnung mit den RUF-Rebellen. Mit Schaudern konnte sie feststellen, dass auch die Rebellen im Niemandsland die „Logik des humanitären Zeitalters" durchschauen. Sie erklärten ihr die inoffizielle Bedeutung des Wortes „WAR": „Waste All Resources", d.h. „Alles kaputtmachen. Dann kommt ihr und macht es wieder heil." (S. 187). Dieses Kalkül scheint auch den LRA-Rebellen nicht verborgen geblieben zu sein; so lassen etliche Vorgehensweisen, wie das Abschneiden der Lippen, Ohren und/oder Nasen von Zivilisten, eine sorgfältige Analyse von internationalen Skripten der terroristischen Kriegskunst erkennen. Trotzdem konnte die LRA nicht den Bekanntheitsgrad der zeitgenössischen Rebellentruppen in Sierra Leone, Sudan, Angola und der DR-Kongo erreichten. Der Druck, internationale Aufmerksamkeit auf sich zu ziehen, mag so manche improvisierte Taktik, wie die Lippen von Zivilisten mit einem Schloss zu versiegeln, erklären. Dieses Phänomen scheint nämlich ein Spezifikum von Norduganda zu sein (Edmondson, 2005).

_NGO_ismus in Norduganda

In ganz Uganda hat die allgemein freundliche und sichere sozial-politische Atmosphäre die Existenz von *NGO*s angeregt. Sie haben sich schnell ausgebreitet, ohne eine angemessene Koordination und ohne eine Dachorganisation, die diese hätte anbieten können; statt zusammenzuarbeiten tendierten *NGO*s dazu, miteinander zu konkurrieren. Uganda hat eine dezentralisierte Struktur, eingeteilt in Bezirke und *local councils,* und in bestimmten Bezirken, v.a. im Norden des Landes, mangelt es an Mitteln, um die Grundbedürfnisse der Bevölkerung zu decken. Diese Bezirke sind auf extern finanzierte *NGO*s angewiesen, die als Lückenfüller dienen – sie übernehmen jene Dienstleistungen, die der Staat nicht mehr abdeckt: Armutsbekämpfung, medizinische Grundversorgung und Ausbildung. Trotz der Dezentralisierung sind finanzielle Kontrolle und Macht in den Händen der Hauptverwaltung geblieben. So unterstützen *NGO*s die Regierung in der Erreichung ihrer Ziele, sollen aber gleichzeitig unpolitisch bleiben, und werden deswegen von den Behörden mit Argwohn betrachtet. Auch in Uganda sind *NGOs* stark von ausländischen Spendern abhängig und neigen eher dazu, Letzteren Rechenschaft abzulegen, als ihren eigenen Arbeitsgemeinschaften (Dicklitch, 2003). Derselben Meinung ist auch Muvumba (2006), die hinzufügt, dass die Hauptanliegen der *NGOs*, im Unterschied zu den *CBOs* (*Community-Based-Organizations*) auf überbewertete Strategieanalysen (*policy analysis*) gründen und nicht unbedingt in den politischen und gesellschaftlichen Realitäten an der Basis verankert sind. Deswegen können *NGOs* in Uganda politische Teilhabe oder die langfristige Entwicklung einer demokratischen Zivilgesellschaft nicht fördern. Sie behandeln eher die Symptome als die Ursachen. Eine Ausnahme und eine Erfolgsgeschichte stellt in den Augen Muvambas (2006) die *Acholi Religious Leaders' Peace Initiative* (ARLPI) in Norduganda dar. Diese hatte direkten Zugang zur Ortsgemeinschaft, suchte Unterstützung im privaten Sektor und von Angehörigen der Acholi-Diaspora und bezog einheimische, nationale, sowie internationale Akteure mit ein. *NGOs* sind selten imstande, eine Mitgliedschaft mit einer solch breiten Basis zu tragen.

Nach dem Besuch Jan Egelands 2003, verbreitete sich sein Statement von Norduganda als „der größten vergessenen humanitäre Katastrophe der Welt“ rasch in aller Munde, zumindest unter den beteiligten Interessengruppen (Hilfsorganisationen, Journalisten, Politiker). „Suddenly, there was a humanitarian scramble for Northern Uganda. Foreign workers set up projects, from teaching jam-making to landmine victims to providing quinine drips for malarial children. The problem was they were only treating the symptoms. Nobody was tackling the war's underlying causes.“ (Green, 2008, S. 87). Auch Prof. Thomas Spielbüchler (Institut für Zeitgeschichte, Universität Innsbruck, persönl. Mitteilung, 24.05.2011) erzählte mir von einem regelrechten „Gerenne“ in Norduganda um Projekte und die dazugehörige Beschaffung von Geldmitteln.

Der Großteil der *NGO*-Aktivität in Norduganda war auf Nothilfe für die Bevölkerung in den *IDP-camps* gerichtet: Nahrungsmittellieferung, Wasser, sanitäre Anlagen, usw. Hilfemaßnahmen, die nicht zur Nothilfe gehörten, fielen unter die Kategorie „psychosoziale Projekte“, deren Ziele die Erleichterung negativer psychosozialer Auswirkungen von Gewalt und die Förderung sozialer Akzeptanz waren. Der Fokus der Regierung und der *NGOs* zielte größtenteils auf eine Grundausbildung (*primary school* und *vocational training programs*), höhere Bildungsgänge (z.B. *secondary school*) wurden dagegen extrem selten gefördert[19]. Andere Formen der Unterstützung waren „Beratung", Förderung von Vereinen und Unterstützung im Berufseinstieg. Die Empfänger dieser Hilfeleistungen waren besonders gefährdete Zielgruppen, wie Waisen, minderjährige Mütter und ehemals Entführte (Blattman & Annan, 2008). Nischen, welche die *NGO*s großteils schufen und dann ausdehnten, waren die Förderung der Kinderrechte, die Bemühungen gegen den Einsatz von Kindersoldaten und die Neuerfindung der traditionellen Führungsriege (Dolan, 2005).

Hilfsorganisationen vor Ort interessierten sich selten für die zugrunde liegende Dynamik des Krieges und der Instabilität (Finnström, 2008). Sie versagten weitgehend darin, für die Armen einzutreten und die von der Regierung wie auch der LRA initiierten Gewaltakte und Ungerechtigkeiten laut und deutlich zu denunzieren. Im Namen einer angeblichen Neutralität behaupteten humanitäre Helfer, Politik wäre außerhalb ihres Auftrages, und entzogen sich so jeglicher Verantwortung (Dolan, 2005). Ihre oft distanzierte Haltung gegenüber der Bevölkerung sollte nach Finnström (2008) den letzten, höchst naiven Versuch darstellen, das Image von Neutralität aufrecht zu erhalten. Auch Dolan (2005) ist sich darüber im Klaren, dass die angebotene Hilfe zwar so manches Leben gerettet haben mag, aber keineswegs den Menschen ein Leben in Würde zugesichert hat. Ganz im Gegenteil haben *INGO*s und *IGO*s (*Intergovernmental Organisations*), durch die Natur ihrer Hilfeleistungen, für die Konsolidierung demütigender Umstände gesorgt:

> WFP food relief was unpredictable and wholly inadequate, and World Vision established demonstration plots for people without access to land rather than promoting conditions under which they could return to their own land. Hunger Alert (a national NGO) gave cattle to women rather than men and therefore further weakened men socially and psychologically. UNICEF focused its attention on returned abductees and sought to ignore both adult abductions and child soldiers in the UPDF. (...) Infrastructure such as schools, clinics and water points, literally concretised the policy of internal displacement rather than resolving it, and, to the extent that protected villages were sites of loss of human dignity. (Dolan, 2005, S. 331).

Die Vereinten Nationen hätten mehr Druck auf die Regierung ausüben können, um die Lebensumstände in den *camps* zu verbessern und Lösungen für eine Beendigung des Krieges zu finden (Green, 2008). „You know, when these white people come with ten vehicles, people are asking why don't they stop the war? Are they just enjoying watching Africans suffer? Is it because they enjoy coming here to Africa, or what?

[19] Siehe Anhang: The education system in Uganda.

They don't stop the war because if there's no war, there's no jobs." (Worte eines Acholi Majors, zitiert nach Green, 2008, S. 94f). Tatsächlich stellte der *local council* von Pader Regierungs- und Nichtregierungsorganisationen öffentlich an den Pranger, indem er sagte, dass etliche *NGOs* Seminare und Konferenzen im Namen einer Konfliktbeendigung organisierten, wo doch ihre eigentliche Absicht darin bestand, durch Zuschüsse zu Geld zu kommen (Lapoti, 2003).

> The aid industry was an obvious cause for resentment – it was one of the few business thriving north of the Nile. Growing fleets of white four-by-fours were conscious emblems of the wealth and power controlled by outsiders. I often encountered a kind of schizophrenia among the Acholi, who would call for more help on the one hand, while bemoaning their loss of dignity on the other. (Green, 2008, S. 94)

Vermarktung von Trauma

Laura Edmondson (2005) berichtet, anhand des Beispieles der Organisation *World Vision* in Gulu, wie Trauma vermarktet wird, um Gelder anzulocken. Obwohl sich Edmondsons Untersuchung nur auf diese eine Organisation beschränkt, erlaube ich mir, ihre Beobachtungen als Musterbeispiel der Arbeitsweise anderer Organisationen, die sich um ehemals Entführte kümmern, dienen zu lassen. Wie sich mit Mitleid und Rührung Geschäft machen lässt, wird in ähnlicher Weise von Polmans Erfahrungsbericht im Murray Town *camp* (2010) aufgezeigt. Es scheint sich also um ein universales Phänomen in den humanitären Agenturen zu handeln.

World Vision, als eines der größten Rehabilitationszentren für ehemals entführte Kinder des Landes, zog besondere Aufmerksamkeit auf sich. Alle zwei oder drei Tage konnte Edmondson Besucher beobachten, von US-Militärs bis zu ausländischen Botschaftern und Kirchengruppen, die meist ohne große Besuchsankündigung im Zentrum aufkreuzten. Edmondson berichtet, wie jegliche Tätigkeit gestoppt wurde, um die Besucher im Zentrum herumzuführen. Mit Tänzen, Zeichnungen und Theaterstücken wurden den Gästen einerseits der Schrecken der Gefangenschaft unter der LRA und andererseits die Erfolge des Rehabilitationszentrums nahe gebracht. Das Verhalten der Mitarbeiter vermittelte den Besuchern ein Gefühl von Unbehagen, um sie „zufriedenzustellen" und möglicherweise das Image von *World Vision* als ein würdiger Empfänger internationaler Gelder zu stärken. Die Kreativität der Kinder und des Personals wurde sorgfältig umschrieben. Die Berater machten Gebrauch von Darstellungen der Erlebnisse in der Gefangenschaft als Nachweis für das Leiden der

Kinder, und von fröhlichen Zeichnungen als Bestätigung für die von *World Vision* erfolgreich geleistete Rehabilitierung. Auch die Theaterstücke wurden so konzipiert, dass die Rolle der humanitären Hilfe hervorgehoben und die Opfer als Symbole von Hilflosigkeit dargestellt wurden. Die mit Energie und Enthusiasmus aufgeführten traditionellen Tänze, mochten nicht mit dem Vorverständnis der Besucher von geschundenen Opfern in Einklang stehen. Das Personal zeigte dann sogleich auf, dass die Lebensfreude der Kinder ein Beweis des Erfolges der Rehabilitation war. Der humanitäre Diskurs sieht vor, dass das Leben in der LRA-Gefangenschaft zwangsläufig als ein Dasein dargestellt wird, wo die unschuldigen Opfer gnadenloser Unterdrückung und wildem Terror unterworfen sind. Diese Stereotype mögen zwar notwendig sein, um ein internationales Bewusstsein für die Geschehnisse in Norduganda zu schaffen, untergraben aber gleichzeitig die Fähigkeit der Kinder, diese Zeit, auch als eine, die sie stärker gemacht hat, in Erinnerung zu behalten (siehe auch Allen & Schomerus, 2006). Edmondson kommt zu dem Schluss, dass Kunsttherapie in Norduganda hauptsächlich als ein Mittel zur Vermarktung von Trauma benutzt wurde. "In the midst of personal and cultural destruction, private expressions of pain are a luxury that Northern Uganda cannot afford." (S. 455).

Manuela Schweigkofler, Mitarbeiterin der Caritas Gulu, erzählte mir in einer ihrer Mails (2010, 10.Mai) von einem, wie sie ihn nennt, „Opfer-Tourismus", der sich in Norduganda entwickelt hat und sich u.a. durch den alljährlichen Freiwilligen-Ansturm in den Sommerferien äußert. Weiters schreibt sie:

> Jetzt sind eigentlich nur mehr jene Organisationen vor Ort, die längerfristige Hilfe – also Entwicklungshilfe – aufbauen wollen. Das ist auch gut so und sinnvoll. Trotzdem bleibt hier so etwas wie eine künstliche Zone bestehen. Für uns EntwicklungshelferInnen allemal, aber auch für die Leute von da, die *locals*. Zu viele gute Menschen prägen die Realität und lassen leicht Abhängigkeit entstehen. So ist es für viele ganz normal um Hilfe, Subventionen, Spenden anzufragen, aber nicht so normal „auf normalem Wege" für Einkommen zu sorgen. *You give me* – Hier in Uganda hat die „Versorgungsmentalität" Hochsaison. (persönl. Mitteilung, 26.06.2010)

Besorgniserregend ist, dass die reißerisch aufgemachten Behauptungen und die allgemeinen Ansichten über die jungen Soldaten nicht nur die Spendensammlungen und die Interessenvertretung zu lenken scheinen, sondern auch die Planung der Interventionen. In Uganda, so wie andernorts auf der Welt, stützten sich Nachkriegsprojekte für Kinder und Jugendliche oft auf beliebte Mythen, unmittelbare Bedürfnisse, Faustregeln, und möglicherweise falsche Annahmen darüber, welche Art von Hilfe bereitgestellt werden soll – Umstände, über die sich Regierungs- und Nicht-

Regierungsorganisationen vor Ort als Erste beklagen (Blattman & Annan, 2008).

Einbuße der Neutralität – Nothilfe und *IDP-camps*

Als 1996 die Regierung Ugandas die Landbevölkerung in *IDP-camps* zu pferchen begann, brach alsbald eine massive humanitäre Krise aus. Die Ansammlung mehrerer Hunderttausend Zivilisten in Ad-hoc-Lagern binnen einer Woche hatte einen unausweichlichen Notstand zur Folge und Hilfsorganisationen begannen, ihren großen Auftritt vorzubereiten (Branch, 2008). Das Welternährungsprogramm der Vereinten Nationen nahm sogleich die Lebensmittelversorgung in Angriff. Obwohl die Vereinten Nationen selbst diese Maßnahme als vorübergehend deklariert hatten, gerieten sie bald in eine Zwickmühle: Wenn sie erst einmal mit der Versorgung der Bevölkerung begonnen hatten, wurde es unmöglich, einfach wieder wegzugehen und sie verhungern zu lassen (Green, 2008). Branch (2008; 2009) erläutert, wie die Internierungslager erst durch den Eingriff humanitärer Agenturen, welche die *camps* mit Gütern, v.a. Lebensmitteln, belieferten, zustande kommen konnten. Auch die Aufrechterhaltung der *camps* wurde nur durch die weitere Instrumentalisierung von materiellen und symbolischen humanitären Mitteln seitens der Regierung möglich gemacht. Statt die Not der Bevölkerung zu lindern unterstützten humanitäre Organisationen das Fortbestehen der humanitären Krise. Die Vertreibung in *camps*, welche eigentlich ein politisches Manöver war, wurde so in eine humanitäre Angelegenheit verwandelt, der es mit humanitären Interventionen entgegenzutreten galt.

Internationale Hilfsorganisationen wurden zum Spielball der ugandischen Regierung, da letztere auf die humanitäre Tätigkeit starken Einfluss nahm und ihr strikte Bedingungen auferlegte. Die Verhältnisse, unter denen die Hilfe angeboten wurde, nahmen eine äußerst verworrene Gestalt an und die Organisationen konnten sich nicht länger der Neutralität rühmen (Bailey, 2008; Finnström, 2008). So waren die internationalen Hilfsorganisationen nur dazu bevollmächtigt, in den so genannten „*protected villages*“ ihre Hilfen zu verteilen, während die Leute in den Dörfer mehr oder weniger von den Hilfsaktionen ausgeschlossen wurden. Die Regierung nutzte außerdem die Lage chronischer Hilflosigkeit der *camp*-Einwohner aus, um ihre propagandistischen Interessen zu verfolgen. Militärische und einflussreiche Mitglieder der Regierung führten Wahlkämpfe in den *camps* und beanspruchten dabei, die eigentlichen Träger der Nothilfe zu sein oder drohten mit dem Abzug von humanitärer Hilfe und

militärischem Schutz (Finnström, 2008).
Insgesamt kristallisierte sich ein Szenario heraus, in dem staatliche Gewalt und internationale Humanität für die eigene Funktionsfähigkeit voneinander abhängig waren (Branch, 2009).

2.3.2 Zur Darstellung Afrikas in den Medien

Die modernen Massenmedien, seien es Printmedien als auch elektronische Medien[20], sind in der heutigen Zeit dermaßen verbreitet und allgegenwärtig, dass sie, zumindest unbewusst, unsere Einstellung gegenüber anderen Kulturen, mit denen wir wenig direkten Kontakt haben, formen (Atkinson, 1999). Dies gilt in besonders beunruhigender Weise für Afrika – „that most misunderstood of continents" (Franks, 2010, S. 71). Während der Kolonialzeit hatten westliche Zeitungen auf Vollzeit beschäftigte Korrespondenten vor Ort und auch später, während des Kalten Krieges fand eine sachkundige und engagierte Berichterstattung über afrikanische Länder statt (Franks, 2010). Heutzutage ist Afrika jedoch oft auf eine Reihe von Stereotypen reduziert worden. Manchmal sind die Berichte verhängnisvoll ungenau oder Storys werden ignoriert, weil sie zur Stereotypisierungen nicht passen oder einfach, weil der Schauplatz Afrika ist: „Somewhere that is regarded as a setting apart from normal life" (Franks, 2010, S. 73). "Das Kardinalproblem ist nicht die Quantität, sondern die Qualität der Berichte (…) Gefragt ist in der Regel die oberflächliche, flinke Depesche, die Sensationsmeldung oder die impressionistische Katastrophenstory, nicht die nachdenkliche Analyse oder die gelassen erzählte Geschichte" (Grill, 2005, S. 37f). Dies ist Ausdruck eines journalistischen Trends in Afrika, der sich nicht mehr an einer laufenden Berichterstattung, die sich auf eine reguläre Korrespondenten-Präsenz vor Ort stützt, orientiert. Stattdessen wird eine episodische Berichterstattung bevorzugt, zu der Journalisten aus der westlichen Redaktion ins afrikanische (meistens) Krisengebiet, ohne sonderliche Vorkenntnisse über die politisch-gesellschaftlichen Verhältnisse des Landes, „eingeflogen" werden, um möglichst schnell eine Reportage zusammenzustellen. Die Berichterstattung fällt dann dementsprechend oberflächlich und oft voller Klischees aus (Franks, 2010).

Die Aufmerksamkeit für Katastrophen im Fernsehen und in den Zeitungen spielt

[20] Presse, Hörfunk und Fernsehen werden von verschiedenen Interessengruppen (v.a. Staaten und Nachrichtenagenturen) zensiert und manipuliert. *World Wide Webs* bilden ein freieres Kommunikationsmedium aus erster Hand für Ideen, Analysen und Berichten aus aller Welt.

eine entscheidende Rolle in der humanitären Betriebsführung: Ohne Bilder gibt es keine oder nur wenige Spenden. Da es eine stets geringer werdende Bereitschaft der Redaktionen gibt, in Journalismus zu investieren, besonders wenn es sich um weit entfernte Länder handelt, sind Hilfsorganisationen zu den größten Auftraggebern für schwierige Storys in unfreundlichen Gegenden geworden. Sie nehmen Journalisten zu den humanitären Dramen mit oder stellen selbst geschultes Personal ein und bieten dann die Berichte den etablierten Nachrichtensendungen an (Franks, 2010; Polman, 2010). Diese Symbiose von Medien und Hilfsorganisationen mag für beide Parteien von Vorteil sein, dient aber nicht immer den Interessen der Zuhörer und Zuschauer. Die Nachrichten sind nicht länger unvoreingenommen, denn die Motivation der Hilfsorganisationen ist nicht primär zu informieren, sondern Spendensammlungen anzukurbeln. Des Weiteren muss eine starke Präsenz in den Medien nicht unbedingt mit der tatsächlichen Schwere einer Katastrophe übereinstimmen (Franks, 2010).

„Obwohl UN-Untersuchungen zeigen, dass nicht Afrika, sondern die arabische Welt die ärmste, unwissendste, rückständigste und schwächste Bevölkerung der Welt hat, erscheint sogar auf der Netzhaut gefolterter Iraker der afrikanische Kontinent, wenn sie an Unglück denken" (Polman, 2010, S. 199). Diese skurrile Vorstellung überrascht nicht, wenn man bedenkt, welche Bilder uns aus dem schwarzen Kontinent erreichen. Die Journalistin Linda Polman (2010) beschreibt ganz unverblümt den Abkömmling von Journalismus und Hilfsorganisationen, die afrikanische Standard-Reportage:

> Die Kulissen sprechen beinahe für sich: Heime für Kriegswaisen, Hilfsprojekte für Amputierte und Essensstationen für die Hungrigen. In den Reportagen kommt kein normaler Mensch vor, es sei denn ein weißer Helfer. Afrikaner schlurfen in den Geschichten ständig beinahe nackt durch rappelvolle Flüchtlingslager. Sie haben nichts zu tun, außer auf westliche Hilfe zu warten. Kinder haben Fliegen in den Augen und geschwollene Bäuche, und Mütter Brüste wie gebrauchte Teebeutel. Opfer sind nicht individuell und haben nichts an sich, was Spender abschrecken könnte, wie politische Überzeugungen oder eine schmutzige Vergangenheit. Deutlich erkennbare *good guys*. Frauen und Kinder, Alte und Babys, die wehrlose Bevölkerung: In den Geschichten tun sie genau das, was man von Opfern erwartet. Sie leiden, nicht mehr und nicht weniger. (S. 58f).

Um nicht dem „Hab-ich-schon-gesehen"-Syndrom (Polman, 2010, S. 59) bei potentiellen Spendern Vorschub zu leisten, bauschen Helfer und Journalisten zudem das Elend noch auf. Mit Zahlen und Fakten muss man es nicht so genau nehmen – niemand kann sie überprüfen (Grill, 2005; Polman, 2010). Polman spricht von der „Prostitution der Journalisten" (2010, S. 61), die sich mit dem Vorwand, dass es schließlich um einen guten Zweck gehe, reinwaschen.

Um die Nachrichten für ein breites Publikum möglichst zugänglich und verdaulich zu gestalten, werden unkomplizierte Schilderungen und leicht verständliche Bilder herangezogen. Die Neuigkeiten aus dem schwarzen Kontinent sind unweigerlich schlecht und hoffnungslos: Er ist üblicherweise der Schauplatz von unfassbaren ethnischen Konflikten, verschiedenen Katastrophen oder Promi-Besuchen (Atkinson, 1999; Franks, 2010). „'Normal' stories about business or cosmopolitan city life in Africa rarely feature in western coverage of Africa" (Gault, 2007, zitiert nach Franks, 2010, S. 74f). Gleichzeitig wird, im Vergleich zum Westen, der Mindestwert auf der Skala der Unglücke, damit man sie überhaupt für nachrichtentauglich hält, hoch gehalten (Grill, 2005), sofern keine Weißen involviert sind (Franks, 2010).

Auf der anderen Seite haben wir die „ewige Safari": Verfilmungen, die Afrika bloß als Kulisse für spätkoloniale Lustspiele missbrauchen (Wolf, 2007). Seit Jahrzehnten prägen Hollywoods Afrika-Phantasien die Wahrnehmung des Kontinents in Europa und den USA, denn traumhafte Kulissen mit weißen Helden und folgerichtig meist mit Happy End, sind Balsam für die Seele – von „Tarzan, der Affenmensch" (1932) über „African Queen" (1951) bis hin zu „Jenseits von Afrika" (1985). Den Afrikanern bleiben nur dekorative Statistenrollen und der rassistische Touch ist kaum zu übersehen. Den neuesten Kitsch im „Kolonialwarenladen der Sehnsüchte" (Süddeutsche Zeitung, zitiert nach Wolf, S. 144) bieten Filme wie „Mein Traum von Afrika", „Das Traumhotel – Afrika", „Eine Liebe in Afrika",... an. Alle diese Fernsehfilme folgen einem gemeinen Handlungsschema: „Weißer Mann/weiße Frau reist nach schwerem Schicksalsschlag zur Sinnsuche nach Afrika und findet in einem Buschkrankenhaus, einem Hotel oder auf einer Farm neues Glück" (S. 144). „Wenn es Afrika nicht gäbe – die Filmindustrie müsste es erfinden.", so gut eignet es sich als „flexible Projektionsfläche für Träume, Hoffnungen und Ängste"[21] (S. 143). Aber nicht nur die Filmindustrie befleckt sich mit banalen Bilderbuch-Darstellungen, sondern auch Reporter und Journalisten. „A common image of diverse Third World cultures is that of happy peasants tilling the land or engaging in simple crafts, working hard but honestly, with a backdrop of sunshine and blue skies" (Atkinson, 1999, S. 104). Diese Bilder werden oft von der Tourismusbranche dargeboten. An sich hätten sie nichts beunruhi-

[21] Es gibt aber auch neuere Kinofilme, die sich von diesem Trend absetzen. Z.B.: „Hotel Ruanda" (2004), „The Constant Gardener" (2005), „Goodbye Bafana", (2007), „Izulu Lami (My Secret Sky)" (2008),...

gendes, trügen sie nicht dazu bei, das Stereotyp eines einfachen, rückständigen Afrikas zu verfestigen und wichtige moderne Realitäten zu verschleiern (Atkinson, 1999). Vereinfachungen und verzerrte Informationen bilden also eine radikal dichotome Vorstellung von Afrika. Wainaina (2005) bringt diesen gespaltenen Blickwinkel in dem Artikel „How to write about Africa" zynisch auf den Punkt:

> Never have a picture of a well-adjusted African on the cover of your book, or in it, unless that African has won the Nobel Prize. An AK-47, prominent ribs, naked breasts: use these. If you must include an African, make sure you get one in Masai or Zulu or Dogon dress. (…) Africa is to be pitied, worshiped or dominated. Whichever angle you take, be sure to leave the strong impression that without your intervention and your important book, Africa is doomed." (Wainaina, 2005).

Der britische Schriftsteller Graham Greene schrieb folgende Worte in seinem afrikanischen Reisebericht: „In mir entstand die Vorstellung, dass es im afrikanischen Herzen etwas gab, das uns anderen verschlossen war" (1950, zitiert nach Grill, S. 48). Afrika: das Enigma, jenseits unseres Fassungsvermögens, unsere Vernunft untergrabend, schafft Räume für die Projektionen unserer Sehnsüchte und Urängste. „So klaubt sich jeder aus dem Exotarium, was er gerade braucht" (Grill, 2005, S. 49; siehe auch Seitz, 2009). Schriftsteller, Regisseure, alternativ Reisende, Entwicklungshelfer und Missionare, alle sind der Versuchung ausgesetzt, an Vexierbildern festzuhalten, zu glauben das authentische Afrika zu erleben und die Afrikaner wirklich zu verstehen (Grill, 2005).

Der Konflikt in Norduganda hat in den internationalen Medien überraschend wenig Beachtung gefunden, obwohl er seinerzeit Kulisse einer der größten Bevölkerungsvertreibungen weltweit war (Dunn, 2007; Allen, 2006, zitiert nach Franks, 2010). Die westliche Medienberichterstattung tendierte dazu, spektakulär zu sein und sich auf die Brutalität der LRA und die Kindesentführungen zu konzentrieren (siehe exemplarisch den Dokumentarfilm: „Invisible Children", 2003). Meistens steht der LRA-Krieg für die absurde Barbarei im heutigen Afrika, wobei kaum danach gestrebt wird, den Konflikt zu kontextualisieren und zu historisieren (Spitzer, 2002; Dunn, 2007). Allen (1991) und Ehrenreich (1998) bezeichnen diese allzu simple westliche Darstellung als *„Heart of Darkness-Paradigm"*. „Herz der Finsternis" ist der Titel von Joseph Conrads Reise-Tagebuch durch den Kongo im Jahre 1898. Die Erzählung entfaltet sich in einem spannungsvollen Wechsel von Schrecken, Grauen und Faszination. Das Vordringen der Erzählfigur in den Dschungel des Kongos ist gleichzeitig der Abstieg in das Herz Afrikas und die seelischen Abgründe des modernen Subjekts,

„eine psychische [Reise] ins innere Ausland, wie Freud das Unbewusste nannte“ (Wiggershaus, 2000, zitiert nach Wikipedia „Herz der Finsternis“, 2011).

> Going up that river was like travelling back to the earliest beginnings of the world, when vegetation rioted on the earth and the big trees were kings. An empty stream, a great silence, an impenetrable forest. The air was warm, thick, heavy, sluggish. There was no joy in the brilliance of sunshine. (...) And this stillness of life did not in the least resemble a peace. It was the stillness of an implacable force brooding over and inscrutable intention. It looked at you with a vengeful aspect (S. 48). We penetrated deeper and deeper into the heart of darkness. (Conrad, 1994, S. 50)

Allen (1991) und Ehrenreich (1998) lassen sich von Conrads Roman inspirieren, um die gängige Veranschaulichung von Uganda (und Afrika im weitesten Sinne) als einen Ort von bizarrem, irrationalem Terror und Unzivilisiertheit zu beschreiben. Diese reduktionistischen Konfliktbegründungen finden expliziten Ausdruck in Aussagen wie „the conflict is bizarre, but Africa is simply like that„ (siehe auch „T.I.A. – This is Africa“, aus dem Film „Blood Diamond“, 2006) oder „they [die Rebellen] are crazy!“ (Ehrenreich, 1998, S. 84). Die *Heart of Darkness*-Rhetorik macht die Lokalkultur für den Konflikt verantwortlich (Finnström, 2008). Wildheit ist was Outsider in Afrika erwarten sollen, und Bemühungen, die Dinge zu ändern, sind infolgedessen umsonst (Ehrenreich, 1998; Atkinson, 1999). Ganz im Einklang mit Allen und Ehrenreich steht auch die „*New Barbarism thesis*“ des amerikanischen Akademikers und Journalisten Robert Kaplan (1994). Seine These deutet darauf hin, dass die afrikanischen Kriege auf festgesetzte, ethnische Konflikte und kulturelle Aspekte zurückzuführen sind, und folglich jenseits von westlichem Verständnis liegen. Das eklatante Versäumnis der *New Barbarism*-Stereotypen ist der Mangel an aussagekräftigen Analysen über den modernen afrikanischen Staat mit seiner, v.a. ökonomischen Rolle in der internationalen Arena. Viele westliche Eingriffe in die modernen afrikanischen Kriege sind durch dieses Defizit an politischem Engagement und Verständnis charakterisiert (Kaplan, 1994).

2.3.3 Transgenerationale Schuldgefühle oder „Die Schuldgefühle der Kolonialherren“

Wie lassen sich die moderne Maschinerie der humanitären Hilfe und die Schwarzweiß-Darstellung Afrikas in den Medien erklären? Ein Ansatz, um diese Phänomene auf einer psychologischen Ebene aufzuklären, ist in der psychoanalytischen Schule zu finden.

Im Buch *Schuld und Schuldgefühl* nimmt Mathias Hirsch (1998) eine psychoanalytische Differenzierung des Schuldgefühls in den Blick. Grundsätzlich gilt, dass das Schuldgefühl einer Person nicht unbedingt auch eine reale Schuld dieser Person impliziert. Dies ist u.a. der Fall bei der, wie Hirsch sie nennt, *Kollektivschuld und Generationenhaftung* (S. 43). Hier misst sich die Schuld des Menschen eben nicht an den Folgen seiner Taten, sondern an seinem jeweils bestimmten Sein. „Am Leiden anderer erwacht unsere Scham darüber, glücklich zu sein, und über das Mitleiden hinaus fühlen wir uns mitverantwortlich, ja mitschuldig, auch dann, wenn der Zusammenhang zwischen unserem Glück und dem Unglück des anderen nicht kausal deduziert... werden kann" (Sölle 1971, zit. nach Hirsch, 1998, S. 43). Wenn wir nichts tun oder zu wenig tun, um diese „Ungerechtigkeit" aufzuheben, haben wir also Schuldgefühle „denen gegenüber, die mehr leiden müssen als wir, die wir – übrigens eher zufällig, »unverschuldet« - besser leben" (Hirsch, 1998, S. 43). Betrachten wir die Diskrepanz des Wohlstandes zwischen „Industrieländern" und „Entwicklungsländern", so können wir bei den Vertretern der ersteren diese Art der Schuldgefühle erwarten.

Hirsch möchte darüber hinaus zu bedenken geben, „ob nicht durch Identifikation der Mitglieder einer größeren oder kleineren sozialen Gruppe miteinander und auch der Vertreter aufeinanderfolgender Generationen Identitäten mitgeschaffen werden, die eine partielle Übereinstimmung mit den Taten der anderen, denen man sich verbunden fühlt, enthält" (S. 44). Durch diese Identifikationen „ist nicht auszuschließen, dass durch Wiederholung oder auch Duldung die schuldhaften Taten in den eigentlich Unschuldigen wiederauferstehen – und mögen die Identifikationen auch zum Teil gewaltsam aufgepfropft oder aus existentieller Not heraus vorgenommen worden sein" (S. 44). Diese reale Schuld, die dem Schuldgefühl zugrunde liegt, soll nicht als eine Kollektivschuld verstanden werden: „Ein Volk als Ganzes gibt es nicht... Ein Volk kann nicht zu einem Individuum gemacht werden... Ein Volk haftet für seine Staatlichkeit" (Jaspers, 1946, zitiert nach Hirsch, S. 44). Sich auf Jaspers stützend glaubt auch Hirsch, dass es „weder eine verbrecherische, noch eine moralische oder metaphysische Kollektivschuld gibt", wohl aber eine „politische Haftung". „Haftbar sein bedeute aber nicht, tatsächlich schuldig sein" (S. 44). Als Beispiel für transgenerationale Schuldgefühle erwähnt Hirsch, wie jeder Deutsche für die Verbrechen, die im Rahmen des zweiten Weltkrieges begangen wurden, „mitverantwortlich" gemacht wird. Ich möchte dieses Konzept auf die Verbrechen des Imperialismus und Kolonialismus ausweiten, Verbrechen, für die, wie ich meine, auch heute noch die Europäer, bzw. die „Weißen" im weiteren Sinne, mehr oder weniger explizit, haften. Der Philosoph Pascal Bruckner (zitiert nach Wiedemann & Thielke, 2007) entlarvte bereits Anfang der achtziger Jahre das aus Kolonialismuszeiten herrührende Schuldbewusstsein der Europäer. Der Afrika-Journalist Bartholomäus Grill beschreibt, wie sich dieses Schuldbewusstsein auf einer ganz persönlichen Ebene ausdrücken kann:

> Des Öfteren habe ich gebildete Afrikaner abfällig über ihre faulen, geistlosen, nichtsnutzigen Landsleute schimpfen hören, immer wieder ist mir die Geringschätzung der eigenen Kultur bei gleichzeitiger Bewunderung alles Westlichen aufgefallen, und ich entdeckte mich dabei, wie ich Afrika gegen sich selber verteidigte. Aber das ist vielleicht auch eine spezielle deutsche Art, Schuldgefühle »abzuarbeiten«. (2005, S. 115).

Besonders interessant scheint mir in diesem Zusammenhang auch die Auffassung Hirschs, wo er beschreibt, wie die Schuld der Eltern zum Schuldgefühl der Kinder werden kann. „Die Kinder fühlen sich verantwortlich für etwas gerade dann, wenn die Eltern eben diese Gefühle nicht haben können, da sie sich mit ihrer Verantwortung und ihrer Schuld nicht auseinandergesetzt haben" (S. 307). Ich erlaube mir diese Überlegungen auf unseren Diskurs über Imperialismus und Kolonialismus zu übertragen, obwohl sich Hirsch in seinen Ausführungen auf eine innerfamiliäre Weitergabe bezieht und er auch nicht so weit in die Generationen zurückgreift. So möchte ich die Frage aufwerfen, ob nicht die europäische (sensu lato, die kaukasische) Gesellschaft von heute (die Kinder) die schuldbeladene Last der Kolonialherren von gestern (die Eltern) mit sich trägt, gerade deswegen, weil sich jene nicht mit ihrer Schuld auseinandergesetzt haben. In diesem Verständnisgebilde ließe sich auch die Aussage Beckers (2009) zur Proliferation des Traumadiskurses einbetten: „Die Verbreitung des Traumadiskurses war kein unmittelbar imperialistischer Akt. Im Gegenteil, er war vielmehr das Produkt des eigenen schlechten Gewissens, die Anerkennung der imperialen Verbrechen, des Bemühens, die anderen, die Fremden und diejenigen, die wir dazu gemacht haben, wahrzunehmen und den angerichteten Schaden anzuerkennen" (S. 79).

2.4 Die Geschichten der Entführten

Die Bezeichnung „Kindersoldat“ mag zwar geläufig und für den Leser ein Begriff sein, ist jedoch weitgehend unkorrekt und irreführend. Wie im Folgenden ersichtlich wird, waren nicht alle Entführten Kinder, und auch nicht alle Soldaten. Um die Kategorisierung möglichst breit zu halten, habe ich mich für den Terminus „ehemals Entführte“ entschieden. Die Bewohner Nordugandas, seien es Kinder, Jugendliche oder Erwachsene, wurden zu einem überwiegenden Prozentsatz gewaltsam entführt[22], und dieses Kapitel beschränkt sich auf diese Personengruppe. Weiters bilden die ehemals Entführten keine homogene Gruppe, sondern weisen sehr starke Schwankungen bezüglich des Alters bei der Entführung, der Aufenthaltsdauer (wenige Tage bis mehrere Jahre) und der Art und Anzahl der Erlebnisse bei den Rebellen auf. Trotzdem werde ich versuchen, anhand vorliegender quantitativer und qualitativer Studien eine prototypische Skizze der Geschichten ehemals Entführter darzustellen. Es sei darauf hingewiesen, dass alle zitierten Untersuchungen[23] in einem Kriegskontext von Gewalt, Unsicherheit und *displacement* durchgeführt wurden.

2.4.1 Entführungsgeschichte

Die LRA führte die meisten Entführungen in Gulu, Kitgum und Pader, Heimat der Acholi, durch (Ehrenreich, 1998; Hovil & Lomo, 2004). Sie griff aber auch in Lango und Teso ein, wo sie v.a. 2003 Verwüstung brachte und Entführungen durchführte (Hovil & Lomo, 2004; Uganda Human Rights Commission, 2004). In zwei Perioden erreichten die Entführungen ihr größtes Ausmaß: zwischen 1995 und 1998, sowie zwischen 2002 und 2004 (Pham et al., 2007). Die Rebellen scheinen mit Vorliebe, Adoleszente entführt zu haben: Nach Pham et al. (2007) war die Mehrheit der Entführten zwischen 13 und 18 Jahre und nach der SWAY[24]-Studie (Phase I) (Blattman & Annan, 2010) zwischen 12 und 16 Jahre alt (siehe auch Vindevogel et al., 2011),

[22] Es sind vereinzelte Fälle bekannt, wo Kinder/Jugendliche sich freiwillig der LRA anschlossen, sei es, um der Armut zu entkommen, oder weil sie sich mit den Zielen der Rebellengruppe identifizierten (Spitzer, 2002; Akello et al., 2006).

[23] Die Daten des zweiten Teils der SWAY-Studie wurden zwar nach dem Waffenstillstand, aber doch in einer noch höchst instabilen Übergangszeit, erhoben.

[24] SWAY – *Survey of War-Affected Youth* – wurde in zwei Phasen durchgeführt. In 2005, Phase I, wurden 1.018 Haushalte und fast 750 junge Männer und Buben quer durch Kitgum und Pader interviewt. In Phase II wurden 619 junge Frauen und Mädchen zwischen Oktober 2006 und August 2007 interviewt.

wobei insgesamt mehr Männer (etwa drei Viertel) als Frauen entführt wurden (Pham et al., 2007). Außer dem Alter konnte die SWAY-Studie keine Auswahlkriterien ausfindig machen; Ehrenreich (1998) betont jedoch, dass die Rebellen mutwillig einige gut ausgebildete Jugendliche entführten, die als Krankenschwestern oder zukünftige Führer hätten dienen können. Üblicherweise wurden alle leistungsfähigen Mitglieder eines Haushaltes verschleppt, um das Raubgut zu tragen. Sobald jedoch die Beute an einem sicheren Ort abgeliefert worden war, wurden manche Entführte, auf Anweisung der Senior-Führungsriege, frei gelassen, weil sie entweder zu jung (unter elf Jahren) oder zu alt (über Mitte zwanzig) waren (Blattman & Annan, 2010)[25]. Die Entführungen erfolgten oft im Rahmen eines Raubüberfalls (Biedermann, 2007) und meistens in der Nacht (Pham et al., 2007). Viele Entführte wurden Zeugen von Gräueltaten (Vindevogel et al., 2011) und mitunter davon, wie andere Dorfbewohner oder selbst Mitglieder ihrer Familie getötet wurden (Biedermann, 2007). Die Entführten mussten meist schwer beladen sehr lange Wegstrecken zurücklegen. Sie wurden bewacht, manchmal gefesselt und auch geschlagen, um sie an einer Flucht zu hindern. Oft hatten die Entführten Schwierigkeiten, mit dem schnellen Marschtempo mitzuhalten; dies war der Hauptgrund, geschlagen, mit dem Tod bedroht und tatsächlich getötet zu werden (Pham et al., 2007; siehe auch Dolan, 2005). Falls sie zu flüchten versuchten, wurden sie meistens auf der Stelle exekutiert. Dies sollte auch ein Exempel für die Mitgefangenen statuieren, die ebenfalls Gedanken in dieser Richtung hegten (Biedermann, 2007). Innerhalb der ersten zwei Wochen wurden sie so weit weg wie möglich vom Entführungsort gebracht, nach Möglichkeit zu den Stützpunkten im Sudan, wo die Flucht, aufgrund der Entfernung von daheim, der Orientierungslosigkeit und der feindseligen SPLA praktisch unmöglich war (Blattman & Annan, 2010)[26]. Die Märsche in den Sudan werden als besonders mühsam beschrieben: ohne Wasser und Essen und mit geschwollenen Füßen mussten die Entführten mit langen Gehstrecken zurechtkommen (Ehrenreich, 1998; siehe auch Dolan, 2005). Wurde die Gruppe von der Regierungsarmee angegriffen, waren sie dem Gefecht schutzlos aus-

[25] Nach Allen und Schomerus (2006) wurden, zumindest bis 2002, mehr Erwachsene (über 18 Jahren) als Kinder entführt, die meisten davon Männer (siehe auch ARLPI, 2002). Um diese Ergebnisse mit den obigen in Einklang zu bringen, muss beachtet werden, dass Erwachsene meistens nur als Träger benutzt wurden und sich nur für kurze Zeiträume bei der LRA aufhielten.

[26] Auch die Ergebnisse von Broekaert et al. (2011) weisen darauf hin, dass die Kinder umso länger in Gefangenschaft blieben, je jünger sie bei der Entführung waren, v.a. dann, wenn sie in den Sudan gebracht wurden.

geliefert – ohne Kampferfahrung und zusammengebunden - konnten sie weder flüchten, noch sich wehren (Dolan, 2005; Mergelsberg, 2010).

2.4.2 Erlebnisse bei den Rebellen

Die Umwandlung von „Entführten" zu „Soldaten" wurde mit Strafmaßnahmen eingeleitet. In einem Klima von Angst und Bedrohung sollten die Entführten rasch am eigenem Leibe lernen, wie die Spielregeln lauteten: unbedingter Gehorsam, und Fluchtgedanken im Keim zu ersticken. Gleichzeitig dienten Prügel der Abhärtung, denn sowohl den Opfern als auch den Tätern war es untersagt, zu weinen oder sich zu beklagen. Oft wurden nämlich die frisch Entführten selbst gezwungen, den Prügelstock in die Hand zu nehmen. Frisch Entführte wurden auch in der Tötung von Zivilisten oder von Leidesgenossen, die gegen die Regeln verstoßen hatten, involviert (Biedermann, 2007; Blattman & Annan, 2010). „Es wurde berichtet, dass gerade diejenigen, die die größte Angst zeigen würden, wenn eine Tötung angeordnet wird, von den Commandern dazu bestimmt werden." (Biedermann, 2007, S. 64; siehe auch Hovil & Lomo, 2004). In einigen Fällen kam es anschließend zu rituellen Handlungen, welche die Einführung in die Gruppe symbolisch begleiten sollten (Biedermann, 2007). Blattman und Annans (2010) Studie weist in diesem Zusammenhang darauf hin, dass, obwohl die Erfahrung irgendeiner Form von Gewalt beinahe durchgängig berichtet wurde, der Großteil der Jugendlichen doch nicht angab, zu den abscheulichsten Verbrechen (Morde 23% und Leichenschändungen 22%) gezwungen worden zu sein[27]. Viel mehr als Einschüchterung durch Gewalt erwiesen sich Desorientierung und Fehlinformierung als äußerst wirksam, um die Entführten an die Rebellen zu binden. Wenn Schläge eher als präventive Erziehungsmaßnahme und als Zeichen der Rekrutierung dienen sollten (Dolan, 2005), so wurde doch bei der Ermordung eines Kameraden oft vom betreffendem Befehlshaber der Einheit betont, warum der- oder diejenige sterben musste (Biedermann, 2007). Weder das Nachsinnen über die Geschehnisse noch emotionale Ausdrucksformen wurden geduldet – vielmehr hatten sich die neuen Soldaten auf ihre Aufgaben zu konzentrieren (Biedermann, 2007). Die Anfangszeit

[27] Nach Pham et al. (2007) gaben nur 15% aller Rückkehrer an, getötet zu haben. In den Studien von Bayer et al. (2007) 54,4%, Klasen et al. (2010) 52,6%, Derluyn et al. (2004) 39% und Vindevogel et al. (2011) 47%. 22% brannten Häuser mit darin eingeschlossen Menschen nieder, 5% verstümmelten Gefangene, 21% wurden gezwungen, Blut von Toten zu lecken oder sich damit einzuschmieren, 18% auf Tote zu liegen oder abgetrennte Körperteile zu tragen (Amone-P'Olak, 2006).

bei der LRA war also ein Überlebenskampf: eine Zeit der Erprobung, der Selektion und der Einweisung. Wenn die Entführten bereit waren, den Befehlen zu gehorchen und ihre neue Rolle als Soldaten anzunehmen, entschärfte sich die bedrohliche Situation mit der Zeit, und sie wurden als richtige Soldaten respektiert (Mergelsberg, 2010).

Sobald die Gruppe einen sicheren Ort erreicht hatte, wurden die neuen Rekruten, im Rahmen eines Initiationsritus, mit Sheanussöl gesalbt. Dies stellte den Beginn einer Reihe von Ritualen dar, die der Eingliederung in die LRA dienen sollten. Bis sie nicht gesalbt, bzw. „gereinigt" worden waren, konnten die Entführten nicht einmal zusammen mit den anderen Soldaten essen. Die Intitiationsriten hoben die Kontinuität von Glaubensmustern hervor, mit denen die Entführten bereits vertraut waren, zogen aber gleichzeitig die Grenze zwischen der neuen Gruppe und der Zivilbevölkerung (Veale & Stavrou, 2003; Mergelsberg, 2010). Die spirituelle Praxis der LRA setzte sich aus Ritualen, regelmäßigem Gebet und einer Vielzahl von Regeln, die von Militärvorschriften bis spirituellen Untersagungen reichten, zusammen. Die Spiritualität spielte eine wesentliche Rolle, in der Motivation der Rekruten. Auf der Basis einer gemeinsamen Kosmologie, sowie eines Angstklimas, sollte sie neue soziale Bindungen und Loyalität hervorrufen. Kony schuf einen Mysterienkult und eine spirituelle Kraft rund um seine Person, die nur wenige Entführte oder Zivilisten anzweifelten; so konnte er z.B. in die Zukunft sehen und sich in Luft auflösen; seine Geister waren allgegenwärtig und konnten alles sehen (Allen & Schomerus, 2006; Blattman & Annan, 2010; Mergelsberg, 2010). Dennoch waren politische Propaganda und die Zusage materieller Belohnungen als Anreiz genauso üblich wie spirituelle Faktoren (Blattman & Annan, 2010). Normalerweise verfügten die Entführten über kein wirkliches Verständnis von den Zielen und den Beweggründen der Rebellen. Am häufigsten wurde ihnen gesagt, dass die LRA die Regierung stürzen wollte (Ehrenreich, 1998; Hovil & Lomo, 2004; Blattman & Annan, 2010) und dass Kony dem Gebot des Heiligen Geistes Folge leistete (Ehrenreich, 1998). Weiters wurde ihnen von den Verbrechen Musevenis erzählt und es wurden ihnen Regierungspositionen und Beutegut versprochen (Blattman & Annan, 2010). Da sie aber mit Gewalt rekrutiert worden waren, wurde die Identifizierung des Feindes meistens nicht auf ideologischer Basis vollzogen, sondern auf einer pragmatischen Ebene, im Sinne des Überlebenskampfes. Eigene Landsleute zu berauben, zu misshandeln und zu töten, erzeugte einen größeren Konflikt, als die gleichen Missetaten Sudanesen anzutun (Veale & Stavrou, 2003).

Die LRA war militärisch und strategisch relativ gut organisiert und hatte eine erstaunliche interne Organisation und Führungsstruktur (Hovil & Lomo, 2004; Dolan, 2005). Sie war hierarchisch strukturiert – jeder Soldat bekam vom Kommandanten eine Aufgabe/Rolle zugeteilt. Laut den Schilderungen ehemals Entführter, war die Ausführung von Bestrafungen oder von Exekutionen mit einer geringen emotionalen Beteiligung verbunden. Stattdessen konzentrierten sie sich auf eine möglichst schnelle und genaue Handlungsausführung. Nach Erfüllung der Aufgabe versuchten sie im Allgemeinen, sich schnell wieder von den Opfern abzuwenden. Ein Bewertungsprozess erfolgte oft erst im Nachhinein, und dabei aufkommende Gefühle mussten unterdrückt werden. Der Zwang, den Befehlen zu gehorchen, wurde nach und nach internalisiert, sodass der Kommandant die Soldaten nicht mehr bei jeder Befehlsaufgabe direkt mit dem Tod bedrohen musste und auch die Intensität und Häufigkeit der Schlagstrafen abnahmen (Biedermann, 2007). Die Entführten wussten nun, wo es lang ging: „I would actually follow the orders. When I did that, it contributed to my survival.“ (Mergelsberg, 2010, S. 159). So gewannen sie eine gewisse Autonomie und Handlungskontrolle über ihr Leben zurück und erfuhren eine gewisse Vorhersehbarkeit der Ereignisse (Biedermann, 2007; Mergelsberg, 2010).

Die Rebellen wurden von der Regierungsarmee, entweder direkt mit Bodentruppen oder zunächst von Kampfhubschrauber aus, angegriffen. Die UPDF war den Rebellen im Allgemeinen militärisch vollkommen überlegen und bei intensiven Gefechten konnten bis zur Hälfte aller Personen der betreffenden Rebelleneinheit getötet werden (Biedermann, 2007). Ein Teil der Entführten hatte im Sudan eine Militärausbildung erhalten, sodass die meisten davon zumindest mit einem Gewehr umzugehen wussten (Veale & Stavrou, 2003; Dolan, 2005). Ehrenreich (1998) berichtet jedoch auch von Entführten, die an vorderster Front als Schutzschild fungierten, ohne jegliche Waffe oder ziellos vor sich hin schießend. Eine Schusswaffe wurde ihnen üblicherweise nach etwa zwei Monaten übergeben (Blattman & Annan, 2010), aber nur etwa 17%[28] erhielten ein militärisches Training (Pham et al., 2007).

Vom früheren Leben als Zivilisten abgeschnitten, mussten sich die Entführten an

[28] Broekaert et al. (2011) stützen sich, wie Pham et al. (2007), auf Aufnahmezentren-Daten, aber mit einer viel niedrigeren Stichprobe. Nach ihnen erhielten insgesamt 62%, vielfach ältere Jungen, ein militärisches Training.

ein neues Leben innerhalb der LRA anpassen, ein Leben, wo es primär zu überleben galt. Im Sinne eines „überlebensstrategischen Identitätswandels“ musste die neue Identität als Soldat angenommen und das frühere Leben „vergessen“ werden (Spitzer, 2002; Veale & Stavrou, 2003; Blattman & Annan, 2010; Mergelsberg, 2010). Misstrauen, Angst, Isolation und der Zusammenbruch persönlicher Beziehungen innerhalb der Gruppe neuer Rekruten wurden gewaltsam erzeugt und bewusst manipuliert, um diesen Wandel zu fördern. Die neue Identität anzunehmen war gewiss kein freiwilliger Akt, jedoch im Vergleich mit der völligen Ohnmacht des Neulings, mit beträchtlichen lebenserhaltenden Vorteilen verbunden. Sich mit den Kommandanten zu identifizieren schien auch angesichts der Ermangelung alternativer erwachsener Rollenmodelle, die beste Überlebensstrategie zu sein. Die Entführten wurden dann zwar weniger schikaniert, ihre Existenz befand sich aber dennoch, zwischen den willkürlichen Gewaltakten der Vorgesetzten, der Teilnahme an Kämpfe und den harten Umständen im Busch, immer auf des Messers Schneide (Spitzer, 2002; Veale & Stavrou, 2003; Amone P'Olak, 2006). Beinahe die Hälfte der ehemals entführten Jungen der SWAY-Studie gaben an, dass es schließlich eine Zeit gegeben hatte, in der sie sich der LRA verpflichtet gefühlt und sich als wichtige Mitglieder von ihr angesehen hatten (Blattman & Annan, 2010). Konnte die Person ihre Aufgaben zufriedenstellend erfüllen, trug dies zu ihrem Selbstwertgefühl bei und ging auch mit einer höheren Akzeptanz und Anerkennung in der Gruppe einher. Das Wohl der Gruppe hing maßgeblich vom Fehlverhalten Einzelner ab, sodass die Entführten zunehmend wahrnahmen, dass sie und die Rebellen durch ein gemeinsames Schicksal verbunden waren (Biedermann, 2007). Es fand ein Prozess statt, wo in der täglichen Routine, trotz der Widersprüche, für die Entführten das Abnormale normal wurde (Veale & Stavrou, 2003). Mergelsberg (2010, S. 167) gibt zu bedenken, dass für den Entführten beide Welten („the type of life in the bush“ und „the type of life at home“) ihre angenehmen Seiten haben konnten und, beide auch schreckenerregend sein konnten. Insbesondere diejenigen, die längere Zeit bei den Rebellen waren, konnten am Kämpferdasein auch Gefallen finden.

> The ambiguity is that, on one hand, my informants considered themselves good soldiers who would have stayed with the LRA had everything gone well. On the other hand, they felt they were abducted as innocent children and that in the bush they were turned into someone they did not want to be – the discourse largely encouraged by their surroundings. (S. 172)

Mergelsberg suggeriert, dass die Erfahrung bei der LRA nicht eine „traumatische“

Zeit darstellt, die zu einem Ende kam sobald die Soldaten nach Hause zurückkehrten sondern dass es die Übergangszeiten von einer Welt in die andere waren, die am schmerzlichsten erlebt wurden (siehe auch Allen & Schomerus, 2006).

Wurden Rebelleneinheiten von der Regierungsarmee in Gebiete abgedrängt, in denen sie keine Möglichkeit mehr hatten, Dörfer zu überfallen oder fremde Felder abzuernten, erlebten die Soldaten Zeiten großen Hungers und Dursts, die auch zum Tode führen konnten. Solche Perioden waren oft mit sehr langen Märschen und einer ständigen Verfolgung durch die Regierungsarmee verbunden (Biedermann, 2007; Pham et al., 2007).

Die spezielle Rolle der Mädchen

Laut SWAY-Studie-II durchliefen Frauen häufiger als Männer nur kurzzeitige Entführungen. Blieben sie jedoch etliche Monate bei den Rebellen, so tendierte die Aufenthaltsdauer länger als die der männlichen Kameraden zu sein (siehe auch Pham et al., 2007), besonders dann, wenn sie als „Frauen“ gegeben worden waren (Vindevogel et al., 2011). Die Mehrheit der weiblichen Mitglieder war in unterstützenden Funktionen (68,1%) tätig: kochen, den Garten pflegen, Wasser holen und Gepäck tragen. Ein kleinerer Teil diente im Kampf (14%) oder als „Ehefrau“ und Mutter (14,9%). Besonders Mädchen, die sehr jung entführt und dann in den Sudan verschleppt worden waren, wurden zunächst als eine Art Hausmädchen der Kommandanten eingesetzt und halfen deren Frauen bei Haushalts- und Versorgungsaufgaben. Nach einiger Zeit oder mit dem Erreichen der Pubertät wurden sie dann anderen Kommandanten „zur Frau gegeben“ (nach Annan, Blattman, Carlson & Mazurana, 2008, 42% aller Mädchen, die länger als zwei Wochen festgehalten wurden; nach Vindevogel et al., 2011, 56%). Grundsätzlich musste die Zuweisung durch einen höheren Kommandanten genehmigt werden und erfolgte nach gewissen Regeln (Biedermann, 2007). Das, was die Mädchen als „given as wives“ bezeichnen ist nach Ehrenreich (1998, S. 94) ein Euphemismus für eine Vergewaltigung[29]. Durch den Vollzug des ersten Sexualaktes wurde die „Ehe“ offiziell anerkannt und anderen Rebellen war es nicht mehr erlaubt, Ansprüche an das Mädchen zu stellen. Ein Kommandant aber konnte mehrere Frauen haben[30] (Biedermann, 2007). Hatte der Mann bereits andere Frauen, wurde in

[29] Ich konnte nur eine einzige Studie ausfindig machen (Klasen et al., 2010), wo auch männliche Entführte angaben, sexuell genötigt worden zu sein, und zwar zu 25,8% (kein signifikanter Unterschied zu den weiblichen Entführten).

[30] N.B.: in Uganda wird Polygamie zivilrechtlich anerkannt (Wikipedia „Legal status of polygamy“, 2011).

manchen Fällen die neue „Ehefrau" von den anderen, aus Eifersucht, schlecht behandelt (Biedermann, 2007; Annan et al., 2008). „Von nun an werden die Mädchen gewöhnlicherweise regelmäßig von ihrem Mann zum Beischlaf gezwungen. Jene betrachten dies im Allgemeinen als die Art und Weise, wie sich Ehemann und Ehefrau zueinander zu verhalten haben." (Biedermann, 2007, S. 94). Aus der Hälfte dieser „Beziehungen" gingen Kinder hervor (Amone P'Olak, 2006; Pham et al., 2007; Annan et al., 2008) (7-10% aller entführten Mädchen; Annan et al., 2008). Mädchen und Frauen waren aber nicht nur passive Gewaltopfer – 57% gaben an, selbst irgendeine Form von Gewalt (Plündern, Schlagen oder Töten) angewendet zu haben. Sie verübten dieselben Arten von Gewalt wie die männlichen Entführten (Annan et al., 2008).

2.4.3 Flucht und Rückkehr

Nach der SWAY-Studie (Blattman & Annan, 2010; Annan et al., 2008) hatte die Mehrheit der Rückkehrer die LRA durch eine gelungene Flucht verlassen (Männer: 81%, Frauen: 68%; siehe auch Vindevogel et al., 2011), ein weiterer Teil wurde freigelassen und ein geringerer Teil wurde von der UPDF befreit (gezwungene Ehefrauen wurden aber öfters befreit als freigelassen). Die Gelegenheit, sich davonzuschleichen, bot sich entweder in der Nacht, wenn die Kommandanten schliefen, wenn sie für einen Moment unbewacht gelassen wurden oder in dem Getümmel eines Gefechts oder eines Überfalls.

Manche flohen, weil sich eine günstige Gelegenheit dazu bot (z.B. wenn die Gruppe in die Heimatgegend der Person kam) und manche hatten die Flucht im Voraus geplant. Es gab mehrere Gründe für eine solche Entscheidung, meistens aber war die Person des Krieges, der allzu sinnlos erschien, einfach müde (Mergelsberg, 2010) und der widrigen Lebensumstände überdrüssig (ARLPI, 2002). Diejenigen, die längere Zeit bei der LRA verbracht hatten, berichteten von einer Art „Erwachungsmoment", einige davon von der Einsicht, dass die versprochenen Gewinne und Belohnungen nie eintreffen würden (Blattman & Annan, 2010). Die Anführer der LRA versuchten, die Entführten mit Drohungen und Einschüchterungen von der Flucht abzuhalten. Wurde jemand bei einem Fluchtversuch erwischt, so wurde er/sie exemplarisch exekutiert. Schon an eine Flucht zu denken war lebensbedrohlich, denn der Heilige Geist konnte diese Gedanken erkennen und die betreffende Person dafür bestrafen, auch mit dem

Tod (Mergelsberg, 2010). Die Entführten wurden auch durch Fehlinformationen abgeschreckt. So wurde ihnen beispielsweise erzählt, dass ihre Eltern schon längst tot waren (Amone-P'Olak, 2006), dass die Amnestie eine List war, um die Kämpfer aus dem Busch zu locken, und dass die UPDF sie auf der Stelle töten würde. Oder es wurde denen unter ihnen, die jemanden getötet hatten, erzählt, sie würden deswegen aus den heimischen Gemeinschaften verbannt werden (ARLPI, 2002; Allen & Schomerus, 2006; Blattman & Annan, 2010). Ehrenreich (1998) stellte fest, dass alle interviewten Kinder von einer Ungewissheit über die Zukunft berichteten. Viele hatten im Rahmen des Konfliktes ihre Eltern verloren und wussten nicht, ob Familienangehörige noch am Leben waren (Mergelsberg, 2010). Die Angst davor, alleine und verlassen zu sein, mit niemandem, der sie unterstützte, war verbunden mit der Angst vor Vergeltungsmaßnahmen der LRA. Eine Flucht war ein riskantes Unternehmen, das mit einem großen Konflikt verbunden war, gerade für diejenigen, die lange Zeit unter den Rebellen verbracht hatten, denn sie verloren die Rebellengruppe als ihren jahrelangen Bezugspunkt und sollten nun zu denen überlaufen, gegen die sie zuvor jahrelang indoktriniert worden waren und auf die sie geschossen hatten (Mergelsberg, 2010).

Es gab keine Demobilisierungen im großen Stil oder Heimkehrer in großen Gruppen. Die Entführten flohen entweder alleine oder in kleinen Gruppen (Blattman & Annan, 2008). Sie versuchten häufig, einen Kontakt mit der Regierungsarmee zu vermeiden und die nächsten Häuseransiedlungen anzusteuern. Mitunter waren sie dann mehrere Tage auf der Flucht und hatten dabei mit Hunger und Durst zu kämpfen. Von den Soldaten der UPDF und der Zivilbevölkerung wurden sie meistens gut empfangen (ARLPI, 2002; Blattman & Annan, 2008), wobei Zivilisten oft Angst vor ihnen hatten, besonders wenn sie noch bewaffnet waren (Biedermann, 2007). Ungefähr die Hälfte der Rückkehrer ging direkt nach Hause. Dies traf insbesondere auf jene Entführte zu, die nur einen kurzen Zeitraum bei den Rebellen verbracht hatten. Die andere Hälfte wurde direkt von der UPDF im Busch aufgefangen oder meldete sich bei lokalen Behörden, die sie dann zur nächstgelegenen Militärkaserne brachten. Diese Jugendliche wurden innerhalb weniger Tage, üblicherweise nach einem geheimdienstlichen Verhör, einem *NGO*-Aufnahmezentrum übergeben (Blattman & Annan, 2008). Den Rückkehrern wurde in der Kaserne auch die Option eingeräumt, der UPDF beizutreten. Seit 2004 gibt es sogar ein eigenes Bataillon von Ex-LRA-

Soldaten (Allen & Schomerus, 2006).

2.4.4 Reintegration

Aufnahmezentren: *Reception centers* für ehemals Entführte waren seit 1994 ein wesentliches Instrument der Reintegration (Veale & Stavrou, 2003). Diese boten eine grundlegende Gesundheitsversorgung, einen sicheren Schlafplatz, Essen, „Beratung" und Lehrtätigkeit, Animation und Spiele und anschließend die Familienzusammenführung an (Allen & Schomerus, 2006; Blattman & Annan, 2008). Die Klienten schätzten v.a. die „Beratung" (counseling)[31] (Allen & Schomerus, 2006; ARLPI, 2002) und die Ausbildungsmöglichkeiten, die den Übergang in den Arbeitsmarkt unterstützen sollten (ARLPI, 2002; Veale & Stavrou, 2003). Nach einem Aufenthalt von ein paar Wochen oder Monaten (nach Veale & Stavrou, 2003, durchschnittlich 3-6 Wochen) wurden die ehemals Entführten, mit etlichen Haushaltsartikeln, wie einer Matratze und einigen Kleidungsstücken, nach Hause zu ihren Familien geschickt (Blattman & Annan, 2008). Ehemals Entführte, die in die Gunst von Nachsorge-Besuche kamen, empfanden diese als eine Bestätigung, dass es nach wie vor jemand da draußen gab, der sich um sie kümmerte. Es ist allerdings allgemein bekannt, dass die Nachbetreuung in Wirklichkeit selten erfolgte (Allen & Schomerus, 2006). Tim Allen (2005) macht die Bedeutung der Aufnahmezentren als Übergangsraum deutlich, als einen Ort, an dem die ehemals Entführten den Durchgang vom Busch zum „normalen" Leben ansetzen konnten. Es wurde für ihre körperliche Erholung gesorgt und sie wurden auf das Leben unter der Zivilbevölkerung vorbereitet. Entsprechende Alltagsroutinen, Schlaf-Wach-Rhythmen und der Umgang mit offener Aggressivität mussten wieder hergestellt werden (Spitzer, 2002; Veale & Stavrou, 2003).

Amnestie: Seit ihrer Einführung im Jahre 2000 hat nur etwa ein Drittel der dazu berechtigten Rückkehrer die Möglichkeit der Amnestie genutzt. Anfänglich stieß das Amnestiegesetz in Acholi auf allgemeines Desinteresse, denn es schien, dass von seiner Annahme kaum Vorteile zu erwarten waren und von seiner Ablehnung wenig zu befürchten war (Blattman & Annan, 2008). Außerdem gab es ein großes Informationsvakuum unter den Rückkehrern: die meisten hatten nie zuvor von der Amnestie gehört (nicht in den Kasernen und nicht in den Aufnahmezentren) und auch die An-

[31] „Beratung" ist hier nicht als eine, von Psychologen oder Psychotherapeuten ausgeführte, psychotherapeutische Intervention zu verstehen, sondern als Gruppendiskussionen und Ratschläge von Sozialarbeitern (Allen & Schomerus, 2006; Blattman & Annan, 2008)

tragsteller wussten nicht wirklich, für was das Amnestiegesetz eigentlich stand (Allen & Schomerus, 2006). Es begann erst einen anderen Stellenwert einzunehmen, als 2005 die Amnestie-Kommission alle Anmelder mit einem *reinsertion package* zu versorgen begann. Diese Pakete, bestehend aus einer für die lokalen Verhältnisse großzügigen Geldsumme, waren heiß begehrt und lösten bittere Ressentiments bei Gemeinschaftsmitgliedern, die nicht in der LRA gewesen waren, und auch bei Rückkehrern, die nicht die erforderten (offizielle und inoffizielle, siehe dazu Allen & Schomerus, 2006) Kriterien erfüllten, aus (Blattman & Annan, 2008).

Resozialisierung: Im Kriegskontext Nordugandas meinte Reintegration im Allgemeinen nicht das Zurückkehren zum Heimatort und zur Ursprungsgemeinschaft, sondern die Eingliederung in *IDP-camps*, ein von der traditionellen Acholi Kultur sehr entfremdetes Umfeld. Die meisten ehemals Entführten kehrten zu ihren Kern- oder Großfamilien zurück (ARLPI, 2002; Allen & Schomerus, 2006; Blattman & Annan, 2008). Ein kleinerer Teil ließ sich in den Städten nieder. Dies betraf v.a. LRA-Veteranen, für die eine Rückkehr in die Ursprungsgemeinschaften problematisch gewesen wäre (Allen & Schomerus, 2006). Der Großteil der Rückkehrer gab an, von ihren Familien warm empfangen worden zu sein (über 94%) (Blattman & Annan, 2008). Annan & Brier (2010) fügen jedoch hinzu, dass dies mehrheitlich für Kinder/Jugendliche galt, die zu ihren biologischen Eltern zurückkehren konnten, wohingegen sich mit anderen Familienangehörigen eher Konflikte ergaben. Traditionell bedeutet ein warmes „Willkommenheißen" soviel wie die Wiederaufnahme in die Gruppe, sei es die Familie oder die Gemeinschaft, verbunden mit Formen materieller Unterstützung (Corbin, 2008). Der Empfang von Seiten der Gemeinschaft, obwohl typischerweise freundlich und überzeugend, war nicht so einstimmig und unmittelbar (Blattman & Annan, 2008). Durch Willkommensrituale vermittelten die Familien der Rückkehrer die Wiedereingliederung der Rückkehrer in die Gemeinschaft und die Kultur. Die herrschende Armut erschwerte jedoch die Durchführung dieser Rituale (z.B. Schlachten einer Ziege) und die materielle Unterstützung, die Bestandteil des Willkommenheißens ist. Diese kam eher von Familienangehörigen und einzelnen Individuen, aber nicht von der Gemeinschaft als Ganzes (Corbin, 2008).

Exkurs: Reinigung und Willkommenheißen

Der Tradition nach, wenn sich jemand fern der Heimat (d.h. außerhalb des Klangebietes) aufgehalten hatte und dann zurückkehrte, musste am Eingang der Klansiedlung ein Reinigungsritual durchgeführt werden. Dieser Brauch ist mit dem Glauben verbunden, dass Menschen im „Ausland" von Geistern[32] besessen werden können, die, wenn nicht „gereinigt", der ganzen Gemeinschaft Unheil bringen würden. Es gibt verschiedene Rituale, um ehemalige Soldaten wieder in der Gemeinschaft aufzunehmen: „auf das Ei treten" (*nyono tonggweno*), „Tränen wegwischen" (*lwoko pik wang*) und „den Körper von schlechten Geistern befreien" (*moyo kom)* (Harlacher et al., 2006).

Nyono tonggweno ist das kürzeste und am wenigsten aufwendigste dieser Rituale und fand daher auch am häufigsten Verwendung: knapp über die Hälfte[33] der Rückkehrer durchlief dieses Zeremoniell auf Familienebene, bevor sie wieder im Familienheim aufgenommen wurden (ARLPI, 2002; Harlacher et al., 2006). Dabei wird auf dem Weg, der zur Heimstätte führt, ein Ei zwischen einen Zweig vom Opobo-Baum und den Layibi-Stab (ein langer Stab, der benutzt wird um den Getreidespeicher zu öffnen) gestellt. Auf dem Weg nach Hause tritt der Rückkehrer auf das Ei und schreitet über den Layibi-Stab (Harlacher et al., 2006). Durch *Nyono tonggweno* wird der Rückkehrer von einer sowohl emotionalen als auch geistigen Last befreit, und die Familie und der Stamm nehmen ihn wieder in ihrer Mitte auf (Beyond Juba, 2007).

Es gab mehrere Faktoren, die im Setting von *IDP-camps* traditionelle Rituale verhinderten: Die Leute konnten sich die erforderlichen Materialien für den Ritus nicht leisten, die Eltern, die so eine Zeremonie für den Rückkehrer hätten organisieren können, waren entweder tot oder lehnten den Rückkehrer ab, und/oder die religiöse Überzeugungen der Familie (z.B. „Born-again Christianity") missbilligten solche kulturelle Praktiken als Teufelswerk (Baines, 2005).

Am meisten klagten Rückkehrer darüber, dass sie verbalen Beleidigungen ausgesetzt waren (ARLPI, 2002; Allen & Schomerus, 2006; Blattman & Annan, 2008) und, dass sich Gemeinschaftsmitglieder vor ihnen fürchteten (Blattman & Annan, 2008). Im Großen und Ganzen aber wurden den Rückkehrern ihre Taten bei der LRA nicht an-

[32] 'Stepping on the egg' would usually not be expected to cleanse the returnee from *cen* that has been contracted as a result of killing. To cleanse a person from such an aggressive spirit, a more elaborate ritual would usually be considered necessary" (Harlacher et al., 2006, S. 66).

[33] Bei Allen und Schomerus (2006) hatten nur 29% der ehemals Entführten irgendein Ritual ausgeführt.

gelastet und sie konnten auch in ihren Gemeinschaften Unterstützung finden. Waren Rückkehrer Verfolgungen ausgesetzt, so nahmen diese spezifische Formen an und folgten gleichbleibenden Mustern. Beleidigungen kamen oft von betrunken Gemeinschaftsmitgliedern und Thema war oft die Ressourcenverknappung. Die Rückkehrer entwickelten sich zu Zielscheiben für die Frustrationen der Gemeinschaft. So wurden sie häufiger dann verbal angegriffen, wenn die LRA in der Gegend aktiv war. Eltern und Familien, deren Kinder/Jugendliche noch im Busch waren, hatten oft Schwierigkeiten, Rückkehrer anzunehmen. So wurden diese barsch gefragt, warum sie zurückgekehrt waren und ihre Kinder nicht (ARLPI, 2002; Blattman & Annan, 2008). Von denjenigen, die geliebte Menschen durch die Rebellen verloren hatten, wurden auch Rachegefühle gegenüber den Rückkehrern bekundet (ARLPI, 2002).

Besonders anfällig für Ausgrenzung und Verfolgung waren Rückkehrer, die sichtbare körperliche Schädigungen durch die LRA davongetragen hatten – nach Annan, Brier und Aryemo (2009) klagten männliche Rückkehrer dreimal häufiger als ihre Gleichaltrigen über ernsthafte Körperverletzungen – Rückkehrer, die Verhaltensstörungen aufwiesen und Rückkehrer, die sich bekanntlich oder vermeintlich an Plünderungen und Morden beteiligt hatten. Letzteres ist nur in Zusammenhang mit *Cen*[34] zu verstehen (Blattman & Annan, 2008). Obwohl Familien und Gemeinschaft froh waren, dass ihre Kinder überlebt hatten, trugen sie große Sorge, weil die Erlebnisse, die ihre Kinder im Busch gemacht hatten, total gegenläufig zu und abgeschnitten von ihrem Erfahrungsbereich waren. Es bestand die Gefahr, dass die Ursprungsgemeinschaft die Rückkehrer als „innere Fremdkörper" wahrnahm, und dass Gemeinschaftsmitglieder auf Distanz gingen, weil sie Angst davor hatten, sich mit *Cen* anzustecken. Alpträume, Schlafstörungen, aggressives Verhalten, Unruhe und Angst wurden als Verunreinigung durch *Cen* verstanden. Durch spezifische Rituale wurde die „Schlechtigkeit" (*badness*) der Rückkehrer nach Außen verlagert und die „Kinder" konnten wieder in die Sippe aufgenommen werden (Veale & Stavrou, 2003). Hatten die Rückkehrer alle zur Verfügung stehende Mittel ausprobiert (Willkommensritual, Medikamente und Heilkräuter) und *Cen* belästigte sie weiterhin, dann wurde Letzteres dahingehend interpretiert, dass die Person sich durch Töten mit Schuld beladen hatte und ein besonderes Ritual durchgeführt werden musste (Akello, Richters & Reis, 2006).

---

[34] Siehe Exkurs: Traditionelle Konzepte psychischer Störungen (S. 92).

Mit der Wiederaufnahme ehemaliger „Soldaten“ in die Gesellschaft mag die Besorgnis um die allgemeine Sicherheit gewachsen sein. Die Erfahrungen, welche die Rückkehrer bei der LRA gemacht hatten, mochten ihre Feindseligkeit, Aggressionsbereitschaft und politische Entfremdung erhöhen. Blattman und Annan (2008) weisen jedoch darauf hin, dass es kaum Beweise gibt, diese Ansichten zu stützen. Was die politische Entfremdung betrifft, schien das politische Engagement sogar in Folge der Gefangenschaft anzusteigen, und zwar proportional zum Ausmaß der erfahrenen Gewalt. Andere Daten zeigen aber, dass mehr als 70% der Insassen im Jugendgefängnis (bzw. *juvenile crime unit*) des Bezirks Gulu ehemals Entführte waren, die wegen Vergewaltigung, Überfall oder Diebstahl inhaftiert wurden (Akello et al., 2006). Weiters stellten Lehrer und lokale Akteure fest, dass Rückkehrer dazu neigten, aggressiver zu sein als ihre Altersgenossen (Veale & Stavrou, 2003). Ein Drittel der Gemeinschaftsmitglieder gab in der Studie der *Acholi Religious Leaders' Peace Initiative* (ARLPI) (2002) an, Schwierigkeiten zu haben, mit den Rückkehrern in Beziehung zu treten; sie empfanden sie als trotzig (*stubborn*)/die Arbeit verweigernd, gewalttätig/ungezügelt (*wild*) und ängstlich/zurückgezogen.

In das *camp* oder in das Dorf zurückzukehren bedeutete für die Rückkehrer keineswegs sich in Sicherheit fühlen zu können. 40% der Rückkehrer hatten Angst, erneut entführt zu werden und 21% von den Rebellen umgebracht zu werden (ARLPI, 2002), weil sie aus ihren Reihen geflohen waren (Allen & Schomerus, 2006; Annan et al., 2009). Dabei fürchteten sich Rückkehrer, die nur für kurze Zeit (unter einem Jahr) im Busch gewesen waren, eher, wieder entführt zu werden, wohingegen Rückkehrer, die längere Zeit (über 2 Jahre) im Busch gewesen waren, mehr um ihr Leben bangten (ARLPI, 2002).

Viele Rückkehrer beschrieben beim Übergang in die Gesellschaft eine anfängliche Angst vor den Leuten, die sie dazu führte, sich von den Mitmenschen zu isolieren (Annan et al., 2009). Auch Allen und Schomerus (2006) stellten fest, dass ehemals Entführte eine von der restlichen Bevölkerung abgesonderte Gruppe bildeten. Nach der ARLPI (2002) fühlte sich ein beträchtlicher Teil der männlichen Rückkehrern (14%) von der eigenen Gemeinschaft bedroht. Dies gilt jedoch nur zu einem kleinen Teil (2%) für die weiblichen Rückkehrer. Bei vielen Kindern/Jugendlichen war die Fähigkeit, anderen Menschen zu vertrauen, fundamental erschüttert worden. Die schützende Instanz der Eltern, Familie und Gemeinschaft hatte sie nicht vor den Rebellen schützen können und in der LRA wurde ihnen beigebracht, dass sie einander nicht trauen konnten (Spitzer, 2002). Jugendliche beschrieben einen Prozess, in dem sie sich wieder an die Leute gewöhnen mussten, und wo ihre Angst und ihr Misstrauen abklangen, wenn sich ihre schlimmsten Befürchtungen in der Interaktion nicht erfüllten. Wenn sie von Nachbarn oder anderen Gemeinschaftsmitgliedern provoziert wurden, reagierten sie meistens passiv; sie verstummten oder gingen weg. Die Gefährdung der neu erlangten Identität und die Angst vor Vergeltungsangriffen machten aus der Passivität eine vorherrschende Umgangsstrategie. Die Fähigkeit, mit der bisherigen Identität zu brechen, war äußerst wichtig, denn eine erfolgreiche Integration hing großteils davon ab, ob eine/einer als Rebell/in oder als ehemals Entführte/r angesehen wurde (Annan et al., 2009). Manche Rückkehrer erleben ein starkes Gefühl des Verlorenseins, weil sie nicht imstande waren, ihr Leben im Busch in das Leben seit ihrer Rückkehr zu integrieren und weil sie nicht ohne weiteres bereit waren, ihre Erfahrungen bei der LRA zu verleugnen. Dies waren Individuen, die in den Reihen der LRA Ruhm und Ansehen erlangt hatten (Allen & Schomerus, 2006).

Rückkehrer beschrieben ihre Bemühungen, belastende Erinnerungen zu „vergessen“ und sich von der Vergangenheit zu trennen, um sich auf die Zukunft auszurichten (Annan et al., 2009). Viele versuchten Trigger vergangener Erinnerungen zu vermeiden, beispielsweise indem sie auf Provokationen nicht eingingen. Der Mangel an wirtschaftlichen Chancen, sowie jene auf Bildung, war dabei nicht hilfreich, denn ohne Beschäftigung waren Rückkehrer an der Rückgewinnung einer zivilen Identität gehindert und noch anfälliger für intrusive Erinnerungen (Annan et al., 2009). Allen & Schomerus (2006) weisen in diesem Zusammenhang darauf hin, dass Rückkehrer, die keine Hoffnung für die Zukunft sahen, oft auch jene waren, die am häufigsten darüber nachdachten, zu den Rebellen zurückzugehen, obwohl die Wahrscheinlichkeit, dass sie dies tatsächlich taten, äußerst gering war (Annan et al., 2008). Vertrauenswürdige Freunde sorgten für die dringend benötigte Ablenkung von schweren Erinnerungen und gegenwärtigen Belastungen. Eine Bezugsperson, sei es ein Familienmitglied, Freund oder Gemeindevertreter (*Lc*), konnte eine wichtige Stütze in der Resozialisierung sein: im Sinne einer psycho-emotionalen und materiellen Unterstützung und als Schutz gegen einige Gemeinschaftsmitglieder, die Ressentiments gegen die ehemals Entführten pflegten (ARLPI, 2002; Corbin, 2008; Annan et al., 2009). Nur wenige Rückkehrer konnten jedoch offen und problemlos, mit Freunden oder Familienangehörigen, über ihre Erfahrungen im Busch sprechen. Die anderen behielten ihre Erinnerungen lieber für sich. Erinnerungen und Alpträume banden sie nämlich an ihr früheres Leben und erweckten bei dritten den Verdacht einer *Cen*-Besessenheit (Annan et al., 2009). Joanne Corbin (2008) berichtet, wie ehemals Entführte in der Gemeinschaft Akzeptanz zu erlangen suchten: durch „harte Arbeit" und ein „normales Leben", und indem sie nicht an die Entführung und die Gefangenschaft dachten und darüber sprachen. Das Vermeiden von ehemals Entführten, in der Gemeinschaft über traumatische Erfahrungen zu sprechen, schien ein Schlüssel zur psychologischen Heilung darzustellen. Dieser Ansatz läuft zwar den westlichen Methoden, die Individuen dazu ermutigen, traumatische Erlebnisse in Erinnerung zu behalten und darüber zu sprechen, entgegen, kann aber ein Schutzfaktor für Individuen sein, die andauernden Belastungen (wie Krieg) ausgesetzt sind (Punamäki, Mohammed & Abdulrahman, 2004).

Manche Rückkehrer quälten sich mit Schuldgefühlen für die als Rebellen begangenen Taten. Ein gebräuchliches Mittel, ihr Handeln zu verstehen und die Verantwortung dafür von sich zu weisen war, ihre Entführung als Teil eines göttlichen Plans anzusehen. So war es nicht ihre Entscheidung gewesen, bei der LRA zu sein, sondern es war Gottes Wille. Die Auffassung des eigenen Überlebens als „Gottes Wille" schien auch im Umgang mit Überlebendenschuldgefühlen behilflich zu sein, v.a. dann, wenn der Betroffene überlebt hatte und ein Familienmitglied oder Freund eben nicht (Annan et al., 2009).

Der Widerwille der Gemeinschaft Rückkehrer willkommen zu heißen, beruhte auf ihrem Bedürfnis nach Gerechtigkeit und den angezweifelten Unschuldsbekundungen der Rückkehrer. Ehemals Entführte selbst fühlten sich für gewöhnlich nicht als unschuldige Opfer und waren sich ihrer Mitverantwortung für verübte Kriegsverbrechen bewusst. Sie erkannten, dass es verschiedene Situationen gegeben hatte, wo es ihnen möglich gewesen wäre, einen Gefangenen frei zu lassen, dass sie sich aber dennoch entschieden hatten, ihn zu töten. Es wurde ihnen allerdings rasch bewusst, dass die Registrierung als „Kindersoldat"eine sichere Option war, auch wenn sie mittlerweile schon erwachsen waren. Dadurch wurden sie der Gemeinschaft als unschuldige Opfer präsentiert, die gezwungen wurden, entsetzliche Taten auszuführen (Akello et al., 2006). Als ehemals Entführte/Kindersoldaten hatten sie auch materielle und finanzielle Vorteile (von *NGOs* und Staat), die andererseits unter der Bevölkerung gewisse

Ressentiments auslösten. Auch diejenigen, die nicht entführt worden waren, hatten wegen der Gewalt des Krieges und der Umsiedlung Unglaubliches durchgestanden, und die Konzentrierung der ohnehin spärlichen Hilfsressourcen auf eine spezielle Gruppe – auf die der ehemals Entführten (die ihrerseits fürchterliche Taten gegen die Zivilbevölkerung begangen hatten) – mochte für viele schwer zu verdauen sein (Spitzer, 2002; Blattman & Annan, 2008). Tatsache ist, dass, wenn Rückkehrer gesagt hätten, dass sie nicht das Gefühl hatten traumatisiert zu sein und dass sie sich nicht als unschuldige Opfer sondern als Kriegsverbrecher ansahen, sie den ganzen Rehabilitations- und Reintegrationsapparat auf den Kopf gestellt hätten (Akello et al., 2006).

Die massivsten Folgen der Zwangsrekrutierungen zeigten sich in Bildung und Lebensunterhalt und nicht, wie man glauben möchte, in körperlichen oder psychologischen Traumata. Statt die Schule zu besuchen oder Berufserfahrung zu erwerben, verbrachten entführte Kinder/Jugendliche wertvolle Monate/Jahre im Busch mit den Rebellen. Obwohl es keine signifikanten Unterschiede in der Anzahl der Arbeitstage gab (Annan et al., 2009), wurden Jugendliche, die entführt worden waren, halb so häufig wie ihre Altersgenossen in qualifizierten oder kapitalintensiven Anstellungen beschäftigt und hatten um ein Drittel geringere Tageseinkünfte (Blattman & Annan, 2008, siehe auch Annan et al., 2009). Die Bildungslücke scheint für beinahe zwei Drittel dieses Einkommensunterschieds, gefolgt von Erfahrungseinbußen und Verletzungen, verantwortlich gewesen zu sein. Der Befundlage der SWAY-Studie (Blattman & Annan, 2008) nach waren das Bildungsgefälle und die Einkommensunterschiede nicht durch die Traumabelastung bedingt, sondern mit längeren Entführungen verbunden. Auch MacMullin und Loughry (2004) fanden heraus, dass eine Person, die vor der Entführung ein hohes Bildungsniveau besaß, sich danach besser anpassen konnte. Personen, die längere Zeit in Gefangenschaft verbracht hatten, hingegen schlechter. Ehemals Entführte selbst gaben an, dass ihre größte Not das Auftreiben von Schulgeld war, wobei Individuen, die mehrere Jahre in Gefangenschaft verbracht hatten, sich mehr nach einer Berufsausbildung sehnten (ARLPI, 2002). Für Jugendliche, die mehrere Schuljahre versäumt hatten, stellte eine Berufsorientierung oft die realistischere Option dar, um sich eine Basis zu schaffen, mit der sie nicht nur zum Lebensunterhalt ihrer Familien beitragen konnten, sondern die ihnen auch half, ihren Selbstwert zu stärken und eine neue zivile Identität zu finden (Spitzer, 2002). Mit der Zeit konnten diese Kinder/Jugendliche die Unterbrechung ihrer schulischen und beruflichen Karriere zum Teil nachholen, aber die entstandene Diskrepanz scheint sich nicht vollständig auszugleichen (Blattman & Annan, 2008).

Reintegration von Mädchen/Frauen

Über die Auswirkungen des Krieges auf Frauen und Mädchen fehlt es generell an entsprechenden Einsichten. Der Fall von Norduganda stellt dabei keine Ausnahme dar (Annan et al., 2008). Joanne Corbin (2008) spricht von „invisibility of females' experiences" (2008, S. 330), da ihre Erfahrungen unausgesprochen, und demzufolge von der Gemeinschaft unerkannt, bleiben mögen. Die wohl breiteste Studie mit dieser Zielgruppe ist die SWAY-Studie; in der zweiten Phase interviewte das Forscherteam 619 junge Frauen und Mädchen in den Bezirken Kitgum und Pader (Annan et al., 2008). Ein Mitglied dieses Teams, Jeannie Annan (2010), hat dann zusammen mit Moriah Brier diese quantitativen Daten mit von ihnen erhobenen, qualitativen Interviewdaten zu verbinden versucht.

Die Entführung wirkte sich im Durchschnitt weder besonders negativ auf die Beziehungen der Mädchen und junge Frauen zu ihren Familien und der Gemeinschaft, noch auf das Ausmaß an Unterstützung durch Familie und Freunden aus (Annan et al., 2008). Junge Frauen, die von der LRA zurück kamen, waren auf ihre Familienmitglieder und Verwandte angewiesen. Viele Konflikte schienen davon herzurühren, dass nun eine weitere Person zu ernähren war. Der in weiten Teilen der Gesellschaft verbreitete Alkoholmissbrauch trug noch weiter dazu bei, die von knappen Ressourcen verursachten Spannungen zu verschärfen. Die unsichere soziale Stellung, in Verbindung mit der ökonomischen Zwangslage, drängte zurückgekehrte Frauen dazu, sich nach einem Ehemann umzusehen, und der wachsende Druck trieb sie schneller als Gleichaltrige in eine Beziehung. Einige gingen so eine negative Bindung ein, die nur noch ihre Unsicherheiten, weniger wert zu sein als andere Frauen, bestätigte (Annan & Brier, 2010). Eine Heirat (bzw. Beziehung) wurde aus zwei Gründen begrüßt: zum Ersten war dann der Mann für den Lebensunterhalt der Frau verantwortlich, und zum Zweiten heiratete die Frau in einen anderen Klan ein, wo sie weniger Kommentaren ausgesetzt war (Corbin, 2008). Ehemals entführte Frauen hatten die gleichen Chancen zu heiraten wie andere Frauen der Gemeinschaft (Annan et al., 2008), wurden aber öfters zu Zweit-Frauen[35], v.a. wenn sie aus dem Busch Kinder mitgebracht hatten. Einige Frauen wurden von den anderen Ehefrauen (*co-*

[35] Die zweite Frau verfügt üblicherweise über weniger Macht/Berechtigung in der Haushaltsführung, als die erste Frau (Annan & Brier, 2010).

wives) und den angeheirateten Verwandten aufgrund ihrer Zeit bei den Rebellen ausdrücklich ins Visier genommen oder beleidigt. Obwohl Konflikte zwischen den Ehefrauen und mit den angeheirateten Verwandten nicht ungewöhnlich waren, so war doch der Stempel einer „ehemals Entführten" eine zusätzliche Last und ein Grund, in Familien als Sündenbock herhalten zu müssen (Annan & Brier, 2010).

Gewalt in der Partnerschaft war in Norduganda ein weit verbreitetes Phänomen, das sich zweifellos durch den anhaltenden bewaffneten Konflikt verschärft hatte, aber es gab keine signifikanten Unterschiede zwischen ehemals entführten und nicht entführten Frauen (Annan et al., 2008). Die Misshandlungen trugen sich meistens in Zusammenhang mit Alkoholmissbrauch zu (Annan & Brier, 2010).

Frauen, die mit Kindern aus dem Busch zurück kamen, wurden bei ihrer Rückkehr oft mit Beurteilungen, Stigmatisierung, bitterer Ablehnung und sozialer Distanzierung konfrontiert (Spitzer, 2002; Akello et al., 2006; Annan et al., 2008). Sie klagten mehr als andere weibliche Rückkehrer über Schwierigkeiten mit der Familie und der Gemeinschaft. Obwohl die überwiegende Mehrheit von ihnen mit der Zeit wieder in ihre Familien aufgenommen wurde, so bestand doch eine bedeutsame Minderheit, die länger fortdauernden Problemen begegnete als andere weibliche Rückkehrer, z.B. sagten ihre Familien manchmal verletzende Dinge zu ihnen (Annan et al., 2008). Akello, Richters und Reis (2006) werfen ein, dass Frauen in patrilinearen Gesellschaften kein Land besitzen dürfen, und dass deswegen, wenn sich eine ehemals Entführte mit ihrem/n Kind/ern in einer Gemeinschaft niederlassen will, die sie „annimmt", sie zum Vater ihrer Kinder zurückgehen muss. Manche Frauen empfanden auch Zuneigung für ihren „Mann" in den Rebellenreihen und wollten im Zivilleben wieder mit ihm zusammenkommen (Allen & Schomerus, 2006). In der SWAY-Studie (Annan & Brier, 2010) berichtete die Mehrheit der jungen Mütter, im Unterschied zu anderen Studien[36], nicht von Ablehnung oder Stigmatisierung ihrer Kinder (aber immerhin 20% davon). Wenn solche Reaktionen auftraten, dann kamen sie eher von Gemeinschaftsmitgliedern als von Familienangehörigen. Das größte Problem, das nach der Rückkehr auftauchte, war mehr als Stigmatisierung die Notwendigkeit, für die Kinder zu sorgen. Mütter, die von der LRA kamen, standen ohne Vater für ihre Kinder da und ohne die Unterstützung seiner Familie. Der Kindesvater und seine Familie spielen in dieser Region eine zentrale Rolle in der finanziellen Beihilfe für

[36] Sideris, 2003; Nordstrom, 1991, zitiert nach Annan & Brier, 2010; Onyango et al., 2005, zitiert nach Annan & Brier, 2010.

Mutter und Kinder (Annan & Brier, 2010).

Auch die Ausbildung der jungen Mütter war massiver beeinträchtigt. Im Unterschied zu anderen weiblichen Rückkehrern gingen diese, größtenteils aufgrund ihrer Verpflichtungen in Bezug auf die Kinderfürsorge, fast nie zurück in die Schule (Annan et al., 2008).

Fazit: Im Großen und Ganzen kann die – zumindest kurzfristige – Reintegration von ehemals Entführten in Norduganda, im Sinne der Wiederherstellung von sozialen Beziehungen, als erfolgreich bewertet werden (Veale & Stavrou, 2003). Auf jeden Fall standen Individuen, die eine längere Zeit, d.h. eher Jahre als Monate, bei der LRA verbracht hatten, bei ihrer Resozialisierung vor größeren Herausforderungen (ARLPI, 2002; Pham, Vinck & Stover, 2009). Schwierigkeiten und Konflikte existierten parallel zu konstruktiven und dynamischen Bemühungen, die Rückkehrer mit der Gemeinschaft zu versöhnen und gute Beziehungen aufzubauen (Veale & Stavrou, 2003; Allen & Schomerus, 2006; Corbin, 2008).

2.5 Zum Konzept der Traumatisierung

2.5.1 Eine Definition von Trauma

Nach Fischer & Riedesser (2003) ist Trauma „als ein vitales Diskrepanzerlebnis zwischen bedrohlichen Situationsfaktoren und individuellen Bewältigungsmöglichkeiten" (S. 87) zu beschreiben, welches mit dem Gefühl der Hilflosigkeit und schutzlosen Preisgabe einhergeht und so eine „dauerhafte Erschütterung von Selbst- und Weltverständnis" (S. 88) bewirkt. Das Diagnostische Manual psychischer Störungen DSM-IV (2003) fügt zusätzlich das Gefühl heftiger Angst hinzu.

Fischer und Riedesser (2003) verstehen die psychische Traumatisierung als einen lebensgeschichtlichen Prozess. So besteht ihr Verlaufsmodell aus drei Momenten: die *traumatische Situation*, die *postexpositorische Reaktion* und der *traumatische Prozess*.

„Das kritische pathogenetische Moment besteht weniger in der objektiven Intensität der traumatischen Faktoren" als dass es sich „an ein schon bestehendes Traumaschema anschließt oder zentrale Momente eines Lebensentwurfs oder auch erworbene traumakompensatorische Strategien jäh in Frage stellt“ (S. 87). Bei Extremtraumatisierung jedoch sind die äußeren Geschehnisse so intensiv und lebensbedrohlich oder über längere Zeiträume massiv einwirkend, dass sie bei praktisch allen Menschen pathologische Wirkungen zeigen, unabhängig von individuellen psychischen Verarbeitungsmöglichkeiten. Die unmittelbare *traumatische Reaktion* muss als psychophysiologische Gesamtreaktion verstanden werden und stellt auf psychologischer Ebene die individuellen Abwehr- und Bewältigungsversuche dar. Charakteristisch für die traumatische Reaktion ist ein immer wiederkehrender Wechsel von Intrusion und Verleugnung der traumatischen Erinnerungsbilder als Ausdruck einer Tendenz, unvollendete Handlungen zu einem Abschluss zu bringen. Die traumatische Erfahrung wird in einem *Traumaschema* gespeichert. Darüber hinaus bilden Kinder auch Schemata, die dem Ausgleich der traumatischen Erfahrung dienen sollen. Das *traumakompensatorische Schema* beinhaltet ätiologische (Ursachen), restaurative (Wiedergutmachung und Ungeschehenmachen) und präventive (wie kann eine Wiederholung vermieden werden) Teilaspekte. Der *traumatische Prozess* stellt den lebensgeschichtlichen Bewältigungsversuch dieses Diskrepanzerlebnisses dar, der immer neue Schutzmaßnahmen gegen einen eingedrungenen Fremdkörper, der integriert werden will, erforderlich macht und so eine Reihe unterschiedlicher Symptome hervorbringen kann. Symptome werden so als eine Kompromissbildung aus dem direkten Einfluss der traumatischen Erfahrung und den kompensatorischen Bemühungen verstanden.

2.5.2 Traumatisierung in der Diagnostik

Das Aufkommen eines Konzepts

Die Diskussion über das psychologische Trauma wurde besonders von den traumatischen Erfahrungen des Zweiten Weltkrieges, bzw. des Holocausts und des Vietnamkrieges beeinflusst. Dabei fand zuerst einmal v.a. im europäischen Raum eine psychoanalytische Auseinandersetzung mit dem Kriegstrauma statt und in einer zweiten Phase ein amerikanisch-verhaltenstherapeutischer Diskurs, im Verbund mit der modernen Psychiatrie (Wicker, 2005; Becker, 2006). Als 1980 die *American Psychological Association APA* die *Posttraumatische Belastungsstörung PTBS* als diagnostische Einheit ins Leben rief, erreichte der Diskurs rund um das Konzept von Trauma seinen Höhepunkt. Therapien zur Behandlung von chronischem Leid und dazugehörige Behandlungszentren boomten: zuerst in den USA und etwas später auch in Europa. Parallel zur wissenschaftlichen Ausarbeitung dieses Syndroms fand eine gesellschaftliche Entwicklung in Richtung einer neuen, feinfühligen Auffassung von menschlichem Leid statt. Lerner und Micale (2009, S. 3) beschreiben diesen Trend als „Western society's ongoing obsession with catastrophe, victimization, and memoralization". Prozesse der Viktimisierung von sich und anderen wurden in Gang gesetzt, welche den Erfolg der Begrifflichkeiten von Gewaltopfer, Traumatisierung und PTBS bekundeten. In den 80er und 90er Jahren nahmen die Medienberichte über Viktimisierung und Traumatisierung solche Ausmaße an, dass die oben genannten Konzepte in den gängigen Sprachgebrauch Eingang fanden. Bis heute ist die PTBS die weltweit am häufigsten angewandte psychiatrische Nosologie, obgleich sie für die Mehrheit der in Beratung und Therapie tätigen Fachkräfte offensichtliche Widersprüche mit der Wirklichkeit der behandelten Personen aufweist (Becker, 1992, zitiert nach Becker 1997a).

Posttraumatische Belastungsstörung nach DSM-IV (2003)

Die PTBS tritt üblicherweise innerhalb der ersten drei Monate nach der traumatischen Konfrontation auf, kann sich aber auch um Monate und Jahre verzögern. Das Störungsbild kann sich über die Zeit hinweg verändern und ein Wiederauftreten von Symptomen, nach vollständiger Remission, kann durch Erinnerungen an das Trauma, belastende Lebenssituationen oder neue traumatische Erlebnisse ausgelöst werden.

Um die Diagnose PTBS zu stellen müssen alle drei der folgenden Symptombereiche auftreten und länger als einen Monat andauern. Es wird vorausgesetzt, dass diese Leiden oder Beeinträchtigungen in sozialen, beruflichen oder anderen wichtigen Funktionsbereichen verursachen.

1) **Wiedererleben** (mindestens ein Symptom muss gegeben sein):
   - Wiederkehrende und eindringliche belastende Erinnerungen an das Ereignis (Bilder, Gedanken oder Wahrnehmungen). Bei kleinen Kindern können Spiele auftreten, in denen wiederholt Themen oder Aspekte des Traumas ausgedrückt werden.
   - Wiederkehrende, belastende Träume von dem Ereignis. Bei Kindern können stark beängstigende Träume ohne wiedererkennbaren Inhalt auftreten.
   - Handeln oder Fühlen, als ob das traumatische Ereignis wiederkehrt (beinhaltet

das Gefühl, das Ereignis wiederzuerleben, Illusionen, Halluzinationen und dissoziative Flashback-Episoden, einschließlich solcher, die beim Aufwachen oder bei Intoxikationen auftreten). Bei kleinen Kindern kann eine traumaspezifische Neuinszenierung auftreten.

- Intensive psychische Belastung bei der Konfrontation mit internalen oder externalen Hinweisreizen, die einen Aspekt des traumatischen Ereignisses symbolisieren oder an Aspekte desselben erinnern.
- Somatische Reaktionen bei der Konfrontation mit denselben.

2) **Vermeidung** (war vor dem Trauma nicht vorhanden; mindestens drei der Sym ptome liegen vor)

- Bewusste Vermeidung von internen (Gedanken, Gefühlen oder Gesprächen) und
- externen Reizen (Orten oder Menschen), die mit dem Trauma in Verbindung stehen.
- Unfähigkeit, sich an einen wichtigen Aspekt des Traumas zu erinnern.
- Deutlich vermindertes Interesse oder verminderte Teilnahme an wichtigen Aktivitäten.
- Gefühl der Entfremdung von anderen.
- Eingeschränkte Bandbreite des Affekts (z.B. Unfähigkeit, zärtliche Gefühle zu empfinden)
- Eingeschränkte Zukunftserwartungen.

3) **Übererregtheit** (vor dem Trauma nicht vorhanden; mindestens zwei der fol genden Symptome liegen vor)

- Schlafstörungen
- Reizbarkeit oder Wutausbrüche
- Konzentrationsschwierigkeiten
- Hypervigilanz
- Übertriebene Schreckreaktion

Bei kleinen Kindern können sich die quälenden Träume von dem Ereignis innerhalb mehrerer Wochen zu generalisierten Alpträumen von Monstern, davon, andere zu retten oder von einer Bedrohung der eigenen Person oder anderer Personen, verändern. Durch das wiederholte Durchspielen des Erlebten zeigt sich am Deutlichsten

das Wiedererleben des/der traumatischen Ereignisses/Ereignisse. Die eingeschränkten Zukunftsperspektiven können sich in dem Glauben äußern, dass das Leben zu kurz sei, um erwachsen zu werden. Außerdem kann es zur „Omenbildung" kommen – d.h., der Glaube an die Fähigkeit, unangenehme zukünftige Ereignisse vorauszusehen. Auch können körperliche Symptome wie Bauch- oder Kopfschmerzen auftreten.
Zu unterscheiden ist die *Posttraumatische Belastungsstörung PTBS* von der *Akuten Belastungsstörung*, die innerhalb der ersten vier Wochen nach dem traumatischen Ereignis auftritt.

Änderungsvorschläge für DSM-V

2013 soll die neue Version des Diagnostischen und Statistischen Manuals psychischer Störungen, *DSM-V*, erscheinen. Die vorgeschlagene Überarbeitung der PTBS beinhaltet im Wesentlichen eine Aufsplittung des Kriteriums der Vermeidung in *Vermeidung* und *negative Veränderungen von Kognitionen und Gemütslage*. Die Vermeidung von internen und externen Reizen bildet das Kriterium der Vermeidung (mindestens ein Symptom muss gegeben sein). Die anderen Symptome der Vermeidung bei DSM-IV kommen zum Kriterium der negativen Veränderungen von Kognitionen und Gemütslage (mindestens 3, bei Kindern 2, Symptome müssen vorhanden sein). Zu diesem Kriterium kommen auch folgende Symptome hinzu:

- Tiefgreifende negative Gefühlszustände wie Angst, Entsetzen, Wut, Schuldgefühl oder Scham.
- Andauernde verzerrte Vorwürfe, bezüglich Ursache oder Folgen vom traumatischen Ereignis sich selbst oder anderen gegenüber.

Zum Kriterium der Übererregtheit kommt ein rücksichtsloses selbstzerstörerisches Verhalten hinzu (http://www.dsm5.org/ProposedRevisions/Pages/proposedrevision.aspx?rid=165).

Andauernde Persönlichkeitsänderung nach Extrembelastung (ICD-10)

Nach der *internationalen Klassifikation* (ICD-10) der *Weltgesundheitsorganisation WHO* gehört dieses Störungsbild zu den Persönlichkeitsstörungen in Folge von andauernden lebensbedrohlichen Situationen wie Krieg, Folter und Katastrophen. Die Belastung, die von diesen Erfahrungen herrührt muss so extrem sein, dass die Vulnerabilität der Person als Erklärung für die tiefgreifende Auswirkung auf die Persönlichkeit als Erklärung nicht ausreicht. Eine Posttraumatische Belastungsstörung kann dem Störungsbild vorausgehen, muss aber nicht.

Diagnostische Leitlinien:

Die Persönlichkeitsänderung muss andauernd sein und sich in unflexiblem und unangepassten Verhalten äußern, das zu Beeinträchtigungen in den zwischenmenschlichen, sozialen und beruflichen Beziehungen führt. Die Änderung sollte fremdanamnestisch bestätigt werden.

Es müssen folgende, zuvor nicht beobachtete Merkmale vorliegen:

1. Eine feindliche oder misstrauische Haltung der Welt gegenüber
2. Sozialer Rückzug
3. Gefühle der Leere oder Hoffnungslosigkeit
4. Ein chronisches Gefühl von Nervosität wie bei ständigem Bedrohtsein
5. Entfremdung

Die Persönlichkeitsänderung muss mindestens über 2 Jahre bestehen und nicht auf eine vorher bestehende Persönlichkeitsstörung oder auf eine andere psychische Störung außer einer PTBS zurückzuführen sein. Eine schwere Schädigung oder Krankheit des Gehirns, die gleiche klinische Bilder verursachen kann, muss ausgeschlossen werden (ICD-10, 2008, S. 255-256).

Komplexe Belastungsstörung

Der Begriff der *Komplexen PTBS* wurde von der amerikanischen Traumaforscherin Judith Herman (1993, zitiert nach Sack, 2004) eingeführt. Die zugehörigen Symptombereiche sind Störungen der Affektregulation (Spannungszustände, Überreaktionen), dissoziative Symptome, gestörte Selbstwahrnehmung und gestörte Wahrnehmung des Täters (Anwesenheit und Macht des Täters, Idealisierung, paradoxe Dankbarkeit), Störungen der Sexualität und Beziehungsgestaltung (Misstrauen und Ängste vor sozialen Kontakten, Wiederholung traumatischer Beziehungserfahrungen, Viktimisierung anderer) sowie Veränderungen persönlicher Glaubens- und Wertvorstellungen. Suchtmittelmissbrauch (McFarlane, 1998, zitiert nach Sack, 2004), soziale Ängste und andere Angststörungen, Essstörungen, depressive Störungen und Zwangssymptome (Ross, 2000, zitiert nach Sack, 2004) sind weitere häufige, zusammen mit einer komplexen PTBS vorliegende Diagnosen und Symptome. Im amerikanischen Sprachraum wird der Begriff *DESNOS* (*disorders of extreme stress not other-*

wise specified) synonym zum Begriff der komplexen PTBS gebraucht und wurde als zusätzliches klinisches Beschreibungsmerkmal der PTBS in den Anhang des DSM-IV aufgenommen (Sack, 2004).

2.6 Traumatisierung in Kindesalter und Adoleszenz

2.6.1 PTBS nach Kriegserlebnissen

Kinder und Adoleszente können die ganze Bandbreite posttraumatischer Belastungssymptome, wie oben nach DSM-IV dargestellt, erleben. Fayyad, Karam E.G., Karam A.N., Cordahi-Tabet, Mneimneh und Bou-Ghosn (2004) geben im Handbuch *PTSD in children & adolescents* einen Überblick zu den Studien über PTBS nach Kriegserlebnissen bei Kindern und Jugendlichen. Viele Studien in unterschiedlichen Ländern schildern PTBS-Symptome bei Kindern und Jugendlichen nach Kriegserlebnissen, aber nur wenige untersuchen den Verlauf der PTBS. Die Studien, die ich folglich zitieren werde, entstammen alle aus dem Beitrag von Fayyad et al. (2004). Die Häufigkeiten des Auftretens von PTBS bei Kindern mit Erfahrungen von Krieg variieren von einer Studie zur anderen – sie schwanken von 19,1% (Weisenberg et al., 1997) bis zu 94% (Goldstein et al., 1997). Aktuellere Ergebnisse als Fayyad et al. (2004) liefern hierzu Attanayake, McKay, Joffres, Singh, Burkle und Mills (2009), mit PTBS-Raten von 4,5-89,3%. Vor allem die eingesetzten Messinstrumente und der Schweregrad der traumatischen Exposition von Kriegserlebnissen mögen diese Varianz erklären. Zu den Faktoren, die die Entwicklung von PTBS am besten prognostizieren konnten, zählen die Belastung mit Kriegsereignissen, bzw. das direkte Erleben davon (Karam et al., 1999; Nader, 2003). An zweiter Stelle ließ sich die psychische Gesundheit der Mutter als Prädiktor feststellen (Smith et al., 2001). Von den Bewältigungsmechanismen her ist es die Verleugnung und eine emotionsorientierte Bewältigung gegenüber einer problemorientierten Bewältigung, die ein niedrigeres Risiko für die Entwicklung von PTBS aufwies (Weisenberg et al., 1993). Die meisten Studien konnten keine Genderunterschiede in der Entwicklung von PTBS feststellen, jedoch aber Altersunterschiede. Adoleszente hatten höhere Raten von PTBS in Vergleich zu Kindern (Nader et al., 1993; Weisenberg et al., 1993; Goldstein et al., 1997; Ahmad et al., 2000), wahrscheinlich auch deswegen, weil sie aufgrund ihres höheren Alters mehrere traumatische Erfahrungen gemacht hatten. Als Schutzfaktoren für die Entwicklung einer Psychopathologie ließen sich Patriotismus und politisches Engagement (Punamäki, 1996), sowie religiöse Überzeugungen, aktives Mitwirken in der Gemeinschaft, das Anbieten von Hilfe (anderen helfen) und das Gefühl an einem Kampf der Nation gegen den Unterdrücker mitzuwirken, feststellen (Servan-Schreiber et al., 1998).[37] Ob sich mit der Zeit eine spontane Remission einstellt, hing in den Langzeitstudien von der Stichprobe ab: bei Flüchtlingen schienen die Symptome über Jahre fortzubestehen (Kinzie et al., 1989; Realmuto et al., 1992; Sack et al., 1993; Westermeyer & Wahmanholm, 1996; Mollica et al., 1997), wohingegen bei Kindern und Jugendlichen, die in ihren Ländern und in ihren Gemeinschaften lebten, die Symptome mit der Zeit abnahmen (Schwarzwald et al., 1994; Thabet & Vostanis, 2000; Laor et al., 2001). Bei einer Nachuntersuchung nach einem Jahr seit Ende der Kriegsereignisse konnte bei mindestens der Hälfte der Probanden eine spontane Abnahme der Symptome für PTBS festgestellt werden. Die Erholung hing hauptsächlich von der Anzahl der traumatischen Ereignisse ab, denen die Kinder und Jugendlichen ausgesetzt waren (Schwarzwald et al., 1994; Thabet and Vostanis, 2000); ältere Kinder schienen sich schneller erholen zu können (Schwarzwald et al., 1994). Waisenkinder tragen allgemein ein größeres Risiko für eine Traumatisierung (Elizur & Kaffman, 1982, 1983; Husain et al., 1998; Cordahi et al., 2002a).[38] Wenn jedoch das Elternteil als Held für eine „noble Sache“ gestorben war, schien das ein protektiver Faktor für das Kind darzustellen. Dies mag auch daran liegen, dass in diesem Fall die Trauer des Kindes nicht versteckt bleibt, sondern womöglich für politische Zwecke hervorgehoben wird (Husain et al., 1998). Waisenkinder benötigen auch mehr Zeit sich von der PTBS zu erholen. Die Abwesenheit der Mutter schien ein traumatisches Klima zu schaffen, das über zwei Jahre anhielt. Die Abwesenheit des Vaters hingegen schien das erste Jahr über eine Art pathologische Bindung zur Mutter zu bewirken. Je mehr der verstorbene Elternteil als überängstlich und überwachend erlebt wurde, desto wahrscheinlicher entwickelte das Kind oder der Jugendliche PTBS, im Vergleich zu anderen Störungen (Cordahi et al., 2002a, 2002b). Die kognitiven

[37] "[...] adversity is given a positive meaning by the community. It transforms people from 'victims' to 'fighters' as a means of building community resilience and binding them to a political cause." (Dawes, 1990, S. 26).

[38] Bereits Anthony & Cohler (1987) hatten eine über die Zeit andauernde sichere Bindung zu einer Pflegeperson als wichtigster Schutzfaktor gegen die Ausbildung von Symptomen bei Kindern erkannt (zitiert nach Bragin, 2005) und auch Dawes (1990) stellte fest, dass Kinder, die den Rückhalt einer guten Familie und einer guten Gemeinschaft haben, jenseits von akuten Kurzzeitfolgen, in der Regel keine ernsthafte klinische Störungen, als Folge der Traumatisierung zeigen.

Leistungsfähigkeiten schienen von dem Verlust der Eltern nicht betroffen zu sein (Wolff et al., 1994, 1999). Ebenso schienen Kinder und Jugendliche trotz PTBS-Symptomatik insgesamt funktionsfähig zu sein, denn es ließen sich keine Besonderheiten in der Schulanwesenheit und Arbeitsleistung registrieren (Ahmad et al, 2000).

2.6.2 Konzepte und Ergebnisse von Traumatisierung

Der größte Teil der psychologischen Literatur zu Kindheitstraumata, bezogen auf Kriegstraumatisierung, ist äußerst phänomenologisch – sie beschäftigt sich viel mit dem „was" aber wenig mit dem „wie". Kaum eine Theorie hat je so umfassend dieses „wie" des Verlaufs der psychischen Traumatisierung untersucht wie die *psychoanalytische Theorie*. Sie versuchte Verbindungslinien zwischen lebensgeschichtlich traumatischen Erfahrungen und späteren Störungen der Persönlichkeit/Psychopathologien zu ergründen. Um der Komplexität der Psychotraumatologie gerecht zu werden, habe ich mich für eine breitere, schulübergreifende Theoriebildung entschieden, wobei ich mein Augenmerk besonders auf die psychoanalytischen Konzepte richten werde. Weiters werde ich zum Zweck der vorliegenden Untersuchung versuchen, die weitläufige Literatur zu Kindheitstraumata mit dem Blick auf Traumatisierung in Kontexten von Krieg zu kanalisieren. Wie aber schon Kaplan (2010) erkannt hat, fehlen in den Theorien, die sich in der Literatur finden, die psychischen Reaktionen von Kindern auf Verfolgung und Krieg und die Folgen im Erwachsenenalter weitgehend.
Der Recherchierende bestimmt zwar den Zugang und definiert den Fokus seiner Untersuchung, verirrt sich jedoch bald in der unklaren Begrifflichkeit, auf die er in der Literatur zwangsläufig stößt. So fällt unter „Kindheitstrauma" nicht nur das Kind als Subjekt der Beschreibung, sondern auch der Erwachsene, der als Kind ein Trauma erlebt hat. Des Weiteren werden zwischen unterschiedlichen Arten der Traumatisierung keine klaren Linien gezogen, zwischen *Beziehungstrauma*, *Bindungstrauma*, *Entwicklungstrauma*, *inner-* und *außerfamiliäre Traumatisierung*, mensch- oder naturverursachter Traumatisierung,...

Fischer und Riedesser (2003) halten die Unterscheidung von *inner-* und *außerfamiliärer Traumatisierung* für das Verständnis einer Psychopathologie für unabdingbar. Die folgende Untersuchung hat eine *außerfamiliäre Traumatisierung* zum Gegenstand. „Auch wenn die Schutzfunktion der Eltern vorübergehend »versagt« hat, so bleibt doch das innerfamiliäre Bindungs- und Sicherheitssystem weitgehend unangetastet“ (S. 277). Das traumakompensatorische Schema lautet in diesem Fall: „Die Außenwelt ist zwar gefährlich und bedrohlich, aber im „Binnenraum“ der Familie und des Selbst als symbolischer Organisation gibt es Sicherheit und zuverlässige Unterstützung“ (S. 278). Bei einer *innerfamiliären Traumatisierung* (=Bindungstrauma), wo die Bindungs- und Schutzfigur selbst zum traumatisierenden Angreifer wird, ist die Lage weitaus verwickelter und gravierender. So kann sich z.B. bei einer *außerfamiliären Traumatisierung* eine, auf relativ ferne Orte oder Gegenstände eingegrenzte, phobische Struktur entwickeln, wohingegen bei einer *innerfamiliären Traumatisierung* eher generalisierte Ängste auftreten.

Bindungstraumata erfassen die ganze Persönlichkeit des Kindes (Streeck-Fischer, 2010), wohingegen gerade bei Kriegstraumata meistens nur bestimmte Entwicklungsbereiche betroffen sind. Wenn das Kind seine Entwicklungskräfte dazu verwenden muss, sich der traumatischen Situation anzupassen bzw. sie psychisch und körperlich zu überleben, kann die Entwicklung dadurch lahm gelegt werden (Fischer & Riedesser, 2003). Eine besonders kritische Altersphase ist die frühe Kindheit, bis etwa zum Alter von vier Jahren. Wird das Kind in diesem Alter von eng vertrauten Personen und speziell von seiner Mutter getrennt, ist eine mangelhafte Entwicklung zu erwarten. Eine weitere sensible Phase liegt beim Übergang von der Kindheit zur Adoleszenz, während der eine extreme Bedrohungslage möglicherweise zu chronischer Angst und zu einer emotionalen Erstarrung der Persönlichkeit führen kann (Keilson, 1979/2005; Fleischhauer, 2009).

Wird das Kind einer allmählich wachsenden Belastung ausgesetzt, setzt ein sukzessiver Destabilisierungsprozess ein. Dabei kommt es oft zu einem vorübergehenden Entwicklungsstillstand oder auch einer Regression auf der Ebene einzelner, bereits erfolgreich gebahnter Leistungen und Kompetenzen. Es kann im Laufe des Prozesses neue Denk- und Verhaltensmuster entdecken, die ihm helfen seine Stressreaktion zu kontrollieren oder seine integrativen Regelmechanismen brechen mit dem Einhergehen von körperlichen oder psychischen Störungen zusammen. Bei einer plötzlichen Belastung ist eine Reorganisation kaum möglich. Das Kind schafft Kontrolle durch unbewusste, mehr oder weniger rasch und meist intuitiv gefundene Strategien: eine Abkoppelung der traumatischen Erfahrung aus dem Gedächtnis, dessen verzerrte Wahrnehmung und dissoziative Verarbeitung (Hüther, 2003). Diese Mechanismen finden auch über die Exposition hinaus statt. Die Ereignisse werden zudem „durch die andauernden intrapsychischen Umbau- und Umformungsprozesse und durch die Verbindung zu anderen psychischen Abläufen mehr oder weniger deformiert“ (Bürgin, 1999, S. 144).

Zur Fehlfunktion der Informationsverarbeitung und ihrer Folgen

Nach van der Kolk, Burbridge und Suzuki (1999) ist eine Fehlfunktion der Informationsverarbeitung auf symbolischer Ebene der Kern der PTSD-Pathologie. Traumatische Erfahrungen werden sofort als Empfindungen und Gefühlszustände gespeichert ohne in der persönlichen Geschichte umgeschrieben zu werden (=Dissoziation). Deswegen lassen sie sich nur begrenzt in vermittelbare Sprache umwandeln. “You didn’t think” (=Unterbrechung des Denkens) ist die Äußerung, die man oft von den Opfern hört (Kaplan, 2005, S. 13). Traumatisierte Kinder haben so keinen Zugang zu einem psychischen Raum, der es ermöglichen würde, über das Erlebte zu sprechen und sich so durch die Geschehnisse durchzuarbeiten (Kaplan, 2003, zitiert nach Kaplan, 2005). Wenn man keine Worte findet, mit denen man die Gefühle im eigenen Körper benennen kann, läuft man Gefahr, psychosomatisch zu reagieren (van der Kolk, 1999). Bei Kindern zeigt sich diese Somatisierung vor allem in Bauch- und Kopfschmerzen (DSM-IV), Dubravka (1997) fügt noch Herzklopfen und Nader (2008), bei kleinen Kindern, Enuresis und Enkopresis hinzu. Auch „Flashbacks“ und Alpträume werden als Traumafragmente verstanden, die nicht in ein ganzheitliches Selbstgefühl integriert werden konnten. Die betroffene Person wird versuchen, den wiederkehrenden Elementen einen Sinn zu geben, indem sie versucht, ein einheitliches Bild herzustellen. Je jünger das Kind, desto „fragmentierter“ ist die Erinnerung, d.h. desto mehr ist sie auf einzelne Bild-, Ton- oder Geruchswahrnehmungen begrenzt (Pynoos, Steinberg & Goenjian, 2000). Bei Vorschulkindern kommt hinzu, dass sie aufgrund einer eingeschränkten Metakognition zeitgleich ablaufende Emotionen gleichzeitig bestehender Gefühlszustände unterschiedlichen Teilen des Erlebten zuweisen oder konkurrierende Emotionen weglassen. Die traumatische Erinnerung in den Reinszenierungen, Spielen, Gedanken und Beschreibungen von Kindern unterliegen Verzerrungen und Auslassungen. Diese sollten als Bemühungen verstanden werden, die objektive Bedrohung zu mindern und die emotionale Qual beim Abrufen zu reduzieren (Nader & Pynoos, 1989, zitiert nach Goenjian et al., 2000). Dissoziative Gedächtnislücken sind umso ausgeprägter, je weiter das Trauma in der Vergangenheit einer Person zurückliegt und je länger es andauerte (van der Kolk, 1999). Die Interventionsphantasien während oder nach dem traumatischen Ereignis sind wesentlicher Bestandteil der traumatischen Erinnerung und kommen bei jedem Abruf desselben vor (Pynoos & Nader, 1993). Diese Phantasien können bei Vorschul- und Schulkindern so artikuliert werden, als handle es sich um reale Ereignisse. Es gilt auch zu bedenken, dass traumatische Erzählungen von Kindern in der Regel von Eltern und Pflegepersonen mit-konstruiert werden. In der Adoleszenz erfassen die Jugendlichen, mit ihren neu erworbenen affektiv-kognitiven Fähigkeiten, ihre Lebensgeschichte erstmals selbst (Erdheim, 1983, zitiert nach Streeck-Fischer, 1999). Dabei blenden sie gegenwärtige, bloßstellende Ereignisse aus, indem sie diese in der Kindheit zurückdatieren (Streeck-Fischer, 1999).

Zur veränderten Emotionalität

Die Gefühlswelt der traumatisierten Person ist entweder ausgehöhlt oder zeigt ausgeprägte negative Gefühlszustände. Die Eingeschränkte Bandbreite des Affekts, wie in DSM-IV beschrieben, und das Gefühl der Leere, wie in ICD-10 beschrieben, sollen die Person vor der befürchteten erneuten Überwältigung durch innere und äußere Reize schützen (Fischer, Riedesser & Schulte-Markwort, 1999). Genauso wie die Vermeidung von Reizen auf der Verhaltensebene, ist auch eine emotionale Abstumpfung, ein „Dicht-machen" gegenüber Inputs der Umwelt feststellbar. Innerer Rückzug und mentales Loslassen sind Ausdruck einer emotionsorientierten Stressbewältigung auf Kosten einer problemorientierten Bewältigung. Diese tritt ein, wenn der Aggressor oder die Situation so unberechenbar und irrational sind, dass das Opfer keine Instrumente zur Bewältigung hervorbringen kann. Wenn das Handeln unter diesen Umständen sogar gefährlich sein kann, wird auf lange Sicht durch die Veränderung der eigenen Gefühle das Empfinden der eigenen Hilflosigkeit nur noch verstärkt (van der Kolk, 1999). In einer extrem traumatischen Situation können regressiv alle Emotionen aufgegeben werden (Eissler, 1968, zitiert nach Bürgin, 1999). „Die Rücknahme der auf die Außenwelt gerichteten Besetzung und das Zurückweichen in eine Art inneres Exil hinterlässt eine gewisse Lücke, die bestenfalls noch durch die Schutzhülle eines »falschen Selbst« (Begriff stammt von Winnicott, 1960) ausgefüllt wird" (Bürgin, 1999, S. 144). Die negativen Gefühle lassen sich in drei Gruppen einteilen: aggressive Gefühle/Wut (DSM-V, Dubravka, 1997), Ängste (DSM-V; Dubravka, 1997; Fischer & Riedesser, 2003) und Scham/Schuldgefühl (DSM-V; Fischer & Riedesser, 2003).

Angst ist „die" Emotion zur Kennzeichnung der traumatischen Erfahrung. Sie ist unmittelbare Reaktion in der traumatischen Situation (DSM-IV) und sie prägt das Kind auch nach dem Trauma, und zwar nicht nur im Wiedererleben. Die Angst nimmt posttraumatisch beim Kind auch andere Gestalten an, wie Angst vor Reizen, die an das Trauma erinnern (Dubravka, 1997), Angst vor Wiederkehr des Traumas, Trennungsangst, mit einem damit verbundenen klammernden Verhalten (Fischer & Riedesser, 2003), eine übertriebene Angst um das Wohl anderer (Dubravka, 1997) und Ängste vor sozialen Kontakten (Herman, 1993, zitiert nach Sack 2004). Außerdem werden Angststörungen von DSM-IV als komorbide Störungen einer PTBS angegeben.

Schuldgefühle, wo keine reale Schuld vorliegt, lassen sich auf mehrfache Weise erklären. Kleine Kinder führen jedes Geschehen auf ihre eigenen Handlungen oder ihr Denken zurück, dem sie magische Kräfte zuschreiben. Diese fühlen sich auch später, aufgrund einer Fixierung auf der Entwicklungsebene des Traumas, für ihre Misshandlungen verantwortlich und folglich schuldig (van der Kolk, 1999). Eine andere psychodynamische Erklärung wurde bereits von Ferenczi (1933, zitiert nach Hirsch, 1998) mit dem Prinzip der Internalisierung schwerer Gewalt (als Abwehrmechanismus) geliefert. Die Implantation der extremen Gewalt bewirkt eine primäre verschmelzende Identifikation mit dem Introjekt, der Aggressor ist. Das Introjekt macht so das Selbst schuldig. Auch in den Änderungsvorschlägen für DSM-V werden andauernde verzerrte Vorwürfe, bezüglich Ursache oder Folgen vom traumatischen Ereignis sich selbst oder anderen gegenüber, beschrieben. Die *Identifikation mit dem Aggressor* könnte wohl eine Erklärung dafür liefern. In der Beschreibung der *Komplexen Belastungsstörung* ist ebenfalls von einer gestörten Selbstwahrnehmung und Wahrnehmung des Täters die Rede. Die Idealisierung von und Dankbarkeit gegenüber dem Täter wird verständlicher, wenn ihm seine Schuld entzogen wird. Fischer und Riedesser (2003) geben bei den Auswirkungen von Kriegserlebnissen auf Kinder und Jugendlichen eine weitere Art des Schuldgefühls an: „Schuldgefühl, weil man das Trauma überlebt hat (besonders bei älteren Kindern)" (S. 313). Niederland (1980) führte den Begriff des *Überlebenden-Syndroms* ein. Es bezieht sich auf die Folgen des Überlebens des unaussprechlichen Terrors und des Weiterlebens angesichts des

Todes so vieler geliebter Angehöriger. Die Überlebenden klagen sich an für ihr „Versagen", geliebte Menschen nicht gerettet zu haben. Obwohl es in völliger Ohnmacht keinerlei Entscheidungsmöglichkeit gab, wurde das, was getan wurde als Begründung für das Schuldgefühl verwendet. Dieses verstärkt sich, wenn etwas gewünscht oder tatsächlich getan wurde, was dem Überlebenden real einen Vorteil verschafft hätte oder hat. Der konstruktive Anteil dieser von innen andrängenden Schuldgefühle könnte sein, dass sie im Rahmen äußerster Hilflosigkeit und völligen Fehlens von Gerechtigkeit und moralischer Ordnung die Fähigkeit des Menschen bejahen, Einfluss auf sein eigenes Leben und auf den Lauf der Ereignisse auszuüben (Györi, 1969, zitiert nach Hirsch, 1998). Die Identifikation mit den Ermordeten mildert diese Schuldgefühle: dies bedeutet als tote Lebende zu existieren (Hirsch, 1998).

Zu den veränderten Schemata

Nach Pynoos, Steinberg und Goenjian (2000) ist das entscheidende Bindeglied zwischen traumatischer Belastung und Persönlichkeit die Ausbildung traumabezogener Erwartungen, wie sie in Gedanken, Emotionen, Verhaltensweisen und Physiologie des Kindes Ausdruck finden. Das Konzept der traumatischen Erwartungen impliziert, dass, wenn von Folgen die Rede ist, auch Entwicklungsstörungen, Veränderungen im Lebenslauf, körperliche Gesundheitsrisiken und Anfälligkeiten gegenüber Lebensbelastungen berücksichtigt werden müssen, sowohl in einer proximalen als auch in einer distalen Perspektive.

Handlungen und Erwartungen einer Person orientieren sich an ihren inneren Schemata. In diesem Sinne inszenieren viele traumatisierte Personen (unbewusst) ihr Traumaschema (*traumakompensatorische Schema* nach Fischer und Riedesser, 2003), abwechselnd als Opfer oder als Täter, in den zwischenmenschlichen Beziehungen immer wieder neu (van der Kolk, 1999). Traumatisierte Männer übernehmen in diesem Schema die Rolle des Täters eher im fremdaggressiven Verhalten, wohingegen traumatisierte Frauen ihre aggressiven Impulse eher gegen sich selbst wenden (Sack, 2004). Im Sinne einer Reinszenierung von Misshandlung und Missbrauch interpretiert auch Streeck-Fischer (1999) die Grenzverletzungen von Jugendlichen. Auch hier sticht die Genderspezifizität heraus, nach der männliche Jugendliche eher die Grenzen der Institutionen oder der sozialen Realität zerstören, hingegen weibliche Jugendliche eher Beziehungsgrenzen und Grenzen am eigenen

Körper angreifen (selbst entwertende, maligne Überantwortung an das peinigende Objekt). Zur Erklärung dieses Phänomens verwendet Streeck-Fischer die Bezeichnung *Mimikry*. Verwandt ist dieser Begriff mit dem der Identifikation mit dem Angreifer, umreißt aber die Angleichung an den Aggressor als Überwältigung des Ich genauer. Die massive Entwertung des anderen und seiner Realität versteht sich auch als Ausdruck einer regressiven Omnipotenz – wurde doch die Symbolisierungsfähigkeit durch das Trauma massiv zerstört, die Grenzen zwischen Selbst und Objekt, Realität und Phantasie gesprengt. Auch Dubravka (1997) konnte antisoziales Verhalten, sowie Alkohol- und Drogenkonsum, als Folge von Kriegstraumatisierung, eher bei Jugendlichen als bei Kindern beobachten. Van der Kolk (1999) sieht diese Re-Traumatisierung nicht nur als Folge der Wiederholung eines Schemas, sondern auch als Folge des Verlustes der Selbstregulation, bzw. der Impulskontrolle, wodurch die Person mit unbeherrschbarer Angst oder Wut reagiert. Viele misshandelte Kinder schlagen sich auf den Kopf (manche schlagen auch den Kopf gegen die Wand), beißen, verbrennen und schneiden sich (van der Kolk, 1999). Auch können bestimmte selbstverstümmelnde oder suizidale Handlungen im Erwachsenenalter die Reinszenierung einer spezifischen traumatischen Erfahrung in der Kindheit und deren begleitenden Interventionsphantasien darstellen (Cooper, 1986, zitiert nach Pynoos, Steinberg & Goenjian, 2000).

Wie in der *Komplexen Belastungsstörung* (Herman, 1993, zitiert nach Sack, 2004) beschrieben, findet bei Personen, die einer lang andauernden, schweren Belastung ausgesetzt waren, eine Störung der Beziehungsgestaltung statt. Diese zeigt sich, wie schon erwähnt, in Angst vor sozialen Kontakten und in der Wiederholung des Traumaschemas. Entfremdung von den Mitmenschen (DSM-IV) und sozialer Rückzug (ICD-10) werden ebenfalls als Symptome angegeben. Darüber hinaus ließ sich ein regressives „Bemühen in den sicheren Hafen früherer, prätraumatischer Entwicklungsphasen zurückzukehren“ (Fischer et al., 1999, S. 90) beobachten. Dies kann auf die Hoffnung eines Neuanfangs hindeuten oder als bewusster/unbewusster Appell an die Pflegepersonen verstanden werden. Das Traumaschema kann bisher entwickelte, vertrauensvolle Beziehungsschemata sprengen. Dies trifft besonders dann zu, wenn die primäre Bezugsperson der Aggressor ist. Laub und Auerhahn (1993, zitiert nach Fischer et al., 1999, S. 88) weisen aber, vor dem Hintergrund ihrer Erfahrungen mit Überlebenden des Holocausts darauf hin, dass die „innere Mutter“ immer präsent ist und wenn sie auch nicht mit dem Aggressor gleichzusetzen ist, so versäumt sie es aber, den Angriff zu verhindern. Es können starke Hassimpulse auf die im Stich lassenden Mutter gerichtet werden, was wiederum zu Schuldgefühlen und Vergeltungsängsten führen kann. So kann ein Trauma auch retrograd eine destruktive Wirkung auf gute Beziehungsschemata haben. Eine gewisse Art der Beziehungsgestaltung erwähnt Streeck-Fischer (1999) vor allem bei männlichen Jugendlichen, die Traumata mit schwerwiegenden Beschämungen erlebt haben oder die sich selbstverschuldet in die traumatische Situation begeben haben. Diese zeigen, dem Gegenüber, aus Angst vor Beschämung, einen „Panzer aus unberührbarer Härte, gesichtsloser Uniformierung und Kälte" (S. 177). Diese Beziehungsabwehr ist gerade gegen die Erwachsenen, die sie unterstützen möchten, gerichtet.

In dem Symptombild der *Komplexen posttraumatischen Belastungsstörung* wird auch eine Störung der Sexualität angeführt und auch van der Kolk (1999) spricht von Schwierigkeiten, als Folge von Kindheitstraumata, sexuelle Bedürfnisse zu regulieren. Dies deckt sich mit den Angaben von Streeck-Fischer (1999) im Rahmen der Grenzverletzungen bei Jugendlichen. Besonders bei jungen Frauen lassen sich eine mangelnde Intimsphäre, Sexualisierung und Promiskuität beobachten.

Spielen und Lernen

Traumatisierung mündet in einer Beschädigung (Blockierung) oder gar Zerstörung der Symbolisierungsfähigkeit, des äußeren und inneren Spielraums. Die Szenarien brutaler Gewalt, die in den Bereich der Träume und der Fantasie gehören, werden Realität. Die Erfahrung extremer Gewalt wird zur Inszenierung unserer schlimmsten Alpträume oder zwingt uns, Akteure in den Alpträumen anderer zu sein. In diesem Sinne versteht Bragin (2005) die Regression als notwendigen Schutz vor dem Bewusstsein der kindlichen Gewaltneigungen, die in uns stecken – „the very propensities that have been repressed over time through the care of loved and loving objects whose "good-enough" constancy has allowed us to use the world over time". Bei kleineren Kindern nimmt die Reinszenierung des Traumas oder Teile davon, die Form des Spiels oder automatisierter Verhaltensmuster an (Riedesser, 2003; Bragin, 2005; DSM-IV), bei Adoleszenten und jungen Erwachsenen jene gewalttätigen Handelns (Bragin, 2005). *Acting-out* und *Re-enactment* können als verzweifelter Versuch angesehen werden, aus der traumatisch erlebten Ohnmacht eine aktive Rolle zurückzugewinnen und die Erfahrung zu integrieren (Bragin, 2005). Durch Dezentrieren und Externalisieren kommt nämlich der Verarbeitungsprozess leichter in Gang und eine kognitive und emotionale Orientierung kann stattfinden (Riedesser et al., 2003). Häufig zeigen traumatisierte Kinder schwerwiegende Defizite in ihrer Fähigkeit zu spielen: sie gestalten das Spiel im Wiederholungszwang steril und monoton (Fischer et al., 1999), sind nicht flexibel im Ausprobieren verschiedener sozialer Rollen und sind entweder übermäßig schüchtern oder tyrannisierend (Cicchetti & White, 1990, zitiert nach van der Kolk, 1999). Wenn Kinder nicht spielen lernen, fehlt ihnen eine Entwicklungsphase, die dazu befähigen würde, positive und negative Aspekte des Lebens zu integrieren (van der Kolk, 1999). Traumatisierte Kinder verharren im Spielen, auch wenn sie eigentlich schon zu alt dafür sind[39]. Adoleszente mögen das Spiel in Aktivitäten oder durch regrediertes Spielverhalten wiederholen (Nader, 2008). Die mangelhafte Symbolisierungsfähigkeit hat auch schwerwiegende Auswirkungen auf die schulische Leistung: Kindern und Jugendlichen fällt es dann schwer, sich verbal auszudrücken, ganzheitliche Gedanken zu formen und sich auf die Schulfächer zu konzentrieren (Bragin, 2005). Auch Dubravka (1997) konnte bei kriegstraumatisierten Kindern/Adoleszenten (9-14 Jahren) Lernschwierigkeiten feststellen. Ein durch Traumatisierung hervorgerufener Verlust der Hemmungskontrolle über die Schreckreaktionen kann auch die Kontrolle über das Aktivitätsniveau und die Fähigkeit zur Reflexion, sowie schulisches Lernen und Konzentration beeinträchtigen (Pynoos, Steinberg & Goenjian, 2000).

Das erschütterte Selbst und die Forderungen der Umwelt

Das Trauma wurde bereits als ein Ereignis definiert, das mit einer „dauerhaften Erschütterung von Selbst- und Weltverständnis" einhergeht (Fischer & Riedesser, 2003, S. 88). Das Erleben des Selbst als ganz und gar ohnmächtig und der Situation ausgeliefert und das Erfahren einer Welt, die nicht voraussehbar und kontrollierbar ist, eine Welt die Gefahren birgt, Gefahren, die sogar die eigene Existenz bedrohen, mögen das Verständnis von sich selbst und der Umwelt grundsätzlich auf den Kopf stellen. Das verminderte Interesse an Aktivitäten (DSM-IV), der soziale Rückzug (ICD-10;

[39] Werden Kinder etwa ab 12 Jahren Kriegserlebnissen ausgesetzt, wird die Pubertät möglicherweise verzögert oder als „ausgelassen" erlebt. Schon Winnicott (2003) beobachtete, dass diese „teilweise die Eigenschaften behalten, die zur sogenannten Latenzphase gehören, oder sie scheitern bei ihrem Versuch, eine reifere Entwicklungsstufe zu erreichen, und kehren zu diesem Stand zurück" (zitiert nach Kaplan, 2010, S. 36).

Dubravka, 1997), die Niedergeschlagenheit (ICD-10; Dubravka, 1997) und die eingeschränkten Zukunftserwartungen (DSM-IV; Dubravka, 1997) sind in dieser Hinsicht nicht verwunderlich. In dem Symptombild der *Andauernden Persönlichkeitsänderung nach Extrembelastung* ist von einer misstrauischen, sogar feindlichen Haltung der Welt gegenüber die Rede, und Dubravka (1997) berichtet von veränderten Lebens- und Wertvorstellungen bezüglich Beziehungen bei Jugendlichen, die Kriegsereignisse erlebt haben. Bei der *Komplexen Belastungsstörung* wird allgemeiner von einer Änderung der Glaubens- und Wertvorstellungen gesprochen. Dubravka (1997) beobachtete, dass bei Jugendlichen das Bewusstwerden der eigenen Verwundbarkeit und Hilflosigkeit bis zu Psychosen oder zum Suizid führen kann.

Ein aktiveres Umgehen mit dem traumatischen Körper gibt Nader (2008) mit den, die PTBS nach DSM-IV ergänzenden Symptomen von Rache-Fantasien und der Forderung von Entschädigung. Diese implizieren nämlich, dass dem Täter seine Rolle als Aggressor zugeschrieben wird. Von einer eher notdürftigen aktiveren Rolle spricht Becker (1997) im Kontext von Kriegsgeschehnissen. Kinder und Jugendliche werden frühzeitig gezwungen, die Rolle eines Erwachsenen und die damit verbundene Verantwortung für ihre Umwelt zu übernehmen. Sie müssen auf ihre eigenes Bedürfnis nach Schutz verzichten, um sich um andere Familienmitglieder zu kümmern. Sie lernen scheinbar kohärent und logisch zu funktionieren und mit Angst, Chaos, Verwirrung und innerer Leere umzugehen, haben aber in Wirklichkeit eine verletzbare psychische Struktur. Auch Fleischhauer (2009; siehe auch Keilson, 1979/2005) beschreibt, wie nach Kriegsende die Erinnerungen an das Erlittene und die dazugehörigen Emotionen schreiend hochkommen. Viele Opfer bemühen sich jedoch die Vergangenheit zu verdrängen, zumal die anstehenden Probleme große Energien beanspruchen. Persönliche Sorgen, aufgrund von Armut und Beziehungskonflikten, und die psychischen Folgen des Krieges werden zudem von großen politischen Hoffnungen auf eine friedliche Entwicklung relativiert. Kaplan (2002, zitiert nach Kaplan, 2005) machte die Erfahrung, dass Kinder, die überlebt hatten oft zu verstehen gaben, wie „alt" sie sich wegen der übertragenen Verantwortung fühlten und wie sie sich dann als Erwachsene in ihrer Elternfunktion „wie Kinder" fühlten. Diese Eltern wurden ihrer Kindheit und ihrer Jugend beraubt. Elterliche Fürsorge blieb ihnen verwehrt und sie konnten diese nicht internalisieren und der nächsten Generation auf optimale Weise weitergeben.

Wurden Kinder oder Jugendliche im Kontext von Krieg gezwungen, eine Existenz als Flüchtling anzunehmen, so ist bei der Rückkehr in die Herkunftsregion eine Verschlimmerung der PTBS-Symptome zu erwarten (Dubravka, 1997). Sie werden mit schönen und schrecklichen Erinnerungen konfrontiert. Die Auseinandersetzung mit dem Vergessenen und Verdrängten bewirkt besonders dann eine Verschlechterung der Symptome, wenn sie während der Zeit, in der sie vertrieben waren, persönliche Verluste nicht verarbeiten konnten. Die Realität, welche die Flüchtlinge vorfinden, ist meistens anders als in ihren Vorstellungen und Träumen: Häuser sind zerstört, geliebte Menschen sind nicht mehr da oder haben sich in der Zwischenzeit verändert.

Identität

Pau Pérez-Sales (2010) führte eine qualitative Studie zu der Beziehung zwischen Trauma und Identität im Rahmen politischer Gewaltakte in unterschiedlichen südamerikanischen Ländern durch. Wiederholte Traumatisierungen während des frühen Kindesalters mögen die Ausbildung einer chaotischen und desorganisierten Identität verursachen. Ein in der frühen Kindheit entwickeltes, stabiles und einheitliches Selbstbild hingegen kann die Entwicklung von Kräften und Ressourcen unterstützen, um einer repetierenden traumatischen Situation in der späteren Kindheit oder in der Adoleszenz entgegenzutreten. Traumatische Episoden können dauerhafte Überformungen des Selbstbildes verursachen: einerseits eine gebrochene Identität (*broken identity*), andererseits eine Opferidentität (oder Überlebende/r-Identität) (*victim/survivor identity*). Versucht die Person, vor ihrer traumatischen Vergangenheit zu flüchten, bricht ihre Identität auseinander in das Selbstbild vor, während und nach der Traumatisierung. Wird hingegen die traumatische Erfahrung zur wesentlichen Komponente der Identität der Person, spricht Pérez-Sales von Opferidentität. Diese kann dann problematisch werden, wenn sie mit verletzlichen Selbstbildern und Hilflosigkeit verknüpft ist. Sie bringt dann Beziehungen hervor, die auf Abhängigkeit, Forderungen nach Hilfe, Mitleid und Klage gründen (*victim*). Allerdings kann die Opferidentität der Person auch das Gefühl von Selbstbestimmung geben, indem sie Verteidigungskräfte mobilisiert (*survivor*).

The ambiguous loss

Im Rahmen von Krieg, Terrorismus, ethnischen Säuberungen, Völkermord oder Naturkatastrophen werden Personen oft als vermisst gemeldet. Man spricht hier von einem zweideutigen Verlust (*ambiguous loss*, Boss, 2006), denn die vermisste Person ist physisch abwesend aber psychologisch präsent. Die Person, die auf den Vermissten wartet, macht sich Sorgen um sie und kann kaum an etwas anderes denken. Es stellt sich ein Stillstand ein, eine Situation, in der Trauerprozesse durch die Hoffnung der Rückkehr des/der Vermissten blockiert werden. Diese Ungewissheit von Leben oder Tot ruft, je nach kulturellen und religiösen Überzeugungen und der persönlichen Toleranz, unterschiedliche Reaktionen hervor. In Kulturen, welche die Beherrschung der Natur (Kluckhohn & Strodtbeck, 1961, zitiert nach Boss, 2006) und des Lebens (Zarit, Pearlin & Schaie, 2003, zitiert nach Boss, 2006) preisen, ist die Belastung besonders hoch und kann sogar eine traumatische Wirkung haben. Dies gilt hauptsächlich für die westliche Kultur. Die Menschen anderer Kulturen jedoch haben aufgrund eigener Erfahrung gelernt, dass sie die Natur und das Leben eben nicht unter Kontrolle halten können. Sie haben eine gewisse Resilienz für Erfahrungen der Machtlosigkeit durch spirituelle Annahme entwickelt. In Anbetracht dessen streben sie nicht danach, Verluste abzuwickeln und absolute Antworten zu finden, denn sie sind sich bewusst, dass sie die schmerzhafte Erfahrung von Ambiguität nicht aus dem Leben ausschließen können – sie haben gelernt damit zu leben. Manche Menschen behalten in einem dialektischen Prozess körperlich abwesende Familienangehörige (bzw. geliebte Menschen) in ihren Herzen oder Gedanken gegenwärtig. Manche mögen die Vorstellung einer psychologischen Familie als pathologisch, oder sogar als halluzinatorisch, ansehen. Dieses psychologische Konstrukt jedoch kann verständlich und sogar hilfreich sein, um einen Verlust, der nicht abgeschlossen werden kann, zu bewältigen.

In diesem Zusammenhang gilt es zu erwähnen wie PTBS-Symptome einen Trauerprozess erschweren können. Heftige Ängste und viele Unsicherheiten haben eingeschränkte Zukunftsperspektiven traumatisierter Kinder und Jugendlicher zur Folge (Melville & Lykes, 1992, zitiert nach Fayyad et al., 2004). Diese wiederum blockieren einige Bewältigungsmechanismen, die im Rahmen des Trauerprozesses bewirken, dass die Person sich zunehmend bereit sieht zukünftig in neue emotionale Beziehungen zu investieren. Auf ähnlicher Weise verkompliziert das PTBS-Symptom der Entfremdung die Trauerarbeit (Lebovici, 1994, zitiert nach Boss, Fayyad et al., 2004). Der Verlust der Eltern unterminiert die identifikatorischen Prozesse, die für den Aufbau des Selbst notwendig sind. Das Gefühl der Entfremdung erschwert den Aufbau neuer Bindungen mit potentiellen Pflegepersonen bzw. Objekten der Identifikation.

Posttraumatisches Wachstum

Pia Andreatta (2009) geht in ihrem Beitrag *Diskontinuitätssprung und Ruptur: Traumatischer Bruch und Wachstum* der disruptiven Erfahrung infolge von Traumata nach. Den Zugang sucht sie in der Wissenschaftstheorie bei dem seit Thomas Kuhn (1997) etablierten Gedanken, dass grundlegende Veränderungen keineswegs einer homogenen oder linearen Entwicklung folgen. „Ein bestehendes wissenschaftliches Paradigma wird, wenn es an die Grenzen des Erkenntniszuwachses im Laufe des wissenschaftlichen Fortschrittes stößt, vorerst gedehnt. Sind die Grenzen der Elastizität durch neue Daten erreicht, wird ein weiterer Assimilierungsprozess nicht mehr möglich, sondern es erfolgt ein Zusammenbruch der Konzepte." (S. 50). Neue Paradigmen werden gesucht, und alte Paradigmen verlieren ihre Gültigkeit. Psychotherapeutische Prozesse und Traumata sind nach Andreatta mit einem Paradigmenwechsel vergleichbar. Wie wir schon in der Trauma-Definition von Fischer und Riedesser (2003) gehört haben, findet eine Erschütterung von Welt- und Selbstverständnis statt. Diese Zeit der Umorientierung geht mit Gefühlen von Angst, Entwaffnung (Stern, 2005, zitiert nach Andreatta, 2009), Zweifel, Verwirrung und Verzweiflung (Fischer, 2008, zitiert nach Andreatta, 2009) einher. Diese Brüche können für Weiterentwicklung und Wachstum genutzt werden (=posttraumatisches Wachstum), werden aber nicht in jedem Fall überstanden oder überlebt. Traumatisierungen können die Identität von Individuen dermaßen brechen, dass sie nicht mehr „neu zusammensetzbar" ist. „Der traumatische Schrecken führt Betroffene in Abgründe und Sprachlosigkeit, das Individuum bleibt im Selbst- und Weltgefühl überwiegend fragmentiert" (S. 56). Vor allem Extremtraumatisierungen können zu dauerhaften Strukturveränderungen der Persönlichkeit führen.

Auch der Volksmund kennt den Spruch: „Was mich nicht umbringt, macht mich stärker!". So wird eine Krise als Synonym für Gefahr, aber auch als Chance verstanden. Trauma mag als Sprungbrett für höhere Ebenen psychologischer Fertigkeiten dienen, trotz oder gerade wegen posttraumatischem Stress. Eingang in die psychologische Fachsprache fand der Begriff des „posttraumatischen Wachstums" Ende der 90er Jahre durch Calhoun und Tedeschi (1998, zitiert nach Becker, 2009b). Der offiziellen Aufnahme in den Fachjargon ging jedoch eine längere Debatte rund um das

Thema, geprägt durch Frankl und Antonowsky, voraus (Becker, 2009b).

Die psychologische Forschung zu diesem Thema hat sich im Laufe der Jahre hauptsächlich auf Erwachsene fokussiert. Dennoch gibt es ein wachsendes Interesse, die Möglichkeit posttraumatischen Wachstums auch bei Kindern und Adoleszenten zu ergründen. Erst neuerdings aber wurden einige empirische Studien, die sich spezifisch damit beschäftigen, publiziert. Reliable und valide Messinstrumente für posttraumatisches Wachstum in der Kindheit zu entwerfen stellt eine Herausforderung für die zukünftige Forschung in diesem Bereich dar. Es bleibt noch weitgehend unklar, ob Kinder überhaupt in der Lage sind, posttraumatisches Wachstum, wie Erwachsene es tun, zu entwickeln. Hierzu entzweien sich die Meinungen. Die Schemata von Kindern sind nicht so gut etabliert wie die von Erwachsenen und mögen noch in einer mit Erfahrung fortschreitenden Entwicklungsphase sein. Einige Forscher sind der Ansicht, dass Kinder traumaassozierte Informationen, egal ob positiv oder negativ, eher in ein nicht etabliertes Schema aufnehmen und so eben nicht die traumatische Erschütterung, die für das posttraumatische Wachstum Voraussetzung ist, erleben. Überlegungen zum posttraumatischen Wachstum in der Kindheit äußern sich deswegen dahingehend, dass positive Überzeugungen in sich noch formierende Schemata integriert werden (Clay, Knibbs & Joseph, 2009).

Mit dem Begriff des posttraumatischen Wachstums ist auch der Begriff der Resilienz verwandt (aber keineswegs synonym), da beide der salutogenetischen Schule entstammen. Resilienz bezeichnet die Fähigkeit, aufgrund bestimmter persönlicher Eigenschaften, Belastungen zu überwinden und auf das prä-traumatische Funktionsniveau zurückzukehren. Posttraumatisches Wachstum hingegen verweist auf persönlich positive Veränderungen jenseits des vor-traumatischen Funktionsniveaus (Benson, Blyth, Leffert & Scales, 2000, zitiert nach Clay et al., 2009). Die Wechselbeziehung zwischen Resilienz, PTBS und posttraumatischem Wachstum brachte kontroverse empirische Ergebnisse hervor. Der Zusammenhang zwischen Belastung und Wachstum mag in Abhängigkeit vom emotionalen Verarbeitungsniveau der Person und im Verlauf der Zeit anders ausfallen, so dass frühe Erfahrungsberichte von posttraumatischem Wachstum mit der aktuellen Belastung positiv korrelieren, aber negativ mit späteren Belastungsberichten (Clay et al., 2009). Forscher der Tel-Aviv Universität (Levine, Laufer, Stein, Hamama-Raz & Solomon, 2009) haben die Beziehung zwischen Resilienz und posttraumatischem Wachstum bei Adoleszenten und Erwachsenen in Kontexten von Krieg und Terror untersucht. Resilienz wurde in Übereinstimmung mit der Auffassung zahlreicher Forscher, als Mangel an PTBS-Symptomen verstanden und gemessen. Beide Studien ergaben einen umgekehrten Zusammenhang zwischen Resilienz und posttraumatischem Wachstum. Diese Ergebnisse mögen angesichts der Tatsache, dass es sich hier um zwei salutogenetische Phänomene handelt, die intuitiv positiv verknüpft sein sollten, verblüffend erscheinen. Die Autoren erläutern ihre Ergebnisse, im Einklang mit der Position Andreattas, dahingehend, dass das Trauma die Person so aus dem Gleichgewicht bringen muss, dass die traumatische Erfahrung nicht mehr in das „bestehende Paradigma" integriert werden kann. Resilienz aber schützt die Person gerade vor solcher Erschütterung und die Bedrohung der Situation wird somit entschärft. Die Autoren geben auch eine andere mögliche Erklärung ab, die in der Literatur diskutiert wird. So wird posttraumatisches Wachstum als eine positive Illusion eines Wunschdenkens verstanden, als ein kognitives Bias, das unrealistisch optimistische Überzeugungen reflektiert. Dieser Auffassung nach sollen Personen, die besonders verwundbar sind (=niedere Resilienz), versuchen, durch unrealistischen Optimismus das vom Trauma zerstörte Gleichgewicht wieder herzustellen.

Obwohl die folgenden Bereiche positiver Auswirkungen von Traumata sich ausschließlich in der Forschung von posttraumatischem Wachstum bei Erwachsenen etabliert haben, meint Landolt (2004), auf der Basis seiner klinischen Erfahrung, dass auch bei Kindern positive Auswirkungen von erfolgreich bewältigten traumatischen Erlebnissen beobachtet werden können. In diesem Sinne möchte ich auch die von ihm angeführten *Outcomes* wiedergeben, als Analogie zum Erwachsenenalter und somit als möglich oder wahrscheinlich:

- <u>Vertiefte Beziehungen zu Mitmenschen</u> (Die Unterstützung des Umfeldes wird in der Belastung gesucht und die, in einer emotional bedeutsamen Lebensphase erfahrenen Hilfe, erweckt vertiefte Beziehung zu einzelnen Menschen und erhöht die Sensibilität und Offenheit in der Kommunikation)
- <u>Neue Perspektiven im Leben</u> (Neue Interessen, Ziele und Prioritäten von Dingen, die früher nicht wichtig waren)
- <u>Persönliche Reifung</u> (Das Wissen um die erfolgreiche Bewältigung einer schwierigen Situation führt dazu, dass der Mensch an Sicherheit gewinnt, auch zukünftige Belastungen bewältigen zu können – Stärkung des Selbstvertrauens, Entwicklung einer emotionaler Stärke und Reife)

- Spirituelle und religiöse Veränderungen (Vertiefte Auseinandersetzung oder Verstärkung. Von der Person als positiv bewertet)
- Vertiefte Wertschätzung des Lebens (Die Person hat gelernt, Wesentliches von Unwesentlichem zu unterscheiden) (S. 104).

Dabei beobachtete Landolt, dass bei Kindern persönliche Reifung und vertiefte Beziehungen zu Familienmitgliedern und Freunden im Vordergrund stehen.

2.7 Jenseits des PTBS-Konzeptes

Seit ihrer Einführung wurde die PTBS-Diagnose bei Kindern und Jugendlichen, hinsichtlich Reliabilität und Validität, allmählich verbessert. Dies führte jedoch auch zu einer Verdinglichung des Konzeptes. Der hypothetische und abstrahierte Begriff der PTBS wurde in den fachlichen und auch allgemeinen Sprach- und Denkgebrauch übernommen, und erschuf eine Wirklichkeit, die es tatsächlich so nicht gibt. Das hat zur Folge, dass die enge Beziehung der Symptomatik zu den jeweils besonderen und komplexen Erleben des einzelnen Individuums leicht abhanden kommen kann (Pynoos, Steinberg & Goenjian, 2000). Ersichtlich wird diese Entwicklung in dem gängigen Traumadiskurs, wo die neurologische Forschung, mit ihren bildgebenden Verfahren floriert, wohingegen ein Ansatz, wie jener der Psychoanalyse, mit seinen komplexen Traumatheorien, eine Nebenrolle spielt. Die Produkte dieser Tendenz sind jedoch nur Beschreibungen und nicht Erklärungen der Reaktionen auf Traumata (Becker, 2009a).

Seit spätestens Mitte der 90er Jahre haben sich in der akademischen Welt mehrere kritische Stimmen gegen das Konzept der PTBS erhoben, z.B.: Derek Summerfield, Allan Young, Patrick J. Bracken, Joan E. Giller und David Becker, um nur einige zu nennen. In den nächsten Abschnitten werde ich versuchen, diesen kritischen Diskurs aufzugreifen und konstruktiv zu kanalisieren.

2.7.1 Einwände gegen die PTBS-Diagnose

Die Herangehensweise an das Trauma durch die PTBS wird der traumatischen Situation und dem traumatischen Prozess nicht gerecht. Die PTBS-Diagnose versäumt es, zwischen verschiedenen traumatischen Situationen zu differenzieren. Becker (1997a) weist darauf hin, wenn das traumatische Ereignis nicht definiert wird, das Verständnis des Verhältnisses zwischen Symptomatik und gesellschaftlichem Zusammenhang verhindert wird. Aus der Literatur zur Psychotraumatologie ist zudem ersichtlich, dass je nach Art von Trauma sich unterschiedliche psychologische Folgeerscheinungen entwickeln. Alle traumatischen Situationen in einen Topf zu werfen erscheint mir reduktionistisch, weil so die für das jeweilige Trauma spezifischen Symptome ausgeblendet werden. Ich würde auf jeden Fall eine Unterscheidung zwischen *Trauma-Typ I* und *-Typ II* nach Terr (1991) und *inner-* und *außerfamiliären Traumata* (Fischer & Riedesser, 2003) vorschlagen.

Die diagnostische Schematisierung der PTBS kann die komplexen Konfigurationen, die sich in traumatischen Situationen und post-traumatischen Verlaufsprozessen ausbilden können, nicht hinreichend beschreiben, denn sie macht die Reaktion des Subjekts nur an Symptomen fest. Die angegebenen Symptome sind in der Tat typisch für verfolgte und traumatisierte Menschen, sind aber keineswegs der Schlüssel, um ein Trauma zu diagnostizieren (Becker, 1997a). Traumatisierte haben fast immer zusätzliche Symptome, die nicht von der PTBS aufgelistet werden (v.a. depressive Symptome), und die angeführten PTBS-Symptome können selbst auf eine Vielzahl von Krankheitsbildern verweisen. Viele Studien in den 90er Jahren ergaben, dass Traumatisierte eine signifikant höhere Prävalenz von Depression als PTBS zeigten (Steel, 2001, zitiert nach Wicker, 2005). Umgekehrt weist Becker (1997a) darauf hin, dass aus dem Fehlen von Symptomen nicht der Schluss gezogen werden darf, dass kein traumatischer Prozess vorliegt.

Die PTBS interessiert sich weder für die intrapsychische Dynamik noch für den Kontext, in dem die Traumatisierung hervorgerufen wird (Becker, 2009a). Eine hinreichende Diagnostik muss den Entwicklungsstand bei der Traumatisierung, die Art der Traumatisierung mit ihrer Konstellation und bewussten/unbewussten Aspekten, mögliche vorhergehende traumatische Situationen, durch das Trauma beschädigte Entwicklungslinien, protektive Faktoren und Ressourcen, sowie postexpositorische Einflüsse berücksichtigen (Riedesser, Schulte-Markwort & Walter, 2003). Außerdem sagt das PTBS-Konzept nichts über die langfristige Folgen von Traumatisierung (Akkumulation, Prozesshaftigkeit, Wechselverhältnisse), die zwischenmenschlichen Schäden, die transgenerationale Übertragung der traumatischen Erfahrung (Becker, 1997a) und das Phänomen der sekundären Traumatisierung (Wicker, 2005) aus.

2.7.2 Extremtraumatisierung, PTBS und Gesellschaft

Die PTBS versucht dem sozialen Leid eine Stimme zu geben und damit für seine legitime Anerkennung zu sorgen, verleugnet jedoch die sozialen Gegebenheiten und Kontexte (Becker, 2009a). Getreu einem medizinischen Modell verfällt sie der Illusion, durch die strikte Trennung von persönlichem Leid und verursachendem Kontext, das Syndrom eingrenzen zu können (Wicker, 2005; Becker, 2009a). Im Versuch, moralisch neutral zu sein, verleugnet sie die Täterschaft der Unterdrücker und wird selbst, durch ihr Desinteresse am verursachenden Kontext, zum politischen Akt (Becker, 2009a). Wird Traumatisierung nur als PTBS verstanden, fällt auch die Behandlung rein psychiatrisch aus: sie versucht eine Krankheit zu heilen. Werden aber auch soziologische Aspekte einbezogen, wird eine „Heilung" auch auf der Bestrafung der Verantwortlichen und auf der Erfüllung von Entschädigungsansprüchen beruhen (Wicker, 2005).

Becker (2009a) versteht die im Zusammenhang von Krieg und politischer Repression produzierten Schäden zunächst als zwangsläufig individuell. Sie sind aber nur im Zusammenhang mit dem gesellschaftlichen Kontext, in dem sie angerichtet wurden, begreifbar. Individuum und Gesellschaft sind unweigerlich miteinander verbunden – vom einen, ohne das andere zu reden, ist sinnlos. Es ist kaum möglich, dem Phänomen der Traumatisierung in seiner Ganzheit gerecht zu werden: entweder stehen die Einzelschicksale im Vordergrund, oder die politischen Verhältnisse. Um dieser Dichotomie gerecht zu werden, entlehnt sich Becker von Martín-Barò (1990) den Begriff des *psychosozialen Traumas*. Nach einem dialogischen Charakter (Individuum und Gesellschaft sich wechselseitig bedingend und begründend) bestimmt hiernach der gesellschaftliche Prozess die Pathologie, und zwar als dauerhaftes Element der Pathologie.

2.7.3 Die „Sequentielle Traumatisierung"

Lenore Terr (1991) schlägt hinsichtlich der Auswirkungen zwei Trauma-Typen vor: *Typ I* bezieht sich auf einmalige traumatische Ereignisse; *Typ II* auf lang andauernde und extreme Traumatisierungen (zitiert nach Sack, 2004). Sowohl die *Andauernde Persönlichkeitsänderung nach Extrembelastung* als auch die *Komplexe PTBS* beziehen sich auf Traumatisierungen nach *Typ II*. Zum Verständnis von Traumatisierungen in Kriegskontexten erscheint mir der Begriff der *Sequentiellen Traumatisierung* nach

Keilson (1979/2005) besonders geeignet. Trauma im Kriegskontext ist nicht nur andauernd und extrem (*Typ II*), sondern unterliegt auch mehreren Phasen und bringt unterschiedliche traumatische Ereignisse hervor. Es ist somit auch eine Kombination aus lang bestehenden traumatischen Situationsfaktoren (*Typ II*) und punktuellen Verletzungen und Verlusten (*Typ I*). Ich werde nun versuchen, die Kriegsereignisse Nordugandas, denen die entführten Kinder ausgesetzt waren, nach dem Modell der *Sequentiellen Traumatisierung* aufzuschlüsseln. David Becker (2006, S. 190) hat das Konzept von Keilson erweitert und in eine Form gebracht, die als Schema für Kriege weltweit dienen kann.

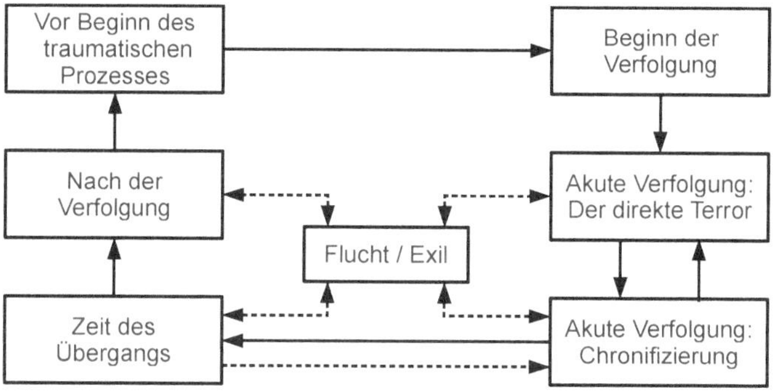

Abbildung 1: Sequentielle Traumatisierung – Erw. des Konzeptes von Keilson (1979) nach Becker (2006)

Sequentielle Traumatisierung in Norduganda

1. Vor Beginn des traumatischen Prozesses:
   * Stereotyp der Acholi als primitives und kriegerisches Volk
   * Beliebte Rekrutierung von Acholi in die britische Wehrmacht
   * Abspaltung des Nordens von der Wirtschafts- und Bildungselite des Südens
   * Seit der Unabhängigkeit Kämpfe zwischen Volksstämmen um die Führung des
   Landes

2. Beginn der Verfolgung
   * Aufstellung subversiver Gruppen gegen die Regierung Musevenis und Einquartierung der NRA im Norden

3. Akute Verfolgung – der direkte Terror
   * Späte 80er Jahren: Gräueltaten der NRA (Tötungen, Vergewaltigungen, Verwüstung von Dörfern, Plünderungen)
   * Viehplünderungen seitens der NRA, Karimojong und Rebellen
   * LRA Guerilla seit 1989 – Beginn der Entführungen
   * 1991 *Operation North*: Erste Verstümmelungen
   * Höhepunkte der LRA-Angriffe auf die Zivilbevölkerung und der Entführungen: 1995-1998 (bes. 1995-1996) und 2002-2004 (bes. 2003)

4. Akute Verfolgung – Chronifizierung
   * 1993-1994: Friedensverhandlungen
   * 1999: Kampfpause; LRA im Sudan
   * 2000-06/2002: Amnestie; LRA im Sudan
   * Juli 2006: Beginn der Juba-Friedensverhandlungen

5. Zeit des Übergangs
   August 2006: Waffenstillstand

6. Nach der Verfolgung
   Bis dato wurde kein Friedensabkommen unterzeichnet. Die stabilen Verhältnisse werden dadurch relativiert.

2.7.4 PTBS und Kultur

Vertreter eines medizinischen Modells von Traumata gingen, zumindest bis in die 90er Jahre hinein, davon aus, dass die diagnostischen Kriterien der PTBS universale Validität hätten (Marsella et al., 1996, zitiert nach Wicker, 2005). Dies mochte daran liegen, dass die "neu Traumatisierten" aus Ländern wie dem Iraq, dem Sudan, Palästina, Uganda,... keine Stimme in der wissenschaftlichen Welt hatten, während die „alten Traumatisierten“ vom Zweiten Weltkrieg, von Vietnam und vom Kommunismus sich durch das Bilden von Interessengruppen Gehör verschaffen konnten. Wissenschaftliche Forschung ist ein Luxus von reichen Gesellschaften; so überrascht es nicht, dass es die westlichen Länder waren, die sich das leisten konnten. Immerhin wuchs seit den 90er Jahren das wissenschaftliche Interesse an Forschungen über Krieg und psychische Gesundheit in nicht-westlichen Ländern. Im letzten Jahrzehnt wurde, auch aufgrund der Fortschritte in der Kinder- und Jugendpsychiatrie, der Fokus dieser Forschung auf Kinder und Jugendliche gerichtet (Fayyad et al., 2004). Der Großteil der Traumaforschung auf dem afrikanischen Kontinent wurde in Südafrika betrieben, wo es eine besser entwickelte Infrastruktur und eine größere Anzahl an wissenschaftlichen Forschern gibt (Kaplan, 2010).

Die PTBS ist ein Konstrukt, das in den westlichen Ländern entstanden ist, und ihre Anwendung auf nicht-westliche Kulturen ist bedenklich. Becker (2009a, S. 79f) spricht dort, wo die PTBS zum Weltphänomen erklärt wird und traumatische Beziehungsverhältnisse nicht kontextspezifisch analysiert werden, von „westlicher Wissenschaftsarroganz“ und Summerfield (1997) von einer neuen Form von kulturellem Kolonialismus.

Die Kultur beeinflusst die PTBS auf verschiedenen Ebenen: die Darstellung von traumatischen Ereignissen und posttraumatische Einbußen, die Symptome, der Verlauf und die Folgen der PTBS, das klinische Erscheinungsbild von Problemen und Hilfesuche, der Umgang von Individuen, Familien und größeren Systemen mit den Konsequenzen von Traumata, das Verständnis von Leiden, die Hierarchien von Werten und Bedürfnissen, die der Entscheidungsfindung dienen und die Therapeut-Patient-Beziehung. Dennoch weisen die Kernsymptome von posttraumatischen Reaktionen interkulturell mehr Ähnlichkeiten als Unterschiede auf (Drožđek, 2007). Auch die depressiven Symptome scheinen in allen Kulturgruppen vorhanden zu sein (Friedman, 2001; Schore, 2003, beide Quellen zitiert nach Drožđek, 2007).

Obwohl sich die traumatischen Reaktionen weltweit ähneln, sollen die Unterschiede nicht übersehen und außer Acht gelassen werden (Aroche and Coello, 2004). Dawes und Honwana (2007) betrachten die psychodiagnostischen Kategorien, wie sie von DSM-IV oder ICD-10 definiert werden, für nicht-westliche Kulturen als unangemessen. Drožđek (2007) macht ganz grundsätzlich darauf aufmerksam, dass der

Wortschatz für verschiedene Emotionen weltweit nicht der gleiche ist, und, dass er sich manchmal von der Sprache der diagnostischen Instrumente und Klassifizierungen (Englisch) bedeutend unterscheidet. Außerdem herrscht nach Drožđek die Gefahr von einem, wie er von Kleinman (1977) genannt wurde, „Kategorie-Trugschluss" (*category fallacy*) (S. 14). Der Kliniker nimmt die westliche Kategorisierung unbedacht hin, macht sich daran, diese in eine nicht-westliche Kultur zu erheben und findet im Anschluss das, was ursprünglich definiert wurde. So wird die Ausgangskategorisierung in der Art einer „selbsterfüllenden Prophezeiung" verifiziert. Dem gegenüber steht eine kulturelle Sensibilität, die nicht aus einer spezifischen Behandlungstechnik besteht, sondern die Grundhaltung des Diagnostikers und des Therapeuten definiert. Dieser Haltung entsprechend kombiniert der Diagnostiker/Therapeut seine Kenntnisse über Genesungsprozesse mit authentischer Neugier über die kulturellen Hintergründe seines Patienten. Dabei ist er sich seiner eigenen Identität bewusst, bleibt aber gleichzeitig offen und feinfühlig für alternative Erklärungsmodelle von Krankheit, Leid und Heilung. Kaplan (2005) findet: „We might need more mental (helping) structures of symbolizing to reach what is not always possible to verbalize after major trauma" (S. 19).

Wenn Vertreter des modernen psycho-sozialen Gesundheitswesens sich der Opfer aus anderen Kulturkreisen annehmen, sehen Dawes und Honwana (1997) die größten Konfliktelemente in unterschiedlichen Grundannahmen bezüglich Gesundheit, Krankheit und Genesungsprozessen von Kindern, und ganz allgemein in der Betrachtung von Kindheit. Konzepte über optimale kindliche Entwicklung, kindliche Bedürfnisse und unser Verhalten Kindern gegenüber sind in kulturabhängigen Wertvorstellungen verankert.

Die PTBS geht von einem westlichen Weltbild aus, das sich aber von anderen Weltbildern von Grund auf unterscheiden kann. Das charakteristische Kennzeichen z.B. traditioneller afrikanischer Weltbilder ist die Vernetzung zwischen Erscheinungswelt und Geistigkeit (Bojuwoye, 2005, zitiert nach, Wilson & Drožđek, 2007). Das Universum ist nicht das Nichts, sondern ist gefüllt mit unterschiedlichen Elementen, die in Einheit und Harmonie und mit der Ganzheit der Lebenskräfte zusammengehalten werden. Dieses Gleichgewicht der Elemente schlägt sich nieder in harmonischen Beziehungen zwischen Welt, Individuum und Gesellschaft (Lebenden und Verstorbenen) und in einem Gleichgewicht zwischen Körper und Seele. In diesem Sinne zeugt

Krankheit von einem Status des Ungleichgewichts und Heilung wird als Wiederherstellung von Gleichgewicht und Harmonie verstanden. Dawes und Honwana (1997) finden dieses holistische Weltbild, mit der Aufhebung der kartesianischen Dichotomie von Körper und Geist, auch in vormodernen und sich modernisierenden afrikanischen Gesellschaften. Für eine treffende Diagnostik ist dies besonders zu bedenken, da körperliche Beschwerden sich im Gemütszustand widerspiegeln können und umgekehrt. Wird der harmonische Zustand gebrochen, wird dies als Ergebnis eines missgünstigen Eingriffes von Hexen und Zauberern betrachtet oder als Intervention von in der Geisterwelt weilenden Ahnen, die die Absicht haben, unangemessenes soziales Verhalten zu korrigieren (Rennie, 1973; Honwana, im Druck, beide Quellen zitiert nach Dawes und Honwana, 1997). Bewältigungsstrategien von Gewalterfahrungen nehmen in unterschiedlichen Gesellschaften unterschiedliche Gestalten an (Stamm & Friedman, 2000, zitiert nach Wicker, 2005); in Abhängigkeit von Individualismus oder Kollektivismus (Bracken, Giller & Summerfield, 1995) und mehr oder weniger starken religiösen Glaubensüberzeugungen (Argenti-Pillen, 2000, zitiert nach Wicker).
Werden diese Faktoren bei der Diagnoseerstellung berücksichtigt, so wird auch die Therapie dementsprechend zu gestalten sein. In vielen afrikanischen Ländern mögen dann therapeutische Techniken eher sinnvoll sein, die mehr auf die Familie und Gemeinschaft, als auf das Individuum, zentriert sind (Bragin, 2005). Die für unsere Kultur typische Annahme, dass Therapie, verstanden als Gespräch, die beste Heilmethode darstellt, ist dann auch nicht länger selbstverständlich. In jüngster Zeit wurden die Einschränkungen der verbalen Therapien zum Diskussionsthema und es wird nach Wegen der Integration von traditionellen Heilpraktiken in Beratung und Psychotherapie gesucht (Moodley & West, 2005, zitiert nach Drožđek, 2007).

Kulturelle Eigenheiten zu berücksichtigen ist nicht genug; diese müssen vielmehr in den Vordergrund von Diagnostik und Therapie, und ich würde meinen auch von Forschung, gerückt werden (Dawes und Honwana, 1997). Chemtob (1996, zitiert nach Drožđek, 2007) schlägt ein interaktives Modell von individuellen Traumareaktionen als ein Zusammenspiel von universalen reaktiven Aspekten, kulturbedingten Reaktionen und persönlicher Lebensgeschichte des Traumaopfers vor.

2.8 Das Hilfsbusiness mit dem „Trauma“

“Psychosoziale Projekte” oder “Traumaarbeit” sind für westliche Geber in Kriegsgebieten interessant und sogar modisch geworden. Summerfield (1997, S. 11-20) fasst die grundsätzlichen Annahmen zusammen, die diese, aus der westlichen Psychotherapie entstammenden, Projekte begründen:

- Kriegserlebnisse und erlebte Gräueltaten sind so extrem, dass sie nicht nur in großem Ausmaß Leid, sondern “Traumatisierung” (=pathologisch) erzeugen.
- Es gibt eine universelle menschliche Reaktion auf starken Stress auslösende Ereignisse (siehe Kap. *PTBS und Kultur*).
- Sehr viele kriegstraumatisierte Opfer benötigen professionelle Hilfe.
- Westliche psychologische Methoden sind weltweit für gewaltsame Konflikte relevant. Opfern kann besser geholfen werden, wenn sie ihre Gefühle zum Ausdruck bringen und über ihre Erfahrungen sprechen.
- Es gibt vulnerable Gruppen und Einzelpersonen, die für psychologische Hilfe besonders ins Auge gefasst werden müssen.
- Krieg stellt für die psychische Gesundheit eine Notsituation dar: Schnelle Intervention kann die Entwicklung schwerwiegender psychischer Probleme verhindern, ebenso nachfolgende Gewalt und Kriege.
- Lokale Helfer sind von den Ereignissen überfordert und möglicherweise selbst traumatisiert.

Strassberg (2009) skizziert eine zur PTBS alternative Sichtweise von Traumatisierung, nach der die psychische Veränderung eine normale Reaktion auf eine nicht normale Situation ist. Die traumatische Reaktion wird hier nicht als pathologisch angesehen, denn im Vordergrund steht nicht eine Dysfunktionalität, sondern das Leid der Betroffenen. Natürlich bewirkt eine solche Haltung „revolutionäre“ Folgen für die Behandlung des Leidtragenden, denn Ziel der Behandlung ist es nicht mehr durch „erlernbare berufliche Fähigkeiten“ (S. 98) eine Dysfunktionalität zu beheben, sondern durch eine „allgemein menschliche Haltung“ (S. 98) das Leid des Betroffenen anzuerkennen und ihm seine Stimme als Mensch zurückzugeben. Ziel der Therapie ist nicht mehr die Behebung des Leidens sondern seine Integration in die Lebensgeschichte. Die Professionalität besteht darin, angesichts des unfassbaren Leidens, nicht mit Abwehrmechanismen zu reagieren, sondern das eigene Selbst so zu modifizieren, dass diese „menschliche Haltung“ beibehalten werden kann. Es bleibt außerdem weitgehend unbekannt, inwieweit westliche psychotherapeutische Techniken, die ja ursprünglich entwickelt wurden um Europäer und Amerikaner zu behandeln, für Afrikaner geeignet sind (Kaplan, 2005).

Die Frage ist, wer über die Autorität verfügt, das Problem zu definieren, und wessem Wissen der Vorzug gegeben wird. *NGOs* nehmen, meistens mit Situationsanalysen und vorgefertigten Ablaufsplanungen, die beide aus der Distanz ausgearbeitet wurden, ihre Projekt-Tätigkeit im Land auf. Summerfield (1997) ist der Ansicht, dass diese Interventionen zum Scheitern verurteilt sind. Wird unreflektiert hingenommen, dass kriegstraumatisierte Opfer professionelle Hilfe benötigen, könnte der Leidtragende Gefahr laufen, als konsumierender Patient in eine passive Rolle zu geraten (Summerfield, 1997). Die Informationen bzw. Evaluierungen, die dann von den *NGOs* gegeben werden, können zwar gut sein, jedoch unter Umständen auch absolut nutzlos und sogar irreführend, denn *NGOs* mögen ein überwältigendes Hilfsbedürfnis aus Interesse an ihrem Image und aufgrund finanzieller Förderung annehmen (De Wall, 1995, zitiert nach Summerfield, 1997).

Summerfield (1997) ist auch der Ansicht, dass die Aufrechterhaltung lokaler Dienstleistungen (v.a. durch Bezahlung der Mitarbeiter) dem Initiieren neuer Projekte Vorrang gegeben werden sollte. Es sei äußerst wichtig, dass *NGO*-Aktivitäten, das, was von den örtlichen Einrichtungen übrig ist, nicht (wenn auch unabsichtlich) weiter zerstören. Summerfield konstatiert weiters, dass sich, wo es nur im Bereich der *NGOs* Arbeitsplätze gibt, für einheimische Fachkräfte ein pragmatisches Dilemma stellt. Sie benötigen dringend Arbeit und akzeptieren die Methoden und Ziele der *NGOs*, und sie modifizieren vielleicht sogar ihren eigenen Ansatz gemäß der Prioritäten der Geber. Es scheint einfacher zu sein, finanzielle Unterstützung von den westlichen Gebern zu erhalten, wenn ein Problem als „Trauma“ präsentiert wird. Werden Einheimische ausgebildet (oder fortgebildet, je nachdem wie man es sehen will) sind die Machtpositionen klar verteilt: die westliche „Therapie“ wird nicht dem indigenen System gleichgestellt und auch als „traditionelle“ kulturelle Praktik angesehen (Dawes & Honwana, 1997, S. 63). Wenn somit von der Anerkennung kultureller Aspekte die Rede ist, bedeutet dies nicht wirklich einen Dialog zwischen den Parteien, sondern die Einverleibung von Aspekten lokaler Praktiken in einen dominierenden westlichen Ansatz. Nach Dawes und Honwana (1997) müssen die lokalen Praktiken in den Vordergrund rücken „weil sie dazu beitragen, das kulturelle Heilvermögen einer zerstörten oder politisch unterdrückten Gemeinschaft wieder in Erinnerung zu rufen, und weil im Genesungsprozess die konzeptionelle Übereinstimmung der Kosmologie von Heiler und Kind die therapeutische Behandlung unterstützen. Fremde Therapieansätze können Aufmerksamkeit auf Unterlassungen lenken und neue Wege für Pflege und Therapie aufzeigen, die im indigenen System nicht verfügbar sind, jedoch unter Umständen besser helfen.“ (S. 64). Becker (1997) berichtet von seiner Erfahrung als Berater lokaler Helfer im Zusammenhang mit der Demobilisierung und Reintegration von Kindersoldaten in Angola. Für ihn waren ein längerfristiger Einsatz, der es erlaubte, das Land gut kennenzulernen und eine echte Zusammenarbeit aufzubauen, und die Arbeit mit einer kleinen Gruppe, unabdingbar. Seine Grundhaltung war: „Ihr müsst eure Arbeit selbst erfinden, und was Trauma in Angola heißt, müsst ihr selber bestimmen und dabei wollen wir euch gerne helfen.” (S. 80). Ausgangssituation war also, dass die „Lehrer“ nicht genug wissen und Hoffnungen auf die Kreativität der „Schüler“ setzen, während diese einerseits auf einen fertigen Rezeptekatalog hoffen, sich dabei selbst für unwissend halten, und andererseits ein berechtigtes Misstrauen gegenüber jeder externen Intervention hegen (S. 81).

Nach Summerfield (1997) brauchen alle Opfer soziale Gerechtigkeit und nur wenige eine psychologische Behandlung. Die stattfindende Medikalisierung verzerrt jedoch die Angebot-Nachfrage-Bilanzierung, denn die westlichen Regierungen ziehen es vor, anderen Ländern medizinische und humanitäre Hilfe statt sozialer Gerechtigkeit anzubieten. Becker (2009a) spricht von einem neuen Ansatz in der internationalen Zusammenarbeit: man ist nur noch mit dem Retten von Opfern beschäftigt und schickt Friedenskräfte und humanitäre Helfer rund um den Erdball. Manchmal muss man auch ein bisschen Krieg führen, aber nur im humanitären Interesse. Wenn in manchen Ländern Bürgerkriege ausbrechen, greift die internationale Gemeinschaft zwar immer zu spät ein, ohne jegliche Verantwortung zu übernehmen, aber immer als Retter. Für diese neue Situation, so Becker, kann sich nur ein Konzept wie die PTBS und die mit ihm verknüpften therapeutischen Techniken eignen. Traumaarbeit wird in diesem Sinne von Becker als „Herzstück bzw. maximaler Ausdruck des letzten großen imperialen Kulturprojekts“ und als „ideologische Speerspitze eines angeblichen Humanismus“ (S. 78) definiert. Der Einstellung der „Helfer“ entsprechend, lässt sich in den Konflikten der letzten Jahre zunehmend ein identifikatorisches Phänomen beobachten: Personen und Gruppen, Politiker und Institutionen, ja scheinbar ganze Gesellschaften wollen sich als Opfern definieren. „Es geht hier um soziale Wertungen und zu diesen Wertungen gehört inzwischen, dass die Täter böse und die Opfer gut sind. Dabei geht es dann aber leider häufig nicht mehr um historische Wahrheiten, um Geschichte, um Verantwortung etc.“ (S. 86). Diese „banalisierte Opferidentifikation“ (S. 87) ist auch eine, wenn auch etwas weniger augenscheinliche Art, die Opfer und das Leid zu verleugnen, weil man sie scheinbar erhöht anerkennt, positiv wertet und sie jedes realen Bezugs beraubt. Die Verbreitung des Traumadiskurses war das Produkt des eigenen schlechten Gewissens und Ausdruck der Anerkennung der imperialen Verbrechen und der angerichteten Schäden. Das Konzept der PTBS stellt den Versuch dar, das Leid der Menschen anzuerkennen, tatsächlich aber unterstützt es „einen fortschreitenden Prozess der Entmächtigung, in welchem wir uns alle als Opfer fühlen dürfen, sogar Hilfe kriegen, in Wirklichkeit aber sichergestellt wird, dass bestehende Machtverhältnisse immer weniger hinterfragt werden“ (S. 88). Wicker (2005, S. 162-164) unterscheidet zwischen „*victimology*“ und „*survivology*“. Letztere bezeichnet eine Haltung, in der die Betroffenen mit traditionellen Bewältigungsstrategien reagieren und nicht, wie bei der „*victimology*“-Haltung, die PTBS-Diagnose als Mittel benutzen, um Anrecht auf Anerkennung, Hilfe und Entschädigung einzufordern. Auch Summerfield (1997) wirft diesbezüglich ein, dass die PTBS-Diagnose genauso gut wie das Kennzeichen erlittener Gewalt geworden ist und einige Opfer sich fürchteten, nicht als Opfer angesehen zu werden, falls nicht PTSD diagnostiziert würde. Eine Folge dieser Einstellung ist, wie Kleinman (1995, zitiert nach Drožđek, 2007, S. 10) beobachten konnte, dass „trauma stories become the currency in health care interactions to obtain access to social commodities and to achieve a new status as political refugee”.

Jegliche Diskussion, die von Experten über die Existenz der PTBS eingeleitet wird, bringt heikle ethische und moralische Bedenken mit sich. Das Infragestellen der PTBS scheint eine unmittelbare Erniedrigung der Betroffenen zu sein, was eine konstruktive Debatte von vornherein unmöglich macht (Wicker, 2005). Diese angeblichen Skrupel scheinen mir nicht so sehr von den Opfern auszugehen, sondern von den Professionellen, die sich um die Opfer „kümmern“. Es geht also um die Haltung, die jeder Experte oder „Helfer“ den Opfern gegenüber mitbringt – davon hängt jede wissenschaftliche Auseinandersetzung zum Thema Traumatisierung ab. Becker (2006) weist darauf hin, dass, wenngleich etliche Einstellungen gegenüber Opfern durchaus menschlich erscheinen, diese doch teilweise mehr Schaden anrichten können als helfen. „Traumatisierte Menschen hassen Mitleid, weil sie zu Recht Angst davor haben, dass es eine Art verkleideter Zurückweisung ist“ (S. 200). Mitleid kann eine destruktive Wirkung haben, indem es „den Unterschied zwischen sich selbst und demjenigen, dem sein Mitleid gilt, bestätigt“ (S. 200). Becker will damit nicht sagen, dass Opfer kein Mitleid brauchen, sondern dass, wenn ein Psychotherapeut sich zu sehr in die Helferrolle hineinsteigert, er Gefahr läuft, ein zerstörerisches Mitleid hervorzubringen. Therapeuten haben häufig Schwierigkeiten, Zerstörung auszuhalten und anzuerkennen. Bewusst eingeführte Techniken (z.B. Mobilisierung von Ressourcen), sowie auch ein übertriebenes Mitleid, können Ausdruck einer abwehrenden Haltung des Therapeuten sein. Becker ist der Ansicht, in der Arbeit mit traumatisierten Menschen sei Verständnis das Ziel und nicht die Voraussetzung:

> Häufig entwickeln Helfer statt Verständnis ein Klischee über traumatisierte Menschen: sie sollen freundlich und dankbar sein, weil man sich um sie bemüht. Zum Verständnis gehört ein gehöriges Maß echter Neugier und eine hohe Bereitschaft, das eigene (angebliche) Vorwissen in Frage zu stellen. Verstehen bedeutet insbesondere, die Widersprüchlichkeiten traumatisierter Personen anzuerkennen und zu beforschen, ohne sie deshalb zu verurteilen. (S. 202)

Abschließend meint Becker, zu glauben man könnte den Opfern der gesellschaftlichen und politischen Katastrophen helfen, sei Ausdruck von Ignoranz und auch ein ziemlich beängstigender Gedanke. „Individuelle Hilfe kann nützlich sein, wenn sie im Bewusstsein der diesem Prozess inhärenten Grenzen geleistet wird“ (S. 206).

2.9 Psychologischer Zustand der ehemals Entführten

Über die ehemals Entführten Nordugandas gibt es zahlreiche Studien, v.a. quantitativer Natur, die sich meistens mit Traumabelastung, PTBS und Depression beschäftigen. Martha Bragin (2004) weist auf die Einschränkungen der PTBS, besonders in einem Kriegskontext wie jenem in Norduganda, hin. Der Großteil der Studien, die zum jetzigen Zeitpunkt vorliegen, wurden noch zu Kriegszeiten durchgeführt. Ausnahmen, die ich zitiere, sind die Studien von Klasen et al. (2010), Pham et al. (2009)

und der zweite Teil der SWAY-Studie (Annan et al., 2008), die zwar nach dem Waffenstillstand (August 2006), aber doch noch im Laufe des Jahres 2007, durchgeführt wurden. Ich schließe mich der Meinung Bragins (2004) an, dass in dem Kontext, in dem die folgenden Studien durchgeführt wurden, die Diagnose „POST-traumatische Belastungsstörung" irreführend sein kann, weil dieses „POST" in einem andauernden Konflikt (und in der Übergangszeit) eben nicht gegeben ist. Die Kategorisierung der Stressreaktionen der ehemals Entführten, und der Bewohner Nordugandas im weitesten Sinne, unter dem Terminus der „Pathologie" ist mit Vorsicht zu genießen. Diese können nämlich auch als ganz normale Reaktionen auf abnormale Situationen aufgefasst werden. Die Instrumente, die in den mir vorliegenden quantitativen Studien zur Messung der PTBS und der Depression benutzt wurden, stammen ausschließlich aus einer westlichen Perspektive der Psychiatrie. Eine jüngste ethnographische Studie von Stichick-Betancourt, Speelman, Onyango und Bolton (2009) konnte etliche, von den Acholi wahrgenommene, Syndrome identifizieren, die denen der gängigen psychiatrischen Nosologie zwar ähneln, aber mit einer Anzahl kulturspezifischer Symptome einhergehen. Die Frage, ob und wie ein kulturspezifisches Messinstrument die Validität psychiatrischer Ergebnisse verbessern könnte, bleibt offen.

<u>Exkurs:</u> Traditionelle Konzepte psychischer Störungen

Verschiedene psychiatrische Störungen werden in Acholi typischerweise als von Geistern verursacht angesehen. In einem Kontext von Krieg ist *Cen* die verbreitetste Interpretation psychischer Erkrankungen. *Cen* bezeichnet die rachsüchtigen Geister derer, die eines gewaltsamen Todes gestorben sind. *Cen* verfolgt nicht nur die Mörder oder deren Verwandte, es kann vielmehr auch jene belästigen, die bloß ein Mordopfer entdecken oder ein Areal durchqueren, wo sich Tötungen zugetragen haben. Die Geister der getöteten Menschen sollen sich nämlich auf dem Areal herumtreiben in Erwartung, ihren gewaltsamen Tod rächen zu können. Traditionelle Heiler identifizieren die ersten, von Außen beobachtbaren, Anzeichen einer *Cen*-Besessenheit in den schlechten Taten des Mörders, der mit Böswilligkeit erfüllt ist. *Cen* hält sich nicht die ganze Zeit über bei einer Person auf, sondern kommt, wann immer es will. Im Falle der ehemals Entführten kommt *Cen* meistens wenn sie einen Ort sehen, der dem Tatort gleicht, oder wenn sie Verhaltensweisen an den Tag legen, wie z.B. Wörter aussprechen oder Dinge tun, die denen zum Zeitpunkt des Mordes ähneln. *Cen* belästigt auch gerne Leute in der Nacht, wenn es nichts gibt, was sie aufhalten könnte und wenn die Geister umherziehen. Hat die Person einen Alptraum, beginnt sie zu schreien und zu zittern, sie schreckt auf und beginnt wirres Zeug zu reden. Im Sinne auditiver und visueller Halluzinationen, drängen sich der Person immer wieder Erinnerungen des Geschehens auf. In diesem Stadium wird die Person bereits als wahnsinnig erachtet. Die Mitmenschen vermeiden einen engen Kontakt mit besessenen Menschen, weil sie Angst vor ihrem gestörten Verhalten haben und davor, mit *Cen* angesteckt zu werden (Harlacher et al., 2006; Finnström, 2008). Betroffene berichten auch von einer übermäßigen Grübelei (*over thinking*), die zum Wahnsinn (*madness*) führen kann. Im soziokulturellen Kontext Acholis kann sich dieses Grübeln auf die Art und Weise beziehen, wie belastende Umstände zu einer unablässigen Besorgnis, übermäßig vielen oder zwanghaften Gedanken, Schwierigkeiten, eine klare Lösung zu finden und zu einem Gefühl, dass der Verstand nicht richtig funktioniert oder stecken geblieben ist (*to stuck*), führen können (Roberts et al., 2009, S. 7). Diese Art der gedanklichen Aktivität wird in Acholi mit stress- und depressionsähnlichen Symptomen assoziiert und kann auch die körperliche Gesundheit in Bezug auf Energie, Stärke und körperliche Schmerzen (Roberts et al., 2009) beeinträchtigen. Die genannten Erscheinungen decken sich mit der Symptomatik der PTBS, sind jedoch in einem breiteren Kontext zu verstehen. Das Trauma wirkt sich nicht nur auf das Intrapsychische des Individuums aus, sondern auch auf das Kollektiv, sogar in zukünftigen Generationen.

2.9.1 Studien zu PTBS und Depression

Studien zur PTBS ehemals Entführter weisen sehr unterschiedliche Ergebnisse auf. Außer der Studie von Pham et al. (2009) untersuchen alle Studien Minderjährige. Pessimistische Studien weisen PTBS-Prozentsätze von 97% (Derluyn, Broekaert, Schuyten & De Temmerman, 2004), 74,3% (Vinck et al., 2007) und sogar von 100% (jedoch nur 6,9% akut, unter einer nur männlichen Stichprobe; Amone-P'Olak, Garnefski & Kraaij, 2007), nach. Optimistischere Ergebnisse lieferten Bayer, Klasen und Adam (2007) mit 34,9%. Ehemals Entführte sollen ängstlicher und deprimierter, weniger sozial proaktiv und zuversichtlich sein als ihre Altersgenossen (MacMullin & Loughry, 2004). Unter erwachsenen ehemals Entführten erfüllten 67% die Kriterien für die PTBS, im Vergleich zu 51% unter denjenigen, die nie entführt worden waren.

Diese Studie von Pham et al. (2009) untersuchte auch die Entwicklung einer depressiven Symptomatik: 40% der ehemals Entführten erfüllten die Kriterien für Depression (siehe auch Vinck et al., 2007: 44,5%), im Vergleich zu 25,9% bei denjenigen, die nie entführt worden waren. Somit zeigten ehemals Entführte im Vergleich zu nicht-Entführten Symptome der PTBS und der Depression mit doppelt so hoher Wahrscheinlichkeit.

Blattman und Annan (2008) extrahierten aus ihren Daten geringe Hinweise auf eine Art der Traumatisierung, die ehemals Entführte zur Bewältigung des Alltags unfähig machte (*disabling trauma*). Vielmehr geht aus ihrer Studie hervor, dass ehemals Entführte im Schnitt eine, mit anderen Jugendlichen der Gegend, die nicht entführt worden waren, vergleichbare psychische Gesundheit aufwiesen. Die Mehrheit der Jugendlichen beider Gruppen gaben niedere Grade psychischer Störung an. Häufige Belastungssymptome beschränkten sich auf eine Minderheit von ehemals Entführten (6%), v.a. auf diejenigen, die extremer Gewalt ausgesetzt worden waren. Klasen et al. (2010) untersuchten gerade so eine Subgruppe vulnerabelster Rückkehrer in eine Heimsonderschule (43.1% hatten beide Eltern verloren und 36.7% einen Elternteil; 88,8% gaben häufige Erlebnisse häuslicher und gemeinschaftlicher Gewalt an). 72.4% zeigten signifikante Symptome, davon 33% PTBS und 36,4% Depression (18.5% erfüllten beide Diagnosen).

2.9.2 Symptomatik

Traumatische Belastungssymptome schienen erst dann aufzutreten, wenn die Entführten zu ihren Gemeinschaften zurück kamen (Veale & Stavrou, 2003). Auch die Störungen durch die „rachsüchtigen Geister“ (*Cen*) traten nur in den Dörfern/*camps* auf. So gaben in der Studie von Akello et al. (2006) kein/e ehemals Entführte/r an, im Busch Schwierigkeiten mit *Cen* gehabt zu haben. Die Autoren postulieren, dass die Symptome von *Cen* sich in ehemals Entführten als Reaktion auf die mangelnde Akzeptanz von Seiten ihrer Sippe und Gemeinschaft entwickelten.

Die vorherrschenden (über 50%) Verhaltensprobleme und emotionalen Probleme der ehemals Entführten waren:

Probleme	Studien
Alpträume	Klasen et al., 2010
Ängste	Klasen et al., 2010 Amone-P'Olak, 2006
Hoffnungslosigkeit	Amone-P'Olak, 2006
Reizempfindlichkeit	Amone-P'Olak, 2006
Misstrauen	Amone-P'Olak, 2006
Gefühl, perfekt sein zu müssen	Klasen et al., 2010
Unterbrochene Gedanken	Amone-P'Olak, 2006
Konzentrationsschwierig-keiten	Amone-P'Olak, 2006
Flashbacks	Pham et al, 2007
Kopfschmerzen	Klasen et al., 2010
Bauchschmerzen	Klasen et al., 2010

Tabelle 1: Verhaltensprobleme und emotionale Probleme ehemals Entführter (eigene Darstellung)

Die Rolle der Traumabelastung

Nicht die Entführung an sich schien in erster Linie die mangelnde psychosoziale Anpassung zu determinieren, sondern eher der Grad an erfahrener Gewalt (Annan, Blattman & Horton, 2006). Nach einigen Autoren (Amone-P'Olak, Garnefski & Kraaij, 2007; Pham et al., 2009) war es die kumulative Anzahl der Kriegserlebnisse in der Gefangenschaft, welche die posttraumatische Symptomatik maßgeblich bestimmte. Nach Pham et al. (2009) war diese auch substanziell für die depressiven Symptome verantwortlich, die häufiger unter Individuen auftraten, die gezwungen worden waren, selbst Gewalt zu verüben, wohingegen die posttraumatischen Symptome sich häufiger unter Rückkehrern zeigten, die Zeugen von Gewalthandlungen gewesen waren. Andere Autoren wiederum erkannten keinen (oder nur einen geringen) Zusammenhang zwischen den traumatischen Erlebnissen in der Gefangenschaft (weder Anzahl noch Art) und den posttraumatischen Reaktionen (PTBS) (Derluyn et al., 2004; Bayer et al., 2007).

Die zeitliche Dauer der Entführung schien keine direkte Auswirkung auf die posttraumatische und depressive Symptomatik zu haben (Bayer et al., 2007; Pham et al.,

2009). Die Entführungsdauer wurde nur in Abhängigkeit von der Traumaexposition bedeutsam, d.h. die traumatischen Ereignisse tendierten dazu, sich mit der Zeit anzusammeln, was zur höheren Anfälligkeit für die oben genannten Störungen führte (Pham et al., 2009).

2.9.3 Geschlechterdifferenzen

Auch hinsichtlich Geschlechterdifferenzen in puncto Psychopathologie sind die vorliegenden Ergebnisse ziemlich unschlüssig. Weibliche ehemals Entführte sollen häufiger als männliche PTBS (Pham et al., 2009), Depression (MacMullin & Loughry, 2004; Amone-P'Olak, 2006; Pham et al., 2009) und Ängste (MacMullin & Loughry, 2004) entwickelt haben (siehe auch Annan et al., 2008). Klasen et al. (2010) konnten aber keine der genannten Unterschiede ausfindig machen. Bei männlichen ehemals Entführten sollte das Risiko, eine Depression zu entwickeln, mit dem Alter steigen, wohingegen es bei den weiblichen sinken soll (Pham et al., 2009). Hinsichtlich der Symptomatik weinten und schrien die Frauen mehr, wohingegen die Männer aggressiver waren und ein selbstzerstörerisches Verhalten zu Tage legten (Amone-P'Olak, 2006).

Spezialfall Frauen

Nach der SWAY-Studie II[40] (Annan et al., 2008) zeigten ehemals entführte Mädchen und Frauen höhere Stressreaktionen als nicht entführte und diejenigen, die mit Kindern aus dem Busch gekommen waren, nochmals höhere als andere. Die erlebte Belastung hing nicht vom Alter der Frauen ab und wurde nicht von längeren Zeiträumen bei den Rebellen bedingt, sondern von der widerfahrenen Gewalt. Ehemals Entführte, die sich selbst die Schuld für die verübten Gewalttaten gaben, erlebten eine höhere seelische Belastung. Es sei darauf hingewiesen, dass sich die jungen Frauen umso weniger Vorwürfe machten, je länger die Entführung zurücklag. Obwohl die meisten Frauen in dieser Region über einige Belastungssymptome berichteten, konnten doch viele mit ihren Symptomen umgehen und ihre täglichen Aktivitäten fortsetzen.

[40] Anmerkung: Die SWAY-Studie ist keine klinische Studie.

2.9.4 Risiko- und Schutzfaktoren für die Ausbildung einer Psychopathologie

Risikofaktoren	Studien
Hohe Anzahl traumatischer Kriegserlebnisse	Klasen et al., 2010
Höheres Alter	Klasen et al., 2010
Schwierigkeiten mit der Gemeinschaft bei der Rückkehr	Pham et al., 2009
Häusliche Gewalt	Klasen et al., 2010
Gewalt von Seiten der Gemeinschaft	Klasen et al., 2010
Starke Schuldwahrnehmung	Klasen et al., 2010
Starke Rachegefühle	Klasen et al., 2010
Niedriger sozioökonomischer Status der Familie	Klasen et al., 2010
Verwaistheit[41]	Annan et al., 2008

Tabelle 2: Risikofaktoren für die Ausbildung einer Psychopathologie (eigene Darstellung)

Schutzfaktoren	Studien
Akzeptanz von Seiten der Familie und Gemeinschaft	Pham et al., 2009
Bei den Eltern lebend	MacMullin & Loughry, 2004
Familiäre Unterstützung (v.a. bei Waisen)	Annan et al., 2008
Gemeinschaftliche Unterstützung	Annan et al., 2008
Wahrgenommene spirituelle Unterstützung	Klasen et al., 2010
Hoher sozioökonomischer Status der Familie	Klasen et al., 2010

Tabelle 3: Schutzfaktoren für die Ausbildung einer Psychopathologie (eigene Darstellung)

2.9.5 Korrelationen rund um die PTBS

Ehemals entführte Kinder, die unter einer PTBS litten, zeigten einen geringeren Wille zur Versöhnung und verstärkte Rachegefühle. Unter ihnen legten aber Kinder, die schon länger (mehr als zwei Monate) zurückgekehrt waren, eine größere Offenheit für Versöhnung zu Tage, jedoch keine Veränderungen, was die Gefühle der Vergel-

[41] Bei Waisen hob sich die Signifikanz eines höheren Belastungsniveaus auf, wenn sie mit der Großfamilie eine gute Beziehung unterhielten (Annan et al., 2008).

tung angingen. Kinder, denen mit dem Tod oder mit erheblichen Schäden gedroht worden war, waren weniger offen für Versöhnung und hatten mehr Rachegefühle, zeigten aber keine Unterschiede in der PTBS-Symptomatik (Bayer et al., 2007). Auch Pham et al. (2007) kamen zu einem ähnlichen Ergebnis: Ehemals Entführte, die unter PTBS und Depression litten, befürworteten häufiger die Anwendung von Gewalt (an Stelle von gewaltlosen Mitteln), um den bestehenden Konflikt zu lösen.

Amone-P'Olak, Garnefski und Kraaij (2007) untersuchten die kognitive Emotionsregulationsstrategien von ehemals Entführten. Sie fanden heraus, dass ehemals Entführte, die unter einer posttraumatischen Störung litten, folgende Regulationsstrategien bevorzugten: Verleugnung, Schuldzuweisung an Dritte und Rumination (letztere hing auch mit dem Internalisieren von Problemen zusammen). Relativieren und Planen hingegen wurden eher selten angewendet.

2.9.6 Posttraumatisches Wachstum

In einer jüngst erschienen Studie gingen die zwei Psychologinnen Kryger und Lindgren (2011) der Frage nach, ob und wie sich posttraumatisches Wachstum, als Folge der Gefangenschaft unter der LRA, in ehemals Entführten entwickeln konnte. Dabei analysierten sie die mit halb-strukturierten Interviews gewonnenen Erzählungen von 12 Rückkehrern auf die von Tedeschi und Calhoun (2004) formulierten fünf Faktoren von posttraumatischem Wachstum. Die Studie wurde im Februar 2009 durchgeführt und stützte sich auf einmalige Treffen mit den Probanden.

Vier Hauptthemen kristallisierten sich, als wichtige Aspekte des allgemeinen Wohlbefindens der Jugendlichen, aus den Erzählungen heraus:

- soziale Unterstützung (*social support*)
- Mitwirkung (*participation*)
- Selbstwahrnehmung (*self perception*)
- Gottvertrauen (*faith in God*)

Der Bereich „wertschätzende Lebenseinstellung" (*appreciation of life*) hingegen tauchte in den Schilderungen nicht auf.

Von posttraumatischem Wachstum zu sprechen, halten die Forscherinnen, aufgrund von Grundwerten und kulturellem Verständnis, aber für höchst bedenklich. Die Elemente, die die Themen hervorbrachten, waren nicht Ergebnis jener Zeit, die die Jugendlichen mit der LRA verbracht hatten. Ganz im Gegenteil wurde eine persönliche

Veränderung, die von diesem Lebensabschnitt herrührte, als unerwünscht wahrgenommen, auch weil sie die Vorurteile einiger Leute stützen konnte, dass die Jugendlichen mit einer veränderten Wertordnung zurückgekommen seien. Außerdem hat sich in Uganda keine Tradition, über traumatische Erfahrungen zu reden, etabliert. Die Möglichkeit von Wachstum wird von der Praxis, die Vergangenheit nicht zu verbalisieren, und von dem Glauben, dass Gutes nicht von Schlechtem kommen kann, in Frage gestellt.

Soziale Unterstützung: Obwohl sich die Jugendlichen sehr für ihre sozialen Beziehungen einsetzten, erlebten sie dabei Unterschiede in Akzeptanz und Nähe. Die Familie übernahm eine schützende Funktion und obwohl die Unterstützung der Eltern weder gegeben, noch selbstverständlich war, war sie wesentlich für die Interaktion mit Anderen[42]. Was Freundschaften anbelangte, so erlaubten typischerweise Freundschaften, die in der LRA geschlossen worden waren, mehr Offenheit für vergangene Erfahrungen; Freunde aus der Gemeinschaft hingegen boten die Möglichkeit, sich durch die Eröffnung neuer Perspektiven von der Vergangenheit zu distanzieren. Auf jeden Fall war das Nicht-Verbalisieren der Vergangenheit – mehr als eine Entscheidung der Jugendlichen – eine erwartete Umgangsform, um die Beziehungen außerhalb des Familien- und Freundeskreisen aufrechtzuerhalten.

Mitwirkung: Die Jugendlichen betonten die eingeschränkten Möglichkeiten, aufgrund der mangelnden Ausbildung, aktive Mitglieder ihrer Gemeinschaften zu sein. Um ein neues Leben aufzubauen wurden Schule und Ausbildung und die Angleichung an Gleichaltrige, als grundlegend angesehen.

Selbstwahrnehmung: Diese tauchte in den Geschichten auf in Form persönlicher Begabungen und der Fähigkeit, Grundwerte trotz der erzwungenen, ihnen widersprechenden Taten, sowie der von der Gemeinschaft erwarteten neuen Werte, beizubehalten. Der Faktor Selbstwahrnehmung enthält auch einen internalen Attributionsstil, u.a. als Zeichen der Fähigkeit, mit Schwierigkeiten umzugehen, des Selbstvertrauens und eines Gefühls von Stärke. Die Interviewten schrieben jedoch im Allgemeinen jegliche Veränderung oder Ursache für Erfolg etwas außerhalb ihrer Person zu, z.B. Gott, anderen Menschen oder dem Zufall. In der LRA wurden ihnen Taten aufgezwungen, die ihren Werten widersprachen. Einige Interviewten bewältigten diese Diskrepanz, indem sie sich von diesen Taten, und eben auch anderen, distanzierten.

[42] „In the past they used to like me because I had parents. Now people don't like me because I don't have parents" (Kryger & Lindgren, 2011, S. 12).

Gottvertrauen: Das Vertrauen auf Gott und auf seinen Plan für jedes Individuum verlieh dem Kampf und der Pein der Interviewten einen höheren Sinn. Die Jugendlichen zeigten die allgemeine Tendenz in Richtung einer positiven religiösen Bewältigung. Gott wurde als ein all-liebender und allmächtiger Schöpfer angesehen, und keiner der Befragten stellte die Existenz und die Gerechtigkeit Gottes in Frage. In Zeiten des unerklärlichen und andauernden Leidens mochte sich an Gott zu wenden helfen, Geschichten zu erzeugen, die die grausame Realität des Krieges erträglicher machten.

3 FRAGESTELLUNG

Wie aus den theoretischen Überlegungen ersichtlich, gibt es zahlreiche wissenschaftliche Beiträge zum Thema „ehemals Entführte in Norduganda". Der Großteil der Forschung beschäftigte sich mit sozio-demographischen Daten ehemals Entführter, den Erfahrungen in der LRA und der Reintegrationsfrage. Von einer psychologischen Perspektive her wurde die seelische Verfassung der Rückkehrer hinsichtlich der PTBS und der Depression diagnostiziert und bezüglich möglicher Angstsymptome und emotionaler sowie Verhaltensprobleme untersucht. Einige Forscher (Veale & Stavrou, 2003; Biedermann, 2007; Mergelsberg, 2010) analysierten die psychologischen Prozesse, die entführte Kinder/Jugendliche in der LRA durchschritten und eine Studie befasste sich mit der Möglichkeit posttraumatischen Wachstums (Kryger & Lindgren, 2011). Bei der Auswahl der Untersuchungsmethoden galt die Vorliebe der Forscher meistens den Fragebögen, Prüflisten und halbstrukturierten Interviews. Arbeiten, die sich von diesem Forschungstrend weitgehend abheben, sind die Studien von Akello, Richters und Reis (2006), Corbin (2008) und Mergelsberg (2010). Akello, Richters und Reis (2006) führten eine ethnographische Feldforschung, Corbin (2008) eine explorativ-qualitative Forschung, und Mergelsberg (2010) Interviews, Gruppendiskussionen und teilnehmende Beobachtung, durch.

Wie bereits erwähnt. sind die Daten aus den zitierten Studien, mit Ausnahme der Studie von Kryger und Lindgren (2011), spätestens aus dem Jahre 2007. Was aus dem gegenwärtig zur Verfügung stehenden Material nicht ersichtlich wird, sind die Langzeitfolgen, die das traumatische Erleben in der LRA bei den Entführten nach sich zieht, und zwar in einem Kontext relativen Friedens und der Aufhebung der Binnenflüchtlingslager. Obwohl genuin qualitative Untersuchungsmethoden sporadisch angewandt wurden, so finden sich doch in der Vielzahl wissenschaftlicher Beiträge keine psychoanalytischen Erklärungsansätze oder ethnopsychoanalytische Herangehensweisen.

Ziel der vorliegenden Studie ist es, die psychosoziale Entwicklung ehemals Entführter in Norduganda zu eruieren und durch einen ethnopsychoanalytischen Ansatz alternative Perspektiven zum Thema „ehemals Entführte in Norduganda" zu eröffnen.

Fragestellung

- Welche Folgen für die Persönlichkeitsentwicklung entführter Kinder/Jugendlicher bringt die traumatische Erfahrung in der LRA mit sich? Dabei wird die traumatische Erfahrung nicht punktuell betrachtet, sondern im Rahmen der sequentiellen Traumatisierung im Kriegskontext Nordugandas.

Unterfragestellungen

- Wie haben die Kinder/Jugendliche ihr Leben nach der Rückkehr als „funktionierende Mitglieder der Gesellschaft" (Studium/Arbeit, Familie, Gemeinschaft, Zukunftsperspektiven) gemeistert? Traten Symptome einer traumatischen Belastung auf? Zu welchen Ressourcen konnten sie greifen und welchen Schwierigkeiten begegneten sie?
- Wie wurden sie mit der überwältigenden Situation von Entführung und Zwangsrekrutierung fertig? In wie weit lassen sich regressive Reaktionen beobachten und welche andere Abwehrmechanismen wurden in Gang gesetzt?
- Welche Rolle spielen Schuldgefühle in dem traumatischen Geschehen? Wann traten diese auf und welcher Natur sind sie?
- Mehrere Autoren sind sich darüber einig, dass die Entführten in der LRA einen, dem Überleben dienenden, Identitätswandel, vom Leben als Zivilist zum Leben als Soldaten, vollzogen (Spitzer, 2002; Veale & Stavrou, 2003; Blattman & Annan, 2010; Mergelsberg, 2010). Wie hat sich dieser Wandel auf das heutige Identitätsgefühl ehemals Entführter ausgewirkt? Welche Bedeutung hat dabei die Sicht der Gesellschaft? Gibt es diesbezüglich geschlechtsspezifische Unterschiede?
- Wie wurde das Trauma verarbeitet? Wie wird heute darüber gesprochen? Welche Abwehrmechanismen treten auf? Welche Emotionen sind sprachlich zugänglich?

4 METHODEN

4.1 Stichprobe

Die analysierte Untersuchungsstichprobe besteht aus fünf ehemals Entführten, die zum Zeitpunkt der Untersuchung im Bezirk Kitgum in Norduganda leben. Alle Teilnehmer gehören zum Volksstamm der Acholi und wurden in Acholi *sub-region* geboren. Ansonsten war die Stichprobe ziemlich heterogen – so gibt es drei Männer und zwei Frauen, zwischen 17 und 34 Jahren, die zu unterschiedlichen Zeitpunkten in der LRA waren.

4.2 Eingesetzte Untersuchungsmethode

Um meiner Forschungsfrage gerecht zu werden, ließ ich mich in erster Linie von den zwischen 1959 und 1960 in Westafrika durchgeführten, psychoanalytischen Untersuchungen von Paul Parin, Fritz Morgenthaler und Goldy Parin-Matthèy inspirieren. Ich schreibe bewusst „inspirieren" weil ich, als nicht in der psychoanalytischen Technik Angelernte, nur auf dilettantischer Weise diese Untersuchungsmethode anwenden konnte. Die drei Pioniere verstanden es, durch die Verbindung von Ethnologie und Psychoanalyse einen tieferen und ganzheitlicheren Einblick in das Seelenleben ihrer Analysanden zu gewinnen. „Theoretisch ist zu erwarten, dass die Triebanlagen aller Menschen die gleichen sind, und dass die Triebkräfte, die sich während der Analyse äußern, überall den gleichen Gesetzten gehorchen. Es ist nötig, auch die Umwelt der Analysanden gut zu kennen, um die Gegenkräfte zu begreifen, die sich den Trieben entgegenstellen, denn diese Gegenkräfte haben sich an der Umwelt geformt." (Parin, Morgenthaler & Parin-Matthèy, 1989, S. 24). Die Ethnopsychoanalyse studiert das Individuum im Rahmen seiner spezifischen Kultur und Gesellschaft, d.h. im Konkreten, dass sich der Forscher in die Lebensform und das Gesellschaftsgefüge der Untersuchten Einblick verschaffen und in seinen Beobachtungen, in und außerhalb der Gespräche, dafür empfänglich sein muss. Die Psychoanalyse geht davon aus, dass alle seelischen Regungen auf die Beziehung zum anderen Menschen übertragen werden. Es ist die Beziehung zwischen Analytiker und Analysand, die, in der Mühsal der Selbstreflexion, Gegenstand der Analyse und der therapeutischen Arbeit ist. Das Spezifikum der ethnopsychoanalytischen Feldforschung ist, dass sie bedenkt und sogar das Augenmerk darauf richtet, dass sich Angehörige unterschiedlicher Kulturen begegnen und eine spezifische Beziehung entwickeln (Parin, Morgenthaler & Parin-Matthèy, 1989).

Mir erscheint die ethnopsychoanalytische Errungenschaft in einem Kontext wie Norduganda besonders wertvoll, wo doch, meiner Ansicht nach, ohne Betrachtung der kulturellen und gesellschaftlichen Strukturen, dem Untersucher ein wesentlicher Teil der Psyche des Untersuchten verborgen bleibt und er in dem Auffassen von Informationen und in seinen Interpretationen von seinem eigenen Ethnozentrismus fehlgeleitet wird.

Das Material der Feldforschung wird in der Ethnopsychoanalyse in Form von Tagebucheinträgen und Aufzeichnungen von Gesprächen festgehalten. Ich entschied mich für fünf Probanden, mit denen ich im Laufe meines zweimonatigen Aufenthaltes im Forschungsfeld jeweils fünf Gesprächsstunden abhielt. Ich vermied psychotherapeutische Interventionen, weil ich dazu nicht qualifiziert war, und hielt mich an anamnestische Fragen. Die Gespräche waren in ihrer Form nicht standardisiert und es lag weitgehend an den Probanden selbst, deren Verlauf zu bestimmen. Ich leitete lediglich die Stunden mit einer Eingangsfrage ein. In der ersten Stunde versuchte ich, das Gespräch in Gang zu setzen, indem ich die untersuchte Person bat, mir etwas von sich und ihrem Leben zu erzählen. Die darauf folgenden Gesprächsstunden leitete ich mit der Frage ein, wie es ihnen ging und wie die Woche, bzw. die Zeit, die wir uns nicht gesehen hatten, gewesen war. Im Laufe des Gesprächs versuchte ich dann, meine Fragen an die aufgetauchten Themen anzuknüpfen. In diesem Sinne orientierte ich mich an den *„selbstreflexiven Gesprächen“* Maya Nadigs (1986), die auf Deutungen verzichtete und ihre Gedanken und Hypothesen „nur“ mit dem Ansprechen von offensichtlichen Zusammenhängen oder Widersprüchen prüfte. „Im Laufe der selbstreflexiven Gespräche stellt die Gesprächspartnerin ihre Lebensgeschichte dar – sie entfaltet sie in assoziativer Weise, entsprechend ihrer inneren Logik und entsprechend der Dynamik der Beziehung der beiden Gesprächspartner.“ (S. 52).

Die Forschungsarbeit begleitete ich mit dem Verfassen eines Forschungstagebuchs (FT), in dem ich meine eigenen subjektiven Reaktionen auf den Forschungsprozess festhielt.

> Die selbstbeobachtende Begleitung soll Hindernisse, die aus idiosynkratischen, persönlichen Reaktionen (Ängsten, Konflikten, Sexualität, Anziehung), institutionelle Identifikationen und deren Abwehr (Projektionen, Idealisierung, Verleugnung, etc.), die zwischen der Forscherin und ihrem Gegenstand aufgebaut werden, bewusstseinsfähig und damit handhabbar machen. (Nadig, 1986, S. 40)

Rahmenbedingungen

Bis auf eine sprachen alle Teilnehmer Englisch. Die Gespräche mit ihr wurden mit Hilfe ihrer Schwester, die von Englisch in Luo (die in der Region hauptsächlich gesprochene Sprache) und umgekehrt übersetzte, durchgeführt. Der Kontakt zu den Probanden kam durch den Pfarrer der Mission Kitgum zustande. In einem Vorgespräch stellte dieser mich und meine Forschungsarbeit vor, wir besprachen die Einverständniserklärung und vereinbarten den ersten Termin. Für die Treffen wurde mir ein Zimmer auf der Missionsstation zur Verfügung gestellt, welches einen halbwegs „geschützten" Raum darstellte, wegen der kalten Raumgestaltung und des geringen Lichtes, aber nicht besonders einladend und gemütlich war. Wie in der Einverständniserklärung angeführt, gab ich den Probanden nach jeder Stunde ein Entgelt, für die mir zur Verfügung gestellte Zeit. Dieses entsprach dem Wert einer lokal gut bezahlten Arbeitsstunde, denn die Entschädigung sollte nicht als Verführung zu den Gesprächen wirken.

4.3 Eingesetzte Instrumente

4.3.1 Spielmaterial

In der dritten Stunde ließ ich die Probanden eine Szene mit, von mir zusammengestelltem, Spielmaterial aufbauen. Für die Komposition des Materials und dessen Handhabung orientierte ich mich an dem 1938 von Gerdhild von Staabs entwickelten, Sceno-Test. Mein dahinter liegender Gedanke war, dass der Mensch über viele Ausdrucksweisen verfügt und die Sprache nur eine davon ist. Die Anwendung von Spielmaterial bietet dem Probanden die Möglichkeit, seine „Welt", sozusagen in Miniatur, darzustellen. Das Gesamtspiel „vermag durch Anregung des Spieltriebes – selbst bei Erwachsenen – den Grad der Bewusstheit einzuschränken und damit besonders häufig ganz unmittelbar Unbewusstes zur Darstellung zu bringen.“ (Gerstner, 2000, S. 1). In symbolischer Form spielen die Untersuchten mit dem Material „Szenen, die in irgendeiner Weise mit ihrem eigenen Erleben und ihren bewussten und unbewussten Problemen oder akuten Konfliktsituationen in Zusammenhang stehen.“ (S. 1).

Ich verwendete das Material als Hilfe zur Erfassung unbewusster Problematiken und charakteriologischer Strukturen, aber auch bewusster Problematiken, die noch nicht zur Sprache gekommen waren. Ich hoffte, den Gesprächen neue Themen zu bringen und sie womöglich in eine Richtung zu lenken, die für die weitere Erforschung fruchtbar sein konnte. In der Anweisung forderte ich die Probanden auf, etwas, was ihnen gerade einfiel, auf der Fläche aufzubauen. Nach Beendigung des Szenenaufbaus betrachteten wir gemeinsam die Szene und ich bat die Probanden, zu erzählen, was sie erstellt hatten.

4.3.2 Zeichenmaterial

In der letzten Stunde forderte ich die Probanden auf, ein Lebensdiagramm zu zeichnen. Dazu bot ich ihnen ein A4-Blatt und verschiedene Holzfarben an. Dadurch sollten wir einen Überblick des Lebens der Probanden gewinnen, und Ereignisse oder Themen, die noch nicht angesprochen wurden, konnten so noch aufgegriffen werden. In der Art eines projektiven Verfahrens, mit Farben und Zeichnungen, sollte auch ersichtlich werden, wie die Probanden ihr Leben in seiner Ganzheit betrachteten und wie sie die Zeit der Gefangenschaft im Lebenslauf beurteilten und einordneten. Meine Anweisung lautete, eine Linie zu zeichnen, die ihr Leben bis dato darstellen sollte, und dann ein Diagramm zu zeichnen und dieses mit Farben und/oder Zeichnungen zu ergänzen.

4.4 Verarbeitung der Gespräche

Erst ein Jahr nach dem „Rückzug aus dem Forschungsfeld“ konnte ich mich daran machen, die Gespräche zu bearbeiten. Die Rückkehr in die eigene Kultur löste eine solche Benommenheit und Verwirrung aus, dass ich es nicht früher wagte, mich auf Sätze festzulegen. Herkömmliche Vorstellungen mussten sich mit den neuen Erfahrungen zu einem Gesamtbild vereinen. Ich stand vor der heiklen Aufgabe, Differierendes zu versöhnen und eine eigene Position im akademischen Diskurs einzunehmen. Die Versuchung, leichtfertigen Interpretationen zu verfallen und das Material in wissenschaftlichen Kategorien einzuordnen, war groß. Ich entschied mich, nicht voreilig zu handeln, bzw. die Daten nicht vorschnell zu interpretieren. Stattdessen nahm ich mir zuerst einmal die Aufbereitung des Materials und die Abfassung der Theorie vor. Diese Zeit war geprägt von Einblicken in die Literatur, Diskussionen mit Fachleuten und Freunden aus Uganda, und nicht zuletzt von einem persönlichen Ringen, die unterschiedlichen Perspektiven zu integrieren. Erst mit einer größeren emotionalen und zeitlichen Distanz konnte ich mich dann wieder dem Material zuwenden. Von eurozentrischen Vorstellungen verlockt, war sowohl beim theoretischen als auch beim praktischen Teil, nicht leicht, den alternativen Blickwinkel einzunehmen und dialogisch aufrechtzuerhalten.
Das gesammelte Material besteht aus:

* Aufzeichnungen der Gespräche
* Forschungstagebuch zu den Gesprächen (mit Beobachtungen und subjektiven Irritationen)
* Ergebnisse der Arbeit mit den Figuren (Sceno-Test)
* Zeichnung des Lebensspanne-Diagramms
* Forschungstagebuch zur interkulturellen Relation
* Daten zu den objektive Verhältnissen im Forschungsfeld
* Theorien und Daten aus der Literatur

Ich war bestrebt, meine GesprächspartnerInnen in ihrer Komplexität darzustellen und sie in ihren soziologischen, ökonomischen und historischen Kontext einzubetten. Für die Verarbeitung der Gespräche wählte ich eine Interpretationsmethode, die es mir ermöglichte, möglichst offen zu bleiben und einer reduktionistischen Tendenz entgegenzuwirken. Ausgehend von der ethnopsychoanalytischen Arbeit Maya Nadigs

(1986), orientierte ich mich am „symptomatischen Lesen“ nach Grele (1980).

> Beim symptomatischen Lesen wird der Diskurs, der hinter der Erzählung steht, herausgearbeitet. Das bedeutet, dass neben der inhaltlichen Auswertung auf rein faktischer Ebene auch die Dynamik des Gespräches beachtet wird. Anhand dieser dynamischen Merkmale sollte es möglich sein, die verdrängten, verschobenen und unbewussten Anteile im Leben der Erzählenden zu verstehen. (Nadig, 1986, S. 57)

5 ERGEBNISSE UND DISKUSSION

5.1 Der Forschungsprozess – Interaktion mit dem „Fremdkörper“

Die Ethnopsychoanalyse geht davon aus, dass in der Übertragung kulturelle Rollen und Interaktionsmuster wiederholt werden. Da die Forscherin sich nicht mit den Rollenübertragungen identifizieren mag, lösen sie bei ihr Irritationen aus. Das Reflektieren der kulturellen Dynamik kann einerseits dazu genutzt werden, Einblicke in die sozialen Strukturen der untersuchten Gesellschaft oder einer ihrer Subgruppen zu gewinnen, und andererseits, um einen unverstellteren Zugang zur fremden Kultur zu finden, bzw. unbehindert das Forschungsziel zu erreichen.

> Das Aufeinanderstoßen zweier kultureller Kommunikationsmuster löst bei der Ethnologin subjektive Irritationen aus, die sie unweigerlich in den oszillierenden Prozess der empathisch-identifikatorischen Annäherung und des reflexiv abgrenzenden Rückzuges hineinführen. Ohne diesen Oszillationsprozess könnte sie die kulturspezifische Umgangsweise des Gegenübers gar nicht wahrnehmen. (Nadig, 1986, S. 49f)

Am 12. Juli (2010) kam ich in Kitgum an. Neugierig, erwartungsvoll und vor allem naiv, tauchte ich in das Forschungsfeld ein. Die ersten Tage waren geprägt von Unsicherheit, Scheu und Ängstlichkeit. Als Fremde in der Fremde suchte ich verzweifelt nach dem Bekannten, nach einer sicheren Umgebung, einem strukturierten Alltag und einer geregelten Arbeit. Ich hatte Angst vor Langeweile und Abweisung, suchte Schutz innerhalb der Mauern der Mission und wagte mich nicht hinaus in die unbekannte Welt. Fluchtgedanken stiegen verlockend auf: „Vielleicht ist die Zeitspanne der Untersuchung doch zu groß gewählt.“. Statt meine Forschungsobjekte, die Acholi, aufzusuchen, hielt ich Ausschau nach Kaukasiern, wie ich eine bin. Ich wünschte jemanden zu finden, der mich begleitete, einführte und mir alles erklärte. Ich schaute zurück auf meinen Forschungstrieb und zwang mich selbst, offen zu sein und das Risiko des Unbekannten einzugehen. Ich begann, mich langsam vorzutasten, und bereits nach einigen Tagen sollte mir klar werden, wie sehr meine Hautfarbe, in den Augen der Einheimischen, meine Funktion vor Ort definierte. Ich war die Trägerin einer Rolle, derer mich zu entziehen unmöglich war: ich war eine *muzungu* (eine Kaukasierin). Weiß zu sein bedeutete entweder, eine professionelle Entwicklungshelferin zu sein, oder mindestens eine reiche Weiße mit Hang zur Nächstenliebe. Ich schien zuständig zu sein für Schulgebühren, Krankenhauskosten, Kleider und Süßigkeiten. Von Unbekannten, die ich auf der Straße oder auf der Missionsstation traf, kam der Antrag ganz direkt und ohne Vorspiel, sogar die Kinder forderten dreist: „*Give me sweet!*“ und „*Give me money!*“. Von Leuten, denen ich öfters begegnete, wurde das Gesuch raffinierter eingefädelt. Jeder versuchte sein Glück, das schien selbstverständlich zu sein. Über die Anfragen an sich war ich nicht sonderlich überrascht, jedoch verblüfft über die direkte und teils unverschämte Art und Weise, wie sie gestellt wurden. Die Zahlung der Schulgebühren wurde durch eine harmlose und anlockende Bezeichnung kaschiert: „*Can I write you a friendship-letter?*“. Anfangs lehnte ich relativ ruhig ab und versuchte, ein Gespräch einzuleiten. Die Omnipräsenz und die Widerstandskraft dieser Rollenübertragung wandelte aber bald meinen ursprünglichen Gleichmut in Wut und Frustration um, zumal ich von Anfang an bemüht war, mich mit meinem Lebensstil von der gängigen Vorstellung der Weißen abzuheben. Meine romantische Vorstellung von Feldforschung wurde erschüttert und was übrig blieb war eine gekränkte Forscherin. Die unmittelbare Reaktion war Verleugnung – ich konnte die Realität nicht als solche anerkennen und glaubte, die Leute würden mir etwas vorspielen. Erst als ich es schaffte, diese Rollenübertragung zu demaskieren, konnte ich den Blick auch darüber hinaus lenken. Trotzdem fing ich an, den Menschen mit Misstrauen zu begegnen und reagierte auf ihre Anliegen mit dem Herunterspielen ihrer Probleme (verbalisiert) und mit Sarkasmus (nicht verbalisiert). Geschenke nahm ich mit Bedenken an – ich wollte nicht in jemandes Schuld stehen, weil das womöglich zu einer Bitte berechtigt hätte. Meine Verhaltensweisen und Kommunikationsmöglichkeiten wurden eindeutig eingeschränkt. Hatte ich bis dato jegliche monetäre Bitte geradewegs abgelehnt, so begann mir mein „Nein“ immer belastender zu werden und ich versuchte, Ausweichmanöver einzusetzen. Die Wut schwächte sich zu Irritation ab. Ich begann, mich zu verschließen und den Umgang mit den Menschen zu vermeiden, was auch als Unhöflichkeit verstanden werden konnte. Gleichzeitig suchte ich den Kontakt, manchmal mit Neugierde, manchmal unter Zwang. Ich bewegte mich zwischen Nähe und Distanz. Nach etwa einem Monat (August) in „Standby-Position“ begann ich, mich wieder auf Beziehungen einzulassen und die Rollenübertragung zu riskieren. Manchmal blieben ein gutes Gespräch, ein Hausbesuch, ein gemeinsames Essen oder ein Kartenspiel, frei von Hilferufen, und manchmal wurden sie davon begleitet. Die Beziehung wurde aber deswegen nicht abgebro-

chen oder in fixe Rollen gesteckt.
Etwa nach drei Wochen in Kitgum sah ich ein, dass es Schuldgefühle waren, die meiner Verweigerung so viel Kraft abverlangten. Teilweise warf ich die Schuldgefühlsinduktion auf den Gesprächspartner zurück. Trotz der Benennung meines Gefühls schaffte ich es nicht, mich aus dieser Verstrickung zu lösen. Erst während der letzten Tage begann ich, mit Humor und Gelassenheit auf die Anfragen zu reagieren. Es war ein Experiment, aber tatsächlich schien diese Reaktion den Übertragungsmechanismus aufzulösen und zur Zufriedenstellung beider Interaktionspartner zu führen. Als ich vor meiner Abreise von mehreren Personen Geschenke bekam, deren Ziel es offensichtlich nicht war, meine Gunst zu gewinnen, wurde ich mit weiteren Schuldgefühlen beladen. Ich machte mir Vorwürfe wegen des Misstrauens, das ich diesen Menschen entgegengebracht hatte, fühlte mich aber befreit von der belastenden Rollenprojektion.

Die Rollenübertragung der reichen Weißen, die viel zu geben hat (und will) war die Übertragung par excellence und sie wurde auch in den Gesprächen mit meinen Probanden inszeniert. Der strukturierte Rahmen dieser Interaktionen ermöglichte mir eine tiefere Reflexion und Analyse der kulturellen Dynamiken. Am eklatantesten offenbarten George und Evelyn diese Rollenprojektion gleich zu Beginn unserer Gespräche.
George übertrug mir auf höchst diplomatische und kultivierte Weise die Rolle der Weißen, die dort war, um ein Produkt (die Busch-Story) zu kaufen. Es ging um ein Tauschgeschäft unter dem Etikett eines angeblichen „Humanitarianismus“. Schon ganz am Anfang versuchte er, mir sein Angebot schmackhaft zu machen: *You see, mh, this is one of my very, very great secrets,* und am Ende der Stunde: *as we go ahead [...] there will be more salient informations*. Normalerweise sprächen sie (die ehemals Entführten) nicht darüber, denn im Busch hatten sie sehr viele Dinge gemacht, ohne Absicht, aber aufgrund meiner Forschung konnten wir uns treffen, so George. Sie (die ehemals Entführten) hatten schon viele Interviews und Treffen mit NGOs und auch mit einem Universitätsstudenten hinter sich. Weil ich, sowie der Pfarrer, der mir assistierte, aber keine Erfahrung hatten, hielt er es für notwendig mir zu erklären, wie die Business-Welt funktionierte. Das Geld, das ich ihm anbot, erschien ihm, in einem lukrativen Sinne, als viel zu wenig und erreichte nicht die Summe, die er für „humanitär“ hielt. Trotz seiner Anforderungen sagte er: *I'm not saying that I am going to re-*

fuse. But I'm saying, if possible, just from your side. Der ausgeübte Druck ließ in mir eine gewisse Wut aufsteigen. Ich distanzierte mich von der Herangehensweise der NGOs und von der Rollenzuschreibung der Weißen, erklärte ihm meinen Forschungsansatz, und, dass ich eben nicht an seinen „*informations*" über den Busch interessiert war. Nach dieser nüchternen Klarstellung fing ich an, mich unnötig zu rechtfertigen, als müsste ich eine angebliche Schuld von mir weisen. Natürlich war es „*possible from my side*", ihm mehr Geld zu geben, und der Appell „*at least you look at accomplish being humanitarian*" ließ unverzüglich Schuldgefühle erwachen. Ich schloss den finanziellen Teil mit: *But I don't know you what do you say about this?*, er antwortete: *We go! We go on to the real thing.* Ich war aber damit noch nicht fertig. Indem ich an meinen Einsatz und meine Leidenschaft, trotz der widrigen Umstände, appellierte, ging ich in die Offensive. In einem gewissen Sinne wies ich die „nicht mit Schuld beladenen" Schuldgefühle von mir ab, und induzierte ihm meinerseits Schuldgefühle. Die Induktion schien erfolgreich gewesen zu sein, denn George erklärte sich darauf bereit, Probanden für mich zu suchen.

Bei Evelyn stand die Projektion der Weißen im Kontrast zu meinem Status als Studentin. Sie schloss einen Kompromiss: *But tough you are just a student you can do nothing like help taking her back to school. Because you alone... paying your fees at school... Can you help her? In a way that she can buy something like clothes for her child. Can you do that?* Ich sprach die Rollenzuschreibung direkt an und erklärte mein Vorhaben. Evelyn stellte sich als Hilfsbedürftige dar und obwohl ich sie nicht mit Geld unterstützte, so schlüpfte ich doch in die Rolle der Helferin, aber auf eine andere Art. Im Sinne eines *Empowerments* versuchte ich, Evelyn und ihre Gemeinschaft, und in gewisser Weise das ganze Volk der Acholi, aus der Opferrolle herauszuholen. Sie dachte, ich wäre eine Mitarbeiterin einer humanitären Organisation und, indem ich individuelle und gesellschaftliche Ressourcen abklopfte, wollte ich ihr zu verstehen geben, dass sie genau diese Organisationen nicht nötig hatte, bzw., dass sie mich nicht nötig hatte.

Die „Kleinen" (Samuel und Isabelle) baten mich nie um Geld; ich blieb aber auf der Hut, weil ich das mittlerweile erwartete. Patrick hingegen inszenierte die Rollenübertragung der Weißen in abgewandelter Form: wenn die Weißen gehen, lassen sie Sachen zurück – die reichen Weißen haben Dinge zum Verschenken. So erwartete er, dass ich ihm meine Holzfarben und mein Handy vor der Abreise schenken würde.

Wie George glaubten alle Probanden, ich wäre an der „Busch-Story“ interessiert, und, wie er es treffend auf den Punkt brachte, an möglichst packenden Details (*salient informations*) davon. Er meinte auch, wenn ich ihn früher angerufen hätte, er „bessere Leute“ zum Interviewen bekommen hätte. Mit „besseren Leuten“ meinte er jene, die viele Jahre (12-15) im Busch und in Sudan gewesen waren und auf dem Schlachtfeld gedient hatten. Auch Alok (Dolmetscherin; Evelyns Schwester) hielt es für wichtig vorauszuschicken, dass sie über alles was im Busch passiert war, Bescheid wusste. Offensichtlich hatten meine Probanden schon Kontakt mit Forschern gehabt und waren zur Einsicht gelangt, dass das, was ihr Interesse erweckte eben die Erfahrung der Entführung war.

Im Forschungsfeld angelangt, begann ein Prozess der „kulturellen Verwirrung“, der meine ganze Arbeit prägte. Das Welt- und Selbstverständnis begann stellenweise zu zerfallen, mitgebrachte Rollenidentifikationen wurden aufgelöst und Wert- und Normvorstellungen gerieten durcheinander. Im Umgang mit den Einheimischen allgemein, und mit meinen Probanden insbesondere, tauchte eine tiefe Sehnsucht auf, nicht fremd zu sein. Es war schon eine Frage des Kontrasteffekts – am liebsten wäre ich schwarz wie alle anderen gewesen, eine unscheinbare Beobachterin. Statt dem Ideal von objektiver Feldforschung nachzukommen, zog ich unweigerlich Aufmerksamkeit auf mich und störte das Setting. Jegliche Beobachtung und Interaktion wurde zu einem interkulturellen Dialog. Ich bemühte mich um Verständnis und Wertschätzung und gab die erlangten Kulturkenntnisse und meine Anteilnahme zum Besten. Meinen Lebensstil richtete ich, so gut es ging, an den „normalen“ Verhältnissen aus und versuchte ein bisschen, „eine von ihnen“ zu sein. So fuhr ich beispielsweise nicht mit dem Taxi in die Stadt (wie die meisten Fremden), sondern ging zu Fuß (wie die meisten Einheimischen). Auch ich stellte mich auf die lokalen Speisen ein. Dies war meine Art, Vertrauen zu erwecken und einen möglichst ungeschminkten Zugang zur fremden Welt zu gewinnen; sie spiegelte mein Selbstverständnis, als Forscherin irgendwo zwischen Identifikation und Distanz zu sein. Ich wollte beobachten, aber mehr noch wollte ich verstehen. Das stellte sich als ein höchst schwieriges Unterfangen heraus und ich musste immer wieder feststellen, dass ich mit meiner Weisheit am Ende war. Die Diskrepanz zwischen Wille und Tatsachen brachte immer wieder Enttäuschung und gar ratlose Verzweiflung. Bedeutend wurden hier Gespräche mit Personen, Einheimischen und Ausländern, welche es schafften, diese Eindrücke in Worte zu fassen – etwas, das mir unmöglich war. Teil des Erwartungsbildes der Weißen schien auch zu sein, dass diese nicht daran interessiert sind wirklich zu verstehen, und sie vorschnell urteilen. Besonders bei meinen Probanden war ich zutiefst gekränkt, wenn dieses Bild auf mich projiziert wurde.

Die meisten Menschen, denen ich begegnete, schauten mit Bewunderung, teils auch Idealisierung nach Europa. Gelobt und begehrt wurden v.a. der Wohlstand, die Technik, das Gesundheits- und Schulwesen und die Politik. Wurde ein idealisiertes Verlangen ausgedrückt, wurde ich zur Fürsprecherin der lokalen Kultur – „Fortschritt" ja, aber ohne die eigenen Ressourcen zu verschmähen. Was auf kein Verständnis stieß war die „Kinderlosigkeit" des Westens. Was mich noch als Frau definierte war die Fähigkeit zum Gebären. Ansonsten fühlte ich mich eher als ein geschlechtsloses Wesen. Es wurde von mir nicht erwartet, dass ich mich wie eine „Frau" (nach der einheimischen Auffassung) verhielt. Am ehesten waren es die Frauen, die mich darauf aufmerksam machten, dass ich mich nicht als solche benahm. Fragen nach meinem Land und meiner Kultur kamen eher selten. Nur Samuel war ausgesprochen neugierig und brachte die lustigsten Vorstellungen über Europa mit in die Stunde.

Ich verabschiedete mich von Kitgum am 18. September. Ich verließ das Forschungsfeld, aber die Menschen, denen ich begegnete, lebten in mir weiter. In einem diskursiven Prozess mit Literatur und Fachleuten wurden sie seitdem aus unterschiedlichen Blickwinkeln beleuchtet und nahmen eine greifbarere Gestalt an.

5.2 Darstellung der Einzelfälle

George

1. Lebensgeschichte

Alter:	31 Jahre
Geschwister:	ein jüngerer Bruder und eine Schwester, ein jüngerer Stiefbruder und zwei jüngere Stiefschwestern
Ausbildung:	*Technical Institute*; Kurs am *Uganda Technical College*
Beruf:	Lehrer
Beruf der Mutter:	Hausfrau
Beruf des Vaters:	Justizbeamter
Familienstand:	in einer Partnerschaft in einem gemeinsamen Haushalt lebend
Kinder:	ein Sohn
Todesjahr des Vaters:	1999
In der LRA mit:	20-24 Jahren

George wurde in einem Dorf im Bezirk Kitgum geboren. Beide Elternteile waren Acholi. Der Vater arbeitete als Justizbeamter in Jinja und die Mutter kümmerte sich um die Kinder im Dorf. Sein Vater lebte polygam und hatte, neben Georges Mutter, welche die erste Frau war, noch zwei weitere Frauen. Eine kam aus Ostuganda, war Schulinspektorin und hatte zwei Töchter mit ihm. Die andere kam aus Westuganda, war Kindergartenlehrerin und hatte zusammen mit ihm einen Sohn. Georges Vater kam selten nach Kitgum, weshalb ihn George und seine Geschwister in Jinja besuchten. George erinnert sich seiner als eines geselligen, menschenfreundlichen, liebevollen und fürsorglichen Mannes, der für die Bedürfnisse seiner Kinder sorgte und alle Kinder gleich behandelte. Er betrank sich aber auch des Öfteren und misshandelte dann seine Frauen.

Als George das *Technical Institute* (*secondary school*) begann, absolvierte er auch das militärische Training *Chakamuchaka*[43]. Ende 1999 schloss er seine Ausbildung am *Technical Institute* ab. Sein Vater verstarb Anfang 1999. Er hinterließ nicht viele Vermögenswerte und die Erbschaft musste unter den drei Frauen gleichwertig aufgeteilt werden. Somit schwanden Georges Pläne, an der Universität Bauingenieurwesen zu studieren. Nach dem Tod des Vaters musste George als ältester Mann der Familie die Verantwortung übernehmen. Zur Familie gehörten auch die zwei anderen Frauen seines Vaters, aber zumindest die Schulinspektorin schaffte es, finanziell selbständig zu bleiben.

Bald nach seiner Abschlussprüfung im Dezember 1999, wurde George, im Alter von 20 Jahren, von den Rebellen entführt. Er kam nach Sudan, wo er eine militärische Grundausbildung erhielt und dann „eingeweiht" wurde. Nach zwei Jahren an vorderster Front wurde er, an der Seite des Direktors für religiöse Angelegenheiten, als Signalgeber (Nachrichtenverkehr) eingesetzt. Im Rahmen eines heißen Gefechts gelang George im September 2003, nach drei Jahren und zehn Monaten in Gefangenschaft, die Flucht. Er lief durch die Dörfer auf der Suche nach dem *LC* (*local council*), der ihn dann zur Hauptkaserne in die Stadt brachte.

Ins Zivilleben zurückgekehrt, besuchte George einen einjährigen Kurs am *Uganda Technical College* und bekam 2004 die Anstellung als Teilzeitlehrer für Mathematik an einer höheren Schule in Kitgum. George bekam 2006 einen Sohn mit seiner Freundin, die damals noch die *secondary school* besuchte. Er lebt in Kitgum und kümmert sich um seinen Sohn, denn die Mutter besucht andernorts einen Kurs für Krankenpflege und sie kommt nur zwei-, dreimal im Monat, um nach dem Kind zu schauen. So hilft ihm seine Schwester mit dem Haushalt.

2. Vertiefung gewichtiger Inhalte

Lebenssituation zur Zeit der Entführung

Georges Plan war, die Fakultät für Bauingenieurwesen zu besuchen. Deswegen hatte er sich in der *secondary school* für eine technische Richtung entschieden. Sein Vater verdiente gut und konnte sich für seine Kinder eine universitäre Ausbildung leisten. Als sein Vater Anfang 1999 verstarb, gingen Georges Zukunftspläne zu Bruch, denn sein Vater hatte nicht genug Geld für den Universitätsbesuch hinterlassen. Dennoch

[43] Politisches Bildungstraining der Partei Musevenis (NRM) für Staatsbeamte.

schaffte es George, die *secondary school* abzuschließen. Im selben Jahr, unmittelbar nach der Abschlussprüfung, wurde er dann entführt.

Die Entführung

George hatte gerade Ferien und war zu Hause im Dorf. Die Rebellen kamen in der Nacht und zwangen ihn aus dem Haus. Sie fragten ihn über die Position der Regierungssoldaten und der lokalen Verteidigungskräfte aus und nahmen ihn dann, zusammen mit einem alten Mann, der bald danach freigelassen wurde, und einem Mädchen, seine Nachbarin, mit. Sie verbrachten die Nacht an einem Sammelplatz, wo laufend Rebellengruppen eintrafen. Bei Tagesanbruch wurden alle Gefangenen gereiht und nach Bildungsniveau sortiert. George war der einzige, der die *secondary school* abgeschlossen hatte. Weil gebildete Gefangene Mangelware waren, wurde George streng bewacht und, statt mit den anderen Gefangenen an ein Seil gebunden zu werden, der Obhut eines höheren Offiziers übergeben. Er musste auch kein Gepäck tragen. Er wurde gut behandelt, weil die Rebellen große Pläne mit ihm hatten. Alle zusammen machten sich auf in den Sudan, wo sie nach zwei Tagen eintreffen sollten. Nach dem ersten Tag waren ihre Füße geschwollen und, da sie so durstig waren, tranken sie schlammiges Regenwasser aus einer Pfütze. Sie schlugen das Nachtlager auf und ein Kommandeur wollte seine Nachbarin zum Beischlaf zwingen. Sie log ihm vor, sie hätte AIDS. Dieser befahl den Eskorten, sie totzustechen. George und die anderen frisch Entführten mussten ihre Finger in ihrem Blut eintauchen und daran lutschen. Am nächsten Tag wurden sie an der Grenze zum Sudan von den Regierungssoldaten umzingelt und es wurde eine schreckliche Schlacht ausgetragen. Die Rebellen kämpften sich durch und schafften es, die Grenze zu überqueren, verloren aber beinahe ¾ der Gefangenen. Vom Hauptquartier im Sudan wurde Unterstützung geschickt, um die Verwundeten zu transportieren.

Die Zeit im Busch

Im Hauptquartier angekommen, begegneten die neuen Gefangenen dem *big man*. Dieser sagte, dass sie bis Juni 2000 die Regierung stürzen wollten und, dass der nächste Schritt für sie das Militärtraining war. George war einer der besten Schüler und bekam ausdrückliche Empfehlungen vom Ausbilder. Nach drei Monaten Training wurde er „eingeweiht". Dem Initiationsritus gemäß wurde ihnen von Kony höchstpersönlich Öl und Honig zu essen und ein in Wasser aufgelöstes Kräuterpulver zu trinken gegeben: *Those herbs once you drink they kind of make you feel in a dream. That is when you don't fear fighting. That is when you don't fear death. That is when you don't fear killing. (...) you feel the urge of fighting coming on you. Feel, then if you kill there is no problem.* Es wurde ihnen auf mehreren Stellen (Stirn, Brust,...) das Kreuzzeichen mit Shea-Öl gemacht. Danach wurde ihnen gesagt: *My friend, today onwards, you are now a member of the LRA forces. So, you fight to overthrow the government.* Ungefähr eine Woche nach dem Einführungsritual bekam die Hälfte seiner Gruppe den Auftrag, in einem etwa 24 km entfernten Dorf, Lebensmittel und Medikamente zu plündern, und dabei musste jeder mindestens drei Träger mitnehmen (wenn nicht, würden sie erschossen). Der Befehl lautete: *if you find anything with two legs don't leave it! (...) just kill that one immediately*! Sie schossen auf Miliz und Zivilisten gleichermaßen – viele Menschen kamen ums Leben, aber sie selbst blieben unversehrt. Schließlich zog sich die Miliz zurück und sie machten sich mit Lebensmitteln und Gefangenen auf den Weg zurück zum Hauptquartier. Durchschnittlich hatte jeder vier Gefangene gemacht. Es waren zu viele (um die 200) und jeder musste, unter Todesdrohung, zwei davon umbringen. George durchschaute die Strategie der Rebellen: *Because we were new in the field, we had not yet killed very many people, that was their intention, that you kill and you have that mind which is, which is not good. You have the mind of killing.* Sie konnten die Methodik selber auswählen: Machete oder Axt. George entschied sich für die Machete. Nach dieser Mutprobe konnten sich die neuen Rekruten freier bewegen und fingen an, sich mit den Mitkämpfern zu unterhalten. George fand auch einen Freund aus seinem Dorf wieder. Zusammenfassend sagt George über die Zeit in der LRA:

> *So, OK, those kind of constant fights were there, and those kind of killings, burning houses and the rest, we burned people in the houses. [...] They die, they cry in agony, you don't mind, you carry on your mission. [...] You know generally in the bush, let me tell you, the things just full of killing. Killing is just like something you can do at any time, like that.*

Er erzählt aber auch von Freizeitaktivitäten, wie Kartenspiele und fischen gehen. George betont, dass sie, die Entführten, unter Androhung des Todes, zu Gewalttaten gezwungen wurden. Er selbst schoss auf Zivilisten nur, wenn sie bewaffnet waren, in Notwehr und zur Entwaffnung. Er tötete nicht blindlings, sondern versuchte sich zurückzuhalten, wo es möglich war. Er habe nie bewusst auf Kinder und Frauen geschossen. Einmal setzte seine Gruppe eine Hütte in Brand, wo eine Frau, die sie angelogen hatte, mit ihren Kindern eingesperrt worden war. George und zwei jüngere Mitkämpfer sollten kontrollieren, dass sie nicht aus der Hütte entkamen, während der Rest der Gruppe weitergezogen war. George nahm die Initiative, sie frei zu lassen. Er hatte Mitleid mit den Zivilisten und den frisch Entführten und so nahm er sich die Freiheit, ihnen heimlich etwas zu essen oder zu trinken zu geben. Es gab einige Mitkämpfer, die, so wie er, es nicht einsahen, warum Unschuldige einfach so bestraft werden mussten. Diese seine Art, die George als Ausdruck von Reife und Bildung bezeichnet, sollte ihm Respekt vonseiten seiner Kommandeure einbringen. George konnte gewissermaßen den Modus Operandi der LRA erkennen. So durchblickte er den Zweck der Mutproben; er erkannte, dass jemand, der die Regierung stürzen will, nicht Zivilisten umbringen lässt und dass sie einer Gehirnwäsche unterzogen worden waren. Jedoch stellte er die prophetischen Fähigkeiten Konys keineswegs in Frage, denn seine Vorhersagen haben sich mehrmals erfüllt.

Er kämpfe zwei Jahre lang an vorderster Front und seine Kommandeure sagten von ihm: *He is a very good fighter now and he is doing very well in the field!* Eines Tages wurde er vor die Kommandeure berufen. Sie fingen an, ihn über sein Befinden auszufragen. Er wusste, dass seine Antworten ihm zum Verhängnis werden konnten, wenn es sich nicht mit ihrem Denken reimte. Sie gaben ihm bekannt, dass sie ihn zum *control altar* versetzen wollten. Dort war er etwa vier Monate als Wächter des Altars tätig. Dann wurde er zu einem Kurs für den Nachrichtenverkehr geschickt, um als Funksprecher an der Seite des obersten Religionsführers eingesetzt zu werden. George hatte gute Aussichten auf eine militärische Karriere in der LRA, hegte jedoch den heimlichen Wunsch, irgendwann zu fliehen. Anfangs dachte er oft an seine Familie, seine Freunde und die Schule, aber nun, da seine jetzige Division sehr gut bewacht war und die Fluchtchancen sehr gering waren, begann er langsam diese Erinnerungen hinter sich zu lassen. Er gab aber die Hoffnung auf Heimkehr nie ganz auf, und eines Tages bekam er seine Chance. Als sie sich auf den Weg nach Kampala machten, geriet seine Gruppe, nun auf ugandischem Boden, in einen Hinterhalt. *Then something just run in my mind that "You move away! You escape*!" und mit dem Vorwand Feuerschutz zu geben, schaffte es George, in der Konfusion des Gefechts zu fliehen. Er lief durch die menschenleeren Niederlassungen, bis er zu den letzten Häusern kam. Dort versteckte er sich in der Bananenplantage. Ein Zivilist tauchte aus dem Busch auf. Er wollte in ein Haus und Essen holen. George war noch bewaffnet und um zu verhindern, dass der Mann weglief, jagte er ihm zuerst Angst ein. Dann beruhigte er ihn – er gab sich zu erkennen und fragte nach dem Vorsitzenden des *local council,* damit dieser ihn zu den Regierungssoldaten brachte. Als George den Dorfbewohnern begegnete, fürchteten sie sich zuerst vor ihm, hießen ihn aber willkommen. Der Mann selbst war der Vorsitzende und er brachte George zur Kaserne. Dort wurde er gefragt, ob er den Regierungssoldaten beitreten wollte, aber er lehnte ab, weil er seine Ausbildung fortsetzten wollte.

Lebenssituation seit der Rückkehr

Nach insgesamt drei Jahren und zehn Monaten mit den Rebellen konnte George wieder zu seinem Leben als Zivilist zurückkehren. Er setzte sein Studium, wenn auch nicht wie erwünscht, fort und stieg dann direkt in die Arbeitswelt ein. Er lernte eine Frau kennen, von der er 2006 ein Kind bekam. Er konnte sie aber noch nicht heiraten, weil er die Brautgabe nicht abbezahlen konnte; aber das ist für einen Mann in seinem Alter nicht unüblich. Zum Zeitpunkt dieser Forschung hat er eine Teilzeitstelle als Mathematiklehrer, die er mit Freude und Verantwortungsbewusstsein einnimmt. Zudem verdient er etwas durch Bauarbeitsaufträge (Privathäuser), hat auch ein Feld in seinem Ursprungsdorf zu bestellen und geht einigen Freizeitaktivitäten nach. Er ist dabei, seine Zukunftspläne umzusetzen: er möchte das Wochenendprogramm der Fakultät für Bauingenieurwesen besuchen, dann ein Wohngrundstück in der Stadt kaufen und heiraten. George bezeichnet sich als *reformed* (geläutert) und auf den ersten Blick ist seine Wiedereingliederung in die Gesellschaft eine absolute Erfolgsgeschichte. Beim genaueren Hinschauen jedoch lassen sich leichte Resonanzen der Entführungszeit erkennen. In den Gefangenschaftsjahren entwickelte George ein distanziertes, asoziales Verhalten. In der LRA wurde nicht viel geschrien und sie blieben für gewöhnlich leise. Seit der Rückkehr sind ihm Trubel und Lärm unangenehm und er hat Angst, wenn Menschen in seiner Nähe schreien. Mit Menschen, die er nicht kennt, ist er nicht sehr gesprächig und er zieht sich in eine eigene Welt zurück – er sitzt schweigend da, hört Radio oder geht einfach weg. Es ist für George nicht leicht gewesen, sich auf seine Arbeit als Lehrer einzustellen, zumal er da mit vielen unbekannten Menschen in Kontakt kommt und er dazu neigt, sich zurückzuziehen. Da er nicht wortgewandt und witzig ist, meidet er es, vor vielen Menschen zu sprechen, sodass er es in der Schule beispielsweise ablehnt, *master of ceremony* zu sein. Weiters würden ihn die Leute, wie die Nachbarn, wegen seiner Verschlossenheit und seines flüchtigen Interaktionsmodus für einen schlechten Mensch halten und sein Verhalten als typisch für einen, der im Busch gewesen war, betrachten.

In der ersten Zeit nach der Rückkehr ging er öfters zum Rehabilitationszentrum in Kitgum, um die Neuankömmlinge zu besuchen, ihnen Mut zu spenden und Neuigkeiten aus dem Busch zu hören. George freut sich, wenn er Freunde aus der Entführungszeit trifft und, wenn sie mehrere (3-5) und nur unter sich sind, mögen sie ein Gespräch über die Vergangenheit beginnen. Sie sprechen dann über objektive oder positive Sachen, z.B. wo jeder eingesetzt wurde und was aus Kommandeuren und Mitkämpfern geworden ist. Aber:

> *Like according to the killing, that one is, we need to forget, because normally when you keep on memorizing because of many things you did, they disturb you normally. (...) So, better (...) don't talk much about details of what you did because personally there are many things people did there. (...) Sometimes you see what somebody is doing, (...) it may even enter in your brain and as if you were the one who had done it.*

George fühlt immer Unbehagen, wenn er über bestimmte Ereignisse aus der Entführungszeit spricht:

> *Those cross-fires and the rest of it and the killings seen there, the killings done, [...] that is where I always feel uncomfortable. And those are the memories which I think God-willing they should fade away from my brain. (...) I don't want to recall because like killing somebody who is innocent like you, (...) it takes time to move away from your heart always. (...) And the way you are dying and then maybe the method employed in killing you, or the method employed in killing somebody. Those kind of things get stuck in your brain. But then they should keep on washing slowly, slowly, as time goes by.*

Wichtige Beziehungen

Menschen, bei denen George sich öffnen und sich frei fühlen kann, sind seine Lebensgefährtin, sein Sohn, seine Geschwister, seine Mutter und der Rest der Verwandten.

Von seiner Mutter erzählt George sehr wenig, aber umso mehr von seinem Vater. Sie hatte die *secondary school* abgebrochen und blieb bei den Kindern im Dorf. Er besucht sie zusammen mit seiner Schwester und seinem Sohn an den Wochenenden.

Was Georges von seinem Vater am meisten in Erinnerung behält, ist: *He was caring and loving. Because he used to provide all we wanted.* Neben dieser, wenn auch glaubwürdigen, doch oberflächlichen Darstellung scheinen im Laufe des Gesprächs tief verwurzelte Ressentiments durch. Er schätzt seines Vaters Geselligkeit und, dass er viel Gutes für die Familie getan hat. Was er aber verachtet, ist sein Alkoholmissbrauch und, dass er dann hin und wieder, im alkoholisierten Zustand, seine Frauen schlug: *When, maybe when we were sleeping near, then fighting in their bedroom.*

Wenn er an seinem Vater denkt, muss er gleichzeitig an seine Schulkarriere denken, daran, dass seine Mitschüler der *secondary school* die Universität abgeschlossen haben und er das Studium abbrechen musste. Er denkt nicht gerne daran, weil ihn das traurig macht. Georges Vater war Bildung sehr wichtig und er wollte, dass alle seine Kinder die Universität besuchten. Als Justizbeamter verdiente er gut, aber statt Geld für seine Kinder auf die Seite zu tun, entschied er sich, zwei weitere Frauen zu nehmen. George meint: *It's better you have one* (wife) *and trust and maybe you stay. Instead of going there* (Jinja) *and the rest of it.* Sein Vater hatte die zwei Frauen nämlich in Jinja kennengelernt, wo sie ebenfalls arbeiteten, und er blieb bis zu seinem Tod dort bei ihnen. George, seine Geschwister und seine Mutter hingegen, sahen ihn nur im Rahmen von Besuchen, die vorwiegend sie abstatteten. George sah seinen Vater ungefähr alle zwei Monate. Er rechtfertigt ihn für seine Abwesenheit, weil die Arbeit als Justizbeamter ihn viel in Anspruch nahm und er auch sehr engagiert war. Sie verbrachten nicht viel Zeit direkt miteinander: *we didn't take time staying together, like me and you, for some times [...] we could* <u>*discuss*</u> *now when I was a bit big.* Er hat Mühe, mir ein Bild ihres Zusammenseins zu schildern: *We did many things together. But now what I could say of him is that, (...) OK, for him he wanted, generally for him he wanted us to study.* Erst als ich ihn zum dritten Mal frage, erzählt er, dass sie, zusammen mit seinen Geschwistern und Stiefgeschwistern, Ausflüge machten. Georges Aussagen über die Beziehung zu seinen Stiefgeschwistern sind widersprüchlich, einerseits sagt er: *We stay very nicely together without any problem*, andererseits: *you know, even bringing the kids together will not be that easy. People with different minds and the rest of it [...] all this one may arise, you know, women are a bit funny kind of. Somebody may feel like they love maybe her children more than the rest.* Es scheint so, als hätte George auf einen Vater „verzichten" müssen, da dieser weit weg gutes Geld für die Zukunft seiner Kinder verdiente. Wahrscheinlich ist es dieses erbrachte Opfer, das die missliche finanzielle Lage, in die Georges Familie nach dem Tod des Familienvaters versetzt wurde, so bitter macht. Diese wird nochmals dadurch erschwert, dass es auch Georges Zuständigkeit ist, den Stiefbruder finanziell zu unterstützen.

Von seiner Lebensgefährtin erzählt George auch nicht viel, denn: *I don't really got a wife because we are now staying apart. Yeah. But I have a kid with her anyway.* und so zählt er sie auch nicht zu den Familienmitgliedern: *me I have a family of one kid.* Sie wurde schwanger, als sie noch in der Schule war. Es war ihr und ihrer Eltern Wunsch, dass sie die Ausbildung abschloss und George erklärte sich damit einverstanden. Sie besucht einen Kurs für Krankenpflege und kommt zwei bis dreimal im Monat nach Kitgum, um nach dem Kind zu schauen. Sie hat noch zwei Jahre Ausbildung vor sich, dann wird sie zurückkommen und sie werden heiraten. Seine Schwiegereltern sind gute Menschen und sie kommen ihm mit der Abzahlung der Brautgabe entgegen. Sie werden sie zuerst heiraten lassen und ihnen ein bisschen Zeit geben, sich niederzulassen.

George scheint, abgesehen von den Verwandten, nicht viele Kontakte zu haben. Er bleibt meistens zu Hause, aber manchmal nimmt er mit einer Mannschaft an Billardturnieren teil. Was womöglich nicht sekundär ist, ist die Beziehung zu seinen Schülern, denn für niemand sonst verwendet er das Wort „Liebe“: *I love my student*s. Er begegnet seinen Schülern auf Augenhöhe und sieht die Interaktion als wechselseitiges Geben und Nehmen. Er nimmt sich die Zeit, ihre persönlichen Probleme anzuhören, weil diese die schulischen Leistungen vermindern können. George versteht sein Engagement in Bezug auf seinen eigenen schulischen Werdegang: *In fact I feel they should, they should one time also be other people greater than me. (...) They should maybe go on with their studies. (...) I feel that they should study.*

3. Sceno-Test

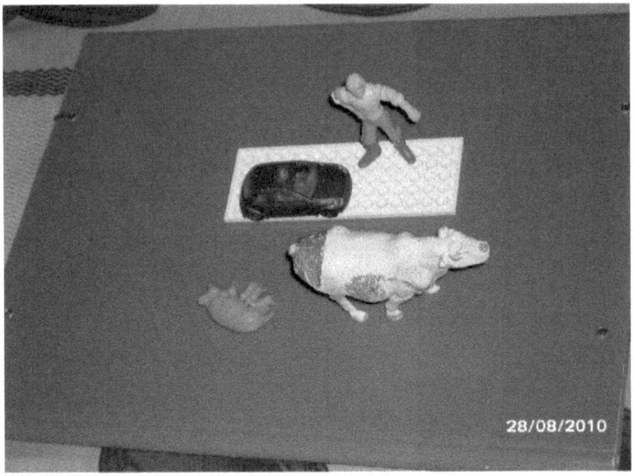

Abbildung 2: Sceno-George

Die Szene ist zweigeteilt: auf der einen Seite ein weißer Mann, auf der anderen ein Bulle und eine Sau, die ihre Ferkel füttert, dazwischen liegt die Straße mit einem Auto. Die Stadt Kitgum bildet die Kulisse. George weist ausdrücklich darauf hin, dass der Bulle ein afrikanisches Tier ist und, sowie das Schwein, dort (in Uganda/Kitgum) weit verbreitet ist. Wenn ich frage, was der weiße Mann in Kitgum macht, sagt George: *But generally we have very many bazungu* (=Kaukasier) *here. Just like you.* Später fragt er mich zögerlich, ob der Mann Schi fahren soll, weil er Stiefel an hat. George ist sich in der Auslegung seiner Szene unsicher und revidiert mehrmals seine Geschichte. Zuerst sagt er, dass der Mann die Straße überqueren will, aber zuerst das Auto vorbeifahren lassen muss; dann dass, er gar nicht überqueren will, sondern dass er auf eine Arbeitskollegin, die farbig ist (*black woman),* wartet und auf der anderen Straßenseite nach ihr Ausschau hält. Seine zweispurige Auslegungen (es könnte x oder y sein) machen mich nervös, besonders an einer Stelle:

> Lucia: *Which relationship does he have with this woman?*
>
> George: *Maybe they are working together in the office. They are workmates. Or maybe they are just casual friends.*
>
> Lucia: *(...) So what now? They are friends or they work together? What are they?*
>
> George: *Yeah. (...) Let me say they are working together. Because most of these white men who are here work together with people freely.*

Er sagt, das Auto gehört dem Mann und ist auf der Straßenseite geparkt. Er wartet auf sie und sie wollen zusammen einkaufen gehen oder Zeit draußen verbringen. Meiner Interpretation nach, kommt in Georges Szene die Untersuchungsbeziehung zum Ausdruck. Wie unsere Beziehung höchst ambivalent ist, so lässt sich auch diese Szene und die Beziehung der Protagonisten, nicht klar definieren. Ich könnte sowohl den weißen Mann darstellen, als auch die schwarze Frau; und er ebenfalls, je nachdem, was sich in der Interpretation durchsetzt, das Geschlecht oder die Hautfarbe und Kultur. Die Szene ist klar umrissen, auf der einen Seite das Afrikanische und Einheimische (Tiere), auf der anderen Seite das klassisch Europäische (Stiefel zum Schifahren, Auto). Nur die Rollen und die Dynamik sind undeutlich: wer ist wer? Will der Mann gehen oder will er warten? Damit die Begegnung zwischen dem weißen Mann und der schwarzen Frau stattfinden kann, muss er auf die andere Straßenseite, zur anderen Kultur gehen oder kann er auf seiner Seite warten, bis die Frau zu ihm kommt? Was sind wir, Freunde oder Arbeitskollegen? Ist unsere Beziehung freundschaftlicher oder beruflicher Art?

4. Was wird wie geschildert?

Obwohl in der ersten Stunde meine Frage dort ansetzt, wo er jetzt ist, schneidet er nur kurz seine schulisch-berufliche Laufbahn an, um alsbald von seiner Entführung zu sprechen und die ganze Stunde damit zu füllen. Er erzählt monologisch und sehr ins Detail gehend (Namen von Orten, Personen und Waffen; Zahlen: Kilometer, Anzahl von Personen). Er fragt sogar nach einem Blatt Papier, um mir das Schlachtfeld an der Grenze zum Sudan (seine erste Schlacht) genau darzustellen. Der Kampf wird als ein *disaster* identifiziert und als *terrible* beschrieben. Ein Ereignis, dem er besonderen Nachdruck verleiht, ist, wenn er von dem Mord an seiner Nachbarin erzählt: (she) *was killed, in that place. Life: when I was seeing it like that. Was killed when I was seeing it physically.* Als er sich dann, im Rahmen der ersten Mutprobe, selbst als Täter darstellt, sagt er: *That's now were I begin saying, these things are supposed to be done secret* (bezieht sich auf Schweigepflicht). *They give you and kill. Some innocent person who has not done anything. You must, if you don't they kill you. So, you have to chose between killing the person or the people and death.*

Alle Gesprächsstunden hindurch ist seine Darstellungsweise von den Ereignissen im Busch äußerst objektiv, ohne Erwähnung seines subjektiven Empfindens. Er wechselt zwischen dem Generellen und dem Spezifischen hin und her, zwischen den

Gepflogenheiten der LRA und den biographischen Ereignissen. Die erste Person Singular (*I*) kommt selten vor, stattdessen erzählt er aus einer pluralischen Perspektive (*we, they*). Manchmal verwendet er für ein und denselben Sachverhalt die beiden letzten Personalpronomen im Wechsel, so als könnte er sich nicht entscheiden, ob er sich zu den Rebellen zuordnen soll oder nicht. Mit einer einzigen Ausnahme (wo er von seinem Antrag auf einen Dauervertrag als Lehrer erzählt) sprechen ausschließlich die Figuren aus dem Busch, d.h. er gibt in seine Schilderungen in direkter Rede wieder. Wie George von seiner Tätigkeit im Busch und den Trainings, die er besucht hat, erzählt, könnte er genau so gut von seiner Schul- und Berufskarriere sprechen. Er verwendet Ausdrücke, die der Berufswelt eigen sind: *If I reach there in Sudan I will be employed with them, maybe they will take me like to learn that, for studies,* oder er bezeichnet seine Tätigkeit als Funksprecher als *an appointment to an office*. Als ich ihn frage, ob ihr Verhalten sich unterschied, wenn sie im Sudan oder Uganda plündern gingen, sagt er: *The way we work. The work is the same*. Georges Schilderungsweise scheint den Schrecken der Situation entdramatisieren zu wollen. So „brachten" sie ihn (*they brought me out*) aus dem Haus, als er entführt wurde, und *they told me I'm not going to remain: „You are moving with me in good faith!"* und er erwiderte:"*OK, we can go!"*. Seine Mitkämpfer nennt er *friends* oder *confrères* und das Hauptquartier in Sudan *home*. Er zählt mit „Stolz" die Kommandeure, denen er im Busch begegnet ist, auf, was auf eine gewisse Idealisierung dieser hinweist. Wenn er von Kämpfen spricht, gibt er eine sehr präzise Darstellung der angewandten Militärstrategien. Dies ist an drei Stellen der Fall: bei der Schilderung des Kreuzfeuers an der Grenze zum Sudan, des Kreuzfeuers in Uganda, wo er dann flieht, und der Raubzüge. Wenn ich an Informationen interessiert wäre, würde ich diese mehr als zufriedenstellend bekommen. Die einzige Emotion, die erwähnt wird, ist die Angst, aber nicht aus einer subjektiven Perspektive. In der zweiten Stunde spreche ich die Emotion „Angst" an. Er sagt, er hatte nur in der ersten Zeit Angst, aber später überhaupt nicht mehr. Die Angst musste verleugnet werden, denn: *Let me say, in the bush there is no fearing. Because if you take fear there, then you will not live for long*. Seine Art zu erzählen – als würde er einen Bericht erstatten – erschwert mir den Weg zur Empathie und Identifikation. Obwohl George schreckliche Dinge anspricht, berühren sie mich nicht so sehr, wahrscheinlich, weil sie ihn auch nicht zu berühren „scheinen". Es kommt auch einige Male vor (erst ab der zweiten Stunde), dass er gerade dann lacht, wenn der Tod zur Sprache kommt, beispielsweise, wenn er sagt: *But if you are a soldier, obviously you have to die. That is obvious* (lacht laut). *You have to fight for your skin generally* (lacht immer noch). Wenn ich ihn aber die letzte Stunde frage, ob es Momente gab, wo er sich im Laufe unserer Gespräche unwohl gefühlt hat, sagt er: *Let me say that the areas where I felt uncomfortable is maybe mentioning, OK, those cross-fires and the rest of it and the killings seen there, the killings done. That is where, normally even not only with this question here, that is where I always feel uncomfortable.* Und dennoch ist er es selbst, der diese unangenehmen Fakten heraushebt und überaus akkurat auf sie eingeht.

In der zweiten Stunde schaffen wir es, die erste Viertelstunde im hier und jetzt zu verbleiben. Wir reden von seinen Plänen für die bevorstehenden Ferien, von seiner *secondary school*-Ausbildung und von dem Wunsch, die Universität zu besuchen. Ich bin es, die das Thema „Busch" einleitet. Ich will eine Frage von der letzten Stunde aufklären. Bis zum Ende der Stunde bleibt der Busch Gegenstand der Unterhaltung. Gesprächsstoff, der nicht den Busch betrifft, bedarf vieler Fragen von meiner Seite, um das Gespräch aufrecht zu erhalten. Das Gespräch nimmt dann die Form eines Frage-Antwort-Wechsels an. George fühlt sich wohler und sicherer, wenn er vom Busch sprechen kann. Andere Themen scheinen ihn zu verunsichern. Mir geben seine Monologe über den Busch auch Sicherheit – die Zufriedenheit mit den Gesprächen messe ich damit, ob ich viele Fragen stellen musste, und das ist, wenn er vom Busch erzählt, nicht der Fall.

Die dritte Stunde ist die einzige Stunde, wo der Busch nicht zur Sprache kommt. Hauptthema ist stattdessen die Beziehung zu seinem Vater. Er zeigt sich vom Thema verhältnismäßig betroffen und benutzt auch ein starkes Verb dafür: *But what I <u>hate</u> of him is what he did: that is having the many women,* und: *What I <u>hated</u> of him is drinking.* Auch seine Mutter, seine Lebensgefährtin, sein Kind und sein Beruf als Lehrer, bzw. seine Beziehung zu seinen Schülern, sind Gesprächsthema. Bei der Arbeit mit den Figuren steht ebenfalls die Interaktion zweier Menschen im Mittelpunkt. Es ist also die Stunde im Zeichen der „Beziehung". Wie vorauszusehen ist, erzählt er in dieser Stunde nicht drauflos und ich muss ungewöhnlich viele Fragen stellen.

Wenn ich ihn in der vierten Stunde nach moralischen Dilemmata in seinem Leben frage, erzählt er, wie sie im Busch plündern gingen, um kranke oder verletzte Mitkämpfer mit Medikamenten zu versorgen. Er erzählt von ihrer Verfahrensweise auf eine generelle und objektive Art. Ich frage ihn ziemlich direkt, wie es für ihn war, zu plündern und dabei auch zu morden. Seine Wortwahl ist direkt und roh, wie die Umstände, die er erlebt hat: *Then if you see now a chicken – firing, a cat – just fire that one,* oder: *We fire straight away.* In der letzten Stunde ist primär von seinem Charakter und seinen Hobbys die Rede. Über den Busch sprechen wir erst im Rahmen des Lebensspanne-Diagramms (siehe Anhang).

5. Beziehungsdynamik

George ist der einzige Gesprächspartner, der nicht mit der Missionsstation in Verbindung steht, und ihr gegenüber auch nicht zur Loyalität verpflichtet ist. Unseren Gesprächen gibt er in der ersten Stunde den Auftakt. Er will zuerst einige Dinge klar stellen, zum Einen geht es um die Schweigepflicht, zum Anderen um das Entgelt. George hat schon als ehemals Entführter mehrere Interviews hinter sich, mit NGOs und mit einem Studenten. Er schreibt mir die Rolle der „Weißen“ und der „netten Studentin“ zu. Diesen entsprechend erwartet er ein „lukratives“ Entgelt einerseits, und eine „nette“ Untersuchung mit vielen Fotos, und, dass wir nachher „Freunde“ bleiben, andererseits. Ich distanziere mich von beiden Rollen und kläre ihn über meinen Forschungsansatz auf. Schon in dieser ersten Interaktion, wo er mir zeigen will, wo es lang geht, scheint ein Muster durch, das sich wie ein roter Faden durch unsere Gespräche ziehen wird: Beide kämpfen wir um die „Macht“, bzw. gegen die „Ohnmacht“; wer die Oberhand hat, wechselt sich in einer Art Vergeltungsspiel ab. Beim Vorgespräch lässt er Stunden auf sich warten – beim ersten Treffen lasse ich ihn warten; ich verschiebe unseren zweiten Termin zweimal – er erscheint nicht zum dritten Termin (ohne sich abzumelden). Und das, obwohl wir sonst beide pünktlich und verlässlich sind.

George versucht, sich als jemand Besonderen darzustellen. Gewiss ist er der Proband, der mir, aufgrund seiner Bildung und seines Berufes, am ähnlichsten ist und er versäumt es nicht, diese Tatsache mit guten Manieren, perfektem Erscheinungsbild, „Fachkenntnissen“ und Leistungen des Intellekts, zu unterstreichen. Wahrscheinlich deswegen maßt er sich an, mehr oder weniger direkt auf meiner Professionalität herumzuhacken. So bemerkt er, dass ich vor der Stunde desorganisiert war; kontrolliert, ob ich pünktlich zur Stunde komme; glaubt, die Schweigepflicht noch extra ansprechen zu müssen und, dass er „bessere“ Probanden für mich hätte. Er verpasst es nicht, das „Wir-Ihr" zu unterstreichen und mich aufzuklären und zu verbessern, wo es um „Land und Sitten" geht. Wenn er sagt: *You know, African culture is very different from yours*, verteidigt er seine Kultur, wobei ich sie doch gar nicht angegriffen habe. Diese Worte kränken mich mehr als jede andere Nörgelei, denn ich bemühe mich sehr – was die Kultur betrifft – um eine Haltung von Neugier, Verständnis und Wertschätzung.

Bereits in der ersten Stunde taucht von beiden Seiten der unbewusste Wunsch nach einer „freundschaftlichen" mehr als einer rein „beruflichen" Beziehung auf. George erzählt von dem Studenten, dem er als Proband gedient hat: *I was very happy afterwards. Now he has remained my friend.* Wenn wir über das Entgelt diskutieren, vergleiche ich mich meinerseits mit einem/e Freund/in, mit dem/r er sich unterhält: *If you talk to a friend, no? He doesn't pay you, or?* Aufgrund seiner Rollenübertragung, der „Weißen", die Busch-Storys kaufen will, habe ich bis zur letzten Stunde das Gefühl, von „George dem Opportunisten", betrogen zu werden. Obwohl ich ihm nicht Glauben schenke, spiele ich mit und frage beispielsweise, wie er sich nach der Stunde fühlt. Ich erwarte keine ehrliche Antwort und meine es auch nicht ehrlich. Er spielt seine Rolle und ich spiele meine. In der zweiten Stunde frage ich mich bereits, ob er mich vielleicht doch nicht betrügt, zumindest nicht bewusst. Im Wechselspiel des „*tit for tat*" erlaube ich mir auch, ihn anzulügen. Nach der Arbeit mit den Figuren sage ich, ich bin zufrieden, obwohl ich es überhaupt nicht bin. Mehr noch, in der letzten Stunde – da ich ihm meine österreichische Handynummer nicht geben will – tue ich sogar so, als würde ich im Terminkalender nachschauen und sie nicht dastünde.

Unsere Beziehung ist auf mehreren Ebenen ambivalent, wir sind beide hin und her gerissen zwischen Macht und Ohnmacht, Ehrlichkeit und Täuschung, sowie Professionalität und Nähe. Die dritte Stunde ist durchtränkt vom Thema „Beziehung", sowohl in den angesprochenen Inhalten, als auch in der Arbeit mit den Figuren. Als ich gegen Ende der Stunde seine Arbeit als Lehrer anspreche, wird mir zum ersten mal bewusst, dass wir etwas gemeinsam haben (eigentlich nicht sofort, denn ich streite das vehement ab): er teilt meine gleichen Ansichten über ein für mich durchaus relevantes Thema. Ich habe Angst, er flirte mit mir wegen seiner „netten" Art, gleichzeitig bin ich es aber, die *feeling* sucht. Die Angst einer bedrohenden Nähe drängt sich bei mir auf, sodass ich in der nächsten Stunde, den Wunsch verspüre „über das beidseitige Unwohlsein der letzten Sitzung zu sprechen" (Forschungstagebuch), aber erst in der letzten Stunde bringen wir das Gespräch auf unsere Beziehung. George sagt: *I can talk at any level, like I'm talking with you now. I can talk, we can converse, we can even take a walk up to anywhere. (...) With you now I'm free, because now I've seen you for a long time. I even know where you are staying. I even know the intention why you are here.* Er scheint die exklusive Zweisamkeit zu genießen, denn er sucht den Gesprächsraum immer rasch auf und es scheint ihn zu kränken, wenn ich andere (z.B. die Kinder, mit denen ich Karten spiele, statt auf eine ungeplante Gesprächsstunde einzugehen) oder anderes (siehe Verschiebung der Termine) vorziehe und ihn „vernachlässige".

Als er einmal vom Busch erzählt, sagt er: *I can just pick and say: Lucia, you go and kill this one here.* Meinen Namen in diesem Kontext zu hören, oder sogar überhaupt aus seinem Munde zu hören, irritiert mich. Damit zwingt er mich einerseits zur Identifikation, andererseits zu einer persönlichen Beziehung. Ich soll/möchte doch die „Forscherin" sein und eben nicht „Lucia". Bewusst (unbewusst eher im Gegenteil) vermeide ich jede private Beziehung, weil das „unprofessionell" wäre. Ich habe sogar, aufgrund wahrscheinlicher Anfragen finanzieller Natur, Angst davor. Deswegen, als er mich in der letzten Stunde um meine Telefonnummern bittet, zögere ich sehr, um schließlich aufgrund seines Insistierens, einen Kompromiss einzugehen und ihm eine von den zwei Handynummern zu geben.

Der Anfang und das Ende unserer Gespräche rahmen eine Beziehung ein, die sich, unter dem Zeichen antithetischer Kämpfe und anschließender Kompromisse, entwickelt.

Patrick

1. Lebensgeschichte

Alter:	36 Jahre
Geschwister:	vier Schwestern, ein älterer und ein jüngerer Brüder
Ausbildung:	Triennium am *Technical Institute*
Beruf:	Zimmermann, Wächter
Beruf der Mutter:	Hausfrau
Beruf des Vaters:	Bezirks-Polizeichef
Familienstand:	in einer Partnerschaft in einem gemeinsamen Haushalt lebend
Kinder:	zwei Töchter und ein Sohn
Todesjahr der Mutter:	1998
Todesjahr des Vaters:	zwischen 1987-1989
In der LRA mit:	13-15 Jahren

Patrick wurde in Acholi geboren. Seine Mutter war Hausfrau und sein Vater Bezirks-Polizeichef. Dieser arbeitete in der Hauptstadt; Patrick besuchte ihn dort (es wurde allerdings nicht klar, ob sein Vater immer dort arbeitete oder nur eine gewisse Zeit). Patrick war der Vorletztgeborene. Er hatte einen älteren und einen jüngeren Bruder und vier ältere Schwestern. Er wurde getauft und seine Mutter nahm ihn, als kleines Kind, mit in die Kirche. Als er größer wurde hörte er aber auf, in die Kirche zu gehen. In seiner mittleren Kindheit hütete er die Ziegen seiner Eltern und ging zunächst nicht zur Schule. Erst als die *Karimojong* ihr Vieh plünderten, wurde er zur Schule geschickt.

Im Alter von zirka 13 Jahren wurde Patrick von den Rebellen entführt. In der LRA erhielt er eine militärische Ausbildung. Das erste Jahr verbrachte er in Uganda und dann eineinhalb Jahre im Sudan. Nach zweieinhalb Jahren ergriff er die Flucht und kam nach Uganda.

Patrick wurde von einem Reintegrations- und Rehabilitationsprojekt aufgegriffen, durch das er eine Schulung als Zimmermann erhielt. Während seiner Abwesenheit waren sein Vater und sein Onkel gestorben. Patrick begann wieder, die Kirche zu besuchen. Als Zeichen seiner Umkehr wurde er zum zweiten Mal, mit einem neuen Namen, getauft. Er trat einer Ordensgemeinschaft bei, musste aber das Postulat abbrechen. Er schloss dann das Triennium am *Technical Institute* ab. 1998 verstarb seine Mutter – von nun an musste er sich um die Familie kümmern, denn sein älterer Bruder war 1990 untergetaucht und unterstützte die Familie in keinster Weise.

Patrick lebt mit seiner Lebensgefährtin und mit seinen drei Kindern. Der Nachwuchs wurde als eine große Belastung erlebt, bis er einer konstanten Arbeit nachgehen und sein eigenes Haus bauen konnte. Unter der Woche arbeitet er als Zimmermann in einer Arbeitsgruppe und am Wochenende als Wächter auf der Missionsstation. Er hat Land geerbt und bestellt die Felder.

2. Vertiefung gewichtiger Inhalte

Lebenssituation zur Zeit der Entführung

Zur Zeit der Entführung war Patrick um die 13 Jahre alt und besuchte die *primary school*. Er lebte in einem Dorf im Bezirk Gulu mit seiner Familie. Es ist nicht klar, ob der Vater zu diesem Zeitpunkt mit der Familie lebte, da Patrick einmal erwähnt, dass er in einer Kaserne in Kampala arbeitete. Es ist anzunehmen, dass der Vater als Bezirks-Polizeichef für die Familie gut sorgen konnte.

Die Entführung

Patrick wurde entführt als er auf dem Weg zur Schule war.

Die Zeit im Busch

Patrick durchlief ein militärisches Training, kam aber nie in Besitz einer eigenen Schusswaffe. Vier Monate nach seiner Entführung wurde seiner Gruppe der Befehl erteilt, in die Stadt (Kitgum) einzufallen und Schüler zu entführen. Es kam zum Kampf mit den Regierungssoldaten, diese ergriffen aber schlussendlich die Flucht. Als Patrick in den Sudan kam, wurde er ungefähr alle zwei Wochen nach Uganda geschickt, um Lebensmittel zu plündern, denn im Südsudan waren die Leute sehr arm. Die Aufgabe von Patrick bestand darin, die Wächter auf den Bäumen alle 30 Minuten zu kontrollieren, ob sie wohl nicht eingeschlafen oder geflohen waren, und dies dann im Hauptquartier zu melden. Er brachte auch den Kommandeuren und den Wächtern das Essen.

Patrick fasst die Zeit im Busch so zusammen: *To stay there is very difficult*, und erzählt anschließend, dass sie nur eine Mahlzeit pro Tag bekamen und manchmal auch mit leerem Magen schlafen gehen mussten. Wenn sie unterwegs waren und keine Zeit zum Kochen hatten – denn es stand ihnen nur eine Stunde für Kochen und Essen zur Verfügung – mussten sie Rohkost essen. Sie besaßen nur die Kleider, die sie anhatten und mussten ohne Bettdecke schlafen. Wenn sie in Städte/Dörfer einfielen, taten sie es abends. Sie bewegten sich überhaupt nur, wenn es dunkel war; untertags verkrochen sie sich im Busch. Sie schliefen dann nur eine Stunde. Die frisch Entführten mussten den Weg zeigen, wo keine Soldaten waren, denn vielleicht versteckten sich diese und warteten auf sie. Natürlich logen die Entführten nicht, denn sie riskierten das Leben: entweder im Gefecht erschossen oder von den Rebellen als Verräter umgebracht zu werden. Jeder bekam einen frisch Entführten zu beaufsichtigen. Auch während der Kämpfe musste er diesen im Auge behalten. Wenn dieser floh, wurde sein Aufseher hingerichtet, oder wenn er es schaffte, diesen durch einen neuen Gefangenen zu ersetzten, wurde er „nur" geprügelt. Wenn sie einmal krank waren, wurde ihnen bloß Honig gegeben, weil der Geist von Kony dies so vorschrieb. Wenn jemand verwundet war, wurde er von vertrauenswürdigen Kameraden, die schon länger bei der LRA waren, an einen gewissen geheimen Ort in den Bergen gebracht. Dort waren entführte Krankenschwestern, welche die Verwundeten pflegten. Die Tage, an denen sie von den Soldaten der Regierung verfolgt wurden, waren besonders belastend. Sie hatten nicht einmal Zeit zu kochen und zu essen, weil sie immer unterwegs waren.

Manchmal kam Patrick der Gedanke heimzukehren. Da er aber einerseits bei einer Flucht das Leben riskierte und andererseits seine Mitkämpfer ihm vorgelogen hatten, seine ganze Familie ausgerottet zu haben, überlegte er: *It is difficult. I can not even get my family, where can I stay? How can I stay at that home without the family?* Resigniert blieb er dort und versuchte, sich einzureden (*to try to decide*), dass *it is better to do that thing what people did to our family.* Er war nicht glücklich (*not happy*) über den Verlust seiner Angehörigen und er dachte sich: *So, to make me to be happy I want to kill the family of somebody, to make me to be happy. I decided like that.* Es gab einen Mitkämpfer aus seinem Dorf, der drei Jahre vor ihm entführt worden war, und er behauptete ebenfalls, dass Patricks Familie ausgerottet worden war.

Patrick wusste aber, dass die Familie dieses Mitkämpfers noch am Leben war und er fand dies, angesichts seines Verlustes, ganz besonders ungerecht: *Even they become the poor in the life, let us all become the poor of the life.* und bündelte seine Rachegefühle auf ihn. Er hätte sich mit ihm duellieren wollen, aber Patrick, im Unterschied zum Landesgenossen, besaß keine Schusswaffe. Patrick fing an Hoffnung zu schöpfen, dass er irgendwann das Kommando übernehmen und seinen Racheplan durchführen könnte, denn: *Today you start the work, you are commander. They just give you the gun and then what? You just kill.* Er hatte sich aber getäuscht – er bekam zwar einen Stern, was ihm Mut machte, aber das war es dann schon mit seiner Rangbeförderung: *I just stayed with one star two years [...] stucking like that is not possible. So, I decided to come back. Because I'm not happy. I stayed there but I'm not happy sometimes.* Er entschied sich, nach Hause zurückkehren zu wollen, auch wenn seine Familie nicht mehr da war: *I just tried to pray God, because God is the one, I'm going to stay there* (zu Hause), *even without the family.* Er sah ein, dass seine Familie mit Rachegedanken in Erinnerung zu behalten nicht gut war und er vergab sich dafür: *I've forgiven me. This is a bad memory, can not help me even. So, just think every day, just reminding what happened.*

Eines Tages wurde jemand in der Nähe seines Dorfes entführt und Patrick fragte ihn über seine Familie. Dieser sagte ihm, dass sie im *camp* war. Patrick war sehr froh, dass sein Landesgenosse ihn angelogen hatte. Deswegen ging er zu ihm und stellte ihn zur Rede. Dieser sagte, er habe ihn nur deswegen angelogen, damit er das vergessen würde, was hinter ihm lag. Sie wurden Freunde und wenn jener hungrig war, ging er zu Patrick. Weil Patrick das Essen brachte, konnte er sich immer „illegal" etwas auf die Seite tun.

Patrick überredete die anderen drei Mitglieder seiner Gruppe, darunter auch seinen Landsmann, zur Flucht. Alle mussten einverstanden sein, sonst hätte einer sie verraten können. Zu dieser Zeit bestand ihre Aufgabe darin, frisch Entführte zu überwachen. Ein bestimmter Kommandant war nach Karthum gegangen und sie nutzten die Gunst der Stunde. Sie gaukelten der nächsten Wächter-Gruppe vor, sie würden etwas holen gehen und verschwanden. Patrick wies den Weg. Sie hatten vor, sich in der nächsten Stadt nach der Grenze zu melden, aber als sie versuchten, das Stadtzentrum zu erreichen, liefen Zivilisten und Soldaten von ihnen weg. Sie nahmen sich nur etwas zum Essen und zogen weiter. Innerhalb von zwei Wochen gingen sie bis nach

Gulu, wo sie sich im Hauptquartier der Kaserne meldeten. Sie wurden willkommen geheißen und zum „Amnestiebüro“ gebracht.

Was Patrick am Ende zur Flucht bewogen hatte, waren die Unfreiheit einerseits: *Maybe the people when they are there from the government they* (Regierungssoldaten) *are still free walking* und die widrigen Umstände, denen sie in der LRA ausgesetzt waren andererseits: *Getting food from there is very difficult! So we go back home! If you don't go, ah, you will die with them.*

Lebenssituation seit der Rückkehr

Nach dem Tod seines Vaters musste seine Familie viel durchmachen. Sie waren acht in der Familie und obwohl sein Vater einen angesehenen Beruf gehabt hatte, ließ er die Familie mit leeren Händen zurück. Es gab niemanden, der die Rolle seines Vaters übernehmen konnte. Sein Onkel, Bruder des Vaters, hatte mehrere Frauen mit entsprechend vielen Kindern und konnte nicht auch noch Patricks Familie unterstützen. Patricks älterer Bruder war, schon zu Lebzeiten des Vaters, Soldat bei der Regierung und lebte nicht in der Gegend. Er hat sich nie um die Familie gesorgt und ist seit 1990 untergetaucht. So lag die Last der ganzen Familie auf den Schultern der Mutter. Diese schaffte es aber trotzdem, Patrick zurück zur Schule zu schicken, und er schloss die *primary school* ab. Danach wurde er vom „Amnestiebüro“ einem Reintegrations- und Rehabilitationsprojekt weitergeleitet, wo er eine sechsmonatige Schulung als Zimmermann erhielt.

Nach der Rückkehr nahm das Gebet eine zentrale Stellung in Patricks Leben ein. Der Glaube an Gott machte die Mühsal des Lebens erträglicher. Gott ist für ihn der Herrscher über Leben und Tod, der Allwissende über das Menschenleben und die Zukunft eines jeden. Er ist es, der den Menschen durch Schicksalsschläge lenkt und formt. Er gibt den harten Umständen einen Sinn, denn Er weiß warum: *God is the one who knows*. Er ist aber auch der, der Hilfe und Hoffnung schenkt und der den Menschen zum Guten bekehren und umwandeln kann: *So why I like prayer to change my mind that at that time I was somebody not good even. If they told me to kill that person I could kill. So I decided when I came back, I just decided I had hope, God is the one. I have hope God is the one making life, is the one taking life*. Von seiner Religionslehrerin, eine ugandische Ordensschwester, aufgefordert, begann Patrick wieder die Kirche zu besuchen. Es beeindruckte ihn sehr, dass sie unter so vielen Schülern gemerkt hatte, dass er nicht zum Gebet ging. Er nahm die Kirchenbesuche wieder auf, besuchte das Katechumenat und ließ sich 1993 taufen. Er bekam den Namen X, denn er hatte sich so wie der Heilige X zum Christentum bekehrt. Nach dem Abschluss der *primary school* trat er bei den Ordensbrüdern ein. Nach zwei Jahren Postulat-Ausbildung wurde er weggeschickt. Einige seiner Dorfmitglieder hatten sich beim Pfarrer beschwert, dass seine Mutter und sein Vater nicht kirchlich geheiratet hatten. Da sein Vater bereits gestorben war, konnte eine Ehe nicht mehr nachgeholt werden. Patrick war von der aussichtslosen Situation sehr frustriert und mit denjenigen „verärgert", die ihm in den Rücken gefallen waren: *at that time I did not feel OK. Because when somebody is against you but they also, maybe, are making your life difficult also, you are not happy with them*. Da seine Pläne durchkreuzt wurden, änderte Patrick seinen Kurs Richtung „Technisches Triennium". Als seine Mutter 1998 verstarb schwanden auch Patricks Aussichten auf die Fortsetzung seiner Ausbildung. Von nun an musste er als ältester Mann der Familie die Versorgung der Familie übernehmen.

Er stieg in die Arbeitswelt ein und arbeitet seit nun mehr zehn Jahren als Zimmermann auf Provisionsbasis in einer Dreiergruppe. Wenn er keine Aufträge hat, stellt er Möbel für den Verkauf her. Dieser Beruf gefällt ihm, jedoch wünscht er sich eine einträglichere Arbeit. Deswegen hatte er sich Jahre zuvor Gedanken gemacht, sich bei der Polizei zu bewerben und hatte sich bereits die nötigen Formulare besorgt. Er glaubt auch als Polizist Räuber von seinen Besitztümern fernhalten zu können. Wie aber so oft in Patricks Leben, blieb er in seinem Vorhaben „stecken" (*to stuck like that*), denn die Familie war dagegen – wer sollte für Essen und Schulgebühren aufkommen, wenn er fast ein halbes Jahr in Ausbildung war? Zudem nahm Patrick einen Nebenjob in der Missionsstation auf. Das Wochenende (Freitag und Samstag) arbeitet er dort als Wächter. Er hat auch die eigenen Felder zu bestellen. Er hat ein Landstück geerbt, das groß genug ist, um auch seine Kinder damit zu versorgen. Er hat keine Tiere mehr, weil ihm im Jahr zuvor die Ziegen gestohlen wurden. Patrick ist zweifelsohne ein arbeitsamer Mann und er schaut auf mehrfachen Wegen zu gutem Geld zu kommen: *for me I'm just minding for the work first*. Patrick hat aber auch Hobbys, so singt er im Kirchenchor und kann *Adungu* (Harfe-ähnliches Instrument) spielen. Er geht auch gerne in die nächstgelegene Kneipe, um Filme, Musikvideos und Fußball zu schauen.

Patrick nahm die Beziehung zu seiner Lebensgefährtin auf, als sie noch in der *secondary school* (*Senior* 1) war. Er unterstützte sie mit dem Studium und sie schloss die *secondary school* ab. Sie bekamen zwei Töchter, die beide die *primary school* besuchen, und einen Sohn, der zwei Jahre alt ist. Den Nachwuchs erlebte Patrick als eine große Herausforderung, denn er musste nun auch für die Kinder sorgen, d.h. finanziell aufkommen. Als er es schaffte, sich sein eigenes Haus zu bauen und einer konstanten Arbeit nachzugehen, begann sich die Belastung zu legen. Die Brautgabe hat er zur Hälfte abbezahlt und nach Bewältigung der anderen Hälfte hat er vor, kirchlich zu heiraten.

Patrick kommt ab und zu mit dem Landsmann, der mit ihm in der LRA gewesen war, zusammen, beim Arbeiten oder bei Besuchen zu Hause. Manchmal rufen sie sich auch die Ereignisse vom Busch ins Gedächtnis. Patricks Vergangenheit unter den Rebellen liegt schon sehr viele Jahre zurück, jedoch scheint ihn die Vergangenheit immer noch einzuholen. Vor einem Jahr, als er in einer Kneipe einen Film schaute, sprach ihn ein betrunkener Mann an und belästigte ihn: „*You are a returnee. You come from the bush. You are the one who killed those people from here. Say what happened!*" aber Patrick antwortete "*I don't.*". Diese Antwort erzürnte ihn und er schlug Patrick eine Flasche auf den Kopf. Patrick wollte sich die ungerechte Beschuldigung nicht gefallen lassen und er schlug ebenfalls zu (*to knock down*). Leute mischten sich ein. Einige sagten Patrick, er sollte es dabei belassen, andere, dass er ihn zur Polizei bringen sollte. Patrick sagte dem Mann: „*I'm leaving you because you don't know what you are saying because you are too drunk.*". Einige riefen die Polizei, aber Patrick schickte sie weg, weil dies, seiner Ansicht nach, Angelegenheiten sind, die zu Hause geregelt werden müssen. Am nächsten Morgen ging er mit einigen Zeugen zum Angreifer und stellte ihn zur Rede. Patrick sagte dann:

> "*I forgive you. Even if I'm the one who did the mistake* (ihn zusammenzuschlagen), *you forgive me! But I never. For me I can not eh, can not want, I can't do this things. So, I'm not the one who tried to enter to those people. (They) are the one who arrested me and that abducted me. Those people are those who abducted me, so it's not my need. [...] They forced me.*"

Der Mann zeigte Verständnis und sie versöhnten sich. Patrick war auf eigene Faust zu ihm gegangen, weil ohne Aussöhnung das Zusammenleben schwierig geworden wäre.

Wichtige Beziehungen

Nach dem Verhältnis zu seiner Frau gefragt, erklärt Patrick: *Eh, to keep her. Because I'm the one who brought her to me. So, she is the one who gave me the baby or the children, eh. You know. So she is the one also preparing the food for us.* Und auf die Frage, wo seine Lebensgefährtin in seinem Plan für die Zukunft sei, sagt er: *For my wife I just also plan to complete the marriage* (Brautgabe). *So, also I just try [...] when I don't complete that thing I can not be free for that marriage of the church. Our people decide* – und auf die Frage, was sie miteinander teilen: *So, that one* (die Brautgabe), *we are sharing, because I told her that I don't have the father, I don't have the mother, then we are the one looking for the money to marry her. So, we share how to get the money and then afterwards just taking to the family. Like that. The relationship we have organised is like that.* Wie in den anderen Bereichen seines Lebens denkt Patrick auch in Bezug auf seine Partnerschaft äußerst einfach und pragmatisch. Er hat seine Lebensgefährtin zu sich genommen und er hat für sie zu sorgen. Obwohl sie auch Lohnempfängerin ist, sieht es Patrick als seine Verantwortung ihr Kleidung und Schuhe zu kaufen. Sie hat ihm die Kinder geboren und sie kümmert sich um den Haushalt. Er seinerseits erfüllt die männliche Rolle, die in einer patriarchalen Gesellschaft von ihm erwartet wird. Der Haken an der ganzen Geschichte ist, dass: *Don't you know our culture is bad sometimes.* Solange er es nicht schafft, die Brautgabe abzuzahlen, kann er nicht heiraten, weder traditionell noch kirchlich. Die gemeinsamen Kinder gehören bis dahin der Verwandtschaftslinie der Frau. Die Kinder gehören nur dann legitimerweise dem Mann, wenn er mit der Mutter verheiratet ist, oder wenn er der Familie der Frau ein Entgelt für sie abgibt. Was Patrick empört ist, dass er, wenn die Lebensgefährtin sterben sollte, bevor sie verheiratet sind, und diese bei ihm zu Hause stirbt, für die Begräbniskosten aufkommen müsste. Patrick kommt zu dem Schluss: *When I get some difficult life it is better to leave the wife but I keep the children.*

Patricks Verständnis von Paarbeziehung ist: *you make your plan and you do it together and you will get an easy life.* Einvernehmen und Zusammenarbeit sind für ihn die Fundamente des Zusammenlebens. Dabei scheint Patrick eher die Rolle des Organisators, der aber auch Raum für gute Argumente lässt, einzunehmen. Er und seine Lebensgefährtin arbeiten darauf hin, die Brautgabe abzuzahlen, und sie tun es gemeinsam. Sie bringen ihre Löhne zusammen und schauen, was sie mit dem Geld machen, was sie benutzten und was sie für welchen Zweck auf die Seite legen. Ich möchte meinen, dass dieses gemeinsame Streben zur Heirat vor allem durch den Wunsch, die Rolle des vollwertigen, reifen Mannes und der vollwertigen, reifen Frau in der Gesellschaft einzunehmen, motiviert wird. Die Zweisamkeit schaut im Alltag so aus: untertags gehen beide ihrer Arbeit nach, sie sehen sich erst zum Abendessen wieder und verbringen den Abend gemeinsam. Sie bestellen aber gemeinsam das Feld und gehen meistens zusammen in die Kirche. Was Patrick von seiner Lebensgefährtin erzählt, liegt, da es vom „Planen" bestimmt wird, im Bereich des Greifbaren. Die reflexive Erfassung von Emotionen scheint, da diese nicht angesprochen werden, nicht primär zu sein, um die Beziehung zu definieren. Über das eigene emotionale Empfinden hinaus, macht Patrick den Eindruck, keine Empathie für das Innenleben seiner Lebensgefährtin anzustreben: *So, some other time she was in the choir, but* (lacht) *she left. I don't know what is wrong with her.*

Der Versorgung seiner Kinder gelten Patricks alltägliche Mühen: *I just mind for the future of my children. [...] Every day I just mind about the future: how, if I'm not around, how can my son develop and grow? For this plan we can do. So, for me I'm after it.* Von der schlechten Erfahrung mit seinem Vater weise geworden, will er auch für die Zukunft seiner Kinder vorsorgen, sodass, auch wenn er nicht mehr da sein sollte, er ihnen genügend finanzielle Mittel hinterlässt, um eine Ausbildung abzuschließen. Die Vorsorge beinhaltet auch die Einführung in die Arbeitswelt, damit die Kinder auch finanziell selbständig sein können. Wenn er eines Tages auch tot sein wird, so wird dennoch die Erinnerung an ihn in seiner Nachkommenschaft weiterleben: *Because people remember: this is the son of this Patrick, and then the daughter of Patrick. That's for the memory. People know, they have you in mind even if you are not around.* Patrick möchte seine Kinder in eine gute Position bringen, sodass auch die Leute ein gutes Andenken von ihm und seiner Frau haben: „*They did something at least good on this world! Even if they passed away the children are somehow OK!*".

Patrick sieht seine erzieherische Rolle darin, dass er seinen Kindern „*the stories of this world*" erzählt, bzw. sie auf erzählerische Weise über das Leben belehrt. Wenn die Kinder ihn beispielsweise um Süßigkeiten oder Spielzeug bitten, weil sie andere Kinder damit gesehen haben, erklärt er ihnen, dass ihre Väter sich das leisten können, er aber nicht. Um sie aufzuklären und zu beruhigen sagt er ihnen, wenn sie eine gute

Ausbildung abschließen, sie es weit bringen werden wie der Präsident oder der Bezirksvorsitzende und das Geld für diese Dinge haben werden. Die Kinder fragen ihn, wenn sie Sachen wie Kleidung brauchen und die Mutter, wenn sie Süßigkeiten wollen. Er hat nie Süßigkeiten, sorgt aber, so gut er kann, für Kleidung und Nahrungsmittel. Patrick scheint ein geduldiger Vater zu sein: *You just explain straight away, slowly, slowly. They are understanding*. Er bringt den Kindern so zu sagen bei, wie man intergenerationell „plant". So erklärt er ihnen, auf die Fruchtbäume zeigend, dass sein Vater diese gepflanzt hat und, dass sie eines Tages ebenfalls für die Zukunft ihrer Kinder Fruchtbäume pflanzen werden.

Was er auf keinem Fall für seine Kinder will, ist, dass sie Diebe werden. Er stellt sie auf die Probe, indem er ihnen Geld gibt um etwas zu kaufen und sie los schickt. Die Kinder wissen nicht, dass er das Geld gezählt hat und, wenn sie nicht alles zurückbringen, er es merkt. Bis dato haben sie nichts gestohlen. Wenn seine Kinder etwas anstellen, ruft er sie zu sich und fragt eines nach dem anderen, und zwar so, wenn er weiß, wer der Schuldige ist, er gerade bei diesem anfängt: *„Don't you know who did this?"*. Eines der anderen Kinder hat womöglich den Schuldigen gesehen und er wird ihn verraten. Patrick geht dann zurück zum Missetäter: *Haven't I asked you before? What have you said?* und greift zum Prügelstock. Es wird deutlich, dass Patrick mit seinen Kindern Geduld aufbringen kann, um ihnen Werte zu vermitteln, aber gezielt erzieht und dafür Bestrafungen nicht scheut. Wenn eines seiner Kinder stehlen würde, wäre Patricks Reaktion radikal: *I just can't stand this thing so I don't stay with him or her. So, straight away, just sending him away. I don't want such kind of children. [...] „Away. Go to your mother – family back!". That one I can't even pay money for him, because I waste my time.*

3. Sceno-Test

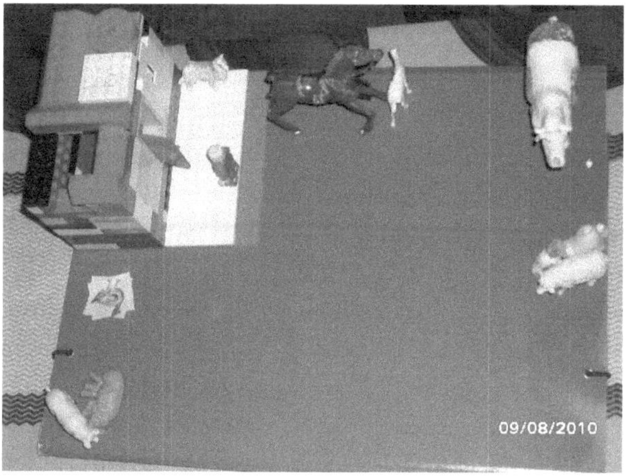

Abbildung 3:
Sceno-Patrick

Zuerst stellt Patrick Tier – und Menschenfiguren auf das Feld und beginnt die Szene zu schildern. Dann kommt er zum Haus und zieht es mit großem Eifer hoch bis ihm die Lego-Steine ausgehen. Ich schlage vor, dass er mir erklärt, wie das Haus ausschauen sollte, sodass wir es uns vorstellen können. Er ist mit seinem Bau nicht zufrieden, denn die Tür ist zu hoch im Verhältnis zu den Wänden. Dann entdeckt er das Fenster in der Schachtel und er will es unbedingt einbauen. Unsere Stunde ist fast zu Ende, aber er nimmt trotzdem das ganze Haus auseinander. Auch nach dem zweiten Bauversuch, trotz Strebsamkeit und Liebe zum Detail, ist Patrick nicht ganz zufrieden, da die Lego-Steine nicht ausreichen um das Dach zu schließen. Die Menschenfiguren (zwei Erwachsene und ein Kind), die er am Anfang auf das Feld gestellt hat, nimmt er aus der Szene heraus und lässt nur eine Figur, die den Hausbesitzer darstellen soll, zurück. Die Tiere sind sorgfältig geordnet und haben ihren eigenen Platz: eine Kuh, ein Schaf zusammen mit einer Ziege, zwei Schweine und zwei Hühner. Der Hund vor dem Haus soll das Gelände hüten und die zwei Pferde vor dem Hausgelände sind als Transportmittel gedacht. Das restliche Land ist aufgeteilt in einen Acker und ein Gelände, um Bäume zu pflanzen. Patrick erklärte mir, Acker und Weide könne man auch jede 2-3 Jahre wechseln, um Humuserde zu erhalten.

Auch die Arbeit mit den Figuren spiegelt Patricks „Planen“ und „Plan“ wieder. Er will etwas aufbauen und er hat eine genaue Vorstellung davon, wie es ausschauen soll. Er arbeitet konzentriert und fokussiert, aber wie schon so oft in seinem Leben, bleibt er in seinem Vorhaben stecken (*But, I'm stuck!*), muss „umbauen" und muss sich am Ende zufrieden geben. Ich identifiziere Patrick mit dem Hausbesitzer und die drei Figuren, die er aus der Szene ausschließt, als seine Familie. Im Grunde genommen ist Patrick der Bauleiter, der die volle Verantwortung trägt, auch wenn Haus, Tiere und Felder dem Wohl der ganzen Familie dienen.

4. Was wird wie geschildert?

Ich leite die erste Gesprächsstunde mit der Frage: *What do you want to tell me about you, Patrick,* ein. Obwohl die Frage es ermöglicht, jegliches Thema anzusprechen, fängt Patrick unmittelbar damit an, von seiner Entführung zu erzählen. Fast in einem Atemzug, binnen zehn Minuten, gibt er einen Abriss der Geschehnisse von der Entführung bis zur Rückkehr. Ich muss ihn zwischendrin unterbrechen, weil ich ihm nicht folgen kann. Patrick erzählt auf eine schlichte, emotionslose und faktische Weise. Anschließend geht er auf die belastenden Umstände genauer ein, und ich greife dann die Fluchtgeschichte noch einmal auf. Im Rahmen der Rückkehr kommen wir auf seine Ausbildung, seinen Beruf und seine Familie zu sprechen. Die erste Stunde ist großteils geprägt von den Ereignissen aus dem Busch. Wahrscheinlich wäre dieses Thema in unseren Gesprächen nicht mehr gekommen, wenn ich nicht in der vierten Stunde darauf zurückgegriffen hätte.

Die Frage: *How are you?*, oder: *How is life?* erweisen sich bei Patrick als keine guten Fragen, um ein Gespräch zu beginnen. Ich wusste damals noch nicht, dass in Uganda, die Antwort auf diese Frage grundsätzlich positiv ist, es sei denn der/die Gefragte hat körperliche Beschwerden. Ich versuche es mit der Frage, wie die Woche verlaufen ist. Patrick wird auf diese Frage, durch alle Stunden hindurch, nur in Bezug auf seine Arbeit antworten, obwohl ich mir viel Mühe gebe, auch andere Ebenen des Daseins zu evozieren. Ich versuche, seinen Alltag auf andere Weise zu erforschen und frage ganz direkt nach seinen Essgewohnheiten (gesellschaftlicher Aspekt). Dabei erzählt er in Klammern, wie die Leute während des Krieges nur eine Mahlzeit pro Tag einnahmen. Themen der Stunde sind ferner die Pläne, die er für seine Kinder und seine Frau hat. Dabei geht er auf die kulturelle Praxis zu diesen Beziehungen ein. Dann kommt seine Einstellung zur Erziehung der Kinder, zur Paarbeziehung, zur Religiosität und zum Konzept der Vergebung zur Sprache.

In der dritten Stunde, nach Aktualisierung über die Arbeit der Woche, fragt Patrick plötzlich: *On Sunday. Don't you pray?* So kommen wir über seine religiösen Gepflogenheiten zu sprechen und darüber, wie es kam, dass er ein zweites Mal getauft wurde. Anschließend erzählte er von seinem gescheiterten Werdegang als Ordensbruder.

Als ich ihn in der vierten Stunde darauf aufmerksam mache, dass er, aus dem Wochengeschehen, nur von der Arbeit berichtet, sagt Patrick: *So, for me I'm just minding for the work first, because the work is giving the money to people. So, I just mind for the future of my children.* Wenn die Leute nicht arbeiten, würden sie nur Neid (*jealousy*) pflegen. Dann erzählt er von dem Vorfall, als ihn einst ein betrunkener Mann öffentlich beleidigte. Patrick spricht dabei die Bedeutung der Versöhnung an. Das Grundmotiv für Versöhnung – dass sich die Wege der Beteiligten wieder kreuzen können – bringt ihn zu der Episode vom Diebstahl seiner Ziegen. Die Vorwürfe des alten Mannes geben mir einen Anknüpfungspunkt mit einer getätigten Äußerung, die bereits in der ersten Stunde mein Interesse geweckt hatte. Ich blicke zurück und sage, ich könnte mich daran erinnern, dass er gesagt hat, er hätte unter Umständen im Busch bleiben wollen und frage, ob das stimmt. Patrick erzählt wie ihm gesagt wurde, seine ganze Familie sei tot und wie er Rache schmiedete; wie sein Landesgenosse ihn angelogen hatte und wie sich daraus eine, bis heute andauernde, Freundschaft entwickelte. Nebenbei erzählt er auch von der einseitigen Ernährung und vom Hunger, die sie im Busch litten.

Die letzte Stunde frage ich nach seiner Frau. Er leitet den Diskurs auf die Armut über, die die Menschen in Norduganda während des Krieges litten und erzählt auch von seiner Erfahrung, als das Vieh seines Vaters geplündert wurde. Er erzählt, wie er aufgrund dieses Verlustes in die Gunst einer Ausbildung kam. Er berichtet von den jetzigen Verhältnissen und von seiner Einstellung, dass Bildung Perspektiven in einer unsicheren Zukunft schafft. Patrick charakterisiert seinen Vater und setzt ihn in Beziehung mit der Erziehung seiner Kinder. Er erklärt, wie sein älterer Bruder keine Verantwortung für die Familie übernehmen will, und wie diese auf Patricks Schultern lastet und seinen Lebensentwurf bestimmt.

Patrick erzählt auf eine zurückhaltende Weise, ohne Gefühle durchscheinen zu lassen. Nur zweimal, kann ich eine besondere Bewegtheit erkennen. Einmal, als er seine

Rückkehr schildert – ich frage ihn: *What have you thought when you have seen them (family members) alive?* und er antwortet mit leuchtenden Augen: *I'm happy. I'm happy.* Das zweite Mal ist, als er von seinem älteren Bruder spricht – das Thema scheint ihn ziemlich aufzuregen. Was beim Darstellen von Patrick auffällt, ist, dass er ein seltsam wirkendes Lächeln aufsetzt, wenn er vom Busch spricht. Er lacht allgemein viel, und gerade dann, wenn er ernste oder gar schreckliche Dinge anspricht, beispielsweise: *Don't mind (to kill) because you are the one making people learn your weakness,* oder: *Because I am five years the other (brother) is two years – died,* oder: *When I start to get life difficult I just leave the wife*. Oft ist sein Lachen eine Mischung zwischen lachen und seufzen – es ist so, als würde Patrick angesichts der Absurdität der Umstände nur noch lachen können. Stellenweise verbalisiert er auch Gedanken und Gefühlszustände. Was die Gefangenschaft betrifft sind letztere: Angst, Heimweh, Hoffnung, Enttäuschung, Unzufriedenheit und Freude. Wer Angst hat, und zwar um das eigene Leben, sind die Zivilisten, die frisch Entführten, die den Weg zeigen müssen, die Regierungssoldaten und die Deserteure. Sie aber, die Rebellen, haben keine Angst, wie wenn die Waffen die Angst „wegschießen" würden: *We don't fear the soldiers*, und an anderer Stelle: *So we don't fear the soldiers, when they come just shoot away* (wegschießen), *we are not running every time,* und: *If you are not fearing just shooting people* (Regierungssoldaten). Außerhalb der Busch-Periode bewegen sich seine Äußerung zwischen *happy* und *not happy.* Er nennt die Gefühle nicht beim Namen, sondern euphemistisch. Als er vom Vorfall mit dem betrunkenen Mann erzählt, verwendet er statt des zutreffenden Adjektivs *angry*, die Adjektive *very sad* (für den Mann) und *not happy* (für sich selbst). Das starke Verb *to suffer* verwendet er zwei mal, um die finanzielle Not zu beschreiben: seine Familie litt nach dem Tod seines Vaters sehr, und Mechaniker leiden sehr viel, weil sie keine Arbeit finden können.

Themen die immer wiederkehren sind: die Arbeit, die Zukunftspläne (oder Vorsorge), der Glaube an Gott und die Vergebung (*forgiveness*).

5. Beziehungsdynamik

Die Gespräche mit Patrick beginnen mit einem gewissen Drang von seiner Seite. Er ist es, der mich zuerst aufsucht und es findet kein Vorgespräch in aller Form statt. Er eilt die Formalitäten abzuwickeln und bei unserem ersten Treffen will er die Einverständniserklärung bereits vor Beginn der Stunde unterschreiben. Er füllt die Stunde mit seiner Entführungs – und Fluchtgeschichte – somit hätten wird alle formellen Angelegenheiten erledigt. Ich klassifiziere ihn als „guten Probanden“: er ist pünktlich und es kommen keine Geldanforderungen. „Ich habe den Eindruck, jeder von uns hat das bekommen, was er wollte.“ (FT). Der Preis für diese Harmonie ist aber, dass er mich langweilt. Der Rahmen der ersten Stunde wird bald gesprengt. Im Unterschied zu den anderen Probanden, laufen Patrick und ich uns auch außerhalb der Gesprächsstunden über den Weg, da er auf der Missionsstation arbeitet. Es bildet sich ein Konflikt der Grenzziehung aus. Ab der dritten Stunde beginnt er „sich meine Zeit zu nehmen“. Zum einen überziehen wir die Stunde um 24 Minuten, weil er bei der Arbeit mit den Figuren so viel Zeit braucht, seine Szene aufzubauen. Das Überziehen ist mir unangenehm, jedoch mache ich ein Zugeständnis, um die Arbeit mit den Figuren zu Ende zu führen. Zum anderen, wenn ich den Rekorder ausgeschaltet habe und im Begriff bin, ihn zu verabschieden, öffnet sich eine andere Welt: er erzählt wie er tags zuvor geträumt hat, in Amerika zu sein und, dass es für ihn schwierig ist, nach Amerika zu kommen. Das vierte Treffen ignoriert er, sagt aber, er habe versucht, mich anzurufen. Ich bin enttäuscht, suche aber die Schuld bei mir: „Ich habe mir auch überlegt, was ich alles falsch gemacht haben könnte“ (FT). Ich rufe ihn an und wir arrangieren noch für den gleichen Tag ein Gespräch, zu dem er mit 10 Minuten Verspätung erscheint. Meine Enttäuschung lässt sich rasch besänftigen, weil „heute viel von ihm gekommen ist.“ (FT). Ich fasse ihn mit „Samthandschuhen“ an, weil ich Angst habe, einen „guten Probanden“ zu verscheuchen. So nehme ich beispielsweise meine Notizen nicht zur Hand, damit er sich nicht als „Versuchsobjekt“ fühlt und Angst bekommt. Ich lasse ihn 13 Minuten überziehen, obwohl es diesmal keinen triftigen Grund dafür gibt. Ich schalte den Rekorder aus, und er meint, es ist schwierig, dort ein solches Gerät zu kaufen. Er legt Geld auf die Seite, um sich einen Laptop, so wie meinen, zu kaufen. Zwischen den Zeilen, höre ich heraus, er wünschte, ich würde ihm meinen Laptop schenken. Ich versuche, ihm den Kauf auszureden und um abzuschließen, sage ich, er werde es schon schaffen dafür zu sparen. Die letzte Stunde kommt er ebenfalls mit 35 Minuten Verspätung. Nach der Stunde kommt die Anfrage bezüglich des Laptops ganz direkt: ich sende ihm einen aus Europa und er schickt mir das Geld. Ich könnte einfach „nein“ sagen, aber ich versuche, ihn zur Vernunft zu bringen und ihn trotz meines indirekten „Neins“ zufrieden zu stellen. Er fragt nach meiner Telefonnummer in Europa (*when you are outside*) und ich weise auf die E-Mail-Adresse hin, er insistiert nicht. „Moment des Abschieds, für mich klar: mich bedanken und alles 'klar' stellen (Geben und Nehmen sollten klar sein)." (FT). Trotz dieser erstrebten „Klarheit" habe ich ein bisschen Schuldgefühle, weil unsere Beziehung „kalt", „professionell" und eben in Raum und Zeit abgesteckt ist. Bereits nach der dritten Stunde drängen sich derartige Schuldgefühle auf. Meine Rolle als Forscherin macht mich „schuldig", dass ich mehr nehme als ich geben kann. Wahrscheinlich sind es genau diese Schuldgefühle, die es Patrick erlauben, mehr zu beanspruchen als vorgesehen ist (in Bezug zur Zeit). Patrick, scheint dieses Ende nicht annehmen zu wollen und er kommt die Woche darauf, für eine weitere Stunde, Angebot, das ich ablehne.

Patrick spricht ein schlechtes Englisch und zudem noch undeutlich. Ich habe Mühe, ihn zu verstehen, weswegen ich, um sicher zu sein, ihn verstanden zu haben, viel wiederhole und zusammenfasse. Wir lassen uns beide vom Gesprächsfluss leiten und Patrick schneidet auch Themen und Aspekte davon auf eigene Faust an. Ich lerne Pausen auszuhalten, ohne gleich eine Frage zu stellen, und er führt die Rolle des Sprechers weiter. Ab der zweiten Stunde, als er nicht mehr monologisch über den Busch erzählt, werden die beidseitigen Verständnisschwierigkeiten evidenter: es entstehen Missverständnisse und wir reden aneinander vorbei. Ich reformuliere dann meine Fragen und bringe Beispiele zur Erläuterung. Patrick antwortet meistens nicht direkt auf meine Fragen, sondern auf Umwegen und durch Beschreibung der Umstände. Ich muss mich erst daran gewöhnen, zwischen den Zeilen zu lesen. Die Unfähigkeit, uns aufeinander einzustimmen, bewirkt Ungeduld auf beiden Seiten. In der zweiten Stunde verfalle ich einer kulturell-tendenziösen Frage. Ich sehe ein, dass ich von meinem kulturellen Standpunkt wegtreten muss, um Patrick auffassen zu können. Um meine Frage mit einem Beispiel unterstützen zu können, füge ich, nach erlangter Einsicht, *„normally in our country"* hinzu. Ich erkläre auch öfters, warum ich eine bestimmte Frage stelle oder wie ich zu bestimmten Feststellungen gelange. In unterstreiche öfters meine Naivität (*I don't know*) und er ebenfalls (*don't you know?*). Ich versuche mich auf Patrick einzustellen und meine Fragen so zu formulieren, dass er mich verstehen kann. Es scheint ihm auch wichtig zu sein, dass ich ihn verstehe: er unterstützt seine Aussagen mit Beispielen und einmal mit einer Zeichnung und arbeitet mit Hartnäckigkeit am Sceno und am Lebensspanne-Diagramm (siehe

Anhang).

Patricks Welt ist mir fremd und ich neige zu voreiligen Schlüssen und Werturteilen. In den ersten zwei Stunden, wo er über seine Rachegedanken und über sein eingeschränktes Verständnis von Vergebung spricht, kann ich mich noch zurückhalten. In der vierten (bezüglich Rachegedanken) und fünften Stunde nimmt mein Tadel expliziten Ausdruck:
Patrick: *I do not know the age of that person* – Lucia: *But, but it is your brother.*

Samuel

1. Lebensgeschichte

Alter:	fast 18
Geschwister:	zwei jüngere Schwestern und einen jüngeren Bruder
Ausbildung:	*primary school*
Beruf:	Schüler (Triennium am *Technical Institute*)
Familienstand:	ledig
Kinder:	keine
Todesjahr des Vaters:	unbekannt
In der LRA mit:	8-11 Jahren

Samuel wurde in einem Dorf im Bezirk Kitgum geboren. Er war der Erstgeborene von Zwillingen, der Zwillingsbruder aber starb bei der Geburt. Er hat noch zwei jüngere Schwestern und einen jüngeren Bruder. Er entstammt einer katholischen Familie. Sein Vater, der zwar getauft war, verachtete allerdings das Gebet und nahm dem Glauben gegenüber eine skeptische Haltung ein. Beide Eltern waren in ihrer Rolle als Fürsorger und Erzieher präsent.

Als Samuel noch klein war, überfielen die Rebellen sein Dorf, nahmen seinen Vater mit, ließen ihn dann aber wieder frei. Sie kamen 2001 wieder und zogen diesmal mit Samuel fort. Im Sudan wurde er zum Soldaten trainiert und er bekam eine eigene Waffe und eine persönliche Eskorte[44] (bzw. eine Begleitperson).

[44] Die Eskorte (*escort*) war ein jüngerer Entführter, der die Aufgabe hatte Samuel zu begleiten und Samuels Waffe zu tragen.

Im Juni 2004 blieben Samuel und seine Begleitperson während eines Luftangriffs alleine zurück. Sie wurden von den Regierungssoldaten aufgegriffen und in das Hauptquartier gebracht. Dort wurden sie von einer NGO abgeholt und für zwei Wochen in ihrem Rehabilitationszentrum in Gulu verwahrt. Dann wurde Samuel zu einem Rehabilitationszentrum in Kitgum weitergeleitet, wo er zwei Monate blieb. Seine Mutter holte ihn ab und gab ihn in die Obhut des Pfarrers (Pater G), der für Samuel wie ein Vater werden sollte. Samuel blieb vier Jahre auf der Missionsstation; er schloss sich der Ministrantengruppe an, stieg wieder in die Schule ein (3. *primary*) und absolvierte die Grundschule. Danach hätte er den Wunsch gehabt, in das Priesterseminar einzutreten, musste aber seine Studien an der technischen Oberschule fortsetzen.

Während Samuels Abwesenheit war sein Vater entführt worden und gilt seitdem als vermisst. Seit seiner Rückkehr muss Samuel als ältester Mann der Familie Verantwortung übernehmen und plant sein Leben (Ausbildung, Beruf und Heirat) in Hinblick auf die Versorgung seiner Mutter und seiner Geschwister.

Seit Februar 2010 besucht Samuel das technische Triennium in Kitgum. Pater G kommt dabei für seine Schulgebühren, Unterkunft und Unkosten auf. Seine Schulnoten sind gut und er ist auch für eine schulische Führungsposition gewählt worden. Samuel blickt ins Ungewisse, denn die weitere Unterstützung durch Pater G wird fraglich und der besuchten Schule droht, wegen der korrupten Schulverwaltung, die Schließung.

2. Vertiefung gewichtiger Inhalte

Lebenssituation zur Zeit der Entführung

Zum Zeitpunkt der Entführung war Samuel acht Jahre alt und lebte im Dorf mit seiner Familie. Er besuchte die zweite Klasse der *primary school* und pflegte Kontakt mit der katholischen Missionsstation. Seine Eltern erfüllten ihre Rolle als Bezugspersonen und Erzieher. Samuel vermittelt ein Bild einer harmonischen Familie und eines beschützenden Zuhauses: *our home was a very nice place. So (...) it was spoilt by the rebel.* Zwei oder drei Jahre vor Samuels Entführung überfielen die Rebellen das Dorf. Seine Mutter kam gerade vom Markt, während sich sein Vater mit einem Freund unterhielt. Die Rebellen töteten ihre Enten und packten seine Mutter und seinen Vater.

Sie setzten ihre Hütte in Brand und nahmen seinen Vater mit, ließen ihn dann aber wieder laufen. Samuel war noch zu klein und deshalb ließen sie ihn bei seiner Mutter.

Die Entführung

Von der Entführung ist nur bekannt, dass er aus seinem Dorf entführt wurde. Es war das Jahr 2001: *when I reached at eight years then they* (die Rebellen) *came back again. They took me also.*

Die Zeit im Busch

Samuel kam in die Basislager im Sudan, wurde trainiert, in die Rebellengruppe eingeweiht und bekam eine Schusswaffe. Die erste Zeit in der LRA war für Samuel sehr schwierig. Er wurde zum Soldaten dressiert und er wusste nicht, ob er jemals wieder als Zivilist leben würde: *But coming for me in the bush, ah, that one (...) is very, very difficult. I don't know when I'll be back around like this one. Because from there they train you as a soldier. You will get your gun. Doing a wrong thing somewhere, attacking villages somewhere.* Die neuen Rekruten wurden geschlagen, so auch Samuel. Die Misshandlungen nahmen ihm die Hoffnung und trieben ihn an, in einem perversen Teufelskreis, seinen Frust an jemand anderem auszulassen: *if they beat you, that one, you start feeling: "I may not go home!". Only that I like to find someone I beat also.* Samuel nahm aktiv an Kämpfen, Plünderungen und Morden teil, denn er war ein Soldat: *from there we called us also soldiers.* In Sudan gab es wenig Nahrung, so mussten sie sich in Uganda das Essen erkämpfen. Samuel liebt zwar das friedliche Zusammensein, aber in der LRA mussten die Befehle strengstens ausgeführt werden, wenn nicht, warteten Strafprügel und schlimmstenfalls die Exekution. Vor dem Blutvergießen wurde nicht gezögert – es waltete keine Gnade. Auch wenn das Opfer ein entführter Erwachsener war, führten junge Entführte den Exekutionsbefehl bedenkenlos durch, ungeachtet des Respekts, der einem älteren Menschen gebührt. Der Überlebenskampf erzeugte ein Leben jenseits der Moral und des freien Willens unter dem Zeichen der Angst:

> *Staying in the bush (...) life was different. I had a different life. The one there and the one here, they are different. There they force you, they force you to do what you don't like [...] But for me everything is going peacefully. So, (...) If you want a every thing you request someone helping you, giving you advice, a very good advice. But there, there is no advice. Only that they give you authority to go and do something.*

Samuel lernte, keine Fehler zu machen und die Befehle exakt auszuführen. Er war auf dem besten Wege, nicht mehr geschlagen zu werden. Er hatte große Achtung vor Kony und seinen Vorgesetzten und glaubte ihren Worten. Kony gab ihnen nie direkt den Befehl zu töten, sondern verpackte ihn in einen Aufruf zum Kampf für den Frieden und für ihr Land und jeder der versuchen sollte, zu fliehen und sich dieser Aufgabe zu entziehen, würde exekutiert werden. *So, if he gives orders like that one someone is going to respect.* Samuel ist auch der Überzeugung, dass Kony einen Geist haben muss. Wenn ein/e Rekrut/in an zu Hause dachte und zerstreut war, dann wusste Kony, dass diese Person nicht ganz bei ihnen war und gab den Befehl, sie zu liquidieren. Außerdem konnte er die Zukunft voraussehen. Samuel meint es muss sich um einen bösen Geist handeln, denn sonst hätte er ihnen befohlen: *"Don't go and kill people!"*. Von den Vorgesetzten wurde ihnen gesagt, sie kämpften für ihr Land und um die unterdrückerische Regierung zu stürzen. Sie, das „Fußvolk", wussten nicht genau, warum sie kämpfen, nur Kony wusste das. Sie kämpften einfach, ohne sich lange darüber Gedanken zu machen:

> *So, for us, we don't know for what we are fighting when we are here. You may not ask, you also yourself you may not ask for the reason why you are fighting, only that you keep fighting. If God keeps helping you, you may go to be alive, if not, you will be death. Only that we pray that God guards us.*

In der LRA gab es eine wöchentliche Gebetszeit. Samuel genoss diese Stunden. Auch wenn diese Praxis sich von der christlichen unterschied, so war sein Gebet doch an den einzigen Gott gerichtet, der gleiche, zu dem er auch heute betet.

Im Juni 2004 kam Samuel vom Busch zurück. Während eines Luftangriffs in Uganda zerstreute sich die Gruppe, um Versteck zu suchen. Samuel wurde, mit seinem Begleiter und seiner Waffe, zurückgelassen. Sie wollten zurück in den Sudan zum Hauptlager und machten sich auf den Weg. Sie verbrachten die Nacht im Busch. Am nächsten Tag trafen sie auf Regierungssoldaten. Diese fingen an, auf Samuel und sein Begleiter zu schießen und so liefen sie unter Todesangst weiter. Nach zwei Nächten im Busch ohne Essen und Trinken, kamen sie am Vormittag des dritten Tages zu einer breiten Straße. Samuel hatte Angst, auf der Landstraße Regierungssoldaten über den Weg zu laufen und er schlug vor, wieder im Busch zu verschwinden. Sein Begleiter aber kannte sich in der Gegend aus und wollte die Gelegenheit ergreifen, um zurück nach Hause zu gehen – *because for him he didn't know anything in the bushes [...] He didn't like that kind of world because he was very young and we arrested him also, he stayed in the bushes for also three months only.* Samuel war damit nicht einverstanden. Er fürchtete, die Regierungssoldaten würden sie umbringen, denn in der LRA galten sie als Feind. *So, my escort told me: "No! Let us go!". I'm saying: "No!". Then I started pushing him to go back in the bushes, then when my escort also had agreed to go back, then the soldiers came.* Die Soldaten sprachen sie zuerst auf Kiswahili[45], dann auf Englisch an, aber weder Samuel noch sein Begleiter kannten diese Sprachen. Sie verstanden nur ihre Muttersprache Luo (bzw. Acholi). Einer fragte auf Luo, ob sie Acholi waren und sie sagten ja. Er befahl ihnen, sich zu nähern und sich hinzusetzten. Dann fragte er, wer sie waren und Samuel antwortete: *„We are only travelling, we are still from the bushes. Yesterday the helicopter came and attacked us and we don't know where we have been going, even the direction we don't know, even we don't know who are you!? If you like to kill us, you may kill us!"*. Er erwiderte: *„No, we can not kill you. We are going to forgive you. We take you in our barracks."*. Im Hauptquartier in Gulu wurden sie gefragt, ob sie sich den Soldaten anschließen wollten oder ob sie heim gehen wollten. Samuel fragte darauf, ob, wenn er nach Hause gehen würde, er dort auch seine Eltern finden würde. Sie sagten ja. Dann wollte er nach Hause. Mitarbeiter einer NGO holten sie ab und sie verbrachten zwei Wochen in ihrem Rehabilitationszentrum in Gulu. Da Samuel in der Nähe von Kitgum wohnt, wurde er einem Rehabilitationszentrum in Kitgum übergeben, wo er zwei Monate verbrachte und mit der Familie, bzw. seiner Mutter, wieder vereint wurde.

Lebenssituation seit der Rückkehr

Als Samuel vom Busch zurück kam, erfuhr er, dass sein Vater vermisst wurde. Bei einem Rebellenangriff 2003 wurde er entführt und danach nie mehr gesehen. Die Wahrscheinlichkeit, dass er noch am Leben ist, sei schwindend gering. Samuel glaubt, dass er erschossen wurde – da Erwachsene nicht lange Strecken laufen konnten, wurden sie meistens von den Rebellen irgendwann umgebracht. Samuels Mutter gab ihren Sohn in die Obhut des Pfarrers, Pater G. Samuel lebte vier Jahre im Internat der Missionsstation, wo er wieder in die *primary school* (3.Klasse) einstieg. Jemand regte ihn an, sich den Ministranten anzuschließen. Samuel hatte aber Bedenken und ging zum Pfarrer: *"I'd like to join the altar boys but I'm thinking someone may say:*

[45] Kiswahili ist die offizielle Sprache des ugandischen Militärs (Allen & Schomerus, 2006).

this man is coming from the bushes, you have to fear him!". Der Pfarrer sagte ihm, er solle keine Angst haben und gab ihm ein Empfehlungsschreiben. Die Ministranten hießen ihn willkommen und versicherten ihm: *„Being an altar boy sometimes should make you not to feel like a person who is also from the bushes. We give you the advice: pray! You have to pray day and night! When you are going to sleep you have to pray!"*. Für Samuel ist der Glaube sehr wichtig: *I have to put it in all my work and all the day I have to put Jesus Christ*. Er ist ein fleißiger Kirchengänger und seine Tage werden, in einer Art Stundengebet, strukturiert. Der Glaube ist auch das Einzige, das ihm hilft den Geist (im Theorieteil als *cen* bezeichnet), der ihn in der Nacht belästigt, fernzuhalten. Dieser kommt wie eine Stimme aus der Vergangenheit im Traum und drängt ihn: *Like you have done something not good* (gemordet) *and he tells you: „Go and do this! Kill someone!"*. Samuel glaubt, dass dieser Geist ihn nicht in Frieden lässt, weil Blut an seinen Hände klebt. Er kann ihn aber nicht mit einer bestimmten Person in Verbindung bringen. *When I am sleeping in the night and seriously I have that spirit, comes disturbing me in the night, very, very much. And I am just thinking that maybe there are some I have killed from the bush there should be disturbing me. (...) And sometimes I can't. I can't sleep. There is the praying helping me.* Er hat der Aufforderung des Geistes nie Folge geleistet. Wenn er nicht wieder einschlafen kann, hilft beten und den Rosenkranz halten. Der Geist kommt (zum Zeitpunkt der Untersuchung) ungefähr einmal im Monat zu ihm, aber wenn Samuel den Rosenkranz in Händen hält, kommt er nicht.
Die Vergangenheit im Busch ist also für Samuel kein abgeschlossenes Kapitel und er lebt immer noch in der Angst, die Rebellen könnten zurückkommen und ihn wieder zu sich holen: *I'm still praying that God keep us and we don't have to go back again into the bushes. If that will come I don't know. Because in the radio also we hear that, you know, next year it should be election in Uganda, so, the rebels also, they are still continue saying that: "We are coming!"*.

Nach Abschluss der *primary school*, stellte sich für Samuel die Frage nach dem nächsten Schritt. Sein Wunsch wäre es gewesen, ins Priesterseminar einzutreten und Priester zu werden, aber es wurde ihm davon abgeraten. Die Priester-Ausbildung wäre sehr teuer und seine Familie könnte sich das nicht leisten. Samuel äußerte Pater G gegenüber seinen Wunsch. Dieser gab ihm zu bedenken, dass er für die Zukunft seiner Familie zu sorgen hätte, zumal er der älteste Mann der Familie sei. Auf der

Missionsstation half Samuel gerne in der Werkstatt. Pater G hatte sein praktisches Geschick bemerkt und riet ihm, sich im technischen Bereich auszubilden. Samuel fühlte sich innerlich gespalten, „entschied" sich aber angesichts der Umstände für den technischen Zweig, für die Ausbildung zum Mechaniker. Seit Februar 2010 besucht er das technische Triennium. *They* (Mutter und Pater G) *give me a lot of advice, that's why I'm in the technical. But this one it is not my thing, it is not my, I don't know exactly. You know, from my plan, I plan to be just like a priest, so that I teach about the gospel. But nowadays I'm in the motor vehicle, so, I like this car.* Die ersten zwei Semester (Februar bis August) war Samuel, zusammen mit zwei weiteren Schützlingen Pater Gs, in dem der Schule angeschlossenen Heim. Seit Beginn des dritten Semesters haben sie eine Wohnung in der Stadt. Im zweiten Semester begann die Schulverwaltung Misswirtschaft zu betreiben, sodass Pater G sie umziehen hieß. Pater G bezahlt nämlich die Schulgebühren, die Unterkunft und sämtliche Unkosten. In der neuen Unterkunft müssen sie sich selber verpflegen. Das ist in Samuels kulturellem Kontext nicht ganz unproblematisch, denn der Sitte nach ist es den Männern untersagt zu kochen, zumal die Küche exklusiver Arbeitsbereich der Frauen ist. Durch den Kontakt zur Missionsstation, wo die Missionare teilweise auch selber kochen, hat Samuel einen Ankerpunkt gefunden, sich nicht ganz seiner Männlichkeit berauben zu lassen. So kann er sich, wenn auch nicht ganz ungeniert, dem Kochen „hingeben".

Die Lehrer haben, da sie ihren Lohn nicht mehr erhalten, zu streiken begonnen. Zum Zeitpunkt der Untersuchung war es nicht klar, ob das Schuljahr, mit geplanter Jahresabschlussprüfung, zu Ende gebracht werden konnte: *that one is very difficult for us now.* Samuel hatte sich für eine Leader-Position[46] beworben und wurde dann auch gewählt. Diesen Posten im Lebenslauf zu haben kann, so Samuel, hilfreich sein, um später eine Arbeit zu finden. Wegen der Missstände an der Schule wollen Samuels Mitschüler zum Streik aufrufen, was in Uganda mit aggressivem und zerstörerischem Verhalten gleichzusetzen ist (Samuels eigene Bemerkung). Samuel ist als Leader direkt angesprochen und versucht mit gutem Rat als Mediator zu fungieren. Er denkt, dass er als Christ nicht „streiken" soll und er will auch mit einer guten Akte die Schule verlassen. Wenn aber seine Mitschüler und auch sein Freund, sich nicht besänftigen lassen, muss er mitmachen, denn ansonsten wird er, als auf die Seite der korrupten Schulverwaltung stehend, bestraft.

[46] Er ist Ansprechpartner für unterschiedliche Belange seiner Mitschüler und nimmt die Funktion eines Mediators ein.

Eine eigene Familie zu gründen ist Samuel ein ferner Gedanke. Seine Geschwister, die alle jünger sind, nennt er seine Kinder. Sie besuchen jeweils die erste, fünfte und sechste Klasse der *primary school*. Solange seine Geschwister nicht eine gute Ausbildung erhalten haben und für sich sorgen können, denkt er nicht einmal daran, eine Liebesbeziehung einzugehen, geschweige denn zu heiraten. Samuel fühlt sich in seinem jungen Alter der Herausforderung einer Ehe nicht gewachsen: Er müsste sich um seine Frau und eventuellen Nachwuchs kümmern, gleichzeitig seine eigene Mutter und die Schwiegermutter unterstützen und zudem noch die Brautgabe bezahlen. Samuel möchte seine Sache gut und richtig machen, denn: *for me I'm thinking that being with a wife is very bad nowadays, so you have to get some work somewhere and you have to be with something like a little money. Then, I think you may have your wife also.* Vom Wunsch, Priester oder Ordensbruder zu werden, konnte Samuel sich noch nicht ganz verabschieden, aber angesichts seines familiären Hintergrundes, erscheint es ihm realistischer, sich auf den Abschluss des *ordinary level*, und eventuell des *advanced level*, zu konzentrieren. Hätte er einen Sponsor, so würde er gerne die Fakultät für Bauingenieurwesen besuchen: *But for me I'm just thinking I have to reach there. But for me I'm thinking backwards that there is no someone who should help me.*

Die Aufforderung, hart zu arbeiten um jemandem zu helfen und die Aufforderung, den Mitmenschen zu vergeben, ursprünglich vom Vater mit auf den Weg gegeben, später von Pater G und der Bibel beteuert, hat Samuel in seiner Über-Ich-Struktur internalisiert. Um den Forderungen des Über-Ichs gerecht zu werden, scheinen die Ratschläge dritter ausschlaggebend zu sein, um mögliche zuwiderlaufende Impulse in Schranken zu halten. Die Zeit im Busch bildet eine Parenthese, wo die Aufrufe des Über-Ichs über Bord geworfen wurden. So gab es im Busch keine eindämmende Ratschläge (*advices*), sondern divergierende Befehle und in der Folge keine Barmherzigkeit/Vergebung (*forgiveness*), was gleichzusetzen ist mit destruktivem Verhalten. Samuel gehörte zum „wir", der diese Eigenschaften verkörperte, und die UPDF war der „Feind". Diese Kategorisierung war überlebensnotwendig und wurde nicht hinterfragt. Deswegen hatte er Angst vor dem Feind, der gleichzeitig sein Opfer war, als er von der Kampfgruppe abgetrennt wurde: *Me also I don't know how people pray, to pray that "God, keep helping me!", I don't know also. I'm still thinking that if I have someone I'm going to kill. Because UPDF also, they don't want to forgive us, so, what can we do?* Um sein Leben fürchtend und ohne die regulierende Funktion des Gebetes, „beschloss" Samuel der Rebellenwelt treu zu bleiben: *I said for me "I'll never go back home. I'd like to go back in the bushes, because doing somewhat I know!".* Die Worte des Regierungssoldaten "*No, we can not kill you. We are going to forgive you.*", scheinen von allen noch lebenden Opfern zu kommen. Die Geister der Toten aber schreien immer noch nach Vergeltung oder anders ausgedrückt: die Mordschuld konnte noch nicht bereinigt werden, die Schuldgefühle nicht gelindert. Samuel wendet sich an den Gott der Vergebung: *Please God, forgive me and keep helping me.* Es scheint, als könnte nur das Gefühl vergeben zu werden, ihn zur Ruhe bringen und, da die Stimmen der Schuld aus dem Jenseits kommen, muss auch eine transzendente Instanz diese besänftigen.

Dass Samuel die Schuldhaftigkeit nicht auf den Linien der bößwilligen Intention und des freien Willens misst, kommt aus der Erzählung von dem Vorfall mit seinem Mitbewohner G (siehe unter *Was wird wie geschildert*) hervor. Vielmehr sind die Konsequenzen der Tat ausschlaggebend. Wenn er jemandem Schaden zufügt, auch wenn zu Recht oder aus Pflicht, muss er um Vergebung bitten. Samuel begreift Versöhnung als einen bilateralen Prozess, der durch Wiedergutmachung zum friedlichen Zusammenleben führt. In dieser Hinsicht könnte Samuels Streben, jemandem zu helfen, eine Art Wiedergutmachungsaktion darstellen.

Wichtige Beziehungen

Der Verlust des Vaters hinterließ bei Samuel eine große Lücke. Es fehlt ihm der Fürsorger, der sich seiner Zukunft annehmen und sich um eine gute Ausbildung kümmert, der Erzieher, der ihn für das Erwachsenenalter vorbereitet, und ein Vorbild, an dem er sich orientieren kann. Besonders während der ersten Jahre (*when I was young*) machte sich dieser Verlust bitterlich spürbar. Pater G wurde zum Stellvertreter des Vaters:

> *There is no someone who should come and visit me in the school there, but also from there, my friends also, their fathers come and visit them in the school, but for me apart from parish priest, that one it is father G, there should be no someone. [...] Sometimes he goes, then he visits also the teachers, then they give them also the advice about us. So, that one, I like father G very much also.*
>
> *Then also my father also liked working together with us, being with us, also, giving us very good advice for the future. But for me nowadays there is no someone who is supposed to tell me about my future [...] apart from father G.*

Pater G ist auch derjenige, der Samuel bislang eine Ausbildung ermöglicht. Im Gegenzug geht ihm Samuel in den Ferien auf der Missionsstation zur Hand.

Samuel erinnert sich seines Vaters als einen hart arbeitenden, hilfsbereiten, versöhnlichen Mann, der auch Samuel aufforderte, nach diesen Werten zu streben: *that is why I like my father.* Pater G verkörpert auch diese Ideale, zumal er sich als Priester für andere einsetzt und zur Vergebung aufruft. In den vier Jahren, während Samuel auf der Missionsstation lebte, war er viel mit Pater G unterwegs. Fasziniert von dieser Figur entstand in ihm der Wunsch, Priester zu werden: *For my future I'd like to be a priest like father G.* Die Werte von Hilfsbereitschaft und Vergebung sind die Invarianten von Samuels Leben – ursprünglich vom Vater auf den Weg mitgegeben, im Busch standhaltend (*when I'm in the bush, eh, I'm still thinking about the forgiveness, to help someone)*, in Pater G wiedergefunden und in der eigenen Lebensgrundhaltung ausgedrückt. Seine Freunde und Mitschüler holen gerne Rat bei ihm ein, weil er eine verantwortungsbewusste Einstellung hat. Als Leader versucht er, den Parteien zuzureden und Konflikte zu schlichten. Er nimmt selbst die Rolle des Vaters seinen Geschwistern gegenüber ein und gibt die Werte, die er von seinem Vater bekommen hat, an sie weiter:

> *Nowadays I'm thinking for the young kids I have left at home, that are my brother and sisters. For me I'm thinking that father G is now helping me, is good, but me also I have to help them. Yes. So, when I'll be going back for my holidays also, I may also go to work with them, together also, with all my children, all my brother and sisters at home.*

Im Grunde genommen hält Samuel seinen Vater am Leben, indem er dessen Wertvorstellungen aufrechterhält. Wenn Samuel alleine ist, denkt er manchmal an seinen Vater und wie es wäre, wenn er noch am Leben wäre, aber dann sagt er sich: *„Please, he is now gone! Don't think about him a lot!"*. Samuel hat gehört, dass Pater G die Missionsstation bald verlassen soll und er macht sich große Sorgen um seine Zukunft. Manchmal kann er vor Kummer nicht einschlafen, denn wenn er auch diesen „Vater" verlieren sollte, wird er keine Stütze mehr haben. Möglicherweise hat er aber schon jemanden gefunden, der Pater G in seiner Funktion ersetzten könnte – einen jungen Priester mit vergleichbaren Qualitäten (Pater J).

Obwohl Pater G und Samuels Vater Analogien aufweisen, so stehen sie auch im Widerspruch zueinander und Samuel zieht es vor, in die Fußstapfen Pater Gs zu treten. Beispielsweise glaubte Samuels Vater nicht an Gott, und für Samuel ist der Glaube eine tragende Lebenssäule. Sein Vater trank auch gerne Alkohol, aber er trinkt keinen Tropfen:

> *Because the priest advised me: "Please, don't take alcohol! Because it is very bad, should be destroying your future and you will never think about your children, you leave them at home!". So, I need to listen to the advise of the priest a lot, because me also I see him as he is my father nowadays.*

So verhält es sich auch mit Samuels Mutter:

> *She told me to go to the witchdoctor and we shall see for that spirit. then that advice of my parent I took, and then I went to the priest then the priest told me: "Never! Don't go to the witchdoctor! Still continue praying! You pray!". So I went to my parent and told her: „I will not follow your advice".*

Samuels Mutter scheint nach dem Tode ihres Mannes mit der Erhaltung der Familie überfordert zu sein. Wahrscheinlich gab sie auch deswegen ihren Sohn in die Obhut Pater Gs. Samuel ist nicht mehr das Kind, das von der Mutter versorgt wird, sondern, es verhält sich eher umgekehrt so, dass Samuel sein Leben in Hinblick auf die Versorgung seiner Mutter und ihrer Kinder plant. Samuel soll die Rolle des Mannes der Familie übernehmen und wie sein Vater sein: *You have to be like your father. [...] and someone should see you like your father who is now dead.* Für Samuel hat die Familie zu unterstützen Priorität, denn sie soll wie andere Familien sein. Seine Mutter sagte ihm: *"You be strong for us! Because you are now big enough.".* Auch Samuel denkt, dass*: for thinking about the future I'm not thinking that I'm young. I'm already big enough, I'm also mature and I should be knowing what is bad and what is also good.* Er ist sich darüber im Klaren, dass: *being a man is not easy, is very difficult. [...] everything should be on you.* Er lehnt auch nicht die Rolle des Mannes der Familie ab, aber es scheint eine Diskrepanz zu geben zwischen dem, was er sein sollte und dem was er ist. Ohne seinerseits einen „Vater" zu haben, auf den er sich stützen kann, scheint er dieser Herausforderung nicht gewachsen zu sein. Er hat Angst davor, die Verantwortung, zuallererst für sich selbst und weiters für seine Familie,alleine zu tragen. Die ständige Suche nach Rat bei Dritten demaskiert eine tiefe Unsicherheit und Abhängigkeit.

3. Sceno

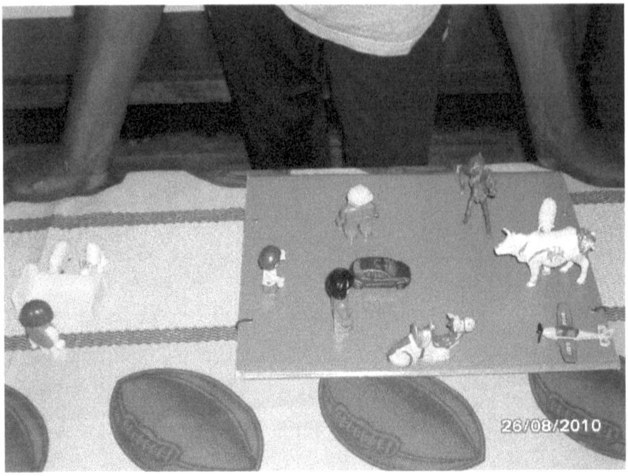

Abbildung 4: Sceno-Samuel

Das Bild von Samuels *„plan for the future“* ist zweigeteilt. Die rechte Szene stellt den Kidepo-Nationalpark dar und die linke eine Schweinefütterung.

Samuel ist Fahrer bei der *Uganda Wildlife Authority* und er führt Touristen auf Safari. Sie werden von drei bewaffneten Männern eskortiert. Das Flugzeug sollte in der Luft sein und braucht somit keine Eskorte. Es stellt eine große Hilfe dar, um Touristen zum Nationalpark zu bringen und Tiere, wegen Krankheit oder der Temperatur, an einen anderen Ort zu transportieren.

Die andere Szene, die Samuel aufgebaut hat, stellt einen Schweinebesitzer dar, wie der Pfarrer der Missionsstation, der seine Schweine füttert und beobachtet wie sie wachsen: *This is a man. Because from here the women they don't know how to work with the pigs, only that they give food then they disappear. But for the men, they come and see, then they are just planing: "Today I have to give them what? Oh, my pig is.".*

Beide Szenen spielen sich in Uganda ab und beide stellen den Zukunftsplan Samuels dar, um zu Geld zu kommen und seine Familie zu unterstützen. Zur einen Szene, die Schweinefütterung, hat Samuel wenig zu sagen. Bei der Schilderung der Nationalpark-Szene hingegen lässt er seiner Fantasie freien Lauf. In Samuels „Plan“ herrscht eine Dichotomie, wie ich meine, zwischen dem, was ihm gegeben ist und dem, was er anstrebt; zwischen den Möglichkeiten, die sein Elternhaus ihm bietet, und dem was er durch eigene Anstrengung im Leben erreichen möchte; ja, zwischen Tradition und Moderne, Vergangenheit und Zukunft.

> *This thing can make me remember what should be happen in the backward and what I'm planning even in the future.*
>
> *I'm just thinking that, I have to be a good person, who can help a family a lot. And I don't want those people who like drinking, never think about the future. [...] Then if you think that you have those kind of things, then the future should be easy, planning easy for your family and getting money is not difficult.*

Es lassen sich vier Momente des Zukunftsdenkens ermitteln:

1) *When I was young I was just thinking to become a pilot* (Kindesphantasie)
2) *I'd like* in Bezug zur Schweine- und Ziegenhaltung (nüchterner Wunsch)
3) *My first time I was just thinking that to be as a priest, so, that one is cut for the future* (frustrierter Wunsch)
4) *If possible, if God allows me* in Bezug zum Beruf als Fahrer im Nationalpark (nicht leicht zu erfüllender Wunsch)

In der Beschreibung der Beziehung zwischen ihm als Fahrer und den Touristen im Auto erläutert Samuel seine Einstellung zum Fremden. Die Gäste sollen willkommen geheißen werden. Er kennt sie nicht, aber er kann sie ansprechen, sie etwas fragen (*How is your country?*) und sie können Freunde werden. Die Touristen ihrerseits haben auch viele Fragen über Land und Leute. Sie kommen mit dem Fotoapparat und wollen zu den touristischen Attraktionen (*they like seeing what is good*). Samuel glaubt es gibt einen Plan, von dem, was die Touristen wissen wollen.

4. Was wird wie geschildert?

Samuel gibt allgemein viel von sich preis und bringt die Themen in einer logisch, ineinander überleitenden Abfolge. Seine Darstellungsweise ist relativ gleichmäßig – er drückt keine besondere Emotionen, je nach angesprochenem Gegenstand, aus. Sie ist aber keineswegs apathisch – er gibt in der direkten Rede die Gegebenheiten lebendig wieder. Nur an zwei Stellen erfasse ich seine leise gewordene Stimme als mit einem Hauch von Traurigkeit umhüllt, und zwar als er sagt, dass nur Beten gegen den Geist hilft und wenn er seine Dankbarkeit gegenüber Pater G ausdrückt. Die Emotion „Angst" ist die einzige, die direkt benannt wird. Sie tritt in unterschiedlichen Kontexten auf, beispielsweise als Sterbeangst (im Busch), Sorge um die Zukunft, Scham (beim Kochen) und Scheu (vor Publikum zu sprechen).

Da Samuel in der ersten Stunde auf spezifische Fragen wartet, erkläre ich ihm meine Herangehensweise und er erwidert: *OK, may I ask you a question: should I tell you what has happened in the bush or.* Ich weise darauf hin, dass wir nicht unbedingt auf die Zeit in der LRA eingehen müssen und ich schlage vor, auf die sanfte Tour zu beginnen: *So, maybe we start like this, no? What are you doing now?* Samuel spricht von der Schule, von Pater G, von der Verantwortung für seine Familie, von der Schlaflosigkeit und den Alpträumen, von der Bedeutung des Gebets und von der Gottlosigkeit seines Vaters. Von der Entführung des Vaters kommt er auf seine eigene Entführung zu sprechen. Seine Geschichte beginnt im Busch und nach einigen Sätzen ist er schon bei der Fluchtgeschichte. In einem Atemzug, nur zwei mal unterbrechend um zu fragen, ob ich bestimmte Begriffe kenne, erläutert er die Rückkehr und die Reintegration bis in die Gegenwart. Ich frage nach, was mir unklar geblieben ist und wenn ich frage warum er, im Rahmen seiner „Flucht", zurück in den Busch wollte, erzählt Samuel dann von der Zeit in der LRA. Von der Zeit mit den Rebellen spricht Samuel vorwiegend im Plural und schaltet bei folgender Passage um: *But coming for <u>me</u> in the bush, ah, that one (...) is very, very difficult. <u>I</u> don't know when I'll be back around like this one. Because from there they train <u>you</u> as a soldier.* Als ich die Frage mit *you* stelle, antwortet Samuel: *When we were there <u>we believed</u> him (Kony). [...] <u>I think</u> that man has a spirit*, wie wenn der Glaube die Kollektivität und das Denken die Subjektivität erfordern würde. Mit der Angst, die einzige artikulierte Emotion, verhält es sich so, dass sie, die Rebellen, einem Ritual unterzogen wurden, um keine Angst zu haben, aber dennoch fürchteten sie die Regierungssoldaten, und umgekehrt. Gewisse Sachverhalte benennt er mit einem Euphemismus:

* *He* (seine Begleitperson) *<u>didn't like</u> that kind of world*

* *But Joseph Kony has not <u>advised</u> us to kill anybody.*

* *They only <u>advise</u> you: "Keep continuing doing what you have done from here!"*

Drei Aussagen decken einen gewissen Automatismus auf:

* *My friend told me that: <u>"Pray! Pray! Pray! Pray!"</u>* (gegen den Geist)

* *From there we have everything in <u>order, order, order, order</u>.*

* *We just continue <u>walking, walking, walking</u>.*

Die Themen der zweiten Stunde sind der belästigende Geist und sein schulischer Werdegang, zwischen Vergangenheit und Zukunft. Ich frage nach seinem Vater und Samuel leitet dann über zu Pater G und Pater J. Abschließend kommen noch seine

Vorstellung von und seine Einstellung zu einer Partnerschaft zur Sprache. Meine Eingangsfrage nach der Woche ist bei Samuel gesprächsanregend und er wirft in der dritten Stunde die Probleme der Misswirtschaft in der Schule und der Rolle als „Hausmann“ (Koch) auf. Im Rahmen der Arbeit mit den Figuren und daran anschließend, schneidet er das Thema „Zukunftsplanung“ an. Dann, völlig aus dem Kontext gerissen, fragt er, was ich von Uganda erinnern werde, um dann von seiner Begegnung mit einer schweizerische Forscherin zu sprechen, und ob ich den ugandischen Unabhängigkeitstag feiern werde, um dann von seinen Plänen an diesem Tag zu sprechen. Die vierte Stunde antwortet Samuel auf die Frage, wie die Woche war, mit: „Gute und schlechte Nachrichten“. Die erste schlechte Nachricht ist, dass seine Nachbarn einen Ehestreit hatten, der mit der Ermordung des Mannes (der gerne trank und dann spät nach Hause kam) endete; die zweite, dass seine Lehrer streiken und, dass seine Mitschüler zum Streik aufrufen wollen. Die gute Nachricht ist, dass er beim Kochen Fortschritte gemacht hat. Mit Danksagungen beginnt Samuel unsere letzte Stunde, und ich, da er sich für meinen Ratschlag bedankt, frage nach, wie dieser lautet. Da er erwähnt hat, dass er ein Leader ist, gehe ich näher auf diesen Auftrag ein. Dann erzählt er von seinem Mitbewohner G, der gerne trank, lange ausblieb und ihn und seinen Freund C belästigte, wie er dies bei Pater G meldete und dieser ihm die Förderung entzog, und wie sich Samuel dann einsetzte, dass ihm Pater G noch eine Chance gab und sich alle versöhnten. Bei der Erläuterung des Lebensspanne-Diagramms (siehe Anhang) sticht die Diskrepanz zwischen dem Leben als Zivilist und dem als Soldat heraus:

* Vor dem Busch war er noch ein Kind.
* Im Busch: *badly life: Killing or destroying something for the human being and even killing the human being also.*
* Nach dem Busch: *New life, my life started going easily a little bit and there is a lot of advice given as a human being.*

Allgemein ist Samuels Erzählen vollgepackt mit *advices* – er wird *advised* und er *advises.* Unter *advices* versteht er sowohl Ratschläge als auch Informationen. Themen, die sich während aller Stunden wiederholen, sind der Glaube an Gott und das Gebet, die Beziehung Samuels zu Pater G, der frustrierte Priesterwunsch, die Verantwortung für die Familie und die Hilfsbereitschaft. Das Thema „Schuld/Vergebung“ kommt auch auf, jedoch nicht so prononciert.

5. Beziehungsdynamik

Samuel passt zweifelsohne in das Bild des „guten Probanden". Er ist pünktlich, nur beim dritten Termin hat er 45 Minuten Verspätung, dafür kommt er aber die nächste Stunde eine halbe Stunde früher. Er ist gesprächig, redet flüssig und macht keine größere Pausen. So sind unsere Unterhaltungen für mich nicht anstrengend, die Zeit vergeht schnell und er hinterlässt bei mir ein Gefühl der Zufriedenheit. Samuel passt sich schnell an, beispielsweise lässt er mich die Termine vorschlagen und er stellt keine Forderungen finanzieller Natur. Er will mir behilflich sein und sogar Freude machen. Bei der Arbeit mit den Figuren und beim Zeichnen des Lebensspanne-Diagramms macht er fleißig mit und erledigt überdies Extra-Arbeit, indem er zu Hause zwei Bilder für mich zeichnet. Er ist so bestrebt, die Rolle des „guten Probanden" zu erfüllen, dass er sogar meine „Arbeit" vorweg nehmen will, beispielsweise, wenn er seine Figurenkomposition erläutert, hält er inne und fragt: *So, I think you have a question about this?* Samuel glaubt zu wissen, was ich will. Obwohl er selbst sagt, dass er nicht weiß, was eine Forschung ist, erwartet er von mir spezifische Fragen (1. und 3.Std.). Nachdem wir die dritte Stunde damit angefangen haben, über seine Ferien zu sprechen, sagt er: *So, we go ahead now,* ich frage, was er damit meint, und er erwidert: *But I think it is you to start with the questions.* Er ist verwirrt, weil ich nicht seine Erwartungen erfülle. Es bleibt ihm ein Rätsel, warum ich Interesse daran finde, mit ihm diese Art der Unterhaltungen zu führen und diese gar aufnehme. Nach dem dritten Termin zeigt er sich überrascht, als ich ihm sage, dass wir uns noch zwei Mal treffen würden. Schon die erste Stunde erwähnt er, was ihn motiviert zu mir zu kommen: sein Freund auf der Missionsstation und der Pfarrer haben ihn dazu ermuntert. Außerdem rede er gerne und es tue ihm gut, weil es ihm helfen kann, die Dinge zu ordnen und zu verstehen.

Die Atmosphäre unserer gemeinsamen Stunden ist gefüllt mit Heiterkeit, Humor und netten Sticheleien. Zwar lacht Samuel insgesamt mehr als ich, ich aber spare keineswegs an witzigen Bemerkungen. Ich dachte der sprichwörtliche „ugandische Humor" würde dem Aufbau der Beziehung dienlich sein. Zu Beginn der vierten Stunde ist mir so nach Spaß zumute, dass wir beide aus unseren Rollen ausbrechen. Ich bringe ihn mit meiner Würze zwar immer zum Lachen, aber erst nach dieser Eskalation getraut er sich, selbst gezielten Spaß zu machen. Die erste Stunde sage ich ihm, er soll sich unsere Stunden wie Gespräche mit seinem Freund C vorstellen und tatsächlich entwickelt sich unsere Beziehung so sehr in das „Kumpelhafte", dass ich dazu komme unsere Treffen als „Gespräche bei einem Bier" (FT, 4.Std.) zu definieren. Wahrscheinlich ist auch diese freundschaftliche Beziehung, die mich dazu veranlasst, mein Privatleben durchscheinen zu lassen: ich bringe Beispiele daraus und als er bei mir zu Hause vorbeikommt, um den dritten Termin auszumachen, bitte ich ihn hereinzukommen und zeige ihm sogar Fotos von meiner Heimat. Teils fordert er mich, ganz schön neugierig, direkt dazu auf, v.a. was das Leben vor Ort betrifft, und teils teile ich mich aus freien Stücken mit.

Ich erkenne die Gefahr Samuel Ratschläge zu erteilen, weil er diese geradezu provoziert, bin aber empfänglich für Informationen, und zwar bereits ab der ersten Stunde. Die letzte Stunde will mir Samuel gleich zu Beginn seinen Dank aussprechen, für das Entgelt, mit dem er seine Schulbücher kaufen konnte, und für meinen guten Rat: *Because, I'm still working with your advice nowadays.* Ich habe ihm die Stunde zuvor lediglich aufgezeigt, dass man auch friedlich streiken kann, und auf den Vorschlagsbriefkasten (*the advice*) ist er selbst gekommen. Nach Samuels Auffassung aber ist es so, dass *there is a lot of advice you've given to me.* Ich erwische mich öfters in der Rolle der Lehrerin (*to advise*) aber auch umgekehrt in der Rolle der Schülerin (*to be advised*). So erkläre ich ihm, wie man ein Wort buchstabiert, und er fragt, ob ich ihm ein Wort auf Acholi aufschreiben kann (Testsituation). Samuel ist aber nur dann Lehrer, wenn es um die lokale Sprache geht. Meistens ist er Schüler und verhält sich so, als würde er geprüft werden und er sein Bestes geben möchte.

Vom allerersten Augenblick an, erweckt Samuel einen gewissen Schutzinstinkt in mir, der sich dann auch zu einer geduldigen und liebevollen Haltung entwickelt. Beide Haltungen gehen von einer vorwiegend mütterlichen, aber auch väterlichen Rolle hervor. Ich beginne und beende die erste Stunde auf die sanfte Tour; sage ihm er braucht keine Angst haben, vor unseren Gesprächen, vor dem Rekorder und, dass ich ihn mit Fragen bombardiere; ich ärgere mich nicht, wenn er zu spät kommt und ich reagiere nicht negativ, wenn wir überziehen; ich erkunde mich nach seinem Wohlbefinden und seinen alltäglichen Herausforderungen. Er verhält sich seinerseits auch wie ein „Sohn", versucht mir Freude zu machen und zeigt mir beispielsweise, was er aus seinem Schulbuch schon durchgemacht hat. Er lädt mich ein, in seiner Pfarrkirche zum Sonntagsgottesdienst zu gehen (2.Std.) und ihn in seiner Schule zu besuchen (5.Std.).

Trotz der freundschaftlich-erzieherisch charakterisierten Beziehung zeigt Samuel eine gewisse Zurückhaltung, als würde ihm vor der Exklusivität unserer Beziehung bangen. Er zögert, in den Gesprächsraum zu kommen (1. und 5.Std.), will aber dann nach den Stunden noch weiterplaudern und fordert mich einmal sogar auf, den Rekorder zu stoppen (3.Std.). Die Präsenz dritter soll ihn unterstützen; so lässt er sich von seinen Freunden zu den Gesprächen begleiten (1. und 3.Std.) und weist immer wieder auf die Patres, das Bindeglied zwischen uns beiden, hin. Seine Körpersignale verraten Nähe und Distanzierung zugleich – es besteht ein starker Blickkontakt und Lächeln, er versteckt aber zugleich Mund und Augen hinter seinen Händen.

Evelyn

1. Lebensgeschichte

Alter:	25 Jahre
Geschwister:	eine jüngere Schwester
Ausbildung:	*primary school*; Kurs für Schneiderin
Beruf:	hilft ihrer Mutter zu Hause
Beruf der Mutter:	Hausfrau
Familienstand:	ledig
Kinder:	ein Sohn
Todesjahr des Vaters:	1997
In der LRA mit:	11-18 Jahren

Evelyn wurde in einem kleinen Dorf im Bezirk Kitgum geboren. Sie wuchs mit fürsorglichen Eltern auf. Ihr Vater war katholisch; sie und ihre sieben Jahre jüngere Schwester wurden auch katholisch erzogen.

Als Evelyn die zweite oder dritte *primary school* besuchte, wurde sie von der LRA, im Alter von elf Jahren, entführt. Sie kam in den Sudan, wurde gezwungen die „Frau“ eines Rebellen zu werden und bekam von ihm einen Sohn. Im Rahmen eines Gefechts in der Nähe von Gulu wurde Evelyn mit ihrem Kind alleine zurückgelassen und erlangte so 2002, mit 18 Jahren, die Freiheit. Sie verbrachte sieben Monate in einem Aufnahmezentrum für ehemals entführte Kinder und meldete sich bei der Amnestie-Kommission. Von ihrer Familie wurde sie freudig empfangen, jedoch nicht von den anderen Dorfbewohnern. Während Evelyn im Busch war, verstarb ihr Vater und mit ihm die Aussicht auf eine Ausbildung. Es wird nicht klar, ob sie in die *primary school* wieder einstieg und diese abschloss; auf jeden Fall erreichte sie nicht die *secondary school*.

Während der Krieg noch andauerte, zog Evelyn mit der Familie in die Stadt, nach Kitgum. Als die Unruhen ein Ende nahmen, zog ihre Mutter zurück ins Dorf und ihre Schwester blieb in der Stadt. Evelyn fing an, zwischen Dorf und Stadt zu pendeln. Sie geht keiner Arbeit nach die Geld abwirft, sondern hilft ihrer Mutter mit der Haus- und Feldarbeit. Ein Jahr zuvor erhielt sie eine Kurzausbildung als Schneiderin, ist aber nicht in diesem Bereich tätig.

2. Vertiefung gewichtiger Inhalte

Lebenssituation zur Zeit der Entführung

Evelyn lebte zur Zeit der Entführung (1996) mit ihren Eltern und ihrer Schwester im Dorf und besuchte die zweite oder dritte Klasse der *primary school*. Ihr Vater sorgte dafür, dass seine Familie ein gutes Leben führen konnte: *He was buying for them clothes. If you are sick he can take you to the hospital. And many things, like digging in the garden, he was the one doing it. To make sure that they live well, in the village. [...] He was so careful about each child. Even taking his children to school.*

Die Entführung

Von der Entführung ist nur bekannt, dass die Rebellen in ihr Dorf kamen und dass die Schwester Alok diese miterlebte, aber noch zu klein war um mitentführt zu werden. Ein Rebell befahl Evelyn stehen zu bleiben. Sie unterließ, was sie gerade tat und konnte nicht mehr gehen (*Freezing*-Erfahrung). Der Mann ging auf sie zu und nahm sie mit.

Die Zeit im Busch

Evelyn wurde in den Sudan verschleppt und im Rahmen eines Einführungsrituals gesalbt. Nach etwa zwei Jahren wurde sie einem Mann, der älter war als ihr Vater, zur

„Frau“ gegeben – Evelyn wurde die sechste von neun „Frauen“. Sie führte mit ihrem „Mann“ eine „gute“ Beziehung, nur, dass er gerne seine Frauen misshandelte, wenn sie etwas falsch machten. Mit „gut“ meint Evelyn, dass ihr „Mann“ sich um die Grundversorgung (Nahrung, medizinische Versorgung, Kleider, Seife) seiner „Frauen“ kümmerte. Der Mann blieb gerne in Karthum und sie waren froh, wenn er zurück ins Lager kam. Während seiner Abwesenheit gab es niemanden, der sich um sie sorgte, und wenn er von der Stadt kam, brachte er ihnen diese Primärgüter mit. Evelyn meint, er „liebte“ alle seine Frauen im gleichen Maße – es wäre sichtbar gewesen, wenn er eine mehr als die anderen „geliebt“ hätte. Evelyn „liebte“ ihn auch, denn er war nicht allzu grob wie andere Männer. Mit den anderen „Frauen“ kam sie gut zurecht, nur die erste Frau war ziemlich befehlshaberisch.

Evelyn wurde auch als Soldatin eingesetzt. In den Kämpfen schoss sie, um das eigene Leben fürchtend, einfach drauflos vor sich hin. Der Befehl war zu schießen, und das tat sie auch, ohne sich lange Gedanken darüber zu machen. Nach den Schießereien wurden sie gezwungen, die Getöteten zu berühren, um Mut zu schöpfen und die Angst zu bezwingen. Sie hat nie aus der Nähe geschossen, sodass sie ihren Opfern in die Augen hätte sehen können, aber sie glaubt, das hätte keinen Unterschied gemacht. Die Erfahrungen im Kampf mögen Evelyn aber nicht unberührt gelassen haben, denn sie erinnert sich an das erste und auch an das letzte mal, dass sie geschossen hat. Sie war wütend auf Joseph Kony, weil sie gegen ihren Willen entführt worden war und gezwungen wurde, „gewisse Dinge“ zu tun.

Nach ungefähr vier Jahren im Busch wurde Evelyn von ihrem Mann schwanger. Als sie dies in Erfahrung brachte, war sie nicht glücklich darüber, denn sie ahnte, wie schwierig es sein würde, unter solchen Umständen ein Kind groß zu ziehen. Für eine Abtreibung war es zu spät, ansonsten hätte sie die Schwangerschaft abgebrochen. Den einzigen Vorteil, den sie aus der Geburt ihres Sohnes ziehen konnte war, dass sie nicht mehr kämpfen musste und im Lager mit den anderen Müttern bleiben durfte.

Die größte Not, unter der Evelyn und ihre Kameraden/innen im Busch litten, war die Nahrungsknappheit. Die Umstände wurden besonders hart, als Evelyns Gruppe sich auf dem Weg nach Uganda machte. Sechs Monate waren sie, von den UPDF-Soldaten gejagt, zu Fuß unterwegs. Sehr belastend war für Evelyn das ständige Umziehen, der Regen, das Fehlen von Decken und Bettlaken zum Schlafen, und v.a. der nagende Hunger. Wenn die Soldaten ihnen auf den Fersen waren, mussten sie auch drei bis vier Tage ohne Essen auskommen. Evelyn vermisste die Familie, aber sie dachte nicht daran zu fliehen, weil sie den Weg vom Sudan bis nach Hause nicht kannte, was die Flucht ziemlich aussichtslos machte. Außerdem wartete auf eingefangene Deserteure die Todesstrafe. Im Rahmen eines Gefechts in der Nähe von Gulu aber, wurde Evelyn mit ihrem Kind alleine zurückgelassen und erlangte so, nach etwa sieben Jahren, die Freiheit. Ihr Sohn war damals zwei Monate und einige Wochen alt.

Lebenssituation seit der Rückkehr

Evelyn verbrachte sieben Monate in einem Aufnahmezentrum für ehemals entführte Kinder und meldete sich bei der Amnestie-Kommission. Als sie dann in ihr Dorf zurückkehrte, hieß ihre Familie sie willkommen. Die Dorfbewohner aber begegneten ihr mit Ablehnung. Die Leute redeten schlecht über sie, weil sie mit einem Kind vom Busch zurückgekehrt war. Sie hatten Ressentiments, weil ihre Kinder tot waren und Evelyn hingegen heil zurückgekommen war und weil die Rückkehrer diejenigen waren, die so viele Mitmenschen umgebracht hatten. Evelyn hat Verständnis dafür, dass diese Menschen verbittert sind (*not happy*), weil ihre Kinder gestorben sind. Die erste Zeit nach der Rückkehr löste die erfahrene Ablehnung bei Evelyn Tränen aus und sie trug sich mit dem Gedanken, in den Busch zurückzugehen. Inzwischen haben sich die Leute kaum verändert, aber sie sich schon. Sie reden immer noch schlecht über sie, aber es trifft sie nicht mehr so hart. Sie lässt sie reden, denn sie unterstützen sie ohnehin nicht. Sie wäre froh, wenn sich das Verhalten der Leute ändern würde, aber sie hat diesbezüglich keine Hoffnung.

Während Evelyn im Busch war, verstarb ihr Vater und damit waren die Aussichten auf eine Ausbildung zerstört. Sie hat zwar einen Onkel, der aber „verrückt" ist; sie selbst hat keinen Mann und auch der Vater der Zwillinge ihrer Schwester hat die Vaterschaft abgelehnt. Es gibt praktisch keinen Mann in der Familie, der für sie verantwortlich wäre; und die anderen Verwandten unterstützen sie nicht. Es wird nicht klar, ob Evelyn in die *primary school* wieder einstieg und diese abschloss, auf jeden Fall erreichte sie nicht die *secondary school*. Sie kann zwar lesen und mit Geld umgehen, kann aber kein Englisch. Ein Jahr zuvor erhielt Evelyn eine dreimonatige Kurzausbildung als Schneiderin, die von einer NGO angeboten und finanziert wurde (nicht ausschließlich für ehemals Entführte). Sie schaffte es aber nicht, sich selbständig zu machen, weil sie keine Nähmaschine und kein Arbeitsmaterial zur Verfügung hat oder in den Arbeitsmarkt einzusteigen. Stattdessen unterstützt sie ihre Mutter bei der Haus- und Feldarbeit. Als Evelyn vom Busch zurück kam, war sie zornig darüber, dass sie, im Unterschied zu ihren Gleichaltrigen, keine Ausbildung erhalten hatte. Sie war über Joseph Kony verärgert, denn er war es, der seinen Soldaten befohlen hatte, so viele Leute wie möglich zu entführen und in den Sudan zu verschleppen. Inzwischen hat sie die Schule nicht nachgeholt. Die Lage hat sich also nicht verändert, aber Evelyn schon – sie hat all die Sachen, die sie ärgerten, hinter sich gelassen und ist nun „*settled*". Sie will nicht mehr darüber nachdenken, was sie alles versäumt hat, weil es ihr nicht weiterhilft.

Während der Krieg noch andauerte, zog Evelyn mit der Familie in die Stadt, nach Kitgum. Als die Unruhen ein Ende nahmen, ging die Mutter zurück ins Dorf und die Schwester blieb in der Stadt. Evelyn fing an, zwischen Dorf und Stadt zu pendeln. Im Dorf lebt sie bei ihrer Mutter und Großmutter. Wenn Evelyn in die Stadt zu ihrer Schwester geht, bleibt ihr nun siebenjähriger Sohn im Dorf mit ihrer Mutter. Dieser erkrankte im Alter von einem Jahr und fünf Monaten an Malaria. Sie glaubt, dass er sich nie vollständig von dieser Erkrankung erholen konnte und deswegen bis zum gegenwärtigen Zeitpunkt lahme Gliedmaßen hat und nicht richtig sprechen kann. Evelyn steht vor der Herausforderung, ein vermutlich behindertes Kind, ohne Mann, höhere Schulbildung und Einkommen, groß zu ziehen. Ihre Mutter, die auch nur von der Hauswirtschaft lebt, ist dabei die einzige finanzielle Stütze.

Wichtige Beziehungen

Evelyns soziales Netzwerk beschränkt sich auf ihre Mutter, Großmutter, Schwester und ihren Sohn. Die Familie bildet eine Insel von Schutz und Fürsorge in einer teilweise feindseligen Gemeinschaft und einer grundsätzlich gleichgültigen Umgebung. Es gibt Dorfbewohner, die ihre Familie mit Naturalien unterstützten. Der Kultur der Acholi folgend kann man von der Verwandtschaft die Hauptunterstützung erwarten. Die Mutter ist diejenige, die sie durchbringt und Evelyn wendet sich an sie, wenn sie Rat braucht. Mit ihrer Schwester Alok hat sie ein gutes Verhältnis und sie ist gerne bei ihr in der Stadt, weil die Stadt viele Möglichkeiten bietet (Krankenhaus, Einkaufsmöglichkeiten). Im Gegenzug für die von Mutter und Schwester erhaltene Unterstützung, geht sie der einen mit der Haus- und Feldarbeit und der anderen mit den Babys zur Hand. Ansonsten berichtet Evelyn nur von nicht allzu vertrauenswürdigen Nachbarn und Freunden. Freundinnen im engeren Sinne, hat sie keine, weder im Dorf, noch in der Stadt. Sie denkt das liegt im Dorf daran, dass sie sich dort wenig aufhält, und in der Stadt daran, dass sie nicht gebildet ist (d.h. sie hat nicht die *seniors* besucht). Sie glaubt aber, wenn sie sich wirklich im Dorf niederlassen würde, sie auch Freundschaften aufbauen könnte, da im Dorf viele Frauen nicht gebildet sind.

Dass Evelyn mit einem Sohn aus dem Busch zurückgekommen war, wurde von der Gemeinschaft missbilligt. Die Mutterschaft war und ist für Evelyn eine große Herausforderung, zumal sie selbst noch ein Kind war, als sie entführt wurde. Ihre eigene Mutter ist ihr eine große Hilfe bei der Erfüllung der Mutterrolle, so bleibt ihr Sohn zumeist im Dorf bei Evelyns Mutter. Es ist Evelyn ein großes Anliegen, dass ihr Sohn, wie die anderen Kinder, zur Schule gehen und sorglos spielen kann. Da ihre Familie nur spärliche Ressourcen hat, hofft sie, dass NGOs und private Sponsoren dies ermöglichen. In einigen Jahren, wenn ihr Sohn älter ist, wünscht sie sich, auch eine Partnerschaft einzugehen. Sie denkt, dass jetzt dafür nicht der richtige Zeitpunkt ist, weil sie mit der Elternschaft bereits überfordert ist.

3. Sceno

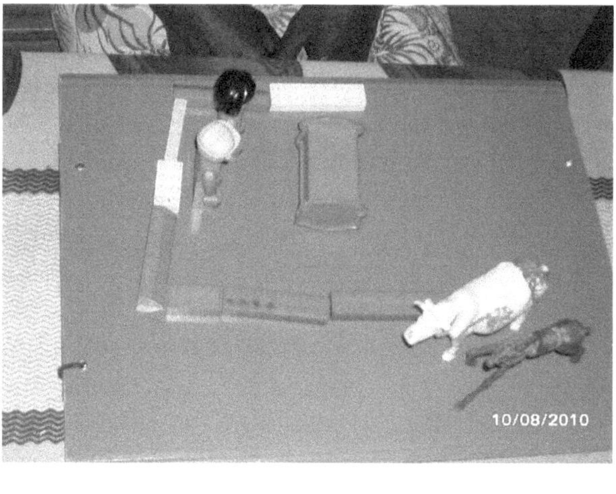

Abbildung 5: Sceno-Evelyn

In relativ kurzer Zeit (3,5 min) konstruiert Evelyn ihre Szene. Sie stellt ein Haus dar, mit einem Mann und eine Frau drinnen. Sie stehen, sich mit den Händen berührend, nebeneinander und schauen Richtung Eingang. Der Mann schaut die Frau an, sie hingegen schaut vor sich hin. Vor ihnen steht ein Tisch. Nach Evelyns Erläuterungen sind Mann und Frau ein Paar und leben seit kurzem zusammen (8-12 Monaten). Sie sind noch nicht verheiratet und haben auch noch keine Kinder. Das Haus wurde vom Vater des Mannes für sie zwei gebaut, sie müssen es aber noch vervollständigen. Die Tiere vor dem Haus gehören ihnen. Der Tisch erfüllt neben einer praktischen Funktion eine soziale Funktion. Er ist Treffpunkt für das Paar, wo sie gelegentlich zusammen essen. Die Tiere draußen auf dem Hof, eine Kuh und ein Pferd, gehören dem Mann. Zuerst sagt Evelyn, die beiden würden über irgendetwas reden und als ich sie genauer frage, sagt sie: Sie besprechen ihr zukünftiges, gemeinsames Leben. Ich frage sie, warum der Mann die Frau anschaut und sie ihn nicht. Evelyn erklärt, wenn Mann und Frau sich unterhalten, die Frau immer den Blick senkt. Wenn eine Frau den Mann direkt ins Auge schaut, ist sie respektlos und eingebildet. Männer können Frauen direkt und unbefangen anschauen, denn sie sind grob und harsch zu den Frauen. Es ist schwierig für eine Frau, einem Mann direkt ins Auge zu schauen.

Evelyns Protagonisten sind erfundene Figuren. Wenn ich sie aber, unmittelbar nach Beendigung ihrer Auslegung frage, ob es einen Mann in ihrem Leben gibt, malt sie sich eine ähnliche Geschichte aus, wo sie selbst die weibliche Hauptperson ist. Es geht um eine Beziehung, die noch in den Kinderschuhen steckt, zumal sie sich nur seit einem Monat kennen und „illegal" zusammen sind. Die Szene, die sie mit den Figuren aufgebaut hat, stellt den nächsten Schritt in dieser „illegalen" Beziehung dar. Die selbstbezogene Geschichte zeugt von der primären Sehnsucht nach einer Liebesbeziehung und die Sceno-Geschichte von dem was daraus entstehen kann: eine gemeinsame Lebensplanung, ein Zuhause und ein mittlerer Lebensstandard. Dass sich Evelyn nicht mit der weiblichen Sceno-Figur identifiziert, sich aber dann in einer Imagination „auf niederem Niveau" einbringt, interpretiere ich so, dass sie eine Beziehung, wie die im Sceno, als zu weit von ihrer Realität entfernt ansieht. Was in beiden Geschichten auffällt ist, dass ihr Sohn nicht darin einbezogen ist. Evelyn selbst sagt, dass sie warten muss bis ihr Sohn älter (und selbständiger) ist, um eine Beziehung eingehen zu können. Womöglich stellt genau dieses Kind, das Evelyns Vergangenheit bezeugt, ein Hindernis für eine Partnerschaft dar.

Die Aufstellung der Figuren im Sceno zeugen von einem Beziehungsverständnis, dass von Nähe und von einer traditionellen Rollenaufteilung charakterisiert ist. Evelyns Beschreibung der Männer als *rude* und *harsh* aber, betrachte ich, jenseits von Tradition und Kultur, als eine Einstellung, die sich aufgrund der Erfahrung in der LRA entwickelt hat. Dass die Fassade des Hauses noch nicht fertiggebaut wurde, unterziehe ich zweierlei Interpretationen. Einerseits könnte das den Wunsch nach einer öffentlich bekannten und akzeptierten Beziehung darstellen, andererseits auch einen Fluchtweg, falls sich herausstellt, dass der Mann keinen guten Charakter hat. Wie sie selbst sagt, kann man die schlechte Charakterseite eines Mannes nur im Zusammenleben erkennen. Beide Auslegungen hängen mit Evelyns Beziehung zu ihrem „Mann" in der LRA zusammen, eine Beziehung, die wohl ihre erste und prototypische sexuelle Beziehung gewesen sein mag. Die Beziehung zum Rebellenmann wird in der Gemeinschaft eben tabuisiert und nicht anerkannt. Er tat seinen Frauen Gewalt an, ein Verhalten, das wohl nicht zum *good character* gehört. Wie Evelyn mehrmals betont, wurde sie zu dieser Beziehung gezwungen und konnte sie nicht verlassen. Nun, wie sie selbst sagt, kann sie ihren Mann selber aussuchen und sie wird ihn unter Umständen auch verlassen können.

4. Was wird wie geschildert?

Die verbale Kommunikation zwischen Evelyn und mir wird nur durch die Übersetzung von Alok ermöglicht. Jegliche Übersetzung von einer Sprache in eine andere, entstellt den Inhalt des Gesagten, auch wenn dies durch eine Fachperson erfolgt. Aloks Englischkenntnisse sind mittelmäßig und ihr mündliches Übertragen erfolgt sicher nicht annähernd eins zu eins. Nicht nur der sprachliche Faktor spielt in der Verzerrung eine Rolle, sondern auch die nahe Beziehung zwischen den beiden Schwestern: das, was ich zu hören bekomme, wird zwangsläufig von Alok, durch ihre Auffassung der Dinge, mitgestaltet. Außerdem fühlt sie sich oft angesprochen und antwortet an Stelle der Schwester. Sowohl Alok als auch ich haben Schwierigkeiten, ihre Rolle als schlichte Dolmetscherin aufrecht zu erhalten, so dass eine Pronomen-Konfusion entsteht. Beispielsweise spricht Alok von „wir zu Hause" und „sie zu Hause", und ich spreche Evelyn sowohl in der zweiten (direkt) als auch in der dritten Person (indirekt) an. Aufgrund des entstandenen Zerrbildes der Kommunikationen gebe ich in dieser Arbeit keine Zitate von Evelyn, bzw. von Alok, wieder.

Wie bereits erwähnt, ist Evelyn keineswegs redselig – ihre Aussagen bestehen aus

höchstens einigen Sätzen und sie unterstützt nicht den Diskurs durch Ausweitungen oder neue Themen. Nur als sie in der ersten Stunde von ihrer Gefangenschaft erzählt, bringt sie, ohne Pausen einzulegen, mehrere aufeinander folgende Übersetzungssequenzen. Ansonsten wechseln sich Frage und Antwort in rascher Folge ab. Auf die offene Frage nach ihrem Leben geht Evelyn unmittelbar auf das Thema „Busch" ein. Sie leitet zuerst das Thema ein, mit einem kurzen Abriss über die Problematik von Kindersoldaten in Norduganda: Entführung, Zwang zu kämpfen und zu töten, geringes Alter der Entführten, Hunger, Zwangsheirat, Exekution bei Fluchtversuch und lange Fußmärsche zwischen Uganda und Sudan. Sie spricht im Plural und ihre Ausführung wirkt äußerst plakativ. Ich frage, ob sie auch in den Sudan gekommen war und sie erzählt dann von ihrer eigenen Erfahrung, vom Sudan bis nach Hause. Im Zuge dieser Erfahrung erwähnt sie ihren „Mann" aus der Zeit der Gefangenschaft, der auch in der vierten Sitzung zum Thema wird. Evelyn (oder Alok) verpackt diese Beziehung in harmlose Euphemismen: sie ist seine Ehefrau, er ihr Ehemann, sie sind verheiratet, er liebt sie und sie liebt ihn. Wenn Alok von Missbrauch (*abuse)* spricht, verstehe ich sexuellen Missbrauch (*sexual abuse)*, aber diesen streitet sie vehement ab. Dennoch betonen beide mehrmals, dass Evelyn gegen ihren Willen in diese Beziehung gezwungen wurde. Dass die Dinge nicht direkt beim Namen genannt werden dürfen, verstehe ich als Hinweis für eine gesellschaftliche Tabuisierung des sexuellen Missbrauchs.
Wenn Evelyn in ihrem kurzen Abriss ihrer Entführungsgeschichte in der Gegenwart angelangt ist, schildert sie eine armselige und hoffnungslose Lage, die geradezu nach Hilfe schreit – es gibt für Evelyn keine Arbeitsmöglichkeit und keine bedeutende Unterstützung, außer die ihrer Mutter.

Gegen Ende der ersten Stunde sprechen wir über die zurückweisende Haltung ihrer Dorfmitglieder. An diesem Thema knüpfe ich dann in der zweiten Sitzung an und frage, ob sie immer noch daran denkt, in den Busch zurückzukehren. Sie will nicht mehr zurück, weil das Leben im Busch zu hart für sie war – dort musste sie Hunger leiden und in den Kampf ziehen, dazu noch der Regen und das ständige Umziehen. Weitere Themen dieser Stunde sind ihr Verhältnis zu den anderen „Frauen" ihres Mannes, die Geburt ihres Sohnes, die „Flucht", das Einführungsritual und ihr gegenwärtiges soziales Netzwerk. In der dritten Sitzung bringt Evelyn, wie ich sie darum gebeten habe, einen für sie wichtigen Gegenstand mit. Sie zeigt mir ihre

Amnestiekarte und ich beginne vorzulesen, was darin steht. Um mich zu korrigieren meldet sich Evelyn zu Wort. Es ist das einzige Mal, dass sie das tut, und es ist auch das einzige Mal, dass wir direkt miteinander reden. Die Amnestiekarte bestätigt, dass Evelyn als ehemals Entführte Anrecht auf, für diese Zielgruppe vorgesehene, Hilfsleistungen von Organisationen und Sponsoren hat. Die Amnestiekarte ist auch ihr einziger Ausweis. Es kommt heraus, wie stark die Entführung ihre Identität definiert und wie sie bereit ist, ihren Opferstatus zu präsentieren, falls es Aussichten auf Unterstützung gibt. Das Spannungsfeld zwischen Evelyn und Alok kommt hier besonders zum Ausdruck. Alok konnte zur Schule gehen, bis zu den *seniors*, und ihr Ausweis ist der Schülerausweis – Evelyn genoss keine höhere Ausbildung und ihr Ausweis ist der Amnestieausweis. Weiters gedenkt Alok, die *secondary school* abzuschließen und währenddessen ihre Zwillinge Evelyn zu überlassen. Evelyn bleibt jegliche Ausbildung verwehrt, es wird aber von ihr erwartet, dass sie ihre Schwester in ihrem schulischen Werdegang unterstützt.

Die dritte Stunde bringt noch das Thema von Evelyns Leben zwischen Dorf und Stadt und, in Anschluss an die Arbeit mit den Figuren, den Wunsch nach einer Liebesbeziehung ins Gespräch. Dabei schildert sie zuerst den Beziehungsverlauf nach der Tradition und Kultur und stellt dann ihre Vorstellung einer neuen Partnerschaft dar. Die vierte Stunde thematisiert die Emotion „Ärger“ und Evelyns Verhältnis zu ihrem „Mann“; die fünfte den Wunsch nach einer Partnerschaft und Evelyns Vater. Beim Zeichnen des Lebensspanne-Diagramms (siehe Anhang) bringt Evelyn das zum Ausdruck, was sie in der Geschichte ihrer Entführung nicht verbalisiert hat: der Umstand ihrer Entführung. Das Bild zeigt Evelyn und den Rebellen, der sie mitgenommen hat. Diese Szene wird umrahmt, auf der Linken von der Figur Evelyns als Kind, und auf der Rechten von der Figur Evelyns als Erwachsene.

Evelyn verbalisiert Emotionen nie direkt und aus eigenem Antrieb. Auch wenn ich sie über die Emotion „Ärger“ befrage, sagt sie zuerst, sie würde sich nie ärgern. Erst als ich nochmals nachfrage, sagt sie zögerlich, sie würde sich nie ärgern, aber manchmal...

Aus sich heraus erwähnt Evelyn nur, als wir uns über den Augenkontakt zwischen Mann und Frau unterhalten, dass Frauen Angst haben, aber Männer furchtlos sind (eher jeweils als Zurückhaltung und Mut/Selbstbewusstsein zu verstehen). Wenn ich sie frage, wie sie sich fühlte, als sie die Ablehnung ihrer Dorfmitglieder erfuhr, nennt sie nicht eine Emotion, sondern sie erklärt mir ihre Gefühle durch ihr Verhalten: sie weinte.

Mit dem „Denken" verhält es sich bei Evelyn so, dass sie im Busch allgemein nicht viel nachdachte, besonders nicht in den Kämpfen. Als sie vom Busch zurück kam, machte sie sich Gedanken über das schlechte Gerede ihrer Dorfbewohner und über ihre verpasste Schulkarriere. Weil es ihr aber nicht weiterhalf, hörte sie auf, über diese Dinge nachzugrübeln. Deswegen, wenn ich sie frage, was sie denkt wenn sie böse Zungen hört, ist die Antwort, dass sie überhaupt nicht denkt. Sie betont, dass die Zeit in der LRA Geschichte ist, dass sie die damit verbundene Wut (sprich Ärger erregende Gedanken) hinter sich gelassen hat, dass sie sich verändert hat und nun resozialisiert (*settled*) ist.

5. Beziehungsdynamik

Evelyn ist meine erste Probandin. Die Gespräche mit ihr stellen in mehrfacher Hinsicht einen Spezialfall dar. Sie finden in einer Dreierkonstellation statt, da die Schwester Alok, auf Vorschlag des Pfarrers und Evelyns, als Übersetzerin dient. Zudem tragen sie, außer in der zweiten Stunde, Aloks Zwillingssäuglinge bei sich. Bereits beim Vorgespräch zeigt sich Alok als die dominantere Interaktionspartnerin. Sie ist lebhaft, energisch und gesprächig, wohingegen Evelyn ruhig und still ist. Auch die Babys spiegeln die Haltung der Person, die sie trägt: Aloks Baby wird vorne getragen und interagiert lebhaft, wohingegen das andere Baby auf Evelyns Rücken mucksmäuschenstill ist. Wenn Alok sich ins Zentrum meiner Aufmerksamkeit stellt, zieht sich Evelyn in eine eigene Welt zurück. Evelyn überlässt ihr die Führung. Dies wird besonders vor der fünften Stunde deutlich: Evelyn geht ausnahmsweise voraus, bleibt dann aber vor dem Tor stehen, um Alok den Vorrang zu gewähren, mir zuerst die Hand zu schütteln. Alok versteht sich nicht nur als Übersetzerin, sie antwortet gerne an Evelyns Stelle und ich muss sie mehrfach auffordern, ihre Aufgabe nicht zu vergessen. Trotz der Tendenz Aloks, ihre Schwester in den Schatten zu stellen, so ist es am Ende der Stunde doch immer Evelyn, die die Hand ausstreckt, um das Entgelt entgegenzunehmen, als wäre das ein letztes Zurückgewinnen ihrer eigentlichen Hauptrolle.

Evelyn geht in meinem Forschungstagebuch als die schwierigste und anstrengendste Probandin ein. Sie ist nicht besonders gesprächig. Sie erwartet vielmehr, dass ich Fragen stelle und dies bringt sie auch in der ersten Viertelstunde unseres ersten Treffens explizit zum Ausdruck. Unsere Konversationen haben die Form eines Frage-Antwort-Modus mit vielen, auch längeren Schweigemomenten. Dieser Modus ist für mich sehr anstrengend und stellt meine Geduld hart auf die Probe. Manchmal übe ich dann mit meine Fragen einen gewissen Druck aus, als ob ich sie „festnageln" möchte und sie dann „mit der Sprache heraus kommt". Manchmal, wo sie entweder die Frage nicht versteht oder diese ihre Art ist zu antworten (eben drumherum), frage ich hartnäckig nach, bis ich eine punktuelle Antwort bekomme.

In der ersten Stunde setzt mir Evelyn sämtliche Rollenzuschreibungen vor. Diese Übertragungen, in Verbindung mit ihrem Interaktionsstil haben mich „total erschlagen" und „beunruhigt" (FT). Mit der Darlegung ihrer miserablen Lage als ehemals Entführte bereitet sie das Terrain für die bevorstehende Frage nach Hilfe vor. Ich versuche, sie aus der passiven Opferrolle herauszuholen, indem ich Arbeitsmöglichkeiten abklopfe. Die Aussage *Now they stopped helping them* hinterlässt bei mir eine verlegene Sprachlosigkeit. Ich ahne, was kommen wird und versuche das Thema zu wechseln, indem ich von den Babys spreche. Das Gespräch kommt nicht in Gang und es ist wieder still. Indem ich mich für Fragen zur Verfügung stelle, lade ich unbewusst Evelyn und Alok geradezu ein, ihren Antrag zu stellen. Ich spreche die Rollenzuschreibung direkt an und erläutere meine Intention. Ich beginne von vorne, aber Evelyn scheint von der Ablehnung ihrer Rollenübertragung verwirrt zu sein: *What are you going to do to them? [...] Or those people who have sent you.* Ich erkläre nochmals meine Rolle als Forscherin und versuche die Ausrichtung des Hilferufs auf die Familie und Gemeinschaft zu lenken. Die geschilderte Lage ist hoffnungslos, wie die Aussicht Evelyn zum Reden zu bringen, obwohl auf mehrfachem Wege versucht. Am Ende der Stunde stelle ich nochmals unsere Rollen klar und sie sind damit einverstanden. Zum zweiten Termin kommen sie freudestrahlend daher, und auf die Frage, warum sie so froh gestimmt sind, antwortet Alok: *Because you are still around.* Es scheint mir, als wären sie glücklich darüber, dass sie es nicht geschafft haben, mich zu verjagen. Auch nach der Stunde scheinen sie nicht gehen zu wollen und Alok verabschiedet sich mit einem sonderlichen: *God bless you.*

Die Beziehung zu Evelyn ist charakterisiert von der Mühe sie zu erreichen, einen Ankerpunkt zu finden, wo sie sich mir mitteilt. Dass ich viele Fragen stellen muss, wird mir im Laufe der Gespräche erträglicher und ich lerne die Stille auszuhalten. Meine Fragerei finden sie manchmal lustig/komisch und meine Frage nach der Woche entartet zu einer ironischen Frage. Ich habe das Gefühl, ich stelle die falschen Fragen und Evelyns passiver „Widerstand“ macht mich ratlos und hilflos. Ich werde erfinderisch und versuche auf alternativem und identifikatorischem Wege an sie heranzukommen. So bitte ich sie in der zweiten Stunde einen Gegenstand mitzubringen, der ihr viel bedeutet und ich äußere den Wunsch, ihren Sohn kennenzulernen. Die Arbeit mit den Figuren liefert günstige Umstände, um Evelyn nach einem Partner zu fragen. Es wird nicht klar, ob die erwähnte Beziehung mit einem *boy-lover* real oder phantasiert ist und ich übe starken Druck aus, um das herauszufinden. In der vierten Stunde sind die Babys schon zu Beginn unruhig, da sie krank sind. Die Situation gerät aber vollends außer Kontrolle, als ich Evelyn über den Freund „verhöre“. Die Babys beginnen so laut zu weinen, dass ich die Stunde eine Viertelstunde früher abbrechen muss. Aloks Kinder spielen eine wichtige Rolle, da sie uns ermöglichen bei ihnen Zuflucht zu suchen. Sie liefern Smalltalk-Stoff, lockern das Gespräch auf und sie werden zum Thema, wenn Evelyn/Alok oder ich uns unter Druck gesetzt fühlen.

Im Laufe der Begegnungen entwickelt sich zwischen uns dreien eine gewisse Zuneigung. Sie staunen und freuen sich beispielsweise, dass ich bei ihrem Dorf vorbeigefahren bin und, dass ich einige Wörter auf Acholi herausbringen kann. Das ist ein Zeichen von Nähe, wie ihr Wunsch nach konstanten (wöchentlichen) Treffen. Evelyn hat angefangen, Blickkontakt zu zeigen, mein Lächeln zu erwidern und so mit mir zu reden, als würde dies auf direktem Wege passieren. Bei unserem Abschied, nachdem wir die Fotos gemacht haben, stimmt Alok eine Melodie an, die eine gewisse Trennungsmelancholie zutage legt: *She is going to remember [...] The last time of everything. The last time...*

Isabelle

1. Lebensgeschichte

Alter:	fast 18 Jahre
Geschwister:	eine ältere und zwei jüngere Schwestern, ein älterer und ein jüngerer Bruder, zwei Stiefschwestern
Ausbildung:	*primary school*
Beruf:	Schülerin (*senior 4*)
Beruf der Mutter:	Landwirtin und Haushälterin
Familienstand:	ledig
Kinder:	keine
Todesjahr des Vaters:	2003
In der LRA mit:	10-11 Jahren

Isabelle wurde in einem Dorf des Bezirks Kitgum geboren. Sie war das dritte Kind – ihr gingen ein Bruder und eine Schwester voraus und es folgten ihr zwei Schwestern und ein Bruder. Sie wurde getauft und christlich erzogen. Bis heute hat das Gebet einen wichtigen Stellenwert in ihrem Alltag. Sie wuchs mit ihren Eltern im Dorf auf. Ihre Mutter war die erste Frau ihres Vaters. Er hatte aber noch eine zweite Frau, mit der er zwei Töchter hatte. Die zwei Frauen kamen miteinander nie besonders gut zurecht; der Ansicht Isabelles nach, weil die Stiefmutter Eifersucht hegte.

Im Alter von zehn Jahren wurde Isabelle von den Rebellen entführt. In der relativ kurzen Zeit ihrer Gefangenschaft (ein Jahr) wurde sie nicht zur „Ehe" gegeben und lernte auch nicht, mit einer Waffe umzugehen. Im Rahmen eines Kreuzfeuers mit den Regierungssoldaten wurde sie, da sie in Deckung gegangen war, von den Rebellen zurückgelassen und erlangte so die Freiheit. Nach einer Woche auf dem Hauptquartier der UPDF wurde sie von ihrer Mutter abgeholt und in das *camp* mitgenommen.

Die ersten drei Monate nach ihrer Rückkehr verbrachte Isabelle in einem Zustand der psychischen Verwirrung. Die Symptome der traumatischen Belastung klangen allmählich ab, sodass sie zum Zeitpunkt der Untersuchung in sozialen und beruflichen Funktionsbereichen nicht mehr beeinträchtigt ist.

Isabelles Vater wurde 2003, als Isabelle noch im Busch war, erschossen. Nach seinem Tod kümmerte sich ein Bruder ihres Vaters um die Familie, bis zu seinem Tode 2006. Isabelle konnte wieder in die Schule einsteigen und besucht nun die vierte Klasse der *secondary school* im Internat.

2. Vertiefung gewichtiger Inhalte

Lebenssituation zur Zeit der Entführung

Isabelle besuchte damals die *primary school* und lebte im Dorf mit ihrer Mutter. Da ihr Vater eine zweite Frau hatte, ist nicht bekannt, wie lange er sich wo aufhielt. Die weitgehend harmonischen Familienverhältnisse wurden nur durch den Zwist mit der Stiefmutter gestört. Einerseits hatte Isabelle ihr nie die erlittenen Misshandlungen verziehen andererseits behinderte das tückische Verhalten der Stiefmutter selbst ein friedliches Zusammenleben. Die finanzielle Lage der Familie scheint nicht rosig und stabil gewesen zu sein, vermutlich in Abhängigkeit von der Präsenz des Vaters. Als aber bei einer Gelegenheit Isabelles Mutter dringend Geld brauchte, und ihr Mann wahrscheinlich nicht zugegen war, wurde ihr von einer solidarischen Dorfgemeinschaft aus der Not geholfen.

Die Entführung

Von Isabelles Entführung ist nur bekannt, dass sie damals zehn Jahre alt war.

Die Zeit im Busch

Den ersten Monat unter den Rebellen verbrachte Isabelle in einem Zustand der Betäubung: *First when I was there, I was still young, I used to cry from there, I used to cry only, only, only crying even, I could not even do anything.* Sie wurde dann unter Androhung des Todes verprügelt bis sie aufhörte und lernte sich zurückzuhalten. Binnen eines Monats lernte sie die „Spielregeln" oder, wie sie es ausdrückt: *I started getting used to these people*. Ihre Vorgesetzten mochten sie, weil sie alle Befehle ausführte und sie sich dachten: „*This girl she will not go anywhere*". Isabelle meint, die Rebellen mochten junge Kinder, denn sie wussten, dass sie nicht nach Hause zurück gehen würden, weil sie den Weg nicht kannten. Isabelle wurde keine bestimmte Aufgabe zugeteilt; sie war irgendwie ein Mädchen für alles: *Everything they say I would just do it. If they say that: "You go and pick a stick.", I would just go and pick a stick and bring to them. [...] "You go and pick a gun", you just go and pick.* Sie musste die Regeln befolgen, denn *when you fail, they will kill you immediately there. They don't care about people.* Die Rebellen versuchten ihr beizubringen, wie man mit einer Waffe schießt, aber sie lernte nicht, damit umzugehen. Zusammen mit einem anderen Jungen wurde sie zum Leader befördert, aber es wird nicht klar, welche Verantwortlichkeiten ihr zugewiesen wurden. Das Leben im Busch war für Isabelle sehr schwierig. Die größten Probleme stellten der Hunger und der Mangel an Wasser und Medikamenten dar. Wenn sie unterwegs waren, mussten sie schwere Lasten tragen. Einmal als sie eine Schüssel mit Wasser und Palmen tragen musste und sie unter der drückenden Last alles auf den Boden schüttete, wurde sie von ihren Vorgesetzten heftig beschimpft. In diesem Moment fühlte sie sich sogar von Gott verlassen: *By that time I thought that God is not there.*

Isabelle nahm, wenn auch nicht in einer aktiven Rolle, an den Überfällen und Kämpfen teil. Eines Nachts gab der Kommandant den Befehl, eine Klinik in der Nähe ihres Dorfes auszurauben. Eigentlich wollte sie nicht mitgehen, aber niemand konnte zurückgelassen werden. Sie fragte sich, ob ihre Familie den Angriff überleben würde, denn die Rebellen deklarierten, sie würden alle Hütten niederbrennen. Isabelle war den Tränen nahe. Sie kamen auch bei ihrem Haus vorbei, denn es lag an der Straße zur Klinik, in der Nähe des Quartiers der Regierungssoldaten. Die Rebellen wollten sich nur Medikamente beschaffen und schlichen deswegen durch die Kasernenanlage hindurch bis zur Klinik. Die Soldaten aber waren ihnen gefolgt und eröffneten das Feuer. Isabelle wurde auch eine Waffe gegeben, aber sie wusste damit nicht umzugehen. Mit ihr kämpften an vorderster Linie drei Nachbarn, die auch mit ihr verwandt waren (zwei Buben und ein Mädchen). Sie wurden erschossen und starben auf der Stelle. Im Rahmen des Kreuzfeuers fiel Isabelle auf den Boden und prallte mit dem Brustkorb auf einen Stein. Nach zwei Tagen fing sie an, beim Husten Blut zu spucken, aber es gab keine Medikamente, die sie einnehmen konnte. Sie konnte spontan genesen, hat aber seitdem Schmerzen im Brustkorb, wenn sie hustet. Als sie den Rückzug antraten, traf Isabelle auf einen alten Verwandten, den sie aber nicht erkannte. Als er sie sah, fing er an zu weinen und sagte: "*My daughter, you are also here? Why are you doing that to this young girl? You want to take her away from here. She is a good girl. Leave her alone*". Die Rebellen schlugen und fesselten ihn. Kinder und ältere Menschen marschierten getrennt. Dieser Mann weinte, er war alt und konnte nicht gut laufen, aber trotzdem luden ihm die Rebellen schwere Lasten auf. Nach etwa drei Meilen ließen sie ihn frei. Er konnte zurück nach Hause, wurde aber gewarnt, wenn er von ihrer Position Bericht erstattete, sie ihn umbringen würden. Er war es, der den Familien von ihren entführten Kindern berichtete.

Einst bekam Isabelle den Befehl, zusammen mit weiteren zwei Buben und einem Mädchen, einen alten Mann zu töten. In letzter Sekunde wurden sie und das andere Mädchen gestoppt – sie hielten schon das Buschmesser in der Hand bereit für die Exekution. Die zwei Jungs führten den Befehl aus – sie schnitten ihm den Kopf ab. Diese waren nicht einmal zwei Wochen im Busch und kannten den Mann. Er sagte ihnen: "*You, my children, you are now killing me. I will not put the blame on you. God knows everything. And go and greet people at home. Don't forget about your parents. That you should, you should pray when you want to sleep.*" Isabelle konnte seine Worte nie vergessen und bis jetzt kann sie sich daran erinnern. Er wandte sich auch an sie: "*Don't cry my daughter. Pray for my soul. And when you sleep (...) pray.*". Die zwei Buben wurden später in einem Angriff erschossen.

Eines Nachts, als sie unterwegs waren, trafen sie auf Regierungssoldaten. Wenn sie nachts auf dem Weg waren, sollte immer eine ältere Person eine jüngere im Auge behalten. Die Frau, die auf Isabelle aufpasste, kannte die Gegend. Als sie zu feuern anfingen, sagte sie zu Isabelle, sie sollte nicht weglaufen und bei ihr bleiben. Sie versteckten sich in einem Maniokgarten. Die Frau hielt Isabelle mit den Fingern die Ohren zu, damit sie nicht den Lärm des Gefechts mitbekommen musste. Die Rebellen zogen sich zurück, sie beide blieben dort und schliefen bis es hell wurde. Als sie aufwachten, fragte die Frau, ob Isabelle sie kannte; Isabelle sagte: Nein. Darauf erwiderte die Frau: „*Aya, you don't know me, even me I don't know you, but God will help us. We are going to go home. We are going to ask people. Do you know this place?*" Isabelle sagte wiederum: Nein. Der Besitzer des Gartens kam, um Maniok auszureißen. Als er sie sah, dachte er, sie wären Rebellinnen und wollte schon weg rennen, aber die Frau hielt ihn auf. Sie hob ihre Hände hoch und sagte ihm, sie wären keine Soldatinnen und er möchte bitte zurückkommen und ihnen helfen. Er kam zurück und die Frau erklärte ihm alles. Dieser Mann war sehr gütig. Er brachte sie zu sich nach Hause und fing an, sie richtig auszufragen. Isabelle konnte in der fremden Umgebung vor Angst nicht sprechen. Der Mann hieß seine Frau, Haferbrei zu kochen. Beide lehnten ihn ab, denn sie waren vom Busch gewohnt, Rohkost zu essen. Er sagte, sie sollten dort bleiben, er würde zur Kaserne gehen. Isabelle dachte, er war im Begriff, die Soldaten zu holen und wollte in den Busch zurücklaufen. Der Mann konnte ihre Angst merken und sie gingen gemeinsam zur Kaserne, wo sie verhört wurden. Dort traf Isabelle auf einen Soldaten, der ihre Eltern kannte. Als er sie sah, fing er an zu weinen und ihm fiel auch das Gewehr vom Arm. Er kam näher und sagte den anderen Soldaten, er würde sie und auch ihre Eltern kennen. Sie fragten Isabelle, ob sie ihn kannte; sie sagte, dass sie ihn nicht kannte und fing an zu weinen. Sie brachten ihr etwas zu essen. Statt zu essen, weinte sie, denn sie verstand nicht, dass die Soldaten ihr helfen wollten. Sie glaubte, sie wäre unter Rebellen (*another rebel*) und sie würde wieder in den Busch zurückgebracht. Der Mann, der sie kannte, weinte und ein Freund sagte ihm, er solle nicht weinen, sie würden die Mädchen zum Hauptquartier bringen. Isabelle dachte sich: "*T-t-t! Again they are now taking us away from here?*" Sie wurden in das Hauptquartier gebracht, wo die Eltern der Rückkehrer gerufen wurden. Nach einer Woche kam Isabelles Mutter. Fassungslos schaute sie Isabelle an und konnte sie nicht wiedererkennen, so sehr war ihr Erscheinungsbild abgemagert, ungepflegt und geschafft. Sie war mit Isabelles jüngerer Schwester gekommen und vermochte so eine Ähnlichkeit mit ihr festzustellen. Isabelle konnte den Namen ihrer Mutter exakt wiedergeben, und die Mutter brach in Tränen aus: "*Yes, she is my daughter, she is my daughter.*" Die Soldaten sagten ihr, sie brauchte nicht zu weinen, denn Isabelle war nun da und sie würden sich um sie kümmern. Sie weinte eine Woche lang, bis Isabelle nach Hause kam, „denn ihre Tochter war gestorben und nun lebte sie wieder". Als sie entlassen wurden, sagte ihr die Frau: "*You daughter, God bless you and your mother*", Isabelle bedankte sich. Diese Frau ging zurück nach Hause und von dort erkundigte sie sich auch, wo Isabelle wohnte, denn sie wollte sie besuchen. *And that is how I actually survived. That lady I will not forget her in my life, she is good.*

Lebenssituation seit der Rückkehr

Die ersten drei Monate nach ihrer Rückkehr verbrachte Isabelle in einem Zustand der psychischen Verwirrung. Sie konnte nichts essen, war abwesend und asozial, und konnte ihre Familienangehörigen, außer ihrer Mutter, nicht wiedererkennen. Die Schweigsamkeit hatte sie sie sich im Busch zugelegt, denn wenn sie sich viel unterhielten, hegten die Rebellen den Verdacht, man plante nach Hause zurück zu gehen, und sie konnten sie deswegen auch töten. Sie fühle in sich das Bedürfnis zu sprechen, aber sie konnte es nicht: „*My mind was really (...) I don't know even.*“. Auch hatte sich die Erinnerung an die Ermordung des alten Mannes tief in ihrem Gedächtnis eingeprägt und ließ sie nicht mehr los. Eines Tages, ungefähr ein Monat nach ihrer Rückkehr, als sie zu Hause kochte, schüttete ihr kleiner Bruder das Kochöl auf den Boden. Sie wollte ihn umbringen. Ihre Mutter war auch dabei und fragte unter Tränen, was mit ihr los sei. Isabelle wusste es auch nicht. Sie erhob das Küchenmesser gegen ihren Bruder, ihre Mutter rannte und nahm ihr das Messer weg. Sie wurde ins Krankenhaus gebracht und von einem Mann beraten. Der Arzt sagte ihrer Mutter, Isabelle sollte nicht alleine gelassen und von spitzen oder scharfen Gegenständen ferngehalten werden. Der Arzt und eine Krankenschwester kamen auch für eine Nachbeobachtung zu ihr nach Hause. Zu dieser Zeit spielte Isabelle alleine. Sie sammelte alle ihre Sachen; wenn jemand diese berührte, waren sie Feinde und sie rannte ihm/ihr nach und konnte ihn/sie brutal schlagen. Ihre jüngeren Geschwister blieben nicht in ihrer Nähe, weil sie so aggressiv war. Sie, sowie die anderen Leute in ihrer Umgebung, fürchteten sich vor ihr. Isabelle dachte sich: *„My people they are now fearing me. Should I go back to the bush or what?“*.

Zuvor hatte sie nie einen solchen Belastungszustand erlebt und er klang erst allmählich ab. Er dauerte nach ihrer Rückkehr etwa drei Monate an, ließ dann für etwa zwei Monate nach, um dann wieder aufzutreten. Das letzte Mal, dass sie in diesen Zustand geriet, war vor vier Jahren: *When I joined senior 1, eh, it came to me, like Satan to me and there is one sister who prayed on me and that thing went away. Up to now there is nothing who is disturbing me*. Inzwischen hat sich die psychische Belastung so weit abgeschwächt, dass Isabelle nicht in sozialen und beruflichen Funktionsbereichen beeinträchtigt ist. Die Introvertiertheit bleibt zwar ein Grundzug von Isabelle, gefährdet aber nicht mehr den Umgang mit den Mitmenschen. Wenn jemand sie verärgert/reizt, reagiert sie nicht mehr mit Wutausbrüchen. Sie kann mit ihren aggressiven Impulsen fertig werden, indem sie sich einkapselt und weint. Jedoch kommt es noch manchmal vor, wenn sie von jemandem verletzt wird (vermutlich körperlich), sie von ihren aggressiven Trieben überwältigt wird und dann nur das Beten diese regulieren kann: *And up to now, at least (...) sometimes, when, when they hurt me I just feel like I should kill all people, but (...) at least God is with me.*

Nowadays I use to pray. I use to pray. If I make the sign of the cross only, that thing will go away of my mind. Then I just continue with what I was doing. Gott spielt in sämtlichen Lebenssituationen, in denen Isabelle Ohnmacht erfährt, eine regulierende Rolle. Sie legt alles in die Hände Gottes, der alles weiß und sie beschützt.

Trotz des Willens, die Vergangenheit hinter sich zu lassen, wird Isabelle immer wieder von den Erinnerungen eingeholt:

> *Now, actually I'm not now afraid of that man* (den die zwei Jungs köpften) *because I'm now forgetting all things that happened from the bush. (...) I'm now coming in the new life. Things that happened in the bush I'm now forgetting them. And they say that I should forget about the past. But still* (seufzt/lacht) *this thing uses to come as a dream, that they were chasing me, they want to abduct me again. That thing really disturbs me. When I sleep without praying I will just dream about rebels. And that thing, that dream makes me to think about what happened only from the bush. And when I dream at night in the morning I will wake up when my body will just be as if I'm sick.*

Auf die Frage, wie die Erfahrung unter den Rebellen ihr Leben veränderte, sagt Isabelle, dass sie gelernt hätte, Befehle zu befolgen und vor nichts zurückzuschrecken, auch nicht davor, jemanden umzubringen. Diese Attitüde hinterließ Spuren bis in die Gegenwart. Eine Zeit lang war sie Aufsichtsschülerin. Sie war mit ihren Mitschülerinnen sehr streng, barsch und hart, weswegen die Lehrer Gefallen an ihr fanden. In der LRA hatte sie eiserne Disziplin und unbedingten Gehorsam gelernt, und so wie die Kommandeure sie wegen dieser Eigenschaften „mochten", so taten es auch ihre Lehrer.

Isabelles Vater wurde 2003, als sie bereits im Busch war, von den Rebellen erschossen. Danach kümmerte sich ein Bruder ihres Vaters um die Familie, bis er 2006 verstarb. Ihre Mutter ist Landwirtin und Haushälterin. Isabelles ältester Bruder ist stumm und erledigt nur kleine Arbeiten, vermutlich ohne bedeutende Einkünfte. Bis sie sich vor zwei Jahren zerstritten, wurde ihre Mutter von ihrem Bruder finanziell unterstützt. Der Pfarrer steuert etwas für die Schulgebühren von Isabelle und ihrer Schwester bei, aber sonst ist es die Mutter, die die Familie alleine durchbringt. Isabelle besucht nun die vierte Klasse der *secondary school.* Der Schule ist ein, von Ordensschwestern geführtes Internat angeschlossen, wo auch Isabelle untergebracht ist. Isabelle ist in der Schule gut integriert. Die Beziehungen mit ihren Mitschülerinnen sind charakterisiert von gegenseitiger Hilfsbereitschaft und Sympathie. Die Freizeit verbringt sie mit ihren Schwestern und ihren Freundinnen. Sie ist nun im letzten Jahr des *ordinary-level* und möchte auch das *advanced-level* abschließen, wenn ihre Mutter, oder „ein Mann", ihre Schulgebühren bezahlen kann. Ansonsten will sie ein Jahr aussetzen und versuchen, sich das nötige Geld selber zu erwirtschaften. Sie würde gerne Krankenschwester werden, oder als Alternative Journalistin. Ob sie eine Familie gründen oder Ordensfrau werden will, steht noch offen.

Isabelle versteht sich als aktives Mitglied der Gesellschaft. In einem Jahr wird sie bei den Präsidentschaftswahlen ihre Stimme abgeben können und sie hat konkrete Vorstellungen von den Bedürfnissen ihres Landes im Allgemeinen und für die vom Krieg erschütterten Gebiete im Besonderen. Für die Jugend Ugandas wünschte sie sich Gesundheitsfürsorge, Bildung und Schutz von Eltern und anderen Leaders. Der Krieg habe in Norduganda eine verarmte, teilweise traumatisierte (i.S.v. *cen*), führungslose und dem moralischen Zerfall unterliegende Jugend zurückgelassen. Sie selbst hat sich vorgenommen, Gott und ihrer Familie treu zu sein. Dabei denkt sie in erster Linie an die sexuelle Enthaltsamkeit, da die Gefahr einer HIV-Infizierung allgegenwärtig ist.

Wichtige Beziehungen

Die Mutter ist die konstante Figur, die in den Erzählungen Isabelles fürsorglich zugegen ist. Sie war es, die Isabelle in der Kaserne besuchte, ihr Essen brachte und sie abholte. Sie war die einzige Person, die Isabelle in der ersten Zeit nach der Gefangenschaft wiedererkannte und sie ist es, die ihr liebevoll und empathisch zur Seite steht, wenn sie unter der traumatischen Belastung leidet. Sie führt Isabelle in die Hausarbeit ein und überlässt ihr und den zwei älteren Töchtern die Feldarbeit, da sie aufgrund zweier Kaiserschnitte nicht bei Kräften ist. Die Ausbildung Isabelles liegt ihr sehr am Herzen und sie würde auch Opfer bringen, wie z.B. sich keine neuen Kleider zu leisten, um ihre Schulgebühren zu bezahlen.

Isabelle erzählt von zwei prägenden Episoden aus ihrer Kindheit, wo es um Trennungserfahrungen geht:

Als sie etwa acht Jahre alt war, musste ihre Mutter ins Krankenhaus eingeliefert werden. Sie wurde erfolgreich behandelt, konnte aber nicht entlassen werden, solange die Medikation nicht bezahlt wurde. Sie hatten kein Geld zu Hause, sodass die Mutter das Krankenhaus nicht verlassen durfte. Isabelle sagte: "*Are you going to stay here mum? If like that one, for me I'm going home.*" Angesichts der hoffnungslosen Lage stürzte sie in Verzweiflung: *For me I came home here. I don't know even what to do.*

There is nothing we can do except crying seriously there. Nur infolge der Großzügigkeit Dritter konnte die Mutter schlussendlich wieder nach Hause.

Die zweite Episode ereignete sich, als Isabelle um die neun Jahre alt war. Ihre Mutter musste mit ihrem Vater in ein anderes Dorf umziehen. Isabelle wollte nicht in dieses Dorf, weil es dort viele Soldaten gab und sie Angst vor ihnen hatte. Deswegen überließ ihre Mutter sie der Zweitfrau. Sie besuchte damals bereits die dritte Klasse der *primary school* aber die Stiefmutter ließ sie nicht zur Schule gehen, sondern behielt sie zu Hause, um Haushaltsarbeiten zu erledigen und auf ihre Kinder aufzupassen. Eines Tages als sie im Morgengrauen Wasser holen gegangen war, wartete sie am Flussufer bis eine Frau sie antraf. Diese war darüber empört, dass ein so kleines Kind um diese Stunde ganz alleine auf dem Weg war, und ging zu ihrer Stiefmutter, um ihr Vorwürfe zu machen. Isabelle wurde daraufhin ordentlich verprügelt. Sie entschied sich, wegzulaufen und zurück zu ihrer Mutter zu gehen, obwohl sie den Weg nicht kannte. Sie stieß auf ihren Onkel, der sie auflas. Insgesamt hatte sie einen Monat bei ihrer Stiefmutter verbracht. Isabelle selbst hat ihr nie verziehen und will ihr nicht unter die Augen kommen.

In beiden Ereignissen geht es um eine, von äußeren Umständen hervorgerufene Trennung von der Mutter. Um die ausgelöste Ohnmacht erträglicher zu machen, gibt aber Isabelle an, selbst die Trennung hervorgerufen zu haben. So war sie es, die nach Hause gegangen war und die Mutter im Krankenhaus zurückgelassen hatte. Noch eindeutiger akzentuiert sie ihre aktive Rolle beim Vorfall mit der Stiefmutter, wo sie angeblich selbst entschieden hatte, nicht mit der Mutter ins andere Dorf zu ziehen. Trotzdem macht sie ihr aber indirekt Vorwürfe, sie in Obhut gegeben zu haben: *Stepmothers they are not good people. And if it happens to me that I should be with a co-wife, to be sincere I will not leave my child with my step, to my co-wife, they are dangerous*. In beiden Geschichten scheinen Ressentiments gegenüber der Mutter, die sie „verlassen“ hatte, durch.

Mutter und Stiefmutter stehen in radikaler Antithese zueinander. Die Mutter ist gesellig, der Zweitfrau nicht feindselig gesinnt und hat Isabelle nie geschlagen – die Stiefmutter ist abweisend, feindselig, eifersüchtig und hat Isabelle misshandelt. Isabelles Vater steht zwischen den zwei Frauen und verbindet die zwei Pole, aber Isabelle beklagt sich nie, dass er eine zweite Frau hatte. Es bleibt offen, ob sie ihn irgendwie dafür tadelte, auf jeden Fall wurde die Beziehung zwischen Vater und Stiefmutter durch den Vorfall stark beeinträchtigt.

Der Vater war bemüht, die Familie zu versorgen, scheint aber in Isabelles Kindheit nicht viel anwesend gewesen zu sein. Einerseits mochte das daran liegen, dass er sich um eine zweite Familie kümmern musste, die andernorts lebte, und andererseits weil er, um die Familie durchzubringen, in den Sudan auf Arbeitssuche ging. Als er 2003 bei einem Überfall von den Rebellen angeschossen wurde, war er auf dem Weg nach Sudan. Er wurde ins Krankenhaus gebracht, aber die Ärzte konnten ihn nicht mehr retten. Als er im Sterben lag, rief er alle seine Kinder einzeln zu sich. Er äußerte den Ältesten der Verwandtschaft den Wunsch, mit Isabelle zu sprechen, aber sie mussten ihm erklären, dass sie im Busch war. Er starb als er Isabelles Name rief. Der Vater hatte auch Isabelle als Erbin vorgesehen, aber die eifersüchtigen Brüder ihres Vaters enthielten es ihr vor. Es war ihre Mutter, die ihr Bescheid sagte. Letztes Jahr öffnete sie die Schachtel, die den Lebenslauf und die letztwillige Verfügung ihres Vaters enthielt und sie fand auch ihren Namen im Testament. Sie lehnte seinen letzten Willen ab: *But for me I refuse that my father did not say anything. [...] I did not accept that thing because (...) I was still young even. I don't know things concerning about will.* Den letzten Willen annehmen bedeutet Verantwortung zu übernehmen: Geld oder Sachvermögen. Sie sollte das Sparbuch ihres Vater bekommen. Stattdessen behielt es ihr Onkel und hob auch Geld für sich ab. Er hielt es, als Bruder des Verstorbenen, für sein gutes Recht. Dieser hatte auch den Lebenslauf ihres Vaters verfasst, bewahrte ihn aber nicht auf, sondern warf ihn weg.

In unserer zweiten Stunde erzählte Isabelle von einem Alptraum, den sie ein paar Tage zuvor gehabt hatte: Ihr Vater kam zu ihr und wollte sie mitnehmen. Sie sagte ihm: „*No dad. You are no longer my dad now. For me I don't know you. You go away.*“. Er erwiderte, er würde sie umbringen und rief andere Leute, die sie nicht kannte. Diese hielten Speere in ihren Händen und zeigten auf sie. Sie trugen rote Mäntel und ihr Vater trug einen weißen Mantel. Als ihre Mutter sie aufweckte, fing sie stark zu weinen an. Am folgenden Tag war sie nachdenklich und unruhig und sie musste immer noch weinen, wenn sie an den Traum dachte: *"Why is my father saying this to me? What have I done to him? What does he want from me?"* Der Grund warum der Geist ihres Vaters sie belästigt, so Isabelle, könnte sein, dass sie seine letztwillige Verfügung abgelehnt hat. Meine Interpretation geht eher in die Richtung, dass sie Schuldgefühle hat, weil sie den Rebellenkrieg überlebt hat und ihr Vater, sowie drei verwandte Nachbarn, die mit ihr im Busch waren, nicht.

3. Sceno

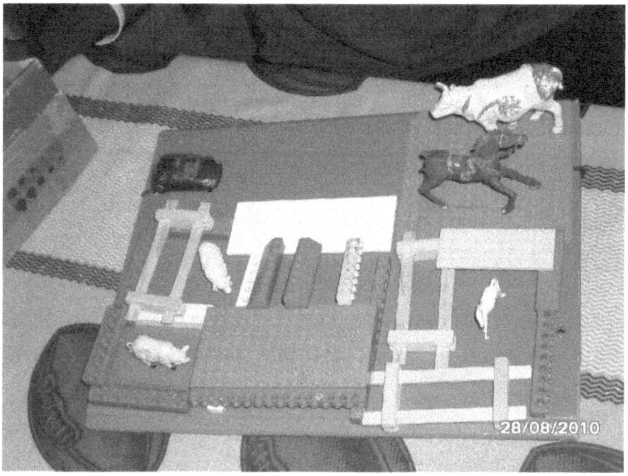

Abbildung 6:
Sceno-Isabelle

Isabelle versteht schnell, um was es bei der Arbeit mit den Figuren geht. Sie arbeitet konzentriert, baut zuerst die Struktur mit den Legosteinen auf und fügt dann die Tierfiguren hinzu. Ihre Szene stellt das Bezirks-Farm-Institut von Kitgum dar. Das Pferd und die Kuh sind auf dem Feld, wo sie grasen können. Die Schweine, die Ziegen (Schaf-Figur) und die Kuh sind in dem Stall und in der Koppel ist ein Esel (kleine Pferd-Figur). Im Stall werden auch Hennen und Enten gehalten, die aber nicht sichtbar sind. Die Esel werden für den Transport von Waren genutzt, die Kühe für die Feldarbeit. Die Hennen werden verkauft oder deren Eier den Geschäftsleuten angeboten. Es gibt einen Parkplatz für Autos und einen Spielplatz, wo man z.B. Fußball oder Korbball spielen kann. Das Auto gehört den Besitzern der Tiere. Wenn sie zum Institut kommen, dann kommen sie mit dem Auto. Das Institut ist eine Genossenschaft von Leuten, die Tiere kaufen und sie dort halten. Zu Ostern oder Weihnachten schlachten sie einige der Tiere, teilen sich das Fleisch auf und nehmen es mit nach Hause.

Vor genau einer Woche war Isabelle zum ersten Mal am Bezirks-Farm-Institut von Kitgum und genau diese Kulisse hat sie aufgebaut, denn es hat ihr dort sehr gefallen.

Es wird deutlich, dass die aufgestellte Szene eins zu eins mit der Realität übereinstimmt. In der Darstellung zeigt sich die kindliche Seite von Isabelle. Die Farm, die für andere ein Ort des Geschäftes ist, ist für Isabelle wie ein Vergnügungspark. Sie fügt sich jedoch selbst und auch andere Personenfiguren nicht in die Szene hinein. Stattdessen baut sie eine komplexe Struktur auf und teilt das Innen und Außen strikt auf: es gibt Tiere, die im Stall bleiben müssen, weil sie sonst weglaufen, und andere, die draußen bleiben können. Sie selbst übernimmt die Rolle der Zuschauerin, eine passive Rolle, aus der sie nicht herauskommt: *What I like from animals (...) when I see them I feel like going and touch them, but others are very (...) serious, you may go near them, then they may kick you. [...] When I see animals I feel like staying near them but there is no way.* Im Hinblick auf ihre Belastungssymptomatik finde ich in Isabelles Szene die Spiegelung ihrer Innenwelt wieder, eine Welt mit Struktur und Disziplin, in die niemand hineinkommt. In ihrer Interaktion mit den Tieren sehe ich die projektive Rollenumkehrung ihres Sozialverhaltens. Versuchen die Mitmenschen, sich ihr zu nähern und sie zu „berühren", kann sie heftig ausschlagen, bzw. impulsiv/aggressiv reagieren (*to grow annoyed*). Gleichzeitig bringt Isabelle ihre Sehnsucht nach Nähe (*I feel like staying near them)* und ihre Frustration (*but there is no way)* zum Ausdruck.

4. Was wird wie geschildert?

Bei Isabelle verhält es sich so, dass der Busch in der ersten und in der letzten Stunde zum Thema wird. Auf die allgemeine Frage nach ihrem gegenwärtigen Leben antwortet sie mit einer konfusen Busch-Collage. Diese trägt sie langsam vor, wie wenn sie sich darauf vorbereitet hätte. Ich lasse das so stehen und greife die Eingangsfrage nochmals auf, indem ich diese zuerst durch die Überprüfung einiger demographischer Daten einleite. Sie erzählt dann von der Schule und wir gehen auf ihre Zukunftspläne bezüglich Beruf, Familie und Wertvorstellungen ein. Sie leitet über auf eine längere Veranschaulichung der heutigen Jugend, um dann auf den Wirbel beim HIV-Test, den sie und einige ihrer Mitschülerinnen vor einigen Tagen gemacht haben, zu kommen. Sie erzählt mehr und ist ganz bei der Sache. Sie scheint sich mit dieser Problematik gerade stark auseinanderzusetzen. Was mich überrascht ist, dass sie das Thema Sex ganz direkt und resolut anspricht: *I personally have to be patient to God and to my family and follow what they said and (...) I have to abstain from this usual*

sexual (intercourse). I have to abstain from sex. Yeah. Because this youths they are not good. They are getting HIV here and there, day and night, which is not good.
Ausgehend von ihrem Armband mit der Inschrift „*vote wisely*" kommen wir in der zweiten Stunde auf das Thema Politik. Es fällt auf, dass sie vom Krieg teilweise so spricht, als wäre er noch gar nicht zu Ende gegangen, z.B.: *When you go to the garden they may abduct you and maybe take you to the bush. Up to now our parents are not doing anything in the garden.* Wenn sie von den Entführten berichtet, benutzt sie auch den Begriff „Trauma", was sie gleichsetzt mit „Wahnsinn": *Others are not even back, others are dead, others had a trauma there, are traumatised now, because they killed others from the bush. And you may not, if you kill someone, that person's blood will disturb you and you become traumatised, you become a mad person.* Ausgehend von der Ermordung des alten Mannes gibt Isabelle eine Darstellung ihrer eigenen Trauma-Symptomatik, was eine Kausalität zwischen der passiven Erfahrung von Totschlag und der Entwicklung einer Belastungsstörung nahelegt. Für ihre aggressiven Impulse findet sie keinen Namen und bezeichnet sie als „*that/this thing*". Psychische (Alpträume) und somatische Beschwerden (Halsweh, Fieber) stellt sie auf gleiche Ebene, denn beide sind „*disturbing*" und beide behandelt sie mit Medikamenten (Antimalarika und Paracetamol). Eine Umlagerung eines psychischen Konflikts auf somatische Symptome (Somatisierung) erscheint hier naheliegend.

Gesprächsstoff für die dritte Sitzung liefern die bevorstehenden Prüfungen von Isabelle. Dabei gehen wir näher auf ihre Zukunftspläne bezüglich Ausbildung ein. Mit dem Thema Schule, eher als Smalltalk, beginnen wir auch die vierte Stunde. Weiters erzählt sie mir in dieser Stunde von den zwei leidvollen Vorfällen aus ihrer Kindheit, den mit der Mutter im Krankenhaus zuerst, und darauf folgend den mit der Stiefmutter. Vor allem bei letzterem erzählt sie in einem langen Monolog „vor sich hin", mehr als mit mir eine Unterhaltung zu führen. Es ist als ob sie Erinnerungen wachrufen würde, die sie zuerst einmal für sich selbst aufleben lässt. Diese Geschehnisse scheinen in ihr noch sehr lebendig zu sein, wie sie selbst sagt: *It's easy to forgive but very difficult to forget.*

Während der letzten Stunde rollen wir die Inhalte auf, die sie nur angedeutet hat und die verworren geblieben sind: ihre Entführung (1.Std.) und der letzte Wille ihres Vaters (2.Std.).
Wenn Isabelle vom Busch erzählt, beschreibt sie eher die objektiven Fakten als das

subjektive Erleben. Da sie mit solcher Intensität die zwei Trennungserfahrungen aus ihrer Kindheit geschildert hat, hätte ich erwartet, dass sie diese Trennung auch im Rahmen der Entführung aufwirft. Stattdessen wird die Mutter bis zur Rückkehr nicht erwähnt und die Wegführung (=Moment der Trennung) ausgespart. Wenn ich sie direkt frage, was sie gedacht hatte, als sie mit den Rebellen in ihr Dorf ging, antwortet sie: *I was not even having interest to go there* und *I was even almost crying.* Da sonst Isabelles Figuren und sie selbst leicht zu Tränen bewegt werden, überrascht die Ungerührtheit der ersten Aussage und dieses „*almost*" der letzten, gerade in dieser Situation sehr. Die harten und schrecklichen Umstände nennt Isabelle beim Namen, aber die eigenen Emotionen werden irgendwie verschönert und heruntergespielt. So sagt sie: *I started getting used to these people*, als wäre es nur, wie in ganz gewöhnlichen neuen Situationen, eine Frage der Anpassung gewesen. Weiters definiert sie die Rebellen öfters als „*funny*", in Kontexten, die mehr als komisch oder gar lustig, eher tragisch sind, z.B.: *This people they are funny. (...) If you fail to carry the thing they will kill you until you carry.* Einmal bezeichnet sie sich auch mit diesem Adjektiv, und zwar in Zusammenhang mit einer eklatanten Reaktionsbildung: *Even I liked these people* (Rebellen), *I was funny.* Isabelle idealisiert auch die Rebellen als starke Kämpfer: *These people, they know even how to fight. [...] They* (UPDF-Soldaten) *will not even kill one rebel, but the soldiers will be killed many of them.*

Isabelles Erzählungen sind getränkt mit Tränen. Wie bereits erwähnt, weinen Isabelles Figuren, sowie sie selbst, sehr oft, und zwar in unterschiedlichen Kontexten, als Zeichen der Traurigkeit, der Verzweiflung, der Angst und der positiv-emotionalen Erschütterung. Es stellt sich die Frage, ob sie nicht stellenweise ihre eigene Gefühle auf andere Personen projiziert. So könnte sie ihre Trauer auf den Mann projizieren, auf den sie im Rahmen der Plünderung der Klinik traf. Bei ihrer Rückkehr könnte sie ihre Gefühle der Angst auf den Soldaten, der ihre Eltern kannte, und ihre Mutter projizieren, um sie dann durch die verbalisierten Beruhigungen, reguliert wieder aufzunehmen. Auffallend ist, dass sie die Trauer und die Benommenheit, die sie im Busch erlebte, nicht im Zusammenhang mit den Ereignissen aus dem Busch (5.Std.) anschneidet, sondern mit der psychischen Belastung nach der Rückkehr (2.Std.). Emotionen, mit denen sie sich sonst in Verbindung setzt, sind Angst und Wut. Sie hatte Angst vor der Stiefmutter, vor Soldaten (bevor sie entführt wurde), vor dem Geist des alten Mannes und vor den fremden Menschen bei ihrer Rückkehr. Im Busch war sie sehr verärgert und nach ihrer Rückkehr war sie auch leicht zu ärgern/reizen.

5. Beziehungsdynamik

Isabelle ist meine letzte Probandin. Als wir Kontakt aufnehmen, arbeite ich bereits seit einem Monat mit den anderen vier Probanden. Die angesammelte Erfahrung hilft mir, selbstsicherer und ruhiger die Gespräche zu führen. Auch wenn sie in der ersten Stunde den Wunsch äußert, in mein Land zu kommen, und leise, aber unausweichlich, die Alarmglocken der Rollenübertragung erklingen, gerate ich nicht unter Stress. Ich gehe nicht in die Defensive und weiche auch nicht dem Thema aus, sondern frage nach ihren Vorstellungen von Europa.

Bereits im Vorgespräch tritt Isabelle als ein scheues und untertäniges Mädchen auf. Es wird mir ein Rätsel bleiben, ob sie eine eigene Motivation hat, um zu den Gesprächen zu kommen. Tatsache ist, dass sie diese gar nicht verweigern kann. Sie kann nicht nein sagen, zumindest nicht dem Pfarrer, und ihr ständiges „*Yes, father*“ bezeugt es. Ihre zaghafte Fügsamkeit erweckt in mir unmittelbar den Impuls, sie beschützen zu wollen. So versuche ich, sie von einem möglichen Loyalitätsdruck zu entlasten und bitte beispielsweise den Pfarrer ihre Freiwilligkeit, an der Untersuchung teilzunehmen, nochmals zu betonen. Diese beschützende Neigung soll ein erstes Zeichen einer Rolle sein, die ich im Laufe unserer Stunden einnehmen werde: die der Mutter und gleichzeitig der großen Schwester. Ich sage ihr, sie brauche keine Angst vor dem Aufnahmegerät zu haben, ich will sie nicht entmutigen, spreche mit sanfter Stimme, versuche lieb zu sein, gehe auf ihr Gemüt ein, schaue, dass sie rechtzeitig in die Schule kommt, verabschiede sie mit allen möglichen Wünschen usw. Dies mag eine Gegenübertragungsreaktion sein, denn wie ich im Forschungstagebuch (5.Std.) notiere: „Als sie mir das fertige Bild [Lebensspanne-Diagramm, siehe Anhang] aushändigt, zeigt sie mir ein scheues Lächeln von Verlegenheit, wie ein Kind.“. Wie ich Mutter und Schwester bin, so ist auch Isabelles Figur zweideutig. Sie bewegt sich auf der Grenze zwischen Mädchen und junger Frau. Einerseits ist sie scheu und für unsere Treffen auf die Erlaubnis der Schwester (Schuldirektorin) angewiesen, andererseits ist sie bemüht, selbstsicher, verantwortungsbewusst und resolut aufzutreten. Den starken Ton, den sie dabei hören lässt, erinnert mich an eine Schulvorstellung, der ich in Kitgum beiwohnen konnte, wo Mädchen wie Isabelle über aktuelle Themen wie Aids und Politik eine Rede hielten. Dieses Selbstbild der erwachsenen Frau wirkt nicht sehr überzeugend, sondern eher porös und wacklig. Mir kommt es auch ein bisschen vor, als würde sie, nicht nur mit diesem Auftreten, einen guten Eindruck machen wollen.

Frei von Konflikten gestaltet sich die Beziehung zu Isabelle in einer „lieblichen", ja gar lauen Atmosphäre. Unsere Gespräche erfordern von mir keine Überanstrengung und sie hinterlassen bei mir ein Gefühl der allgemeinen Zufriedenheit. Dies liegt auch daran, dass Isabelle mich nicht provoziert oder drängt, sodass ich das Gefühl habe „alles unter Kontrolle" zu haben. So schaffe ich es, mich mit meinen auftauchenden Rollenübertragungen und Idealen weitgehend zurückzuhalten und mich an meine Leitlinien der Gesprächsführung zu halten.

Isabelle und ich haben offensichtliche Kommunikationsschwierigkeiten. Es kommt öfters vor, dass ihre Antwort der Frage nicht entspricht, dass sie nur ganz kurz antwortet oder, dass sie mit Schweigen oder mit einem Lächeln auf meine Fragen reagiert. Ich frage mich, ob sie mich nicht versteht und ob meine Fragen zu komplex sind. Wie eine ruhige und geduldige Hebamme nehme ich ihr Schweigen hin, reformuliere meine Fragen und versuche, sie vom Abstrakten zum Konkreten zu gestalten. Ich übernehme ihre Begrifflichkeiten und übersetzte ihr Gesagtes in „meine Sprache", sodass ich verifizieren kann, ob ich sie verstanden habe. Bei den Gesprächen mit Isabelle habe ich das Gefühl, ich irrte umher auf der Suche nach Anhaltspunkten für bedeutungsvolle Themen, auf die wir eingehen könnten. Weil ich wünsche, dass sie selbst die Themen bringt, beginne ich die Stunden mit dem, was ich im hier und jetzt von ihr erfahre (ihr Gemüt, ihr Aussehen, den Schulbeginn). Um dieses „Bringen" zu enthemmen, versuche ich, ihr Vertrauen einzuflößen, indem ich, mehr oder weniger indirekt, meine Haltung und meine Intention vor Ort, mehr als bei den anderen Probanden, offen lege.

Isabelles Kopf, sowie ihr Blick, sind meistens Richtung Tür gesenkt. Sie schaut nur dann zu mir auf, wenn sie nichts mehr zu sagen hat und sie von mir eine Frage erwartet. Bis zur letzten Stunde hin stellen wir uns auf diesen Modus ein, sodass auch die Schweigemomente abnehmen. Obwohl sie sich bereits in der ersten Stunde für unsere Gespräche bedankt und ihre Freude explizit ausdrückt (*I'm happy really. (...) I'm happy*), scheint es mir so, als bräuchte sie viel Zeit, um eine vertrauensvolle Beziehung aufzubauen: Die ersten zwei Stunden wirkt sie ziemlich aufgeregt und verlegen, aber dann wird sie immer lockerer und wir zeigen auch mehr synchronisiertes

Lachen/Lächeln; ihren telefonischen Kontakt gibt sie mir erst in der vierten Stunde.

Als es heißt, Abschied zu nehmen, werde ich von einer seltsamen Wehmut überfallen, die ich Isabelle auch dezent vermittle. Ich habe das Gefühl, jetzt wäre eine ausreichend feste Beziehung da, um wirklich arbeiten zu können, aber unsere Zeit ist um. Ich frage sie, ob ich sie endgültig verabschieden solle oder ob wir uns noch sehen würden. Sie sagt, wir würden uns noch sehen. In Wahrheit hat sie mich nicht mehr aufgesucht und wir haben uns nicht mehr gesehen. Isabelle ist die einzige Probandin, von der ich nicht in aller Form Abschied nehmen konnte.

5.3 Diskussion der Ergebnisse im Hinblick auf die Fragestellung

Der Diskurs um ehemals Entführte in Norduganda ist nicht aus dem gesellschaftlichen Kontext wegzudenken. Das Ausmaß des Phänomens und die internationale Aufmerksamkeit, die es auf sich gezogen hat, haben es zum öffentlichen Diskurs gemacht, der das Phänomen mitdefiniert. Humanitäre Helfer, Entwicklungshelfer, Journalisten, Politiker, Missionare und Wissenschaftler haben die Darstellung des Phänomens maßgeblich mit-konstruiert, aus unterschiedlichen Blickwinkeln beleuchtet und entsprechend der eigenen Interessen geformt. Die Debatte um das Phänomen „ehemals Entführte" und das Phänomen selbst sind eingebettet in einen internationalen Schauplatz, mit fest verankerter Rollenverteilung von Opfern und Helfern. Wie aus der Ergründung der mir übergestülpten Rollenübertragungen ersichtlich, findet sich in der Nachkriegsgesellschaft Nordugandas eine tief verwurzelte „Give me"-Mentalität, die davon ausgeht, dass ein Bedarf an Hilfe besteht, und dass diese Hilfe vom Westen kommen soll. Für den einfachen Bürger sind die „hohen Vertreter" des Westens weiße humanitäre Helfer, Entwicklungshelfer oder Missionare, aber schon die weiße Haut an sich scheint Wohlstand und Nächstenliebe zu implizieren. Im Theorieteil (Kap. 2.3.1) werden die Wurzeln dieser Einstellung im Kolonialismus/Imperialismus und in der postkolonialen Geschichte Afrikas ergründet. Was sie bis heute aufrecht erhält sind einerseits Interessengruppen, die aus dem daraus entspringenden System profitieren, andererseits, auf einer psychologisch-relationalen Ebene, eingefahrene Beziehungsschemata und Schuldgefühle. Letztere entwickeln sich bereits ohne jeglichen direkten Kontakt im eigenen Herkunftsland. Das schwarz-weiß getönte Bild, das uns von den Mainstream-Medien eingeprägt wird, ist das eines hilflosen, unmündigen und hoffnungslosen Afrikas auf der einen Seite, und das der Filmindustrie, nämlich die afrikanische Kulisse im romantischen Flair, auf der anderen Seite (siehe Kap. 2.3.2). Dieses Image von Afrika verdrängt die Realität, die zwischen den beiden Polen besteht, um an einem ererbten Schema festzuhalten. Das negative Bild beschwört Schuldgefühle herauf, die oftmals durch starkes Mitleid verschleiert werden. Das positive Bild hingegen mündet, dort wo das negative Bild nicht vorherrscht, in der Idealisierung, Verleugnung und Bagatellisierung der sozialen Wirklichkeit Afrikas.

Um die Natur unserer Schuldgefühle im Kontakt mit Afrika zu ergründen, stütze ich mich auf die von Hirsch (1998) verwendeten Begriffe von *Kollektivschuld* und *transgenerationalen Schuldgefühlen*: „Kollektivschuld", weil andere mehr leiden müssen als wir – weil die Diskrepanz des Lebensstandards zwischen unseren Ländern, den „Industrieländern", und den „Entwicklungsländern" eklatant ist, „transgenerationale Schuldgefühle", weil wir als Europäer die Schuld unserer Väter, der Kolonisatoren, tragen – weil die „Armut" in den einstigen Kolonien bewusst oder unbewusst auf die Unterdrückung während der Kolonialzeit zurückgeführt wird. Das unangenehme Gefühl von Schuld wird am besten dadurch gelindert, dass wir uns in die Helferrolle hineinsteigern und diese „Ungerechtigkeit" aufzuheben versuchen.

Die dargestellte „neoimperiale" Beziehung zwischen Afrika und dem Westen tritt in ihrer extremen Form dort in Erscheinung, wo sich humanitäre Organisationen konzentrieren, und das ist besonders in Katastrophen- und Kriegsgebieten der Fall. Norduganda gilt als Paradebeispiel für die Invasion humanitärer Organisationen. Der Kontakt mit den ausländischen Mitarbeitern internationaler Organisationen hat nicht nur dazu beigetragen, bereits bestehende Rollenverteilungen von „Hilfsbedürftigen" und „Helfern" zu verfestigen, sondern diese auch noch aufzubauschen. Ich selber war während des Krieges nicht in Norduganda. Was ich in meiner Feldforschung beobachten konnte ist das Erbe dieser Jahre, und darunter fallen auch bewährte und änderungsresistente Beziehungsmuster zwischen Einheimischen und *bazungu*, weißen Ausländern, wie ich. Die ständigen Forderungen nach Hilfe, mit begleitender Klage und Idealisierung des Westens, weisen doch darauf hin, dass in der Hilfsmaschinerie in Norduganda etwas verdammt falsch gelaufen ist. Auf lange Sicht hat eben diese „Hilfe" die Bevölkerung in einen fatalen Sog von Passivität, Abhängigkeit und

Selbstmitleid gezogen, Eigenschaften, die der Psychiater Pérez-Sales (2010) einer Opferidentität zuordnet.

Die prompte, direkte und v.a. unaufgeforderte Art und Weise, wie meine Probanden mir die Ereignisse aus der Gefangenschaft in der LRA schilderten, bzw. wie sie mir die Rolle der „Buschstory-Interessentin" übertrugen, wirft die Frage auf, in welchem Maße Außenstehende auf die Konstruktion der Kriegserzählungen Einfluss genommen haben. Angesichts der sensationsorientierten Medienberichterstattung des Konfliktes in Norduganda (siehe Kap. 2.3.2) und der „Vermarktung von Trauma" (siehe Kap. 2.3.1), wird es nachvollziehbar, dass meine Gesprächspartner zu wissen meinten, „was ich hören wollte". Journalisten und Regisseure tendierten dazu, bestimmte, höchst spektakuläre Ausschnitte aus der Kriegsrealität (Wahnsinn und Brutalität der LRA, Kindesentführungen, *night commuters*) herauszupicken und sie ohne kontextuellen und historischen Hintergrund zu präsentieren. Sie wollen die Aufmerksamkeit der Zuschauer gewinnen, so, wie humanitäre Organisationen jene der Spender auf sich ziehen wollen. Die Theaterwissenschaftlerin Laura Edmondson (2005) beobachtete, wie in Rehabilitationszentren (Generalisierung von LV) die Narrationen ehemals entführter Kinder so geformt wurden, dass sie zum humanitären Diskurs passten. In Entsetzen und Mitleid verpackt, wurden Zeichnungen, Theaterstücke und Tänze dazu benutzt, um Spenden anzulocken. Diese externen Agenten beeinflussen durch ihre Präsenz und durch ihre Arbeit vor Ort, was und wie von den Kriegserfahrungen erzählt wird. Durch die Auswahl ihrer Zielgruppe können sie mitbestimmen, wer die Opfer sind, und mehr oder weniger indirekt auch, wer die Täter sind. Sie entscheiden, wer durch seine/ihre traumatische Geschichte Anspruch auf Medienaufmerksamkeit und Hilfeleistungen erheben kann – sie definieren also das Opferprofil und wer dazu passt. Blattman und Annan (2010) und Allen und Schomerus (2006) kam im Rahmen ihrer Untersuchungen der Verdacht einer möglichen Manipulation des Opferstatus, bzw. einer Vortäuschung des Status von ehemals Entführten, um an zusätzliche Hilfeleistungen zu gelangen.

Der öffentliche Umgang mit Kriegserfahrungen – die Selektion und Darstellungsweise von traumatischen Erfahrungen und das Identifizieren von Opfern und Tätern – mag deren gesellschaftliche Verarbeitung determinieren. Der öffentliche Diskurs kann Verdrängungsmechanismen in Gang setzten, sprich Tabuisierungen einführen, das kulturelle Heilvermögen mehr oder weniger ansprechen, die kollektive

Erinnerung und Identität definieren und Antworten auf die Fragen nach sozialer Gerechtigkeit und Friedenskonsolidierung geben.

Ich teile die Ansicht David Beckers (2006), dass die Rolle des Helfers leicht zu übertriebenem Mitleid und impulsiven Interventionen verführen kann. Beide Reaktionen können Ausdruck einer abwehrenden Haltung sein – vor dem Leid anderer ist es leichter „etwas zu tun", als dieses anzuerkennen und zu ertragen. Sowohl übertriebenes Mitleid, wie impulsive Interventionen können auf die Hilfeempfänger einen zerstörerischen Effekt haben, wenn, ohne das „Arbeitsfeld" zuerst zu erforschen und den Stimmen der betroffenen Menschen Gehör zu schenken, unbedacht eingegriffen wird. Ein Kerngedanke dieser Studie soll der Aufruf sein, über die Rollenfixierung von Opfern und Helfern hinaus zu blicken, um, wie Maya Nadig (1986) schreibt, nicht nur „Elend und Zerstörung" wahrzunehmen, sondern „die Realität und die Menschen selber [zu] sehen, ihre Freuden und Genüsse, ihre Eigenständigkeit" (S. 44).

Soziale Reintegration

Bei meinen Probanden kann, mit Ausnahme von Evelyn, von einer insgesamt guten Reintegration gesprochen werden. Sie konnten ihre Ausbildung fortsetzen und die „verlorenen Jahre" gut aufholen. Die zwei jüngeren Probanden studieren noch, die zwei älteren sind inzwischen berufstätig und haben eine eigene Familie gegründet. Keiner von den Vieren berichtet über grundsätzliche Ablehnung von Seiten der Gemeinschaft oder der Großfamilie. Wie auch Annan und Brier (2010) bereits feststellten, hing ein warmer Empfang davon ab, ob die Kinder/Jugendlichen zu ihren biologischen Eltern zurückkamen oder nicht. Bei meinen Untersuchungspersonen war es so, dass sie nur von einem Elternteil aufgenommen wurden: der Mutter. Ihre Väter waren während der Jahre in der LRA verstorben, bzw. Georges Vater war bereits ein Jahr vor seiner Entführung gestorben. Die finanzielle Lücke, die durch diesen Verlust entstand, durchkreuzte die Pläne und Wünsche meiner Probanden, die ihre Erwartungen bezüglich Ausbildung und Studium herunterschrauben mussten. Außerdem wurde den drei männlichen Gesprächspartnern die Rolle des „Mannes der Familie" zuteil, was als eine große Belastung erlebt wurde. Es wird deutlich, wie sehr sie die väterliche Stütze gebraucht hätten, stattdessen aber selbst mit der Übernahme der väterlichen Rolle überfordert wurden. Außer George, bekamen/bekommen meine Probanden außerfamiliäre Unterstützung (Amnestiepaket, NGOs und Missionare) in Form eines Aufenthaltes in einem Rehabilitationszentrum, einer Berufslehre und/oder einer

Studienförderung. Von der Großfamilie kam keine große finanzielle Hilfe, was womöglich am tatsächlichen Mangel an Mitteln lag. Einige meiner Probanden hätten jedoch mehr Unterstützung erwartet und fühlten sich von der Verwandtschaft irgendwie im Stich gelassen. Obwohl die Ausbildungs- und Berufsvorstellungen meiner Probanden nicht wie gewünscht in Erfüllung gingen, konnten sie sich doch in diesem Lebensbereich zufriedenstellend verwirklichen und mit Engagement in die Zukunft blicken. Evelyn bildet diesbezüglich die Ausnahme. Durch ihre neun Jahre in Gefangenschaft versäumte sie ihre schulische Ausbildung sozusagen gänzlich und schaffte den Anschluss nicht mehr. Obwohl sie nach ihrer Rückkehr eine berufliche Grundausbildung erhielt, gelang es ihr nicht, erwerbstätig zu werden. Sie nimmt in der Gemeinschaft eine grundsätzlich passive Rolle ein und ihr wird von den Gemeinschaftsmitgliedern auch mit Ablehnung begegnet. Ihre Zukunftspläne sind enorm herabgesetzt und sie strebt bloß noch nach dem Überleben.

Symptome einer traumatischen Belastung

Anzeichen einer traumatischen Belastung, die aber nicht die alltäglichen Aktivitäten verunmöglichen, lassen sich bei vier Probanden feststellen. George entwickelte einen Hang zum sozialen Rückzug, Samuel und Isabelle werden von Alpträumen gequält und bei Evelyn dominieren Gefühle der Leere und der Hoffnungslosigkeit. Patrick lässt keine offensichtlichen Belastungsanzeichen erkennen, wahrscheinlich weil bei ihm die Zeit der Entführung viel weiter zurück liegt als bei den anderen. Bei George, Samuel und Evelyn scheinen diese „Störungen“ festgefahren zu sein. Isabelle hingegen berichtet von zwei Schüben einer stark beeinträchtigenden Belastungssymptomatik im ersten Jahr nach ihrer Rückkehr. Die Symptome von Entfremdung, Wutausbrüchen, Mutismus, eindringliche, belastende Erinnerungen und sozialem Rückzug sind weitgehend schwächer geworden und zu Alpträumen und der damit zusammenhängenden Somatisierung mutiert. Die Alpträume Samuels und Isabelles und die aggressiven Impulse letzterer, werden als von Geistern (*cen*) verursacht aufgefasst. Dahingehend wird auch die Linderung der Symptome, bzw. das Fernhalten der Geister, durch das Gebet herbeigeführt.

Regulierung und Ressourcen

Die Fortsetzung der Ausbildung und der Einstieg ins Berufsleben waren für meine Probanden die entscheidenden Voraussetzungen für die Zurückgewinnung ihrer zivilen Identität (siehe auch Annan et al., 2009) und dafür, den Blick in die Zukunft zu wenden. Weiters scheinen der Familienkreis (insbesondere die Mutter) und andere Begleitfiguren (bei Patrick die Religionslehrerin; bei Samuel Pater G) die Resozialisierung, durch psycho-emotionale und materielle Unterstützung, gefördert zu haben (siehe auch ARLPI, 2002; Corbin, 2008; Annan et al., 2009). Bezugspersonen nehmen besonders bei Samuel und Isabelle eine wichtige Rolle für die Regulierung von Emotionen und Verhalten ein. Das überrascht nicht, wenn man bedenkt, dass sie sich inmitten des adoleszenten Konfliktes der Selbstdefinition befinden (nach Erikson, 1998). Sie suchen nach Vorbildern, mit denen sie sich identifizieren können, um so ihr labiles Selbstbild zu formen. Der Glaube an Gott und das Gebet erfüllen bei Samuel, Patrick und Isabelle eine wichtige regulierende Funktion zur Bewältigung der *Cen*-Besessenheit, als Strukturgeber, moralische Richtschnur und Quelle von Zuversicht (siehe auch Kryger & Lindgren, 2011).

Ausnahmezustand Busch – die „existentiell-abhängige Situation"

Alle Gesprächspartner erzählen in ausführlicher Weise von ihrer Rückkehr, auf den Moment der Entführung geht jedoch nur George ein. Da er zum Zeitpunkt der Entführung bereits erwachsen war, mag die Trennung von den Bezugspersonen als nicht so traumatisch erlebt worden sein, wie das bei den jüngeren Probanden der Fall war. Patrick erwähnt die Entführung mit einem Satz, Samuel und Evelyn berichten von dieser Episode in zeichnerischer Form im Rahmen des Lebensspanne-Diagramms. Isabelle erzählt von zwei schmerzlichen Trennungserfahrungen aus ihrer Kindheit. Die Entführung mag den Höhepunkt einer traumatischen Sequenz darstellen, die aufgrund der emotiven Überlastung aus ihrer gesamten Gefangenschaftsgeschichte ausgespart wird.

Der Bruch mit der Vergangenheit, wie er im Theorieteil beschrieben wird, fand allmählich und in unterschiedlichen Ausmaßen statt. George gab die Hoffnung auf eine Rückkehr nie ganz auf, sondern lauerte unentwegt auf eine Fluchtchance. Patrick fasste neuen Mut als er erfuhr, dass seine Familienangehörigen noch am Leben waren, und begann ebenfalls Fluchtpläne zu schmieden. Samuel und die Mädchen sahen bald keine Hoffnung mehr, sich aus den Fängen der Entführer befreien zu können. So gaben George und Patrick einer problemorientierten, und Samuel, Evelyn und Isabelle einer emotionsorientierten Stressbewältigung, die sich durch einen inneren Rückzug und ein mentales Loslassen ausdrückte, den Vorzug (siehe auch van der Kolk, 1999). Während Samuel, Evelyn und Isabelle vom System vollständig absorbiert wurden, behielten George und Patrick dort eine kleine Portion an Autonomie, wo sie der Befehlsordnung zuwiderlaufend, eigenständig handelten. Die Rebellenwelt stellte per se eine „existentiell-abhängige Situation“ dar – die Entführten waren von den Kommandeuren für ihre Versorgung abhängig und letztere entschieden auch über ihre körperliche Unversehrtheit und gar über Leben und Tod. Die Täter waren allgegenwärtig und alles durchdringend – die Entführten glaubten nämlich, dass die Geister Konys alles sehen und sogar Gedanken lesen konnten (siehe auch Allen & Schomerus, 2006; Blattman & Annan, 2010; Mergelsberg, 2010). Die existentielle Not wird dort namentlich greifbar, wo meine Gesprächspartner berichten, wie sie von Hunger und Durst gequält wurden, was von Patrick und den zwei Mädchen besonders betont wurde. Wie von der differierenden Hervorhebung dieser körperlichen Empfindungen bereits deutlich wird, stellten sich meine Probanden auf die „existentiell-abhängige Situation“ auf unterschiedliche Weise ein. In den Erzählungen Samuels, Evelyns und Isabelles fällt ein starker Verlust ihrer Eigenständigkeit, ja ihrer Persönlichkeit, auf. Hüther (2003) spricht von einem Entwicklungsstillstand und von einer Regression auf einzelne Leistungen und Kompetenzen, die bei extremen Belastungen eintreten können. Das automatische Befolgen von Befehlen und Regelungen bei allen dreien und die Unterbrechung des Denkens (Dissoziation), mit der Aufhebung der dazugehörigen Frage von Schuld (bei Samuel und Isabelle), verstehe ich als Ausdruck eines regressiven Prozesses. Traumatisierungen können nach Bragin (2005), aufgrund der Verwischung der Grenze zwischen Phantasie und Realität, Innen und Außen, eine Blockierung der Symbolisierungsfähigkeit hervorrufen. Die Fähigkeit zur Symbolbildung entspricht der Fähigkeit, sich selbst und die Objekte, zu denen man in Beziehung tritt, als getrennt zu erleben – eine Leistung, die das Kind im Laufe der ersten Lebensjahre erbringt. Bei George und Patrick ist die Trennung zwischen Selbst und Objekt dort eindeutig, wo sie die Kommandeure hinters Licht führten und sich nicht an die Regeln hielten. Bei den anderen drei findet man diese Trennung so nicht vor, was auf eine Aufhebung der Trennung zwischen Selbst und Objekt hinweisen könnte. Im Unterschied zu George und Patrick erlangten sie auch eher zufällig und nicht aus sich heraus die Freiheit und zeigten die Tendenz einer „Rückkehr zum traumatischen System“ (Hirsch, 1993h):

> Schuldgefühle sind ein Moment starker Bindung an den Täter bzw. das traumatische System, sie sind oft mit extremem Schamgefühl verbunden, was eine Bearbeitung schwer macht. Dabei geht es nicht nur um irrationale Schuldgefühle, sondern um ein realistisches Schuldbewusstsein wegen der z. T. auch aktiven Komplizenschaft mit der Gewalt, die einen Anteil an realer Schuld bedeutet. Es geht also um einen Loslösungsprozess, der Schmerzen verursacht, die als größer erlebt werden können, als der ursprüngliche – und bekannte, vertraute – traumatische Schmerz, zumal auch die abgespaltenen, überwältigenden, vielleicht nie erlebten Affekte wie Angst, Wut, Schuldgefühl, Scham und Trauer, bewusst zu werden drohen.

Wahrscheinlich, weil sie in einem zarteren Alter entführt worden waren, verfügten Samuel, Isabelle und Evelyn über spärlichere Ressourcen der Traumabewältigung und waren einer extremeren Hilflosigkeit ausgesetzt.

Abwehr in der traumatischen Situation

Extrem traumatische Situationen können Angst, Wut, Trauer, Schuldgefühl und Scham in so überwältigenden Ausmaßen hervorrufen, dass diese Affekte abgewehrt werden müssen (Hirsch, 1993h). In den Erzählungen meiner Probanden tauchen für die Zeit im Busch in erster Linie die Emotionen Angst, Trauer und Wut auf; Schuldgefühle und Scham hingegen werden erst nach der Rückkehr wirklich zum Thema. Die Angst war primär eine Todesangst, die irgendwie bewältigt werden musste, denn, wie George es auf den Punkt bringt: *Let me say, in the bush there is no fearing. Because if you take fear there, then you will not live for long*. Die Angst vor dem Feind und die Angst vor dem Töten wurde, wie George, Samuel und Evelyn berichten, durch Mutproben und Rituale zu überwinden versucht (siehe auch Biedermann, 2007). Auch Patrick assoziiert die Emotion Angst mit den frisch Entführten. Rituale und Mutproben scheinen in der Tat einen Teil der Angst in der Enthemmung aggressiver Impulse kanalisiert zu haben.

Mit den aufsteigenden negativen Emotionen gingen meine Probanden individuell unterschiedlich um. George zeigt, für die Entführungsperiode insgesamt, die Abwehrreaktionen von Intellektualisierung, Rationalisierung und Idealisierung der Rebellen, mit der damit verbundenen Selbstidealisierung. Die Trauer über das frühere Leben als Zivilist bewältigte er mit der Hoffnung auf Flucht und die in der ersten Zeit auftauchende Angst mit Verleugnung. Patrick drückt, in Bezug auf die Zeit in der LRA und im Verhältnis zu den anderen Probanden, eine breite Palette von Affekten aus. Auch er verleugnete die Angst und schrieb sie den Zivilisten, den UPDF-Soldaten und den neuen Rekruten zu. Mit dem Wunsch, seine angeblich ausgerottete Familie zu rächen, regulierte er Wut und Trauer. Die Gründe, die er für seine Flucht angibt (Unfreiheit und Nahrungsknappheit), scheinen mir auch eher eine Rationalisierung zu sein. Samuel wandelte wie Patrick sein hoffnungsloses Heimweh ebenfalls in aggressives Verhalten um (*you start feeling: „I may not go home!" – only that I like to find someone I beat also.).* In Samuels Busch-Erzählung überwiegt die Angst zu sterben. Die Angst um körperliche Unversehrtheit mag sein Über-Ich über Bord geworfen und dissoziative Mechanismen in Gang gesetzt haben, die in der Aufhebung der Ratio und in Automatismen Ausdruck fanden. Nur die zwei Mädchen geben an, Wut empfunden zu haben. Isabelles Tränen in der ersten Zeit mögen für die Hilflosigkeit, die Angst, die Trauer um die Familie und das Alleinsein stehen. Die totale Vereinsamung drückt sich in ihrer Aussage aus, dass sie sich in dieser Zeit auch von Gott verlassen fühlte. Die Ohnmacht wurde bewältigt durch automatisches Befolgen der Befehle, die überwältigende Trauer mit Verneinung (*First of all when I heard that we were going to my village, actually I was not even having interest to go there*). Ihre Emotionalität insgesamt wird durch eine angebliche Gewöhnung an die Aggressoren und das neue Umfeld bagatellisiert. Im Rahmen des Überfalls auf ihr Dorf tauchte die Trauer und die Angst um ihre Familie ansatzweise auf (*I was even almost crying*), wurde aber gleichzeitig durch Rationalisierung und Projektion (auf den alten Verwandten, der anfing zu weinen, als er sie sah) abgewehrt. Isabelle sagt zwar, im Busch sehr verärgert (*very annoyed*) gewesen zu sein, richtet aber ihre Wut nicht auf die Objekte, denen sie gebührt, sondern ist bemüht, sie durch entgegengesetzte Gefühle niederzuhalten: *I liked these people* [Kommandeure]. Evelyn gab regressiv sämtliche Emotionen auf und reagierte in, für die körperliche Unversehrtheit höchst bedrohlichen, Situationen mit Dissoziation (Unterbrechung des Denkens) und Automatismen. Die „bösen" Anteile ihres „Mannes", der gleichzeitig Versorger und Aggressor war, sowie ihre dazugehörigen negativen Emotionen, mögen von den „guten" Anteilen abgespalten und auf den Rebellenführer Joseph Kony verschoben worden sein. Evelyn war nämlich wütend auf Kony, weil sie entführt und gezwungen wurde, „gewisse Dinge" (hier können die Kämpfe und/oder der Sexualverkehr gemeint sein) zu tun. So wird Kony dämonisiert und ihre „eheliche" Beziehung idealisiert. Gefühlshafte Aspekte rund um ihre Schwangerschaft und die Geburt ihres Sohnes werden weitgehend ignoriert und rationalisiert.

Mathias Hirsch (1998) unterscheidet zwischen zwei Arten der Identifikation mit dem Aggressor: die eine nach Anna Freud und die andere nach Sandor Ferenczi.

„Erstere entspricht dem Charakter der sekundären, ich-stärkenden und –erweiternden Identifikation mit dem äußeren Objekt, letztere dagegen ist eine Identifikation mit dem malignen traumatischen Introjekt und hat den Charakter der primären, verschmelzenden Identifikation." (S. 119). Betrachten wir die Identifikation mit dem Aggressor als eine Opfer-Täter-Rollenumkehrung im Umgang mit angsterregenden Objekten der Außenwelt (wie A. Freud), so lässt sich diese auch bei Patrick und Samuel, aufgrund ihres, von den Rebellenführern eins zu eins übernommenen, aggressiven Verhaltens, erschließen. Von einer Identifikation à la Ferenczi hingegen lässt sich so nicht sprechen, obwohl die Idealisierung der Kommandanten, das Niederhalten der negativen Gefühle ihnen gegenüber und die unscharfe Trennung zwischen Selbst und Tätern (bei Samuel, Evelyn und Isabelle) Hinweise in diese Richtung liefern.

Schuld und Schuldgefühle

Alle Probanden bekräftigen, dass sie unter Todesdrohungen zu Gewaltakten gezwungen wurden und allen, außer Isabelle, klebt Blut an den Händen: *You carry on your mission. Killing is just like something you can do at any time* (George). George, der als ältester in der LRA war, betont, dass er nicht willkürlich tötete. Er sieht sich selbst wie seine Opfer als unschuldig und er wird auch nicht von Schuldgefühlen gequält. Patrick sah bereits im Busch ein, dass seine Rachegedanken schlecht waren und er vergab sich selbst (da er sie noch nicht in die Tat umgesetzt hatte) für seine mörderischen Gelüste, aber erst ins Zivilleben zurückgekehrt stellte sich bei ihm die Frage nach seiner tatgebundenen Schuld. Das Gebet nahm diesbezüglich eine wichtige Funktion ein, um sein Gewissen von den begangenen Missetaten zu reinigen und „seine Seele zum Guten zu wenden". Als er für die Morde an seinen Stammesgenossen verantwortlich gemacht wurde, wies er die Beschuldigung zurück, indem er betonte, dass er sich nicht freiwillig den Rebellen angeschlossen hatte. Bei Samuel und Isabelle sind Schuldgefühle ein großes Thema im Rahmen ihrer *Cen*-Besessenheit, die erst nach ihrer Rückkehr auftrat. Es wird nicht ganz klar, in welchem Moment Samuel seine „Schuld" einsah, ob bereits in der Begegnung mit den UPDF-Soldaten bei seiner Rückkehr, oder erst später. Auf jeden Fall ist dies der Moment, der rekonstruktiv in seine Lebensgeschichte als jener eingegangen ist, in dem ihm von der Gesellschaft, deren Vertreter der UPDF-Soldat war, vergeben wurde. Der Geist, der ihn belästigt, spricht für die „Schuld", die gegenüber den Ermordeten offen geblieben ist. Samuel bittet Gott um Vergebung, und diese transzendente Instanz, wie der Geist selbst, scheint die Schuldgefühle zu besänftigen. Für Samuel und Patrick ist Vergebung und Versöhnung ein wiederkehrendes Thema, was darauf hinweist, dass einerseits Schuldgefühle vorliegen, andererseits, dass ihnen, den Rückkehrern, von Gemeinschaftsmitgliedern Schuld zugewiesen wird (wie im Falle von Patrick und Evelyn). Isabelle stand nur kurz davor, die Rolle der Täterin einzunehmen, insofern belud sie sich nicht direkt mit Schuld. Es ist aber bei ihr naheliegend, dass sie Schuldgefühle von Dritten trägt. In einem anderen Zusammenhang, wo ebenfalls andere schuldbehaftet waren, weist sie auf diese ihre Tendenz hin: *Actually I was feeling guilty to these people.* Gleichzeitig entlastete sie aber sich selbst und ihre Mitkämpfer mit den Worten der zwei alten Stammesgenossen, die in die Hände der Rebellen gefallen waren: *She is a good girl* und *I will not put the blame on you.* Bei Isabelle lassen sich aber auch Schulgefühle anderer Natur identifizieren: Überlebendenschuldgefühle und Schuldgefühle gegenüber der „im Stich lassenden Mutter" (Laub und Auerhahn, 1993, zitiert nach Fischer et al., 1999, S. 88). Drei verwandte Nachbarn hatten die Gefangenschaft nicht überlebt und ihr Vater wurde durch die Hände der Rebellen ermordet. Es ist naheliegend, dass Isabelle Hassimpulse auf die „innere Mutter" (S. 88), die sie nicht beschützen konnte, richtete und deshalb Schuldgefühle entwickelte. Ich wage die Interpretation, aufgrund der antithetischen Figuren von Mutter und Stiefmutter, dass Isabelle die „bösen Anteile" und ihre Wut, nach einer Spaltung, auf die Stiefmutter übertragen hat. Evelyn hingegen scheint frei von Schuldgefühl-Konflikten zu sein, was möglicherweise in Zusammenhang mit ihren regressiven Prozessen zu verstehen ist.

Identität

Erik Erikson (1998) versteht Identität als die Gleichheit und Kontinuität vor sich selbst und den anderen durch die Lebensphasen hindurch. Sie ist aber nicht als etwas Statisches zu verstehen – eine Revision ist immer möglich. Die Rebellenführer verkörperten für meine männlichen Probanden das Ideal von Respekt, Anerkennung und Macht, und sie wünschten sich mehr oder weniger bewusst, deren Rolle einzunehmen. Nachdem sie durch körperliche und psychische Schmerzen die Verhaltensregeln gelernt hatten und bereit waren, ihre neue Identität als Soldaten zu akzeptieren, entstand eine gewisse Verbundenheit zur Rebellengruppe (siehe auch Spitzer, 2002; Veale & Stavrou, 2003; Blattman & Annan, 2010; Mergelsberg, 2010). Die Kommandanten waren die einzig verfügbaren erwachsenen Rollenmodelle – sich mit ihnen zu identifizieren war „überlebenswichtig“ (siehe auch Amone P’Olak, 2006; Spitzer, 2002; Veale & Stavrou, 2003). George und Patrick strebten bewusst eine Führungsposition an, konnten diese aber tatsächlich nie einnehmen. Bei den Mädchen war es so, dass Isabelle, durch Prügel dressiert, ebenfalls die Kommandeure idealisierte. Die Verhaltensmuster, die Isabelle introjizierte, waren weniger aggressiv als die der Männer (Strenge und Härte im Vergleich zu Töten und Schlagen) und in gewisser Weise hoffte sie auch „Karriere“ zu machen, da sie bereits für eine Leader-Position ausgewählt worden war. Evelyn hingegen zeigt keine Idealisierung der Führungsriege und Introjektion/Identifikation, wahrscheinlich auch weil ihre Rolle als „Ehefrau“ und Mutter eine Führungsposition automatisch ausschloss. Die Distanz zu den Kommandeur-Vorbildern mag es den Mädchen auch eher ermöglicht haben (und ermöglichen), Wut auszudrücken.

Die Erfahrung der Gefangenschaft hat sich bei meinen Probanden, außer bei Evelyn, als ein Teil ihrer Identität herausgebildet, eine ambivalente Identität zwischen Opfer und Täter, bzw. zwischen „Entführte/r“ und „SoldatIn“. Da bei Evelyn die Internalisierung der Rebellenführer nicht stattgefunden hat, mag sie sich weniger als „Soldatin“ ansehen, die für eine „gemeinsame Sache“ (und sei es nur das Wohl der Gruppe) kämpfte und mehr als „Entführte“. Offiziell sind die Jahre in der LRA mit der Identität als Entführte verbunden. Aus den Erzählungen wird aber deutlich, dass sie sich, wenn auch nur für einen beschränkten Zeitraum innerhalb der Entführungszeit, als Mitglieder der LRA, als Soldaten, ansehen. Wie Samuel es ausdrückt: *From there we called us also soldiers*. George und Isabelle bringen am deutlichsten die Integration der Identität als Soldat zum Ausdruck. George erkundigt sich über Neuigkeiten aus dem Busch und beide geben ohne negative Konnotationen an, dass sie bestimmte Verhaltensweisen aus dieser Identität übernommen haben (Schweigsamkeit; Strenge und Härte). Die simultane Identität von Entführte/r und SoldatIn wird zwar anerkannt, gehört aber der Vergangenheit an. Alle Probanden beteuerten, ein neues Leben als Zivilisten begonnen zu haben. Um die Frage nach der Identität mit den Worten Pérez-Sales (2010) zu beantworten, würde ich George, Patrick, Samuel und Isabelle eher zu einer *survivor identity* zuordnen und Evelyn zu einer *victim identity*.

Würden meine Probanden auch den Versuch wagen, vor ihrer Vergangenheit zu flüchten, so würde doch die Gemeinschaft sie ihnen immer wieder in Erinnerung rufen. George denkt, dass die Mitmenschen sein zurückgezogenes Verhalten als typisch für einen Rückkehrer (im negativen Sinne) halten. Patrick wurde noch nach zwei Jahrzehnten verbal angegriffen und beschuldigt. Über Evelyn kursiert schlechtes Gerede in Verbindung mit dem Busch, ihr Sohn stellt ein lebendiges Erinnerungszeichen dar und bindet sie so sehr an das vergangenen Leben, dass sie daran gehindert wird, ein neues aufzubauen. Diese schlechten Erfahrungen, die die Identität als ehemals Entführte/r mit sich bringt, hängt mit der Mittäterschaft in der LRA zusammen. Wie aber aus dem humanitären Diskurs ersichtlich wurde, kann es für ehemals Entführte auch von Vorteil sein, sich als solche zu identifizieren. Dies trifft dann zu, wenn, von der Gemeinschaft externen Entitäten, eine Hilfeleistung zu erwarten ist, die für diese Kategorie bestimmt ist, oder wenn die Möglichkeit besteht, wie im Falle dieser Untersuchung, aufgrund des Status eines ehemals Entführten, durch eine Zusammenarbeit zu Geld zu kommen.

Zur Verarbeitung des Traumas

Wie bereits Kryger und Lindgren (2011) angemerkt haben, gibt es in Uganda keine Tradition, über traumatische Erfahrungen zu sprechen. Auch Annan und Kolleginnen (2009) konnten beobachten, dass nur wenige Rückkehrer ihre Erinnerungen Familienangehörigen oder Freunden anvertrauten. Von Rehabilitationszentren und Forschern wurden sie aber zum Erzählen der Ereignisse in der LRA angeregt, was auch in der unverzüglichen Wiedergabe der Busch-Story bei meinen Probanden ersichtlich wird. Was in meinen Gesprächen auffällt, ist die Tatsache, dass außer der Erfahrung im Busch nicht viel von den Kriegsereignissen erzählt wird. Verstehen wir Kriegstraumata als sequentielle Traumatisierungen, dann wird ein großer Teil dieser von meinen Probanden verschwiegen. Wie aus dem Absatz über in Gang gesetzte Abwehrmechanismen ersichtlich, werden starke Emotionen von den Entführungsgeschichten noch weitgehend abgeschirmt und Tabuisierungen aufgestellt (Evelyn), was auf eine eingeschränkte Verarbeitung des Traumas hindeuten könnte.

6 ZUSAMMENFASSUNG

Ziel der vorliegenden Studie war es, die Persönlichkeitsentwicklung von Kindern und Jugendlichen, die in der *Lord's Resistance Army,* einer Rebellenbewegung im Norden Ugandas, zwangsrekrutiert worden waren, zu beschreiben. Zu diesem Zweck wurde mit fünf ehemals Entführten (drei Männer und zwei Frauen) eine Reihe von ethnopsychoanalytischen Gesprächen geführt. Da die ethnopsychoanalytische Methode ihren Fokus vom Individuum auf die sozio-kulturellen Strukturen ausweitet und sich dabei der Beobachtung und Selbstreflexion bedient, wurde zuerst der Forschungsprozess beschrieben. Dieser gewährte nicht nur Einblicke in die persönliche Erfahrung der Forscherin, sondern gab, durch die Aufdeckung interkultureller Rollenübertragungen, Aufschluss über die sozialen Strukturen der untersuchten Gesellschaft. Die Gespräche mit den fünf Probanden wurden zunächst zu Einzelfalldarstellungen aufbereitet, sodass jeder/jede von ihnen in seiner Eigenständigkeit und mit seiner Lebensgeschichte zur Sprache kommen konnte.

Die Ergebnisse wurden dann so zusammengefasst, dass sie die Fragestellung und Unterfragestellungen gezielt zu beantworten versuchten. Aus der Ergründung der interkulturellen Rollenzuschreibungen wurde ersichtlich, dass historisch tief verwurzelte Rollenverteilungen von Opfern und Helfern, durch den Krieg und der damit in Bewegung gesetzten humanitären Hilfsmaschinerie, zu einem solchen Exzess betrieben wurden, dass sie in der Bevölkerung Nordugandas Abhängigkeit, Passivität und Selbstmitleid entstehen ließen (oder verstärkten). Dies gilt besonders für ehemals Entführte, die eine bevorzugte Zielgruppe der NGO-Aktivitäten waren. Der von internationalen Akteuren geführte Diskurs über den Konflikt und deren Einsätze haben die Verarbeitung der traumatischen Erlebnisse der Kriegszeit maßgeblich und nicht nur positiv, geprägt.

Zusammenfassend kann festgestellt werden, dass eine erfolgreiche Reintegration von ehemals Entführten vorrangig von der Fortsetzung der Ausbildung, dem Einstieg ins Berufsleben und der Gegenwart einer Bezugsperson, abhängt. Der Verlust des Vaters spielte dort ein wichtige Rolle, wo aufgrund des dadurch entstandenen Einkommensausfalls die Erwartungen bezüglich Ausbildung und Studium herabgesetzt werden mussten. Zudem mussten die männlichen Probanden die Rolle des Vaters übernehmen. Anzeichen einer traumatischen Belastung, reichten von

Alpträumen und Somatisierung, zu asozialem Verhalten, Leere und Hoffnungslosigkeit. Eine entscheidende Rolle zur Regulierung negativer Gefühle spielten u.a. das Gebet und das Vertrauen auf Gott und die Fürsorge von Bezugspersonen. Jeder der Probanden setzte in der Entführungszeit und auch beim späteren darüber Sprechen, starke Abwehrmechanismen in Gang; jene, die im jüngeren Alter entführt worden waren, zeichneten sich wegen heftiger regressiver Tendenzen aus, die auf spärlichere Ressourcen zur Bewältigung der traumatischen Situation hinweisen. Die Erzählungen der Zeit im Busch lassen Gefühle der Angst, Trauer und Wut durchscheinen, wohingegen Schuld- und Schamgefühle erst nach der Rückkehr wirklich zum Thema werden. Obwohl alle Probanden ihre „Unschuld", da sie unter Androhung des Todes zu Gewaltakten gezwungen worden waren betonten, manifestierte sich der Konflikt bezüglich der „Schuldfrage" in den Alpträumen einiger Probanden und in der Reaktion auf die Beschuldigungen von Stammesmitgliedern. Unter den Rebellen war die Annahme der Identität als Soldat für das Überleben unabdingbar und wurde dadurch bewerkstelligt, dass die Kommandanten idealisiert wurden und die Entführten sich mit ihnen identifizierten. Das ambivalente Selbstbild von Entführten und Soldaten zugleich, konnte so weitgehend als Komponente der Identität integriert werden und sich zu einer „Überlebende/r-Identität" entwickeln. Dort wo dieser diskursive Prozess der Identitätsbildung (Idealisierung/Identifizierung/Integration) nicht stattfand, konnte die Entwicklung einer „Opferidentität" nachgezeichnet werden.

Die Reduzierung der „Kriegsgeschichte" auf die Erfahrung der Entführung und die in Gang gesetzten Abwehrmechanismen im Erzählen, sprich die weitgehende Abschirmung starker Emotionen sowie die Tabuisierungen, weisen auf eine eingeschränkte Verarbeitung des Traumas hin. Dies betrifft auch die gesellschaftliche Ebene: Als gleichzeitige Opfer und Täter ins Zivilleben zurückgekehrt, wurde die Frage nach der Schuld und der Ausdruck von Leiden für die Rückkehrer selbst, aber auch für die aufnehmende Gemeinschaft zum brennenden Thema, das auch die gegenwärtige Gesellschaft in Nord-Uganda charakterisiert.

7 LITERATURVERZEICHNIS

Akello, G., Richters, A. & Reis, R. (2006). Reintegration of former child soldiers in Northern Uganda: coming to terms with children's agency and accountability. *Intervention*, 4 (3), 229-243.

Allen, T. (1991). Understanding Alice: Uganda's Holy Spirit Movement in context. *Africa*, 61 (3), 370-399.

Allen, T. (2005). *War and Justice in Northern Uganda: An Assessment of the International Criminal Court's Intervention*. Crisis States Research Centre, Development Studies Institute, London School of Economics. Available at: http://www.dfid.gov.uk/r4d/PDF/Outputs/CrisisStates/AllenICCReport.pdf [26.08.2011].

Allen, T. (2010). Bitter roots: the 'invention' of Acholi traditional justice. In T. Allen & K. Vlassenroot (Eds.), *The Lord's Resistance Army. Myth and Reality* (pp. 242-261). London [u.a.]: Zed Books.

Allen, T. & Schomerus, M. (2006). *A hard homecoming. Lessons learned from the reception center process in Northern Uganda – an independent study*. Kampala: Management Systems International. Available at: http://pdf.usaid.gov/pdf_docs/PNADI241.pdf [01.10.2011].

American Psychiatric Association (2003). *Diagnostische Kriterien des Diagnostischen und Statistischen Manuals Psychischer Störungen DSM-V-TR*. Göttingen: Hogrefe.

Amone-P'Olak, K. (2006). Mental states of adolescents exposed to war in Uganda: finding appropriate methods of rehabilitation. *Torture*, 16 (2), 93-107.

Andreatta, P. (2009). Diskontinuitätssprung und Ruptur: Traumatischer Bruch und Wachstum. *Zeitschrift für Psychotraumatologie, Psychotherapiewissenschaft, Psychologische Medizin*, 7 (1), 49-59.

Annan, J., Blattman, C., Carlson, K. & Mazurana, D. (2008). *The state of female youth in Northern Uganda: findings from the survey of war-affected-youth (SWAY) Phase II*. Available at:

http://chrisblattman.com/documents/policy/sway/SWAY.Phase2.FinalReport.pdf [18.09.2011].

Annan, J., Blattman, C. & Horton, R. (2006). *The State of Youth and Youth Protection in Northern Uganda. Findings from the Survey for War Affected Youth.* A Report for UNICEF Uganda. Available at: http://chrisblattman.com/documents/policy/sway/SWAY.Phase1.FinalReport.pdf [16.10.2011].

Annan, J. & Brier, M. (2010). The risk of return: Intimate partner violence in Northern Uganda's armed conflict. *Social Science & Medicine*, 70, 152-159.

Annan, J., Brier, M. & Aryemo, F. (2009). From "Rebel" to "Returnee": Daily Life and Reintegration for Young Soldiers in Northern Uganda. *Journal of Adolescent Research*, 24 (6), 639-667.

ARLPI (2001). *Let my people go: The forgotten plight of the people in the displaced camps in Acholi.* An assessment carried out by the Acholi Religious Leaders' Peace Initiative ARLPI and the Justice & Peace Commission of Gulu Archdiocese. Available at: http://www.archdioceseofgulu.org/JPC/LET_MY_PEOPLE_GO.pdf [04.08.2011].

ARLPI (2002). *Seventy Times Seven: The impact of the Amnesty Law in Acholi.* An assessment carried out by the Acholi Religious Leaders' Peace Initiative (ARLPI), the Women's Desk of Caritas Gulu and the Justice and Peace Commission of Gulu Archdiocese. Available at: http://www.arlpi.org/research-docum [02.10.2011].

Aroche, J. & Coello, M.J. (2004). Ethnocultural considerations in the treatment of refugees and asylum seekers. In J. P. Wilson & B. Drožđek (Eds.), *Broken Spirits: The treatment of traumatized asylum seekers, refugees, war and torture victims* (pp.53-80). New York: Brunner-Routledge.

Atkinson, P. (1999). Representations of conflict in the Western media: the manufacture of a barbaric periphery. In T. Allen & T. Skelton (Eds.), *Culture and global change* (pp. 102-108). London [u.a.]: Routledge.

Attanayake, V., McKay, R., Joffres, M., Singh, S., Burkle Jr., F. & Mills, E. (2009). Prevalence of mental disorders among children exposed to war: a systematic review of 7,920 children. *Medicine, Conflict and Survival,* 25 (1), 4-19.

Bailey, S. (2008). *Perceptions of corruption in humanitarian assistance among Internally Displaced Persons in Northern Uganda.* Humanitarian Policy Group Working Paper. Available at: http://www.odi.org.uk/resources/download/1218.pdf [06.08.2011].

Baines, E. (2005). *Roco Wat I Acoli: Restoring Relationships in Acholi-land: Traditional Approaches to Justice and Reintegration.* The Liu Institute for Global Issues, Gulu District NGO Forum & Ker Kwaro Acholi. Available at: http://www.ligi.ubc.ca/sites/liu/files/Publications/JRP/15Sept2005_Roco_Wat_I_Acoli.pdf [13.08.2011].

Bayer, C.P., Klasen, F. & Adam, H. (2007). Association of Trauma and PTSD Symptoms With Openness to Reconciliation and Feelings of Revenge Among Former Ugandan and Congolese Child Soldiers. *JAMA*, 298 (5), 555-559.

Becker, D. (1997a). Prüfstempel PTSD – Einwände gegen das herrschende »Trauma«-Konzept. In Medico International (Hrsg.), *Schnelle Eingreiftruppe „Seele": auf dem Weg in die therapeutische Weltgesellschaft* (2.Aufl. 2000) (S. 25-47). Frankfurt: Verlag medico international.

Becker, D. (1997b). Die Schwierigkeit zu trauern – Erfahrungen in Angola. In Medico International (Hrsg.), *Schnelle Eingreiftruppe „Seele": auf dem Weg in die therapeutische Weltgesellschaft* (2.Aufl. 2000) (S. 79-86). Frankfurt: Verlag medico international.

Becker, D. (2006). *Die Erfindung des Traumas – Verflochtene Geschichten.* Freiburg (D): Edition Freitag.

Becker, D. (2009a). Die Schwierigkeit, massives Leid angemessen zu beschreiben und zu verstehen. In A. Karger (Hrsg.), *Trauma und Wissenschaft* (S. 61-91). Göttingen: Vandenhoeck & Ruprecht.

Becker, D. (2009b). Extremes Leid und die Perspektive posttraumatischen Wachstums : Realitätsverleugnung, naives Wunschdenken oder doch ein Stück wissenschaftliche Erkenntnis? *Zeitschrift für Psychotraumatologie, Psychotherapiewissenschaft, Psychologische Medizin,* 7 (1), 21-34.

Beyond Juba (2009). *Tradition in Transition: Drawing on the Old to Develop a New Jurisprudence for Dealing with Uganda's Legacy of Violence*, Working Paper

No.1. Available at: http://www.beyondjuba.org/working_papers/BJP.WP1.pdf [13.08.2011].

Biedermann, J. (2007). *Untersuchungen zu psychologischen Prozessen im Lebensverlauf von Kindersoldaten*. Unveröffentlichte Diplomarbeit, Universität Konstanz.

Blattman, C. & Annan, J. (2008). Child combatants in Northern Uganda: Reintegration myths and realities. In R. Muggah (Ed.), *Security and Post-Conflict Reconstruction: Dealing with Fighters in the Aftermath of War*. Routledge (pp.103–126). Available at: http://chrisblattman.com/documents/research/2008.DDR.pdf [21.09.2011].

Blattman, C. & Annan, J. (2010). On the nature and causes of LRA abduction: What the abductees say. In T. Allen & K. Vlassenroot (Eds.), *The Lord's Resistance Army. Myth and Reality* (pp.132-155). London [u.a.]: Zed Books.

Boia Junior, E. (1997). Timangane – über die psychische Heilung ehemaliger Kindersoldaten. In Medico International (Hrsg.), *Schnelle Eingreiftruppe „Seele": auf dem Weg in die therapeutische Weltgesellschaft* (2.Aufl. 2000) (S. 68-78). Frankfurt: Verlag medico international.

Bolton, G. (2007). *Aid and other dirty business*. UK: Ebury Press.

Stichick-Betancourt, T., Speelman, L., Onyango, G. & Bolton, P. (2009). A Qualitative Study of Mental Health Problems among Children Displaced by War in Northern Uganda. *Transcultural Psychiatry,* 46 (2), 238-256.

Boss, P. (2006). *Loss, trauma and resilience: therapeutic work with ambiguous loss*. New York: W. W. Norton & Company, Inc.

Bracken, P.J. (1998). Hidden agendas: Desconstructing posttraumatic stress disorder. In P. Bracken, & C. Petty (Eds.), *Rethinking the trauma of war* (pp. 38–59). London: Free Association Press.

Bracken, P.J. (2002). *Trauma: Culture, meaning and philosophy*. Philadelphia: Whurr Publishers.

Bracken, P.J., Giller, J.E. & Summerfield, D. (1995). Psychological responses to war and atrocity: the limitations of current concepts. *Social Science & Medicine*, 40

(8), 1073-1082.

Bracken, P.J., Giller, J.E. & Summerfield, D. (1997). Rethinking Mental Health Work with Survivors of Wartime Violence and Refugees. *Journal of Refugee Studies*, 10 (4), 431-442.

Bragin, M. (2004). *Education for all in the conflict zones of Uganda: Opportunities, Challenges and a Way Forward*. Ministry of Education and Sports, Uganda. Available at: http://toolkit.ineesite.org/toolkit/INEEcms/uploads/1104/Education_for_all_conflict_zones_of_Uganda.pdf [15.10.2010].

Bragin, M. (2005). To play, learn, and think. Understanding and mitigating the effects of exposure to violent events on the cognitive capacity of children and adolescents. *Journal of Infant, Child, and Adolescent Psychotherapy*, 4 (3), 296-309.

Branch, A. (2005). Neither peace nor justice. Political violence and the peasantry in Northern Uganda., 1986-1998. *African Studies Quarterly: The Online Journal for African Studies*, 8 (2), 1-31.

Branch, A. (2007). Uganda's Civil War and the Politics of ICC Intervention. *Ethics and International Affairs*, 21 (2), 179-98.

Branch, A. (2008).Against Humanitarian Impunity: Rethinking Responsibility for Displacement and Disaster in Northern Uganda. *Journal of Intervention and State-building*, 2 (2), 151-173.

Branch, A. (2009). Humanitarianism, Violence, and the Camp in Northern Uganda. *Civil Wars*, 11 (4), 477-501.

Bürgin, D. (1999). Adoleszenz und Trauma. Grundsätzliche und spezifische Aspekte der Behandlung von Jugendlichen mit traumatischen Erfahrungen. In A. Streeck-Fischer, *Adoleszenz und Trauma* (2.Aufl.) (S.128-160). Göttingen: Huber & Co.

Clay, R., Knibbs, J. & Joseph, S. (2009). Measurement of Posttraumatic Growth in Young People: A Review. *Clinical Child Psychology and Psychiatry*, 14 (3), 411–422.

Conrad, J. (1994). *Heart of Darkness* (first published 1902). London [u.a.]: Penguin

Popular Classics.

Corbin, J.N. (2008). Returning home: resettlement of formerly abducted children in Northern Uganda. *Disasters*, 32, 316-335.

Dawes, A. (1990). The effects of political violence on children: A consideration of South African and related studies. *International Journal of Psychology*, 25 (1), 13–31.

Dawes, A. & Honwana, A. (1997). Kulturelle Konstruktion von kindlichem Leid. In Medico International (Hrsg.), *Schnelle Eingreiftruppe „Seele": auf dem Weg in die therapeutische Weltgesellschaft* (2.Aufl. 2000) (S. 57-67). Frankfurt: Verlag medico international.

Derluyn, I., Broekaert, E., Schuyten, G. & De Temmerman, E. (2004). Post-traumatic stress in former Ugandan child soldiers. *The Lancet*, 363, 861-863.

Der Weg in die Freiheit. *Spiegel Special Geschichte*, 2, 7-32.

Dicklitch, S. (2003). The elusive promise of NGOs in Africa: Lessons from Uganda. *Journal of Contemporary African Studies*, 21 (1), 131-134.

Dolan, C.G. (2005). *Understanding war and its continuation: The case of Northern Uganda.* Dissertation, Universität London. Available at: http://www.beyondjuba.org/briefing_papers/Understanding_War_&_its_Continuation.pdf [01.08.2011].

Doom, R. & Vlassenroot, K. (1999). Kony's message: A new Koine? The Lord's Resistance Army in Northern Uganda. *African Affairs*, 98, 5-36.

Drožđek, B. (2007). The rebirth of contextual thinking in psychotraumatology. In B. Drožđek & J. P. Wilson (Eds.), *Voices of trauma. Treating survivors across cultures* (pp. 1-25). New York: Springer.

Dubravka, K.-H. (1997). Kinder im Krieg. Erfahrungen aus Kroatien. In W. Hilweg & E. Ullmann (Hrsg.), *Kindheit und Trauma. Trennung, Missbrauch, Krieg* (S. 177-194). Göttingen: Vandenhoeck & Ruprecht.

Duffield, M. (1996). The Symphony of the Damned: Racial Discourse, Complex Political Emergencies and Humanitarian Aid. *Disasters*, 20 (3), 173-193.

Dunn, K.C. (2007). Uganda: The Lord's Resistance Army. In M. Bøås & K.C. Dunn (Eds.), *African guerrillas. Raging against the machine*. (pp. 131-149). Boulder: Lynne Rienner.

Edmondson, L. (2005). Marketing Trauma and the Theatre of War in Northern Uganda. *Theatre Journal*, 57 (3), 451-474.

Ehrenreich, R. (1998). The stories we must tell: Ugandan children and the atrocities of the Lord's Resistance Army. *Africa Today*, 45 (1), 79-102.

Erikson, E.H. (1998). *Identität und Lebenszyklus*. 17.Aufl. Frankfurt am Main: Suhrkamp.

Fayyad, J., Karam, E.G., Karam, A.N., Cordahi-Tabet, C., Mneimneh, Z. & Bou-Ghosn, M. (2004). PTSD in children and adolescents following war. In R. R. Silva (Ed.), *Posttraumatic stress disorders in children and adolescents* (pp. 306-352). New York: W. W. Norton & Company, Inc.

Finnegan, A.C. (2010). Forging Forgiveness: Collective Efforts Amidst War in Northern Uganda. *Sociological Inquiry*, 80 (3), 424–447.

Finnström, S. (2008). *Living with bad surroundings. War, History, and Everyday Moments in Northern Uganda*. Durham: Duke University Press.

Fischer, G. & Riedesser, P. (2003). *Lehrbuch der Psychotraumatologie*. 3. aktual. und erw. Aufl. München: Reinhardt.

Fischer, G., Riedesser, P. & Schulte-Markwort M. (1999). Zur Entwicklungspsychologie und -pathologie des Traumas. In A. Streeck-Fischer (Hrsg.), *Adoleszenz und Trauma* (2.Aufl.) (S. 79-90). Göttingen: Huber & Co.

Fleischhauer, J. (2009). Das Leiden von Kindern als politische Herausforderung verstehen. *Psychotherapie Forum*, 17, 79-84.

Franks, S. (2010). The neglect of Africa and the power of aid. *International Communication Gazette*, 72 (1), 71-84.

Gersony, R. (1997). *The anguish of Northern Uganda: Results of a field-based assessment of the civil conflict in Northern Uganda*. Available at: http://www.internal-displacement.org/8025708F004CE90B/%28httpDocuments%29/3FF99DEEED86A1D3802570B7005A5558/$file/The+anguish+of+northern+Uganda.pdf [04.08.2011].

Green, M. (2008). *Wizard of the Nile. The hunt for Africa's most wanted*. London: Portobello Books.

Grele, Ronald J. (1980). Ziellose Bewegung. Methodologische und theoretische Probleme der Oral History. In L. Niethammer (Hrsg.), *Lebenserfahrung und kollektives Gedächtnis: die Praxis der "oral history"* (S. 143-161). Frankfurt am Main: Syndikat.

Grill, B. (2005). *Ach, Afrika. Berichte aus dem Inneren eines Kontinents* (4.Aufl.). München: Wilhelm Goldmann Verlag.

Levine, S. Z., Laufer, A., Stein, E., Hamama-Raz, Y. & Solomon, Z. (2009). Examining the Relationship Between Resilience and Posttraumatic Growth. *Journal of Traumatic Stress*, 22 (4), 282-286.

Harlacher, T., Okot, F.X., Aloyo-Obonyo, C., Balthazard, M. & Atkinson, R. (2006). *Traditional Ways of Coping in Acholi: Cultural Provisions for Reconciliation and Healing from War.* Kampala: Caritas Gulu Archd.

Hirsch, M. (1993h). Therapeutische Erfahrungen mit Opfern inzestuöser Gewalt. *Jahrbuch der Psychoanalyse.*, 31, 132-148. Zusammenfassung verfügbar unter: http://www.akademie-psychoanalyse-duesseldorf.de/veroeffentlichungen/zusammenfassung_s3.htm [06.02.2012].

Hirsch, M. (1998). *Schuld und Schuldgefühl*. 2.Aufl. Göttingen: Vandenhoeck & Ruprecht.

Hovil, L. & Lomo, Z. (2004). *Behind the violence. Causes, consequences and the search for solutions to the war in Northern Uganda*. Refugee Law Project Working Paper No. 11, Kampala, Uganda. Available at: http://www.refugeelawproject.org/working_papers/RLP.WP11.pdf [10.10.2011].

Hüther, G. (2003). Die Auswirkungen traumatischer Erfahrung im Kindesalter auf die

Hirnentwicklung. In L. Koch-Kneidl & J. Wiesse (Hrsg.), *Entwicklung nach früher Traumatisierung* (S. 9-24). Göttingen: Vandenhoeck & Ruprecht.

International Crisis Group ICG (2004). Northern Uganda: Understanding and solving the conflict. *ICG Africa Report*, 77. Available at: http://www.crisisgroup.org/~/media/Files/africa/horn-of-africa/uganda/Northern%20Uganda%20Understanding%20and%20Solving%20the%20Conflict.pdf [22.07.2011].

Internal Displacement Monitoring Centre (2010, 28.December). *Uganda: Difficulties continue for returnees and remaining IDPs as development phase begins*. Available at: http://www.internal-displacement.org [07.08.2011].

Kaplan, R. (1994). The coming anarchy. *Atlantic Magazine*, February, 44-46.

Kaplan, S. (2005). *Children in Africa with experiences of massive trauma. A research review.* Department for Research Cooperation, SIDA. Available at: http://www.enigma.se/kaplan/pdf/SIDAChildreninAfrica.pdf [09.05.2011].

Kaplan, S. (2010). *Wenn Kinder Völkermord überleben. Über extreme Traumatisierung und Affektregulierung*. Gießen: Psychosozial-Verlag.

Keilson, H. (1979/2005). *Sequentielle Traumatisierung bei Kindern.* Unver. Nachdruck. Gießen: Psychosozial-Verlag.

Keitetsi, C. (2002). *Sie nahmen mir die Mutter und gaben mir ein Gewehr: mein Leben als Kindersoldatin*. Berlin: Ullstein-Verlag.

Klasen, F., Oettingen, G., Daniels, J. & Adam, H. (2010). Multiple Trauma and Mental Health in Former Ugandan Child Soldiers. *Journal of Traumatic Stress*, 23 (5), 573-581.

Kryger, L.S. & Lindgren, C.L. (2011). Fighting for a future: the potential for posttraumatic growth among youths formerly associated with armed forces in Northern Uganda. *Intervention*, 9 (1), 6 – 20.

Landolt, M.A. (2004). *Psychotraumatologie des Kindesalters*. Göttingen: Hogrefe.

Lapoti, L. (2003, 3.June). Pader Boss Says Kony War Now a Big Business. The Monitor. Available at: http://www.mail-archive.com/ugandanet@kym.net/msg03983.html [07.08.2011].

Lerner, P. & Micale M.S. (2009). Trauma, Psychiatry, and History: A Conceptual and Historiographical Introduction. In M.S. Micale & Lerner P. (Eds.), *History, Psychiatry, and Trauma in the Modern Age, 1870-1930* (pp. 1-28). Cambridge: Univ. Press.

MacMullin, C. & Loughry, M. (2004). Investigatin Psychosocial Adjustment of Former Child Soldiers in Sierra Leone and Uganda. *Journal of Refugee Studies*, 17 (4), 460-472.

Mergelsberg, B. (2010). Between two worlds: former LRA soldiers in Northern Uganda. In T. Allen & K. Vlassenroot (Eds.), *The Lord's Resistance Army. Myth and Reality* (pp. 156-176). London [u.a.]: Zed Books.

Muvumba, A.N. (2006). Nonstate actors and governance in Uganda. In G.M. Khadiagala (Ed.), *Security dynamics in Africa's Great Lakes Region*. (S.81-102). Boulder: Lynne Rienner.

Nader, K. (2008). *Understanding and assessing trauma in children and adolescents*. New York: Routledge.

Nadig, M. (1986). *Die verborgene Kultur der Frau. Ethnopsychoanalytische Gespräche mit Bäuerinnen in Mexiko*. Frankfurt am Main: Fischer Taschenbuch Verlag.

Niederland, W.G. (1980). *Folgen der Verfolgung: das Überlebenden-Syndrom*. Frankfurt am Main: Suhrkamp.

Ochola, R.L. (2006). *The Acholi Religious Leaders' Peace Initiative in the battlefield of Northern Uganda*. Unveröffentlichte Diplomarbeit, Leopold-Franzens-Universität Innsbruck.

Office of the United Nations High Commissioner for Human Rights (2007). *Making Peace Our Own: Victims' Perceptions of Accountability, Reconciliation and Transitional Justice in Northern Uganda*. Available at: http://transitionaljustice.ulster.ac.uk/pdfs/unohchr_tj_study_final_report.pdf [11.08.2011].

Otunnu-Olara, A. (2006). The Secret Genocide. *Foreign Policy*, (Juli/August), 44-46.

Parin, P., Morgenthaler, F., & Parin-Matthèy, G. (1989). *Die Weißen denken zuviel. Psychoanalytische Untersuchungen bei den Dogon in Westafrika* (3., überarb. Aufl.). Frankfurt am Main: Fischer Taschenbuch Verlag.

Pérez-Sales, P. (2010). Identity and trauma in adolescents within the context of political violence: a psychosocial and communitarian view. *Clinical Social Work Journal*, 38 (4), 408-417.

Pham, N.P., Vinck, P. & Stover, E. (2007). *Abducted: The Lord's Resistance Army and forced conscription in Northern Uganda*. Berkeley/Tulane: Human Rights Center, University of California/Payson Center for International Development.

Pham, N.P., Vinck, P. & Stover, E. (2009). Returning home: forced conscription, reintegration, and mental health status of former abductees of the Lord's Resistance Army in Northern Uganda. *BMC Psychiatry*, 9 (23).

Polman, L. (2010). *Die Mitleidsindustrie. Hinter den Kulissen internationaler Hilfsorganisationen*. Frankfurt am Main: Campus Verlag.

Pynoos, R.S. & Nader, K. (1993). Issues in the treatment of posttraumatic stress in children and adolescents. In: J.P. Wilson & B. Raphael (Eds.), *International handbook of traumatic stress syndromes* (pp.535-549). New York: Plenum Press.

Pynoos, R.S., Steinberg, A.M. & Goenjian A. (2000). Traumatische Belastungen in Kindheit und Jugendalter. In B.A. van der Kolk, A.C. McFarlane & L. Weisaeth (Hrsg.), *Traumatic Stress. Grundlagen und Behandlungsansätze*. (S. 265-288). Paderborn: Junfermann.

Punamäki, R.L., Mohammed, A.H. & Abdulrahman, H.A. (2004). Impact of traumatic events on coping strategies and their effectiveness among Kurdish children. *International Journal of Behavioral Development*, 28(1), 59-70.

Quinn, J. (2004). Constraints: the Un-doing of the Ugandan Truth Commission. *Human Rights Quarterly*, 26 (2), 401-427.

Riedesser, P., Schulte-Markwort, M. & Walter, J. (2003). Entwicklungspsychologische und psychodynamische Aspekte psychischer Traumatisierung von Kindern und Jugendlichen. In L. Koch-Kneidl & J. Wiesse (Hrsg.), *Entwicklung nach früher Traumatisierung* (S. 9-24). Göttingen: Vandenhoeck & Ruprecht.

Roberts, B., Odong, V.N., Browne, J., Ocaka, K.F., Geissler, W. & Sondorp, E. (2009). An exploration of social determinants of health amongst internally displaced persons in Northern Uganda. *Conflict and Health*, 3 (10). Available at: http://www.conflictandhealth.com/content/3/1/10 [05.08.2011].

Rodríguez Soto, C. (2009). *Tall Grass. Stories of Suffering and Peace in Northern Uganda*. Kampala: Fountain publishers.

Sack, M. (2004). Diagnostische und klinische Aspekte der komplexen posttraumatischen Belastungsstörung. *Nervenarzt,* 75, 451–459.

Said, E.W. (1994). *Kultur und Imperialismus: Einbildungskraft und Politik im Zeitalter der Macht*. Frankfurt am Main: Fischer.

Seitz, V. (2009). *Afrika wird armregiert oder Wie man Afrika wirklich helfen kann*. München: Deutscher Taschenbuch.

Shaw, T.M. & Mbabazi, P.K. (2008). Two Africas? Two Ugandas? An African 'democratic developmental state'? Or another 'failed state'? In A. Nhema & P. T. Zeleza (Eds.), *The roots of African conflicts. The causes & costs*. (pp. 214-238). Oxford: Currey.

Shivji, I.G. (2006). The silences in the NGO discourse: the role and future of NGOs in Africa. *Pambazuka News*. Special Report 14. Available at: http://www.pambazuka.org/en/publications/pz_sr_14.pdf [05.07.2011].

Sideris, T. (2003). War, gender and culture: Mozambican women refugees. *Social Science & Medicine*, 56, 713-724.

Spitzer, H. (2002). Rehabilitation und soziale Reintegration ehemaliger „Kindersoldaten“: Beispiel aus Norduganda. In K. Ottomeyer & K. Peltzer (Hrsg.), *Überleben am Abgrund* (S. 275-303). Klagenfurt: Drava Verlag.

Staabs, Gerdhild von (1995). *Scenotest.* Testmaterial in Holzkasten. Bern [u.a.]: Huber.

Strassberg, D. (2009). Moral oder Objektivität? Oder: Wie richtig über das Trauma sprechen? In A. Karger (Hrsg.), *Trauma und Wissenschaft.* (S. 92-116). Göttingen: Vandenhoeck & Ruprecht.

Streeck-Fischer, A. (1999). Misshandelt-Missbraucht: Probleme der Diagnostik und Psychotherapie traumatisierter Jugendliche. In A. Streeck-Fischer (Hrsg.), *Adoleszenz und Trauma* (2.Aufl.) (S.174-196). Göttingen: Huber & Co.

Streeck-Fischer, A. (2006). *Trauma und Entwicklung. Frühe Traumatisierungen und ihre Folgen in der Adoleszenz.* Stuttgart: Schattauer.

Streeck-Fischer, A. (2010). Angriffe auf Körper und Seele. Gewalt in der kindlichen Entwicklung. *Psychotherapeut*, 2, 98-105.

Summerfield, D. (1997). Das Hilfsbusiness mit dem «Trauma». In Medico International (Hrsg.), *Schnelle Eingreiftruppe „Seele": auf dem Weg in die therapeutische Weltgesellschaft* (2.Aufl. 2000) (S. 9-23). Frankfurt: Verlag medico international.

Uganda Human Rights Commission (2003). *Annual Report January 2001 - September 2002.* Available at: www.uhrc.ug [01.08.2011].

Uganda Human Rights Commission (2004). *Annual Report 2003.* Available at: www.uhrc.ug [29.08.2011].

Ullmann, E. (1997). Verlorene Kinderträume. Kriegstraumatisierte Kinder in Ruanda. In W. Hilweg & E. Ullmann (Hrsg.), *Kindheit und Trauma. Trennung, Missbrauch, Krieg* (S. 196-205). Göttingen: Vandenhoeck & Ruprecht.

van der Kolk, B.A. (1999). Zur Psychologie und Psychobiologie von Kindheitstraumata. In A. Streeck-Fischer, *Adoleszenz und Trauma* (2.Aufl.) (S.32-56). Göttingen: Huber & Co.

van der Kolk, B.A., Burbridge, J.A. & Suzuki, J. (1999). Die Psychobiologie traumatischer Erinnerungen. In A. Streeck-Fischer, *Adoleszenz und Trauma* (2.Aufl.) (S.57-78). Göttingen: Huber & Co.

Veale, A. & Stavrou, A. (2003). Violence, Reconciliation and Identity. The Reintegration of Lord's Resistance Army Child Abductees in Northern Uganda. *ISS Monograph*, 92. Available at: http://www.iss.org.za/pubs/Monographs/No92/Contents.html [17.09.2011].

Vinck, P., Pham, P., Stover, E., Moss, A. & Wierda, M. (2007). *New Population-Based Data on Attitudes about Peace and Justice*. International Center for Transitional Justice and Human Rights Center. Available at: http://www.law.berkeley.edu/HRCweb/pdfs/Uganda-survey-research-note.pdf [16.10.2010].

Vinck, P., Pham, N.P., Stover, E. & Weinstein, H.M. (2007). Exposure to War Crimes and Implications for Peace Building in Northern Uganda. *JAMA*, 298 (5), 543-554.

Vindevogel, S., Coppens, K., Derluyn, I., De Schryver, M., Loots, G. & Broekaert, E. (2011). Forced conscription of children during armed conflict: Experiences of former child soldiers in Northern Uganda. *Child Abuse & Neglect*, 35, 551 – 562.

Wainaina, B. (2005). How to Write about Africa, *Granta*, 92 (Winter). Available at: http://www.granta.com/Magazine/92/How-to-Write-about-Africa/Page-1 [30.06.2011].

Weltgesundheitsorganisation (2008). *Internationale Klassifikation psychischer Störungen: ICD-10* (6., vollst. überarb. Aufl.). Bern: Verlag Hans Huber.

Wicker, H.-R. (2005). Traumatic neurosis, PTSD and beyond: the rise and fall of a concept. In Department of Migration, Swiss Red Cross (Ed.), *In the aftermath of war and torture. Coping with long-term traumatization, suffering and loss* (pp. 149-170). Zurich: Seismo Press.

Wiedemann, E. (2007). Ein Monster als Clown. *Spiegel Special Geschichte*, 2, 99-102.

Wiedemann, E. & Thielke T. (2007). Der Weg in die Freiheit – Afrikas Fluch. *Spiegel Special Geschichte*, 2, 10-21.

Wilson, J. P. & Drožđek, B. (2007). Are we lost in translations?: Unanswered questions on trauma, culture and posttraumatic syndromes and recommendations for future research. In B. Drožđek & J. P. Wilson (Eds.), *Voices of trauma. Treating survivors across cultures*. (pp. 367-386). New York: Springer.

Wolf, M. (2007). Die ewige Safari. *Spiegel Special Geschichte*, 2, 142-145.

World Health Organization et al. (2005). *Health and mortality survey among internally displaced persons in Gulu, Kitgum and Pader districts, Northern Uganda.* Available at: http://www.who.int/hac/crises/uga/sitreps/Ugandamortsurvey.pdf [05.08.2011].

Young, A. (1997). *The Harmony of Illusions: Inventing Post-Traumatic Stress Disorder.* Princeton, N.J.: Princeton University Press.

Elektronische Medien

Afako, B. (2002). *Reconciliation and justice: 'Mato oput' and the Amnesty Act.* Available at: http://www.c-r.org/our-work/accord/northern-uganda/reconciliation-justice.php [11.08.2011].

American Psychiatric Association (2010). *DSM-5 Development. Posttraumatic Stress Disorder.* Available at: http://www.dsm5.org/ProposedRevisions/Pages/proposedrevision.aspx?rid=165 [13.04.2011].

British Broadcasting Corporation BBC (2006). *Joseph Kony, LRA leader, Uganda – worlds first ever interview* . Available at: http://video.google.com/videoplay?docid=-3358543972674478503 [02.08.2011].

British Broadcasting Corporation BBC (2011). *Timeline: Uganda. A chronology of key events.* Available at: http://news.bbc.co.uk/2/hi/africa/country_profiles/1069181.stm [23.07.2011].

Gerstner, U. (2000). *Der Scenotest.* Verfügbar unter: http://familienrecht.at/fileadmin/psy_aufsaetze/g_l/gerstl.pdf [12.11.2011].

Herz der Finsternis. (2011). In *Wikipedia* [Web]. St. Petersburg, FL: Wikimedia Foundation Inc. Verfügbar unter: http://de.wikipedia.org/wiki/Herz_der_Finsternis#cite_ref-1 [02.07.2011].

Human Rights Watch (2005). *Uprooted and Forgotten: Impunity and Human Rights Abuses in Northern Uganda.* Available at: http://www.hrw.org/reports/2005/09/19/uprooted-and-forgotten [01.08.2011].

Human Rights Watch (2010). *Central African Republic/Democratic Republic Congo: LRA Conducts Massive Abduction Campaign*. Available at: http://www.hrw.org/node/92417?tr=y&auid=6814092 [02.08.2011].

Institute for War and Peace Reporting (2007). *Can Traditional Rituals Bring Justice to Northern Uganda?* Available at: http://iwpr.net/report-news/can-traditional-rituals-bring-justice-northern-uganda [10.08.2011].

Integrated Regional News of the United Nations IRIN/UN (2005, 9.June). *Uganda: A Chronology of events in the Northern Uganda conflict*. Available at: http://www.irinnews.org/Report.aspx?ReportID=54860 [30.07.2011].

Legal status of polygamy. (2011). In *Wikipedia* [Web]. St. Petersburg, FL: Wikimedia Foundation Inc. Available at: http://en.wikipedia.org/wiki/Legal_status_of_polygamy [21.09.2011].

New Vision (2010, 14.May). *Uganda: NGOs Close Shop, Leave North Youth Jobless*. Available at: http://www.newvision.co.ug/D/8/13/719490 [14.09.2011].

Nonprofit-Bereich. (2011). In *Wikipedia* [Web]. St. Petersburg, FL: Wikimedia Foundation Inc. Verfügbar unter: http://de.wikipedia.org/wiki/Nonprofit-Bereich [06.12.2011].

Ssegawa, M. (2010, 21.March). Gulu's impressive outlook four years after Kony is gone. *Daily Monitor.* Available at: http://www.monitor.co.ug/SpecialReports/-/688342/883452/-/item/0/-/vcbs7nz/-/index.html [14.09.2011].

U.S. Department of State (2004). *Terrorist Exclusion List*. Available at: http://www.state.gov/s/ct/rls/other/des/123086.htm [31.07.2011].

Audiovisuelle Materialien

August, B. [director] (2007). *Goodbye Bafana*. DVD, 140 min, Germany, France, Belgium, Italy, South Africa: Image Entertainment.

Bailey, B., Poole, L. & Russell, J. (2003). *Invisible Children: Rough Cut*. DVD, 55 min. United States. Available at: http://topdocumentaryfilms.com/invisiblechildren/ [23.11.2011].

George, T. [director & producer] (2004). *Hotel Rwanda.* DVD, 121 min, United States: United Artists MGM Home Entertainment.

Meirelles, F. [director] & Channing-Williams, S. & Egan, G. [producers]. *The Constant Gardener.* DVD, 129 min, United Kingdom: Focus Features.

Ncayiyana, M. [director], Dv8 Films & Vuleka Productions [producers] (2008). *Izulu Lami (My Secret Sky).* DVD, 97 min, South Africa: Ster-Kinekor Distribution.

Negara, K. [director & producer] (2011). *Witness: Bitter Root.* A TVMedia production for Al Jazeera, 48 min. Available at: http://www.youtube.com/watch?v=oPYXdTL-j_I [23.11.2011].

Zwick, E. [director & co-producer], Herskovitz, M., King, G. & Weinstein, P. (2006). *Blood Diamond.* DVD, 143 min, United States, Germany: Warner Bros. Pictures.

8 ANHANG

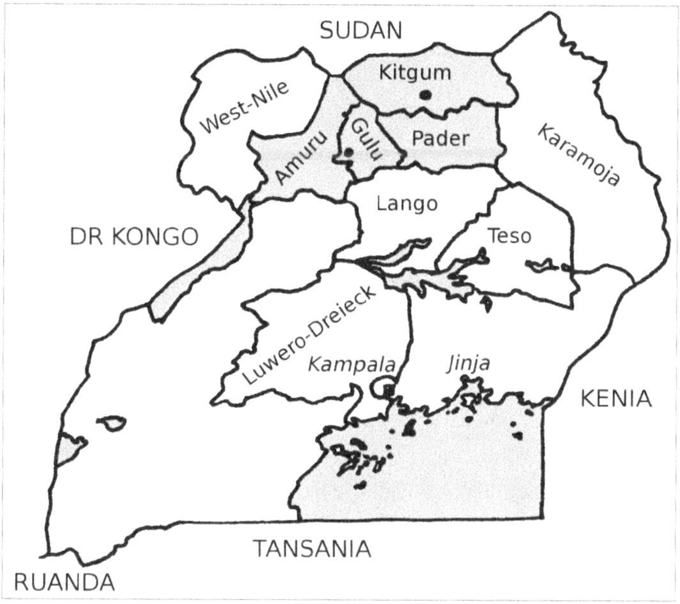

Landkarte von Uganda. Aufbereitet von Andreas Peer

Amuru Gulu Pader Kitgum	Acholiland

The education system in Uganda

Level of education	Duration
Nursery/kindergarten	3 years
Primary school	7 years
Secondary school: Senior 1-Senior 4 = Ordinary Level Senior 5-Senior 6 = Advanced Level	6 years
University and other tertiary institutions	4 years

Some tertiary institutions, like primary teachers' colleges and some nursing schools, also admit students who have only completed their O-levels.

The annual national exam of the primary school and the two of the secondary school are sat between October and December[47].

Three-year technical schools provide an alternative to lower secondary school. Alternatives for graduates from lower secondary school include: 2-3 year Technical institutes; 2 year Primary Teacher Colleges (PTC); Department Training Colleges (DTCs) and Upper secondary schools[48].

[47] Kavuma, R.M. (2010, 8. February). *Explainer: The education system in Uganda*. Available at: http://www.guardian.co.uk/katine/2010/feb/08/education-system-explainer [08.11.2011].

[48] Education in Uganda. (2011). In *Wikipedia* [Web]. St. Petersburg, FL: Wikimedia Foundation Inc. Available at: http://en.wikipedia.org/wiki/Education_in_Uganda#Secondary_education [08.11.2011].

Lebensspanne-Diagramme

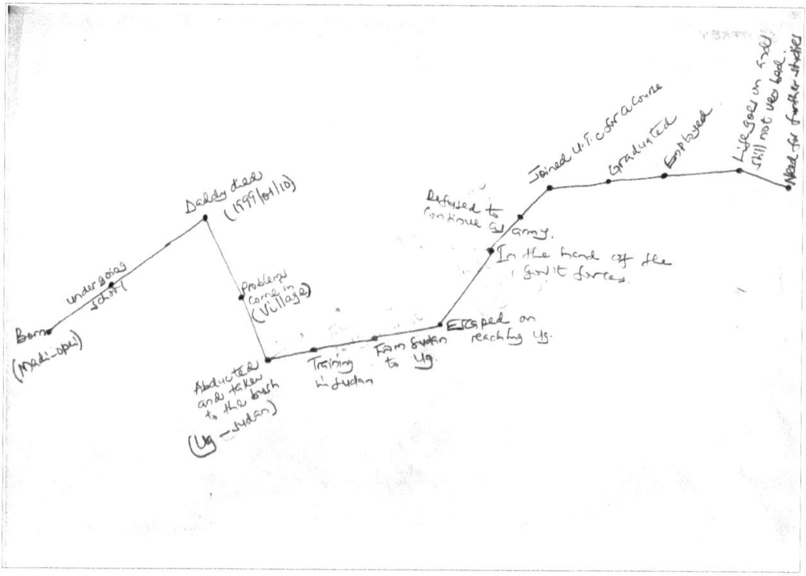

Lebensspanne-Diagramm-George

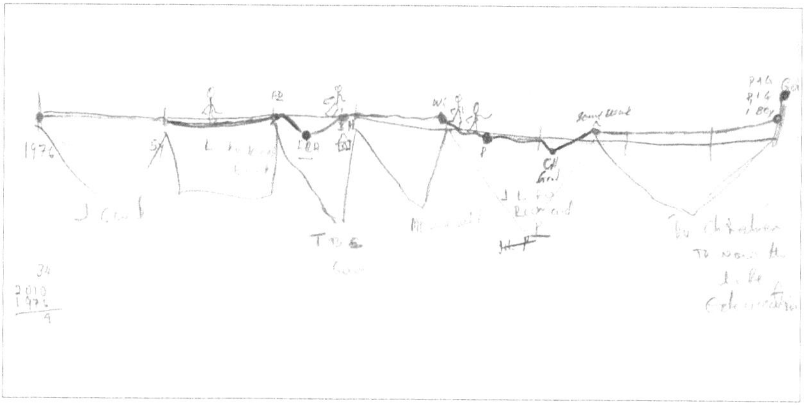

Lebensspanne-Diagramm-Patrick

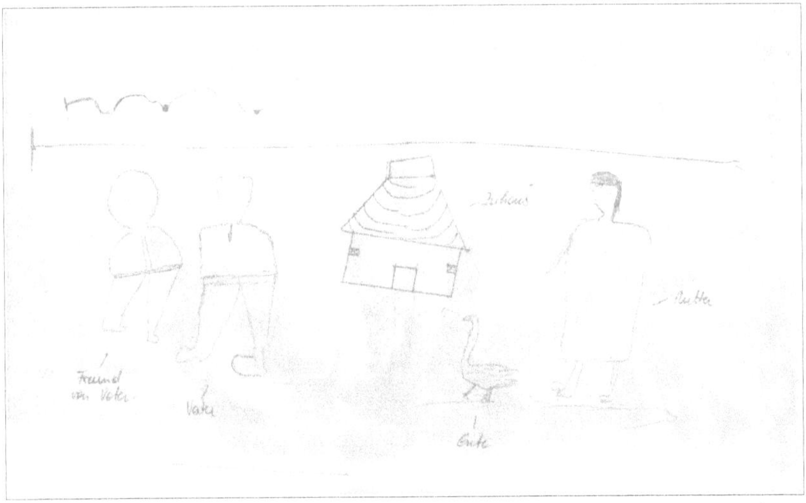

Lebensspanne-Diagramm-Samuel I

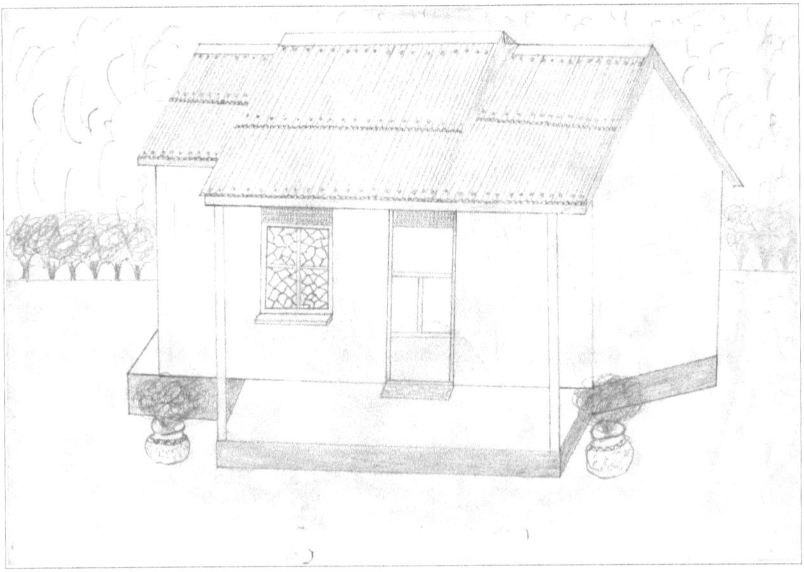

Lebensspanne-Diagramm-Samuel II

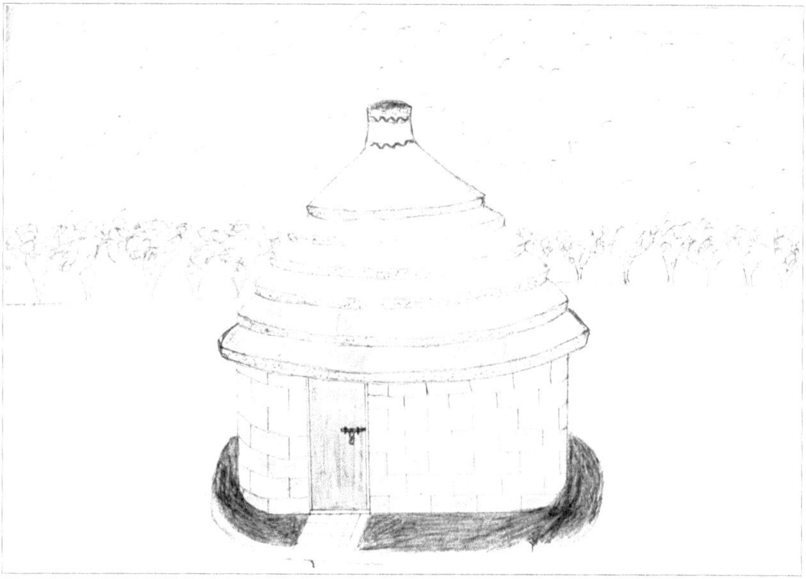

Lebensspanne-Diagramm-Samuel III

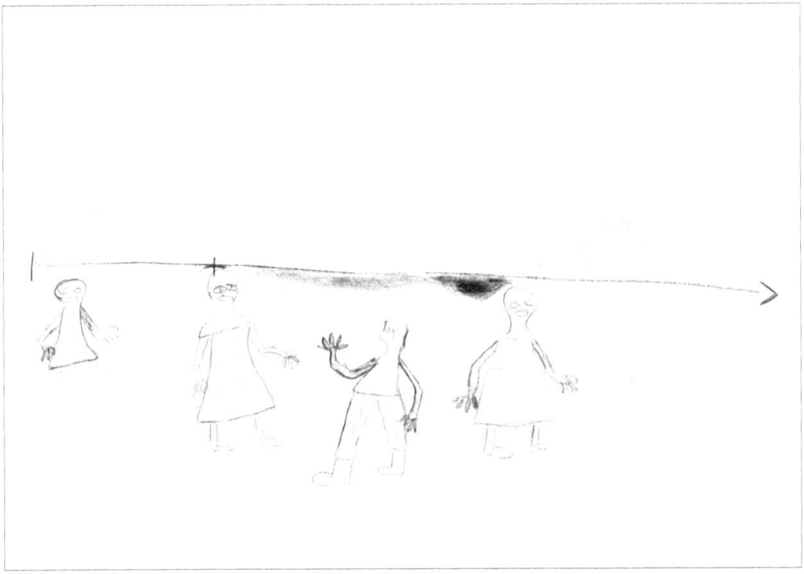

Lebensspanne-Diagramm-Evelyn

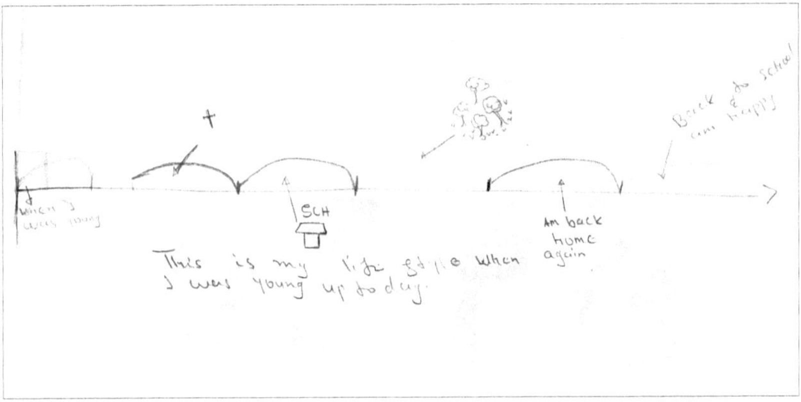

Lebensspanne-Diagramm-Isabelle

Martin Fischer

Kirchliche Beiträge im Fernsehen

Darstellung eines abgestuften Mitgestaltungsmodells kirchlicher Beteiligung im Fernsehen

PETER LANG
Europäischer Verlag der Wissenschaften

Die Deutsche Bibliothek - CIP-Einheitsaufnahme

Fischer, Martin:

Kirchliche Beiträge im Fernsehen : Darstellung eines abgestuften Mitgestaltungsmodells kirchlicher Beteiligung im Fernsehen / Martin Fischer. - Frankfurt am Main ; Berlin ; Bern ; Bruxelles ; New York ; Oxford ; Wien : Lang, 2001
(Schriften zum Staatskirchenrecht ; Bd. 4)
Zugl.: Konstanz, Univ., Diss., 1999
ISBN 3-631-37629-4

D 352
ISSN 1437-3149
ISBN 3-631-37629-4

www.peterlang.de

Meinen Eltern und Isabelle gewidmet

Die Arbeit lag der rechtswissenschaftlichen Fakultät der Universität Konstanz im Wintersemester 1999 als Dissertation vor. Erstgutachter war Prof. Dr. Hartmut Maurer, Zweitgutachter Prof. Dr. Hartmut Maurer, Zweitgutachter Prof. Dr. Heinrich Wilms. Die mündliche Prüfung fand am 26. November 1999 statt.

Ich danke meinem Doktorvater Prof. Dr. Hartmut Maurer für seine persönliche Unterstützung, seine fachlichen Anregungen und besonders dafür, daß er mir bei der Auswahl und Ausgestaltung meiner Arbeit stets große Freiräume zugestanden hat.

Ebenfalls danke ich Prof. Dr. Heinrich Wilms für die Erstellung des Zweitgutachtens.

Ganz besonderer Dank gilt meiner Familie und meinen Freunden für ihre vielfältige Unterstützung während meiner sicher nicht immer einfachen Doktorandenzeit, insbesondere meiner Frau Isabelle von Boetticher, meinen Eltern (auch für das Korrekturlesen), Dr. Wolfram Busch, Dr. Eduardo Moran, Dr. Henning Moelle, Michael Rieber, Michael Fischer und Philippe Koch.

Ferner gilt mein Dank meinen vielen Gesprächspartnern, die mit ihren Anregungen wesentlich zum Gelingen der Arbeit beigetragen haben, insbesondere danke ich Ludger Vest, Dr. Leopold Schuler, Peter Wichmann, Johanna Haberer, Dr. Ralf Schneider, Margret Wittig-Terhardt und Michaela Pilters.

Martin Fischer

INHALTSVERZEICHNIS

Diese Arbeit über kirchliche Beiträge im Fernsehen setzt sich mit der Kooperation der beiden Institutionen Kirche und Rundfunk auseinander, die durch teilweise sich überlagernde aber auch widerstreitende Interessen und Ziele gekennzeichnet ist. Aufgrund dieser Ausgangssituation, in der bereits Konfliktpotentiale[1] angelegt sind, ist es ein wesentliches Ziel dieser Arbeit, die rechtlichen und tatsächlichen Interessen und Rechtspositionen der Kirchen einerseits und der Rundfunkveranstalter andererseits in einen angemessenen und verfassungsrechtlich zulässigen Ausgleich zu bringen.

Konkreter gefaßt beschäftigt sich die Untersuchung mit der Analyse und Bewertung des rechtlichen Stellenwertes kirchlicher Beiträge im Fernsehen. Dabei liegt der Schwerpunkt dieser Arbeit auf der Analyse der Praxis und der Darstellung eines Lösungsmodells von abgestufter kirchlicher Mitgestaltung bei der Frage der rundfunkinternen Kompetenzverteilung zwischen den kirchlichen Senderbeauftragten und den Kirchenfunkredaktionen. Die Kompetenzverteilung ist einer der neuralgischen Punkte der Kooperation zwischen dem Rundfunk und den Kirchen, weil bei der Programmgestaltung kirchlicher Beiträge u.a. ein arbeitsteiliges Zusammenwirken der unterschiedlichsten Berufsgruppen und Interessen erforderlich ist. Die Berücksichtigung der Kirchen in den Rundfunkprogrammen steht dabei außer Frage, entscheidend und umstritten ist dabei vor allem, in welcher Form und unter wessen Verantwortung die kirchlichen Inhalte ins Programm integriert werden: Fraglich ist in diesem Zusammenhang, ob diese als eigengestaltete und eigenverantwortete Drittsendungen gelten oder ob sie im Rahmen des redaktionellen Gesamtprogramms gesehen werden, das im Gegensatz zu den Drittsendungen von den Rundfunkanstalten selbst veranstaltet und verantwortet wird.

Nicht nur in der juristischen Diskussion, sondern auch in der Praxis bestehen seit langer Zeit unterschiedliche Auffassungen, über den Umfang und die Art und Weise des kirchlichen Auftretens in den Medien, wie die folgende Stellungnahme der Katholischen Kirche belegt: *„Zumindest in den letzten 20 Jahren waren unterschiedliche Auffassungen über den kirchlichen Anspruch und dessen*

[1] Vgl. Bieger, Religiöse Rede im Fernsehen, 9, der darauf hinweist, daß das Verhältnis zwischen den Kirchen und dem Fernsehen schon immer schwierig war und die bestehenden Konflikte, deren Ursachen zum Teil in grundsätzlichen Interessensgegensätzen begründet sind. Dazu die Ausführungen über die aktuelle Situation im öffentlich-rechtlichen und privaten Rundfunk unter Zweiter Teil V. A./B.; VI A. und Dritter Teil V. A. 4./5.

Realisierung in den Programmen virulent. Die Zielvorgabe von vertrauensvoller Zusammenarbeit der Redaktionen mit den kirchlichen Beauftragten ist allseits unstrittig gewesen. Wenn jedoch damit „gemeinsame Verantwortung" gemeint war, so gingen die Vorstellungen ihrer praktischen und konkreten Realisierung - selbst im Fall des ZDF (mit seinen wohl „kirchenfreundlichsten" Regelungen und Einzelvereinbarungen) - weit auseinander. "[2]
Auch von Seiten der Rundfunkanstalten wird in der ungeklärten Rechtssituation und der unklaren Kompetenzzuteilung ein weiteres zukünftiges Konfliktpotential gesehen[3].

Entscheidende Faktoren und Kriterien, an denen sich das Verhältnis zwischen Kirchen und Rundfunk aktuell zu messen und zu orientieren hat, stellen aus rundfunkrechtlicher Sicht die Veränderung der Medienlandschaft mit ihrer sich immer stärker abzeichnenden Konzentrationsentwicklung der letzten Jahre dar.

Aus staatskirchenrechtlicher Sicht ist zu berücksichtigen, daß sich die gesellschaftliche Bedeutung und Stellung der beiden großen Kirchen in den letzten 10 -20 Jahren erheblich verändert hat, wie die Zahl der Kirchenaustritte bei der Evangelischen und Katholischen Kirche und parallel dazu der Zulauf und der Bedeutungszuwachs vieler kleinerer religiöser und weltanschaulicher Gruppierungen belegt. Damit verbunden ist die Frage, ob aufgrund dieser Fakten von einem Verfassungswandel auszugehen ist, da das Verfassungsrecht und die Verfassungswirklichkeit in einem Korrespondenzverhältnis zueinander stehen und Veränderungen im gesellschaftlichen Bereich unter bestimmten Voraussetzungen Rückwirkungen auf die Auslegung der Verfassungsnormen haben können[4].

Die Frage nach dem Drittsendungsrecht der Kirchen hat aufgrund der rasanten Entwicklung des dualen Rundfunksystems und der damit verbundenen massiven Veränderung hin zu einem privaten Rundfunkbereich, der in besonderem Maße Konzentrationstendenzen und -entwicklungen ausgesetzt ist, wieder an Bedeutung

---

[2] Stellungnahme der Katholischen Kirche aus Sitzungsprotokoll der Publizistischen Kommission der DBK v.3.2.1993; 4.

[3] Vgl Schwarzkopf, Kirche in den öffentlich-rechtlichen Rundfunkanstalten, in FUNK-Korespondenz Nr.46 vom 15.11.1985, 7; Weiß Kirche und Radio, 105, der bei einigen kirchlichen Beauftragten in der ARD die Tendenz erblickt, die Grenzen der Verkündigung allzu weit zu ziehen.

[4] So auch Maurer, Die verfassungsrechtliche Grundlage des Religionsunterrichts, 1998, 577, 589 f. am Beispiel der Diskussion in den neuen Bundesländern zur verfassungsrechtlichen Stellung des Religionsunterrichts.

gewonnen. Obwohl für *Hesse* die Frage eines verfassungsrechtlichen Anspruchs der Kirchen auf eigene Sendezeiten im Programm privater Veranstalter *„weitgehend gegenstandslos" ist*[5], spielt die Bestimmung der verfassungsrechtlichen Grundlagen für weitere Anschlußfragen, wie z.B. die Entgeltfrage eine wesentliche und grundlegende Bedeutung. Dies belegt auch der aktuelle Konflikt zwischen den Kirchen und den öffentlich-rechtlichen Rundfunkanstalten über Kompetenzaufteilung zwischen den Kirchenfunkredakteuren und den kirchlichen Senderbeauftragten, der dermaßen eskaliert ist, daß im Lauf der nächsten 6 Monate[6] eine Neugestaltung der Zusammenarbeit in den entsprechenden gemeinsamen Gremien beschlossen wurde, und aus diesem Grund das hier entwickelte Lösungsmodell der abgestuften Mitgestaltung als Vorschlag in den Entscheidungsfindungsprozeß mit eingebracht werden wird.

Die Kirchen sehen in einem derartigen Mitgestaltungsmodell die Chance, einen *„demokratischen Dialog"* mit den Rundfunkanstalten zu führen; denn im Rahmen eines auf Diskurs und Dialog angelegten Kooperationsmodells müssen die Kirchen lernen, mit ihren Auffassungen und Positionen andere zu überzeugen. Damit leisten sie einen Beitrag zum Erhalt der gesellschaftlichen Relevanz der Kirchen[7].

Die aus Gesprächen mit kirchlichen Medienvertretern gewonnenen Erkenntnisse und Fragestellungen bildeten dabei die Grundlage zur Schaffung eines an der Praxis orientierten Problembewußtseins des Verfassers.

Im Zusammenhang mit der Frage der verfassungsrechtlichen Verhältnismäßigkeit der Drittsenderechte und der kirchlichen Mitgestaltung bei redaktionellen Sendungen stehen sich die jeweiligen verfassungsrechtlich geschützten Interessen wie folgt gegenüber: Auf der einen Seite steht die Sicherung des freien und unabhängigen Rundfunkwesens und der damit verbundenen Programmgestaltungsfreiheit des Rundfunkveranstalters und auf der anderen Seite steht das verfassungsrechtlich gewährleistete öffentliche Wirken der Kirchen. Die Untersuchung dieser Grundfragen und die damit verbundenen abgeleiteten Problemstellungen bilden die Basis dieser Arbeit.

---

[5] Vgl. Hesse, Rundfunkrecht, 198.

[6] Stand Juli 1998.

[7] Ebenda.

Diese gesellschaftlichen Veränderungen wefen in Bezug auf die Einräumung der kirchlichen Drittsendungen die Frage auf, ob die gesellschaftlichen Verhältnisse sich so wesentlich geändert haben, daß sie Anlaß zur Korrektur der Verfassung geben. Eine solche Korrektur müßte zur Voraussetzung haben, daß die beiden Volkskirchen einen so starken Mitglieder- und Bedeutungsverlust zu verzeichnen hätten, daß der Gegenstand der staatskirchenrechtlichen Normen eindeutig wegfallen und obsolet werden würde, und dies dann zu einer Neubewertung des grundrechtlichen Normengefüges und seines Zusammenspiels führen müßte.

I. Anliegen der Arbeit

Wesentliches Ziel dieser Arbeit ist es, einen Beitrag zur Klärung der Stellung der kirchlichen Beiträge im Fernsehen und den damit verbundenen Fragestellungen im öffentlich-rechtlichen und privaten Rundfunkprogramm zu leisten. Dieser Klärungsbedarf wird auch aus der Praxis heraus gefordert, wie die folgende kirchliche Stellungnahme belegt: *„Es scheint überfällig, daß insbesondere auf kirchlicher Seite Klarheit über den rechtlich vertretbaren, konkret durchsetzbaren und praktisch auch kirchlicherseits realisierbaren Anspruch auf kirchliche Präsenz in den Programmen des öffentlich-rechtlichen Rundfunks und den Modus der Zusammenarbeit mit den Fachredaktionen für Religion und Kirche geschaffen wird“*[8]. Auch die Analyse der konkreten Situation im öffentlich-rechtlichen und privaten Rundfunk hat gezeigt, daß aufgrund unklarer Aufgabenabgrenzungen und fehlender eindeutiger Kompetenzzuordnungen ein dringender Handlungsbedarf besteht, um weitere - der aktuellen Situation immanente - Konflikte zu vermeiden.

Somit soll mit dieser Arbeit zum einen versucht werden, ein gewisses Maß an Rechtsklarheit und -sicherheit im Hinblick auf die Frage der Berücksichtigung und Einbindung kirchlicher Beiträge im Fernsehen zu vermitteln. Zum anderen soll mit dem Mitgestaltungsmodell eine praktikable und interessensgerechte Alternative zu der unbefriedigenden und konfliktträchtigen bestehenden Situation geschaffen werden. Insbesondere in der Frage der rundfunkinternen Kompetenzverteilung zwischen den kirchlichen Senderbeauftragten und den Kirchenredaktionen besteht ein dringender Bedarf an institutionalisierten Mitgestaltungsregelungen. Das hier entworfene Lösungsmodell möchte das bisherige Spektrum der kirchlichen Berücksichtigung im Rundfunk, wonach es entweder die Form der eigengestalteten Drittsendung oder die nicht institutionalisierte Form der Mitarbeit bei den Kirchenfunkredaktionen gibt,

---

[8] So das Sitzungsprotokoll der Publizistischen Kommission der Deutschen Bischofskonferenz vom 03.02.1993.

erweitern und bietet differenzierte Möglichkeiten der kirchlichen Mitwirkung im Rahmen des medialen Programms an.

Dabei orientiert sich das Lösungsmodell an der Maßgabe, eine kirchliche Mitgestaltung im Rahmen des redaktionellen Programms unter Wahrung der rundfunkrechtlichen Vorgaben und unter Ausschöpfung der verfassungsrechtlich zulässigen Möglichkeiten zu erreichen. Als Elemente der Mitgestaltung werden dabei u.a. die Problematik eines kirchlichen Letztentscheidungsrechtes hinsichtlich der Programmgestaltung und die kirchlichen Mitbestimmungsrechte bei Personalfragen der kirchlichen Fachredaktionen diskutiert. Des weiteren werden Fragen zu einem kirchlichen Veto- und Initiativrecht, einem Mitspracherecht bei der Gestaltung der Themen für das Programm der kirchlichen Fachredaktionen und die Aufnahme eines Eskalations- und Schlichtungsverfahrens aufgegriffen und auf ihre Vereinbarkeit mit den rundfunkrechtlichen Vorgaben und zwingenden Organisationsprinzipien des Rundfunks überprüft.

Aufgrund der zahlreichen konkreten Einblicke in die praktische Handhabung der Aufgabenverteilung und in die Zusammenarbeit der Kirchen und der Rundfunkveranstalter, konnte bei dem hier vorgeschlagenen Lösungsmodell auch der Gesichtspunkt der praktischen Umsetzbarkeit und Verwertbarkeit in entsprechendem Maße mitberücksichtigt werden.

Obwohl die Legitimation der kichlichen Drittsendezeiten und der kirchlichen Mitgestaltung im Rahmen des redaktionellen Programms vor allem in der verfassungsrechtlichen Privilegierung der Kirchen begründet ist, haben die Drittsendezeiten und das Mitgestaltungsmodell auch einen, wenn auch untergeordneten, vielfaltssichernden Charakter, so daß diese Arbeit auch einen Beitrag zu den Überlegungen zur Pluralismussicherung in Anbetracht der Konzentrationsentwicklungen im Medienbereich darzustellen versucht.

Ein weiteres Anliegen dieser Arbeit besteht darin, den verfassungsrechtlich gewährleisteten Rechtspositionen der Kirchen im Rundfunk - vor dem Hintergrund der grundlegenden Veränderungen der Medienlandschaft, die sich vor allem in der Verschiebung vom öffentlich-rechtlichen Bereich hin zum privaten Rundfunk zeigen, was u.a. durch die entsprechenden Marktanteile zugunsten der privaten Programme belegt wird - gerecht zu werden. Das hat zur Folge, daß unter Berücksichtigung der rechtlichen und tatsächlichen abweichenden Spezifika des privaten gegenüber dem öffentlich-rechtlichen Rundfunk, die kirchlichen Rechtspositionen und Mitgestaltungsrechte im

gesamten Rundfunkbereich zu verwirklichen sind, weil ansonsten die ursprünglich nur für den öffentlich-rechtlichen Bereich konzipierten kirchlichen Rechte in einer Rundfunklandschaft, die womöglich zu großen Anteilen vom privaten Rundfunk dominiert wird, ins Leere laufen würden. Aus diesem Grund werden die im öffentlich-rechtlichen Bereich entwickelten kirchlichen Mitgestaltungsrechte - mit geringen Abweichnungen, die die Spezifika des privaten Rundfunks berücksichtigen - auch für den privaten Rundfunk übernommen.

II. Gang der Untersuchung

Im Rahmen der Diskussion des Drittsendungsrechtes ist die kirchliche Auffassung und deren Selbstverständnis, hinsichtlich der Frage, was kirchliche und religiöse Themen sind, von großer Bedeutung, so daß aus diesem Grund im *Ersten Teil* Motivationen des kirchlichen Medienengagements dargelegt und die aktuelle kirchliche Einstellung zu rundfunkrechtlichen bzw. -politischen Fragestellungen aufgegriffen werden, sofern sie von Bedeutung für die kirchlichen Mitwirkungsrechte im Rundfunk sind. So liegt die Zurückhaltung und das eher „defensive Auftreten" im privaten Rundfunk u.a. in der grundsätzlichen Einstellung vor allem der Evangelischen Kirche begründet. Auch lassen sich aus der Motivation der Beteiligung am Rundfunk entsprechende Rückschlüsse und Erklärungen bei der Handhabung und Umsetzung der Verträge mit den privaten Rundfunkveranstaltern ableiten.

Nach Darstellung der Motivation und Organisation der Kirchen im Hinblick auf ihr Medienengagement werden zu Beginn des *Zweiten Teils* die verfassungsrechtlichen Grundlagen des Rundfunks erläutert. Die Struktur dieser Arbeit legt im Rundfunkbereich die grundsätzliche Aufteilung zwischen dem öffentlich-rechtlichen und dem privaten Rundfunk zugrunde. Während sich der *Zweite Teil* auf den öffentlich-rechtlichen Rundfunk bezieht, setzt sich der *Dritte Teil* - nahezu parallel zu der Struktur des *Zweiten Teils* - mit dem privaten Rundfunk auseinander.

Im kirchlichen Bereich wird in der gesamten Arbeit - abgesehen von der rechtlichen Prüfung und Beurteilung - zwischen der Evangelischen und Katholischen Kirche differenziert. Im Rahmen der rechtlichen Stellung der Kirche wird im *Zweiten Teil* sowohl die verfassungsrechtliche Sonderstellung der Kirchen aus Art.4 und 140 GG als auch ihre Stellung als gesellschaftlich relevante Gruppe dargestellt und im entsprechenden rechtlichen Kontext berücksichtigt.

Im Anschluß an die Darstellung der aktuellen Regelungssituation in Bezug auf die Berücksichtigung kirchlicher Interessen, religiöser Grundsätze und kirchlicher Drittsendungen wird die Drittsendung in das rundfunkrechtliche Koordinatensystem eingeordnet und dabei wird auf die Frage des Umfangs der Inhaltsverantwortung bei Drittsendungen eingegangen.

Die Einteilung der kirchlichen Beiträge in drei verschiedene Sendungstypen bildet die Grundlage für die nachfolgende Überprüfung der verfassungsrechtlichen Rechtfertigung der Drittsendungen und des Mitgestaltungsmodells, das eine Abstufung entsprechend den drei Sendungstypen vornimmt. Nachdem zuvor ein unmittelbarer grundrechtlicher Anspruch der Kirchen auf eigengestaltete Drittsendungen abgelehntwurde, wird die Rundfunkfreiheit dem kirchlichen Öffentlichkeitsanspruch - im Rahmen einer verfassungsrechtlichen Güterabwägung im Hinblick auf die verfassungsrechtliche Rechtfertigung von kirchlichen Drittsendungen - gegenübergestellt.

Im Anschluß daran wird die konkrete Situation der Zusammenarbeit zwischen den Kirchenfunkredaktionen von ARD und ZDF und den jeweiligen kirchlichen Senderbeauftragten anhand der tatsächlichen Begebenheiten und bestehenden Regelungen beleuchtet, die die Grundlage für das nachfolgend dargestellte Lösungsmodell der abgestuften Mitgestaltung darstellt. Seine Kernelemente sind u.a. der Verbleib des Letztentscheidungsrechts beim Intendanten und die Institutionalisierung eines Eskalations- und Schlichtungsverfahrens, die dann den Sendungstypen zugeordnet und dort konkretisiert werden.

Zu Beginn des *Dritten Teils* werden die verfassungsrechtlichen Besonderheiten des privaten Rundfunks und die durch seine Entstehung und Entwicklung ausgelösten Veränderungen der Medienlandschaft, wie zum Beispiel der Konzentrationsprozeß, beschrieben

Im Rahmen der kirchlichen Rechtspositionen bei Drittsendezeiten wird das Verhältnis des kirchlichen Drittsenderechts zur neuen Regelung des Rundfunkstaatsvertrages zur „Sendezeit für unabhängige Dritte" (§ 31 RStV) diskutiert und dabei die Frage geklärt, ob es bei einer kirchlichen Betätigung auf der Grundlage des § 31 RStV zu einer Kollision mit dem Recht der kirchlichen Drittsendezeiten kommt. Die verfassungsrechtliche Überprüfung der kirchlichen Drittsendezeiten hat - abweichend von der Situation im öffentlich-rechtlichen Rundfunk - in den zu berücksichtigenden Grundrechten der privaten Rundfunkveranstalter eine zusätzliche Prüfungskomponente. Entsprechend der Darstellung im öffentlich-rechtlichen Rundfunk wird die Zusammenarbeit

zwischen den privaten Rundfunkveranstaltern RTL und SAT 1 und den Kirchen anhand der bestehenden Vertäge dargestellt und bewertet. Basierend auf der Analyse dieser vertraglichen Regelungen wird die Anwendbarkeit des Mitgestaltungsmodells im privaten Rundfunk geprüft und unter Berücksichtigung der Spezifika der privaten Rundfunkveranstalter konkretisiert.

Der *Vierte Teil* setzt sich mit dem Finanzierungsproblem der kirchlichen Sendungen im privaten Rundfunk und seiner rechtlichen Bewertung auseinander, welches wegen der angespannten Finanzsituation sowohl der privaten Rundfunkveranstalter als auch der Kirchen nicht nur von großer praktischer Relevanz ist sondern auch eine Schlüsselfrage der kommenden Rundfunkstrukur darstellt.

ERSTER TEIL

KIRCHLICHES MEDIENVERSTÄNDNIS UND DIE ORGANSIATION KIRCHLICHER RUNDFUNKARBEIT

I. Evangelische Kirche

A. Allgemeines

Aus ihrem theologisch-ethischen Grundverständnis heraus gehört für die Evangelische Kirche die Kommunikation zum Wesen der Kirche[9], so wie sich die Kirche nach ihrem Selbstverständnis auch als ein Ort der Kommunikation der Menschen und für den Menschen begreift[10]. Aus diesem Kommunikationsanspruch und aus dem kirchlichen Auftrag heraus, dem Menschen zu dienen und ihn zur Gemeinschaft zu führen, ergibt sich, daß die Öffentlichkeit einen zentralen Begriff innerhalb der theologischen Orientierung der evangelischen Medienarbeit darstellt. Gemeint ist damit die „Vermittlung der Gedanken und Kräfte, die das Zusammenleben der Menschen bestimmen"[11], anders ausgedrückt, ist die von der Kirche weiter zu gebende Botschaft zwingend auf eine Öffentlichkeit angelegt. Von daher läßt sich in der Publizistik eine der Funktionen der Kirche erkennen.

Aus den Erfahrungen der Evangelischen Kirche im Dritten Reich und unter Rückgriff auf die Barmer Theologische Erklärung der Bekennenden Kirche von 1934 wurde entsprechend dem kirchlichen Selbstverständnisses ein Öffentlichkeitsanspruch bzw. -auftrag formuliert, der die Kirche verpflichtet, ihre Positionen in der Öffentlichkeit zu artikulieren und somit staatlichem und gesellschaftlichem Unrecht entgegenzutreten[12]. Die Anerkennung des weltlichen Auftrages der Kirche fand bereits 1955 Eingang in die Präambel des niedersächsischen Kirchenvertrages, dem „Loccumer Vertrag" mit der Formel vom kirchlichen Öffentlichkeitsauftrages[13]. Dadurch wird dokumentiert, daß der Staat öffentliche Äußerungen der Kirchen akzeptiert und nicht auf den kirchlichen

---

9 Vgl. Medien und Kirche, Teil I: Positionen-Grundlagen-Arbeitsfelder; in epd-Dokumentation, Nr.50 a/92, 9.

10 Ebenda.

11 Publizistischer Gesamtplan der Evangelischen Kirche in Deutschland von 1979, 26.

12 Vgl. Redelfs, Evangelische Kirche und Privater Rundfunk, 39.

13 Niedersächsischer Kirchenvertrag (Loccumer Vertrag) vom 19.3.1955. Dokumentiert in : *Weber*, Die deutschen Konkordate, Bd.1, 212 ff.

Binnenraum beschränkt[14]. Abgeleitet wurde dieser Öffentlichkeitsanspruch unmittelbar aus dem Verkündungsauftrag. In ihrer medienpolitischen und publizistischen Erklärung spricht die Evangelische Kirche mit den Worten „ Öffentlichkeit gehört zum Wesen der Kirche; sie ist eine eigene Dimension kirchlichen Handelns“, von der Untrennbarkeit von Kirche und Öffentlichkeit[15].

Beispiele für die Erfüllung des Öffentlichkeitsauftrages sind zunächst die Predigt in der Gemeinde und somit in den Kirchen; außerhalb der Kirchenräume findet die Öffentlichkeitsarbeit in den Rundfunkgottesdiensten statt. Hinzu kommt das kritische Begleiten von öffentlichen Vorgängen mit Hirtenworten bzw. -briefen, Denkschriften, Kirchentagen, Akademien und der kirchlichen Presse. Eine Öffentlichkeit wird den Kirchen eingeräumt im Religionsunterricht, in den Theologischen Fakultäten, bei der Mitwirkung in den staatlichen Gremien und schließlich in dem sehr umfangreichen Bereich der sozialen Diakonie[16].

Dabei wird der direkten, d.h. der personalen Verständigung grundsätzlich der Vorrang eingeräumt[17]. Jedoch sieht die Evangelische Kirche die Notwendigkeit, auf die technischen Entwicklungen im Bereich der Informations- und Kommunikationstechniken, die zu einer grundlegenden Veränderung der hergebrachten Kommunikationsformen geführt haben[18], zu reagieren. Daraus folgt, daß eine öffentliche Kommunikation der Kirchen auch auf eine mediale Nutzung nicht verzichten kann. Gerade die Tatsache, daß die kirchliche Botschaft auf Öffentlichkeit angelegt ist, führt dazu, daß sie auf die Medien und deren Nutzung angewiesen ist, um die für sie interessanten Zielgruppen, die „Gläubigen“ ebenso wie die neu- bzw. wiederzugewinnenden Indifferenten mit ihrer Verkündung und Botschaft zu erreichen. Denn über die kirchliche Präsenz im Programm wird bei vielen Menschen ein Kontakt zur Kirche und zu kirchlichen Themen erhalten bzw. erst geschaffen, der sonst nicht

---

[14] Vgl. Schlaich, HdbStKirchR, 2.Bd., 1975, 231, 232.

[15] Vgl. Redelfs, Evangelische Kirche und Privater Rundfunk, 24; Nach Scheffler, Staat und Kirche, .213f. wird der Öffentlichkeitsauftrag der Evangelischen Kirche mehr und mehr als evangelische Erziehungsarbeit im Sinne einer Ausreifung zur politischen, sozialen und mitmenschlichen Verantwortung verstanden.

[16] Vgl. Schlaich, HdbStKirchR, 2.Bd., 1975, 231, 243.

[17] Vgl. Heßler, Medien als eine gesellschaftliche Aufgabe, 4.

[18] Vgl. Herzog in HdbStKirchR, Bd.2, 1975, 417 f. der aufgrund der entstandenen Massengesellschaft von einer immer mehr zunehmenden Anonymität spricht und eine darauf begründete *Erosion* der hergebrachten Kommunikationsformen konstatiert.

zustandegekommen bzw. abgebrochen wäre[19]. Die Synode der Evangelischen Kirche in Deutschland formulierte in einem Beschluß 1992, daß die christliche Gemeinde verpflichtet sei, sich für Wahrheit und Freiheit in lebendiger Kommunikation einzusetzen. Die Konsequenz dieses kirchlichen Auftrages müsse eine kirchliche Beteiligung an der Gestaltung der Mediengesellschaft sein[20]

Im gesellschaftspolitischen Erklärungskontext befindet sich die Evangelische Kirche in einem Rollenkonflikt, der besonders hinsichtlich ihrer Einstellung zum privaten Rundfunk an Bedeutung gewinnt. Zum einen sieht sich die Evangelische Kirche ihrem institutionellen Eigeninteresse, welches vor allem auf dem Öffentlichkeitsauftrag bzw. dem Verkündungsauftrag basiert, verpflichtet; zum anderen versteht sie sich als „Agentur der Fürsprache" für alle diejenigen, die sich selber nicht ausreichend oder überhaupt nicht im gesellschaftlichen Kräftespiel zur Geltung bringen können[21]. Die Evangelische Kirche besitzt den Anspruch, ihr medienpolitisches Engagement unter Auflösung des Spannungsfeldes zwischen den eigenen kirchlichen Belangen und solchen, die sich am Wohl der Gesamtgesellschaft ausrichten, zu betreiben[22].

Unter dem Wohl der Gesamtgesellschaft versteht die Kirche u.a., daß die Rundfunkordnung Werten und Vorstellungen, wie die der Informations- und Meinungsfreiheit, der Kommunikationsgerechtigkeit und dem Modell einer gesellschaftlichen Kontrolle entsprechen sollten. Dies wird seitens der Evangelische Kirche als ihr Beitrag zur Schaffung und Bewahrung der Lebenskultur der Gesellschaft im ganzen angesehen[23]. Damit kommt die Kirche als einem großen Massenverband einer ihrer Aufgaben in einer pluralistischen Gesellschaft nach, nämlich sich an dem allgemeinen Prozeß der öffentlichen Meinungsbildung aktiv zu beteiligen.

Mit der kirchlichen Medienpräsenz sind nicht nur Verkündigungssendungen gemeint, sondern auch weitere kirchen-redaktionelle Sendungen mit Themenbereichen aus der Sozialhilfe und der Entwicklungshilfe, und ganz allgemein die kulturelle, gesellschaftspolitische Arbeit der Kirchen. Die Kirchen

[19] Vgl. Medien und Kirche, epd-Dokumentation Nr.50 a/92, 40.

[20] Beschluß der Synode der EKD, „Die Kirche in der Mediengesellschaft", Suhl 1992, 3.

[21] Vgl. Medienbericht 1984, 10 f.

[22] Vgl. Heßler, Medien als eine gesellschaftliche Aufgabe, 6f.; der in diesem Zusammenhang von „einer verkündigenden und einer anwaltschaftlichen Medienpräsenz "spricht.

[23] Vgl. Medien und Kirche, epd-Dokumentation Nr.50 a/92, 16.

erheben diesbezüglich einen Anspruch darauf, die Allgemeinheit über wichtige Vorgänge des kirchlichen Lebens und über den innerkirchlichen Diskussionsstand zu wichtigen gesellschaftspolitischen Problemen zu unterrichten. Mit dieser Informationstätigkeit der Kirchen über kirchliches Leben und Denken wird ein wesentlicher Beitrag zu ihrer inneren Integration und ihrem Zusammenhalt geleistet[24]. Hinzu kommen Überlegungen, die eine kirchliche Medienpräsenz auch deshalb notwendig erscheinen lassen, weil die christliche Botschaft im Massenmedium in einzigartiger Konkurrenz zu einer Vielzahl von Weltanschauungen und Weltdeutungen steht, und sich in diesem Umfeld zu behaupten versucht.

In ihren Anforderungen an die Rundfunkordnung setzt die Evangelische Kirche als Maßstab für die Beurteilung und der sich daran anknüpfenden Anforderungen an die Medien die sogenannte „Menschendienlichkeit" des Mediensystems[25]. Darunter ist zu verstehen, daß der Wert und die Würde des Menschen in und durch die Medien keinen Schaden nehmen darf, sollten diese Werte funktionalisiert oder Sachzwängen unterworfen werden[26]. Ferner ist Ziel und Richtmaß der kirchlichen Beurteilung und damit verbunden der eigenen medialen Betätigung die Bewahrung der Freiheit der Publizistik als „dienende Freiheit"[27].

Bei der Gestaltung der Mediengesellschaft hat die Evangelische Kirche konkrete Vorschläge und Empfehlungen formuliert. Danach sollte jedes Rundfunksystem in der Bundesrepublik u.a. durch Programminhalte und -auswahl zur sozialen Integration aller Gruppen beitragen; die Vielfalt anstelle eines Verdrängungswettbewerbs fördern; Gewinnerzielung und ökonomische Rentabilität nicht zum Maßstab des Programms machen und der Einfluß politisch, ökonomisch und publizistisch mächtiger Gruppen nicht verstärken[28].

---

[24] Vgl. Herzog in HdbStKirchR, Bd.2, 1975, 417 f., 419.

[25] Vgl. Studie der Kammer der EKD, "Die neuen Informations- und Kommunikationstechniken", 1985, 30.

[26] Vgl. Medienbericht 1984, 10.

[27] Der Begriff der „dienenden Freiheit" wird u.a. vom Bundesverfassungsgericht als grundlegende Auslegungsmaxime beim Art. 5 Abs.1 S.2 GG der Rundfunkfreiheit verwandt, vgl. BVerfGE 57, 295, 320.

[28] Stellungnahme des Gemeinschaftswerkes der Evangelischen Publizistik (GEP), 1980, "Sozialethische Leitsätze zur Gestaltung eines Rundfunksystems in der Bundesrepublik", 12.

Seitens der Evangelischen Kirche wird die evangelische Rundfunkarbeit dahingehend zusammengefaßt, daß ihr Interesse nie darauf beschränkt sei, in Hörfunk und Fernsehen mit Verkündigung oder Meinung aufzutreten, sondern daß sie aus der Prämisse heraus handle, wonach die Freiheit eines Christenmenschen prinzipiell immer auch Meinungsfreiheit bedeute, und so lasse sich als Ziel für die evangelische Publizistik ableiten, daß es ist der Kirche aufgetragen sei, Freiheit zu fördern, wo es nur gehe[29]. Die Evangelische Kirche versteht sich, wie aus kirchlichen Stellungnahmen ersichtlich wird, als Sachwalterin der Meinungsbildungsfreiheit, in der Sorge um den Fortbestand dieser Freiheit aufgrund der immer stärker werdenden Informations- und Meinungsmonopole[30].

B. Positionen und Erwartungen an den öffentlich-rechtlichen Rundfunk

Die Einstellung der Evangelische Kirche gegenüber dem öffentlich-rechtlicher Rundfunk ist, seit der Etablierung des dualen Systems, d.h. der Konkurrenz der privaten Rundfunkveranstalter, geprägt von einer starken Verunsicherung.

Bis zur Einführung bzw. Zulassung des dualen Systems, Mitte der 80iger Jahre, war für die evangelische Medienpolitik ihre Orientierung an den Belangen der Gesamtgesellschaft kennzeichnend. Dieses Kriterium war für die Evangelische Kirche entscheidend bei ihrer Unterstützung und Beteiligung zur Entstehung und Stabilisierung des öffentlich-rechtlichen Rundfunksystems. In der binnenpluralen Rundfunkstruktur des öffentlich-rechtlichen Rundfunks, die grundsätzlich als geeignetes Modell angesehen wird[31], wird eine Gewährleistung dafür gesehen, daß „ ein so wirkungsmächtiges Medium, wie der Rundfunk gesamtgesellschaftlich kontrolliert“[32] wird. Als weitere Gründe für das Eintreten der Evangelischen Kirche für den öffentlich-rechtlichen Rundfunk wird genannt, daß „es (das binnenplurale Organisationsmodell) die Voraussetzung dafür bietet, daß die Einschaltquoten nicht einziges oder oberstes Kriterium für die

---

[29] Osenberg, „Evangelische Kirche und Neue Medien“ in epd-Dodumentation, 10/1984, 54.

[30] Vgl. Gutachten, Informations- und Meinungsfreiheit in einer freien Gesellschaft, vom 14./27.12. 1974 in: epd KuR Nr.1 vom 11.1.1975, 1 ff.

[31] Vgl. Heßler, Medien als eine gesellschaftliche Aufgabe, 6; dort wird u.a. folgende Erklärung der EKD - Synode von 1980/Osnabrück widergegeben::“*Es (das binnenplurale Modell) ist geeignet, einseitige, staatliche, politische, gesellschaftliche und weltanschauliche Einflüsse und Vorherrschaften von einer dem Gemeinwohl verpflichteten Aufgabe fernzuhalten; es verfügt über die erforderlichen rechtlichen und strukturellen Grundlagen und Instrumentarien, sich an der im Mittelpunkt stehenden Programmaufgabe zu orientieren und einem privaten oder politischen Mißbrauch zu wehren.*“.

[32] Stellungnahme der Kammer der EKD, 1976, 9.

Programmgestaltung werden. Es stellt sicher, daß die Meinungsvielfalt nicht im Kampf der Einzelinteressen verlorengeht. Es ermöglicht schließlich, daß auch Minderheiten einen Zugang zum Programm haben"[33]. Aus diesen Gründen wurde der öffentlich-rechtliche Rundfunk bis zur Zulassung privater Rundfunkveranstalter, Mitte der 80iger Jahre, von evangelischer Seite vehement verteidigt[34].

Die inhaltliche Auseinandersetzung der Evangelische Kirche mit dem öffentlich-rechtlichen Rundfunk ist trotz und gerade auch aufgrund der zunehmendem Öffnung hin zum privaten Rundfunk von großer Akzeptanz und Sympathie geprägt[35].

C. Positionen und Erwartungen an den privaten Rundfunk

Die Einstellung der Evangelische Kirche gegenüber den neuen Medien - im vorliegenden Fall sind damit immer private Rundfunkveranstalter gemeint - war anfänglich gekennzeichnet von einer tiefen, skeptischen Grundeinstellung und grundsätzlichen Zweifeln an dem außenpluralistischen Organisationsmodell, das der Einrichtung von privatem Rundfunk zugrunde liegt.

Diese Vorbehalte gegenüber dem privaten Rundfunk resultierten u.a. daraus, daß die Evangelische Kirche mit den ARD-Anstalten und dem ZDF durch jahrzehntelange, enge und gute Zusammenarbeit verbunden war, und vor diesem Hintergrund, die damit gemachten medienrechtlichen und -politischen Erfahrungen zu einer Verteidigungsposition zugunsten des öffentlich-rechtlichen Rundfunks und damit verbunden zu einer Abwehrhaltung gegenüber den zu erwartenden Folgen von Privatisierung und Kommerzialisierung der neuen Rundfunkordnung geführt haben. Es bestand somit auch für die Evangelische

---

33 Ebenda.

34 Vgl. Heßler, Medien als eine gesellschaftliche Aufgabe, 5.

35 Vgl. Beschluß der Synode der EKD, „Die Kirche in der Mediengesellschaft", Suhl 1992, 5, darin heißt es u.a., daß den von den Kirchen berufenen Mitgliedern in den Aufsichtsgremien des öffentlich-rechtlichen und des privatrechtlichen Rundfunks empfohlen wird, in konstruktiver Zusammenarbeit mit den Vertretern der Politik das Gewicht des öffentlich-rechtlichen Rundfunks in einem europaweitem dualen System zu stärken. Ferner soll dem unverhältnismäßig großen Einfluß parteipolitischer Interessen durch verstärkte Zusammenarbeit mit Vertretern anderer unabhängiger gesellschaftlich-relevanter Gruppen und Verbänden begegnet werden. Auf eine „parteipolitisch unverrechenbare kirchliche Mitverantwortung in den Rundfunkgremien" wird ebenfalls großen Wert gelegt.

Kirche kein Grund, von ihrer Befürwortung des damals etablierten Systems des öffentlich-rechtlichen Rundfunks abzurücken.

Im Zusammenhang mit dem von der evangelischen Medienpolitik zentralen Wertes der Dienstfunktion bzw. des „Dienstcharakters" der Publizistik, der stets als entscheidendes Kriterium für ihr medienpolitisches Handeln gesehen wurde, stellt die mit dem privaten Rundfunksystem zwangsläufig einhergehende fortschreitende Kommerzialisierung und der entstehende massive Verdrängungswettbewerb der Rundfunkveranstalter untereinander, dafür eine ernsthafte Bedrohung dar. Die Kirche sieht aufgrund dieser Entwicklungen ihren Anspruch von der „Menschendienlichkeit" der medialen Kommunikationsmittel in Gefahr und befürchtet, daß die Kommunikation „nur noch als Ware" betrachtet und gebraucht wird[36].

Die EKD reagierte auf die von einzelnen Landeskirchen eingeschlagenen Sonderwege, die von den Grundpositionen der EKD zum Teil erheblich abgewichen sind, indem sie 1984 in ihrer Stellungnahme zur Ordnung des Rundfunkwesens eine vorsichtige Öffnung gegenüber dem privaten Anbietermarkt vollzog und damit einen Bruch in der Medienpolitik mit einzelnen Landeskirchen verhinderte. Diese Konflikte innerhalb der Evangelischen Kirche werden durch ihre dezentrale und föderale Struktur begünstigt, die besonders im Bereich der evangelischen Medienpolitik zu Tage tritt.

Der Maßstab für Vielfalt und Qualität wird von der evangelischen Medienpolitik gerade auch beim privaten Rundfunk erwartet. Die Evangelische Kirche kann aufgrund ihres Selbstverständnisses als Anwältin von Minderheits- und Gesamtwohlinteressen gerade im privaten Rundfunk, in dem Partikularinteressen vorherrschen, als regulierender Faktor auf die Konsensbildung innerhalb der Gesellschaft und zur Stärkung der Meinungsvielfalt im Mediensystem hinwirken[37].

Die Entwicklung der evangelischen Rundfunkpolitik von einer überzeugten Verteidigerin des öffentlich-rechtlichen Rundfunks hin zu einer Öffnung und Mitwirkungsbereitschaft beim privaten Rundfunk ist nicht als radikaler Wandel, sondern als „medienpolitische Neuorientierung" anzusehen[38]. Dabei ist zu berücksichtigen, daß die Evangelische Kirche nie zu den gesellschaftlichen

---

[36] Vgl. Heßler, Medien als eine gesellschaftliche Aufgabe, 8.

[37] Vgl. Marnach, Kirche und neue Medien, 97.

[38] Vgl. Redelfs, Evangelische Kirche und Privater Rundfunk, 168.

Kräften gehörte, die sich aktiv für den privaten Rundfunk einsetzten, sondern ihre Motivation war immer diejenige, sich die Möglichkeit offenzuhalten, bei einer „erfolgreichen“ Etablierung des privaten Rundfunks auch bei privaten Rundfunkveranstaltern präsent zu sein. Diese auf Einflußbewahrung gerichtete Einstellung charakterisierte *Redelfs* sehr treffend mit dem Tucholsky-Zitat: „*Was die Kirche nicht verhindern kann, das segnet sie*“[39].

II. Katholische Kirche

A. Allgemeines

Auch und gerade bei der Katholischen Kirche wird es als originärer Auftrag angesehen, die Frohe Botschaft zu verkündigen[40]. Ferner sind aus theologischer Sicht der Heilsdienst und der Weltdienst der Katholischen Kirche nicht voneinander zu trennen; daraus ergibt sich, daß für das theologische Selbstverständnis der Kirche ihre ureigensten, theologisch begründeten Aufgaben, wie der Dienst am Heil sich in der außerkirchlichen Welt, dem Weltdienst bewähren muß[41]. Zur Verwirklichung dieser Aufgaben ist die Kommunikation wesentlich, in der sich Verkündigung auf verschiedenen Ebenen und in unterschiedlichen Bereichen darstellt und konkretisiert[42]. Doch der kirchliche Auftrag zur Kommunikation beschränkt sich nicht nur auf die Verkündigung, vielmehr hat die Kirche allen Menschen zur Kommunikation untereinander und somit zu ihrer Einheit und Gemeinschaft zu verhelfen[43].

Der Übergang von spezifisch kirchlichen Forderungen hin zugunsten der Verteidigung gesellschaftlicher Freiheitsrechte haben bei der Katholischen Kirche zu der Überzeugung geführt, daß es im Rundfunkwesen niemals um die Erringung von Machtpositionen, sondern nur um den Dienst am Menschen und seiner Freiheit gehen darf[44].

Zur Verwirklichung dieses Ziels der sozialen Kommunikation werden die Massenmedien als unverzichtbares Instrument angesehen. Auch aus den oben

---

[39] Ebenda mit dem Nachweis: Kurt Tucholsky, Schnipsel, Aphorismen; 1987, 128.

[40] Vgl. Moser, Kirche und die Neuen Medien, in Materialien zur Medienpolitik, Bd. 4, 1980, 37.

[41] Vgl. Forster, Kirchliche Präsenz im Rundfunk, in Essener Gespräche Bd.13, 1978, 9, 11 f.

[42] Vgl Moser, Kirche und die Neuen Medien, in Materialien zur Medienpolitik, Bd. 4, 1980, 37.

[43] Ebenda.

[44] Vgl. Vogt, Kirche und Fernsehanstalten, 115.

dargestellten Überlegungen heraus erhält die Kommunikation und damit verbunden die dazugehörigen Kommunikationsmittel einen hohen eigenständigen Wert und werden seitens der Katholischen Kirche als herausragendes Mittel respektiert, um eine Gemeinschaftsordnung herzustellen und zu erhalten und um die human-relevanten Gesichtspunkte und gesellschaftspolitische Folgen zu thematisieren um damit zur Klärung der Sachverhalte und zur kritischen Auseinandersetzung beizutragen[45].

B. Positionen und Erwartungen an den öffentlich-rechtlichen Rundfunk

Das Verhältnis der Katholischen Kirche zum öffentlich-rechtlichen Rundfunk wurde und wird von einer vergleichbaren, um nicht zu sagen einer ähnlichen Grundeinstellung geprägt, wie dies bei der Evangelischen Kirche festgestellt wurde.

In einer Stellungnahme aus dem Jahre 1984 aus Anlaß der Neuordnung des Rundfunkwesens durch einen neuen Rundfunkstaatsvertrag sprechen sich beide Kirchen ausdrücklich für eine Zusicherung einer Bestands- und Entwicklungsgarantie durch den neuen Rundfunkstaatsvertrag aus[46]. Diese Erklärung zu einem Zeitpunkt, als das duale System unmittelbar vor der Einführung und der gesetzlichen bzw. rechtlichen Verankerung stand, macht das große Anliegen und den politischen Willen der Kirchen an der Beibehaltung und Stärkung des öffentlich-rechtlichen Rundfunks deutlich.

Festzuhalten bleibt, daß die jahrelangen Auseinandersetzungen die spezifisch kirchlichen Forderungen mehr und mehr in den Hintergrund haben treten lassen, zugunsten der Verteidigung gesellschaftlicher Freiheitsrechte und der Wahrnehmung gesamtgesellschaftlicher Interessen[47]. Das heißt, daß durch die politischen und gesellschaftlichen Zweifel und Kritiken an dem öffentlich-rechtlichen Rundfunksystem und durch die Etablierung des privaten Rundfunks eine Verlagerung der Interessen und Prioritäten der Kirchen in ihrer Einstellung gegenüber den öffentlich-rechtlichen Rundfunkanstalten stattgefunden hat. Das daraufhin zunächst zögerlich beginnende Engagement der Katholischen Kirche in den Neuen Medien resultiere jedoch nicht aus einer unzufriedenen Behandlung im

---

[45] Vgl. Roegele; Sinn, Aufgabe und Maßstäbe kirchlicher Sendungen, 18.

[46] Gemeinsamer Brief des Fernsehbeauftragten des Rates der EKD und des Leiters der Zentralstelle Medien der Deutschen Bischofskonferenz an den Vorsitzenden der Rundfunkkommission der Länder als Stellungnahme zu einem Staatsvertrag der Länder zur Neuordnung des Rundfunkwesens in der Bundesrepublik Deutschland vom 12.11.1984, in Materialien zur Medienpolitik, Band 5, S.17, 19.

[47] Vgl. Vogt, Kirche und Fernsehanstalten, 115.

öffentlich-rechtlichen Rundfunk oder aus einer Enttäuschung über die mangelnde Präsenz in den herkömmlichen Medien, wie von katholischer Seite ausdrücklich ausgesprochen wurde[48].

C. Positionen und Erwartungen an den privaten Rundfunk

Anders als bei der Evangelischen Kirche, deren anfängliches Verhältnis zu den Neuen Medien eher von zurückhaltender Skepsis geprägt war, ist in der Katholischen Kirche von Anfang an eine grundsätzlich offenen Haltung gegenüber den Neuen Medien und damit gegenüber dem privaten Rundfunk festzustellen. Dies läßt sich u.a. an einer Erklärung der Deutschen Bischofskonferenz aus dem Jahre 1976 festmachen, wo der Wunsch zum Ausdruck gebracht wird, an den neuen Techniken mitzuwirken[49].

Ein Grund für die unterschiedliche Haltung der beiden Kirchen ist darin zu sehen, daß es beim Katholizismus eine Tendenz gibt, die mehr Wert auf das Bild und die innere Schau legt, als auf das gesprochene Wort[50]. Von daher ist bei den besonders im visuellen Bereich sich entwickelnden neuen Medien kein so großes Umdenken der Katholischen Kirche nötig, wie dies bei der Evangelischen Kirche der Fall ist. Von daher fällt der Katholischen Kirche eine Annäherung an diese technische Entwicklung leichter. Hinzu kommt, daß die zentralistisch aufgebauten medienpolitischen Entscheidungsträger bei der Katholischen Kirche früher zu einem einheitlichen Standpunkt gekommen sind. Anders als dies bei der gerade in Medienfragen zerstrittenen Evangelischen Kirche bzw. der einzelnen Landeskirchen der Fall war.

III. Organisation der kirchlichen Rundfunkarbeit

A. Evangelische Kirche

1. Die allgemeine Organisationsstruktur der Evangelischen Kirche in Deutschland (EKD)

Wesentliches Merkmal der evangelischen Kirchenorganisation ist deren Struktur von Territorialkirchen, auch als Landeskirchen bezeichnet, mit ihren jeweiligen Kirchengemeinden. Rechtliche Regelungen zu dieser Organisationsstruktur finden sich in der Grundordnung der EKD[51]. Die EKD ist, wie ihre Gliedkirchen,

---

[48] Vgl. Moser, Kirche und die Neuen Medien, in Materialien zur Medienpolitik, Bd. 4, 1980, 43.

[49] Vgl. Pressebericht der Vollversammlung der deutschen Bischofskonferenz vom 20.-23.9.1976 in Fulda.

[50] Vgl. Marnach,. Kirche und neue Medien, 91 m.w.N.

[51] Dokumentiert in: Das Recht der Evangelischen Kirche in Deutschland, Rechtsquellensammlung, im Auftrag des Kirchenamtes der EKD, 1994.

nach staatlichem Recht eine Körperschaft des öffentlichen Rechts, wobei ihre Gliedkirchen die konstituierende Elemente sind[52]. Unter kirchenrechtlichen Gesichtspunkten handelt es sich dabei um einen Bund lutherischer, reformierter und unierter Kirchen [53].

Die Organe der EKD sind die Synode, die Kirchenkonferenz und der Rat. Dem Rat kommt dabei die Allzuständigkeit zu[54], sofern nicht ausdrücklich Befugnisse den anderen Organen zugeteilt sind, ferner obliegt ihm die Aufgabe, die EKD zu leiten und zu verwalten, wobei die Verwaltung von den Kirchenkanzleien und den kirchlichen Außenämtern der EKD wahrgenommen wird[55]. Die Synode beschließt dagegen die Kirchengesetze, erläßt Kundgebungen, erörtert Fragen des kirchlichen Lebens und gibt dem Rat Richtlinien vor. Zusammen mit der Kirchenkonferenz wählt sie den Rat der EKD[56]. Die Kirchenkonferenz berät die Arbeit der EKD und die gemeinsamen Anliegen der Gliedkirchen und wirkt bei der Gesetzgebung und der Wahl des Rates mit[57].

Kennzeichnend für die Evangelische Kirche - und dies gilt auch im Zusammenhang mit ihrer Rundfunkarbeit - ist, daß aufgrund ihrer synodalen, quasi demokratischen Pluralität eine einheitliche und bestimmende Autorität nur sehr schwer erkennbar ist[58].

2. Abgrenzung der Regelungszuständigkeiten zwischen der EKD und den Gliedkirchen im Bereich der kirchlichen Rundfunkarbeit

Die strukturellen Besonderheiten der evangelischen Kirchenorganisation spiegeln sich sehr deutlich in der evangelischen Rundfunkarbeit wider. Dabei ist besonders die Rechtssetzungskompetenz zu nennen, die nur in beschränktem Maße und Umfang gesamtkirchlich, d.h. durch die EKD ausgeübt wird, da sie mit Wirkung für die Gliedkirchen nur bei Zustimmung der beteiligten Gliedkirchen möglich ist[59]. Anregungen oder Richtlinien durch die EKD, als Möglichkeiten der

---

[52] Unter Gliedkirchen sind nach Art.21 I der Grundordnung der EKD „die bestehenden Landes- und Provinzialkirchen" zu verstehen, deren Zahl sich aktuell auf 24 beläuft.

[53] Vgl. Hammer, Die Organisationsstruktur der Evangelischen Kirche, 328, 329.

[54] Art. 29 Grundordnung der EKD.

[55] Art. 31 Grundordnung der EKD.

[56] Art. 23 I,II Grundordnung der EKD.

[57] Art. 28 Grundordnung der EKD.

[58] Vgl. Leicht, „Roma locuta, causa finita" in „Die Zeit" vom 2.Juli 1998, 8.

[59] Art. 10 b Grundordnung der EKD.

Einwirkung auf die kirchliche Rundfunkarbeit scheiden aus, da die abschließenden Regelungen der Grundordnung der EKD sich nicht auf den Medienbereich erstrecken[60]. Der EKD verbleibt statt dessen nur die rechtlich nicht verbindliche Einflußnahme über Art. 19 S.2 der Grundordnung der EKD, wonach *„die EKD ein einheitliches Handeln ihrer Gliedkirchen auf allen Gebieten des öffentlichen Lebens erstrebt“*.

Somit ist festzuhalten, daß im Bereich des Rundfunkwesens grundsätzlich eine Zuständigkeit der einzelnen Gliedkirchen besteht. Eine wesentliche Konsequenz dieses Föderalismus bei der Evangelischen Kirche ist, daß aufgrund des Fehlens eines einheitlichen und hierarchischen Organisationsaufbaus es an einer gleichen und abgestimmten, koordinierten Programmatik ihres publizistischen Engagements fehlt. Statt dessen gibt es eine Vielzahl von zum Teil abweichenden und sich widersprechenden Stellungnahmen, in Gestalt von Empfehlungen, Berichten und Erklärungen gerade zu der Fragestellung des „ob“ und „wie“ einer kirchlichen Beteiligung im privaten Rundfunk[61]. Dies führte dazu, daß eine konsequente Durchführung von medienpolitischen Beschlüssen auf gesamtkirchlicher EKD-Ebene erheblich erschwert und häufig auch unmöglich wurde[62]; dadurch wurde die Evangelische Kirche in ihrer Rundfunkpolitik weiter in die Defensive gedrängt und ein geordneter Entscheidungsprozeß gänzlich unmöglich gemacht[63]. Ferner wurde durch das widersprüchliche und uneinheitliche Bild, das die evangelische Rundfunkpolitik aufgrund der landeskirchlichen Alleingänge bot, die medienpolitische Durchsetzungsfähigkeit der Evangelischen Kirche insgesamt geschwächt[64] und ihre Position gegenüber der Katholischen Kirche in Fällen von paritätischer Sendezeitaufteilung im öffentlich-rechtlichen und im privaten Rundfunk negativ beeinflußt.

---

[60] Vgl. Art.8 und 9 Grundordnung der EKD.

[61] Vgl. Redelfs, Evangelische Kirche und Privater Rundfunk,131- 162; Redelfs, stellt in einer „Übersicht zur landeskirchlichen Zusammenarbeit mit privaten Hörfunkveranstaltern“ die verschiedenen Motivationen und Interessen der evangelischen Landeskirchen Niedersachsen, Schleswig-Holstein und Hamburg hinsichtlich ihrer Beteiligung bei Privaten Rundfunkveranstaltern vergleichend dar. So war z.B. für die hannoversche Landeskirche vor allem das finanzielle Argument für eine Lizenzbeteiligung entscheidend (137). Dagegen war für die Evangelische Kirche in Schleswig-Holstein der Gesichtspunkt der Selbstdarstellung in den Medien die ausschlaggebende Motivation (145 f.).

[62] Vgl. Marnach, Kirche und neue Medien, 27.

[63] Vgl. Redelfs, Evangelische Kirche und Privater Rundfunk, 122.

[64] Vgl. Redelfs, Evangelische Kirche und Privater Rundfunk, 125.

Um dem dringend erforderlichen Koordinationsbedarf der evangelischen Medienpolitik zu verbessern, und um eine Einbettung und Vernetzung der verschiedenen publizistischen evangelischen Organisationen in einem zentralen Verbund zu erreichen, wurde am 5.Juli 1973 im Auftrag des Rates der EKD das Gemeinschaftswerk der Evangelischen Publizistik e.V. (GEP) gegründet[65]. Im Januar 1974 hat das GEP auf der Grundlage der Satzung und der Geschäftsordnung seine Arbeit aufgenommen[66]. Die Gründung des GEP steht im Zusammenhang mit Ende der sechziger Jahre in Angriff genommenen Struktur- und Verfassungsreform, die das Ziel hatte, die kirchliche Organisation zu straffen und zu bündeln[67]. Allerdings ist dieses Ziel mit der dann tatsächlich durchgeführten Umstrukturierung und der Schaffung des GEP nicht realisiert worden, weil die Landeskirchen ihre bestehenden Kompetenzen nicht an neugeschaffene Zentralinstanzen wie das GEP abgeben bzw. übertragen wollten. Die Tatsache, daß trotz der Gründung des GEP die rundfunkrechtlichen Kompetenzen weiterhin bei den Landeskirchen verblieben sind, ergibt sich aus der satzungsmäßigen Zweckbestimmung und der Zusammensetzung der Organe des GEP.

Gemäß § 2 II der Satzung des GEP soll das GEP nur *„diejenigen publizistischen Aufgaben der EKD wahrnehmen, die nicht unmittelbar von kirchlichen Organen und Dienststellen erfüllt werden*“. Da die medienpolitischen Aufgaben jedoch ausschließlich von der landeskirchlichen Kompetenz erfaßt werden, ist der nach der Satzung des GEP ausgewiesene Wahrnehmungsspielraum als unbeachtlich anzusehen. Auch § 2 I und IV der Satzung des GEP unterstreicht diese Feststellung der fehlenden Kompetenzeinräumung für das GEP, indem dort nur von einer „Zusammenarbeit“ mit der EKD, den Gliedkirchen, den Werken und Einrichtungen bzw. deren „Beratung“ durch das GEP gesprochen wird. Als weiteres Zeichen für die Beibehaltung der Kompetenz bei den Landeskirchen ist die Zusammensetzung der beiden Organe des GEP zu werten, vor allem die Mitgliederversammlung, das Entscheidungsgremium des GEP, wo die Vertreter der Landeskirchen die überwiegende Mehrzahl der Mitglieder stellt[68].

---

65 Das Gemeinschaftswerk verfügt über 5 Fachbereiche: Evangelischer Pressedienst (epd), Evangelische Medienakademie (cpa), Hörfunk und Fernsehen - Film und AV-Medien, Buch und Zeitschriften, Öffentlichkeitsarbeit..

66 Dokumentiert in: Handbuch, herausgegeben vom Gemeinschaftswerk der Evangelischen Publizistik e.V., Frankfurt 1991.

67 Vgl. Redelfs, Evangelische Kirche und Privater Rundfunk, 47.

68 Gemäß § 6 I der Satzung des GEP, wonach neben insgesamt 7 Vertretern der EKD, je ein Vertreter der im GEP mitwirkenden Gliedkirchen beteiligt ist. Da beim GEP insgesamt 15

Somit nimmt das GEP zwar Aufgaben auf EKD-Ebene wahr, ist aber in seiner Struktur entscheidend von den Landeskirchen geprägt; als eindeutiges Zeichen dafür ist zu werten, daß die Landeskirchen sich in ihrem Bestreben, möglichst wenig Kompetenzen an eine Zentraleinrichtung abzugeben, durchgesetzt haben, wie die Gestaltung des GEP zeigt.

3. Kirchliche Senderbeauftragte

An jeder öffentlich-rechtlichen Rundfunkanstalt unterhalten die EKD und die einzelnen Landeskirchen mindestens einen kirchlichen Beauftragten, wobei die Rundfunkbeauftragte der EKD für die bundesweiten Programme ARD und ZDF und die von den jeweiligen Landeskirchen bestimmten Rundfunkbeauftragten für die Dritten Programme bzw. Landesprogramme der ARD und deren regionale Hörfunkprogramme zuständig sind.

Im Unterschied zu den Rundfunkräten, die ein gesamtgesellschaftliches Mandat wahrzunehmen haben, wird von den kirchlichen Senderbeauftragten eine ausdrückliche Vertretung kirchlicher Interessen erwartet[69]. Diese Vertretung umfaßt dabei neben den redaktionellen Aufgaben bei Verkündigungssendungen und der Auswahl und Schulung der Sprecher von Morgenandachten *„den Dialog mit den Redakteuren, die kritische Begleitung und Zuarbeit für Informationssendungen und schließlich die persönliche Vertrauenswerbung für die Kirche im Rundfunk“*[70].

Somit besteht für die kirchlichen Senderbeauftragten neben der fachlich theologischen Gestaltung und Beratung von kirchlichen Beiträgen unter Einbringung ihres Sachverstandes auch eine Aufgabe in der Wahrnehmung von kirchlichen „Lobbyaufgaben“; auch wenn von evangelischer Seite die neutralere Bezeichnung der „Mittlerfunktion“ gewählt wurde[71]. Die bisherige Funktion des Rundfunkbeauftragten der EKD war vor allem die Vertretung bei ARD, ZDF, Deutschlandfunk, Deutschland Radio Berlin und der Deutschen Welle und die Stellungnahme zu medienpolitischen Entwicklungen[72]. Der Rundfunkbeauftragte der EKD hat ferner die Funktion in seiner Person eine „EKD-Linie“ in der

einzelne Gliedkirchen mitwirken, stellen die Vertreter der Landeskirchen die überwiegende Mehrzahl der Mitgliederversammlung.

[69] Publizistischer Gesamtplan der EKD, 1979, 193.

[70] Ebenda.

[71] Ebenda.

[72] Publizistischer Gesamtplan der EKD, 1979, 195.

evangelischen Medienpolitik zu repräsentieren[73], da aufgrund der landeskirchlichen Autonomie eine breites Spektrum an unterschiedlichen landeskirchlichen medienpolitischen Positionen anzutreffen ist, das häufig auch zu einem Auseinandertriften führte[74]. Die Einflußmöglichkeit der Rundfunkbeauftragten der EKD muß sich daher auf seine Fachkompetenz und Überzeugungskraft gründen, da das Gemeinschaftswerk der Evangelischen Publizistik über keine formelle Richtlinienkompetenz und damit keinerlei Möglichkeiten verfügt, auf die landeskirchliche Autonomie in rundfunk- und medienopolititischen Fragestellungen einzuwirken[75] und dieser somit über keine institutionelle Absicherung verfügt[76].

Mit dem Ausbleiben einer einheitlichen evangelischen Rundfunkpolitik - besonders auch gegenüber dem privaten Rundfunk - wurde es für die zentralen medienpolitischen Instanzen der EKD immer schwieriger, glaubwürdig und politisch wirkungsvoll aufzutreten[77]. Aufgrund der „zunehmenden Herausforderungen im Medienbereich“[78] ist die bisherige Personalunion von Rundfunkbeauftragten des Rates der EKD und der Direktorenposition des GEP getrennt worden und die eigenständige Funktion des Rundfunkbeauftragten der EKD zum ersten Mal hauptamtlich besetzt worden. Ferner sollen die EKD-Positionen gegenüber den Landeskirchen durch größere personelle Ressourcen gestärkt werden.
Die neue Aufgabenaufteilung zwischen dem Leiter des GEP und der Rundfunkbeauftragten der EKD - sofern sie bereits geklärt ist, da die abschließende und endgültige Kompetenzaufteilung noch nicht vorgenommen wurde - sieht vor, daß die neue Rundfunkbeauftragte im Auftrag des Rates die Rechte der EKD gegenüber den Sendeanstalten wahrnimmt. Die Rundfunkbeauftragte ist unter anderem verantwortlich für die Programmarbeit der Evangelischen Kirche für die öffentlich-rechtlichen und privaten bundesweit ausgestrahlten Programme von Fernsehen und Hörfunk. Außerdem bereitet sie die

---

[73] Im Publizistischen Gesamtplan der EKD, 1979, 234 wird die Aufgabenstellung des Fernsehbeauftragten der EKD u.a. folgendermaßen umschrieben: *„zur Sammlung der Erkenntnisse im einzelnen sowie der auf der Grundlage der festgelegten Linie selbständiger Praktizierung der Medienpolitik“.*

[74] Vgl. Redelfs, Evangelische Kirche und Privater Rundfunk, 121.

[75] Vgl. Redelfs, Evangelische Kirche und Privater Rundfunk, 120.

[76] Vgl. Redelfs, Evangelische Kirche und Privater Rundfunk, 50.

[77] Vgl. Redelfs, Evangelische Kirche und Privater Rundfunk, 121.

[78] Vgl. „Johanna Haberer wird neue Rundfunkbeauftragte des Rates der EKD“ in epd medien Nr.46 vom 18.Juni 1997, 11.

Meinungsbildung des Rates in Fragen der Rundfunkpolitik vor und ist dessen rundfunkpolitische Sprecherin[79].

B. Katholische Kirche

1. Die allgemeine Organisationsstruktur der Katholischen Kirche

Im Gegensatz zur Evangelischen Kirche ist die Katholische Kirche hierarchisch aufgebaut und organisiert. Medienpolitisch relevant ist die Vollversammlung der Deutschen Bischofskonferenz, als oberstes Gremium der Katholischen Kirche in Deutschland, die durch einen ständigen Rat vertreten wird, der 2-3 mal pro Jahr tagt. Die Bischofskonferenz stellt eine eigene hierarchische Instanz dar, die auf der Ebene zwischen den Bischöfen und dem Papst steht und in beschränktem Umfang für einzelne Bereiche rechtsverbindliche Entscheidungen treffen kann[80]. Die Bischofskonferenz bildet den Zusammenschluß der Bischöfe der deutschen Diözesen, die wiederum Teilkirchen der Römisch-Katholischen Weltkirche sind[81].

Während in der Vollversammlung der Bischofskonferenz die groben Richtlinien für die Medienpolitik beschlossen werden, findet in der Publizistischen Kommision der Bischofskonferenz[82] die konkrete Sacharbeit in der Form statt, daß publizistische Fragestellungen behandelt und begutachtet und der Bischofskonferenz zur Entscheidung vorgelegt werden[83]. Die Administration der Publizistischen Kommission ist der Zentralstelle Medien zugeteilt, dabei kommen ihr Aufgaben - wie Weiterführung und Koordination der kirchlichen Medienarbeit - zu, vor allem aber hat die Zentralstelle Medien die Weisungen der Publizistischen Kommission zu befolgen und in die Praxis umzusetzen[84]. Jedoch geht ihre Funktion über die bloße Umsetzung und Verwaltung von Weisungen hinaus, da ihr auch eine konzeptionelle Rolle bei medienpolitischen Erklärungen zukommt. Die praktische Bedeutung der Zentralstelle wird daran deutlich, daß deren Leiter in Bezug auf den privaten Rundfunk die kirchlichen Interessen in

---

[79] Ebenda

[80] Vgl. Schlief, Die Organisationsstruktur der Katholischen Kirche, 299, 307 f.

[81] Ebenda.

[82] Die Publizistische Kommission ist eine der zehn Sachkommissionen der Bischofskonferenz.

[83] Diese Kommission setzt sich zusammen aus den Beauftragten der Bischofskonferenz für Film, Presse und Rundfunk; ferner arbeiten noch Fachleute aus verschiedenen Bereichen der Medien, als weltliches Beratergremium mit.

[84] Vgl. Marnach, Kirche und neue Medien, 28 f.

überregionalen Angelegenheiten [85] vertritt, wie zum Beispiel in den Verhandlungen um den Medienstaatsvertrag, oder bei den Vertragsabschlüssen mit den Fernsehsendern RTL und SAT 1[86]. Die Zentralstelle Medien ist in sechs Referate aufgeteilt: medienpolitische Grundsatzfragen, Presse/Verlagswesen, Rundfunk, Film, audiovisuelle Medien und Kommunikationspädagogik.

Eng verbunden mit der Zentralstelle Medien ist die Arbeitsgemeinschaft Katholischer Rundfunkarbeit Deutschlands (KRD), die laut Satzung *„die programmlichen und rundfunkpolitischen Interessen der deutschen (Erz-) Diözesen auf überdiözesaner Ebene koordiniert*[87].

2. Kirchlicher Senderbeauftragter

Der Senderbeauftragte, der von den Bischöfen, deren Diözesen im betreffenden Sendegebiet liegen, ernannt wird, vertritt und koordiniert als kirchlicher Sprecher die Interessen der Kirche gegenüber der jeweiligen Sendeanstalt. Er bereitet die Verkündigungssendungen in Zusammenarbeit mit der jeweiligen Kirchenfunkredaktion vor und verantwortet sie. Die Aufgabenbeschreibung wird wie folgt formuliert:*„Die kirchlichen Beauftragten bieten ihrerseits ihre Mithilfe bei Sendungen, die von der Fachredaktion verantwortet werden, an. So entspricht es jahrzehntelanger Praxis"*[88].

In Abgrenzung zu den Aufgaben der in den öffentlich-rechtlichen Rundfunkanstalten angesiedelten kirchlichen Fachredaktionen, wie z.B. beim ZDF „Kirche und Leben - katholisch und evangelisch", ist vorgesehen, die Verkündigungssendungen von den Rundfunkbeauftragten unter technischer Betreuung der Rundfunkanstalt zu gestalten, wobei vor allem die Themenauswahl und Autorenwahl in den Gestaltungsspielraum des Rundfunkbeauftragten fallen sollen. Von der Fachredaktion „ Religion und Gesellschaft" werden dagegen

[85] Auf regionaler Ebene, d.h. in den Bistümern und Diözesen werden die kirchlichen Interessen bei medienpolitischen Initiativen seit 1988 von der „Katholischen Arbeitsgemeinschaft für private Rundfunkinitiativen" (KAPRI) unterstützt und koordiniert. Nach der Konzeption von KAPRI soll deren überwiegende Arbeit in der fachlichen Beratung, in der Ausbildungshilfe und in der Vermittlung von Produktionskapazitäten liegen.

[86] Vgl. Dritter Teil V; Marnach, Kirche und neue Medien, 29.

[87] Vgl. Satzung der KRD in der Dokumentation zu Jacobi, Die Neuorganisation der Katholischen Rundfunkarbeit Deutschlands, 1997.

[88] Stellungnahme der katholischen Kirche aus Sitzungsprotokoll der Publizistischen Kommission der Deutschen Bischofskonferenz vom.3.2.1993.

kirchliche Sendereihen in eigener Verantwortung und in Zusammenarbeit mit den Rundfunkbeauftragten veranstaltet[89].

[89] So am Beispiel der Ausgestaltung beim NDR, die allerdings repräsentativ für die anderen Landesrundfunkanstalten der ARD ist - vgl.Link/Pahlke, Kirchliche Sendezeiten in Rundfunk und Fernsehen, in AöR 1983, 248, 255.

ZWEITER TEIL

KIRCHLICHE BEITRÄGE IM ÖFFENTLICH - RECHTLICHEN RUNDFUNK

I. Verfassungsrechtliche Grundlagen des Rundfunks

A. Bedeutung des Rundfunks / Historische Erfahrungen

Unter den Medien hat der Rundfunk[90] wegen seiner Breitenwirkung, seines hohen Grades an Aktualität und seiner enormen Suggestivkraft aufgrund der vermittelten bewegten Bilder eine herausragende Bedeutung[91] . Hörfunk und Fernsehen gehören in gleicher Weise wie die Presse zu den unentbehrlichen Massenkommunikationsmitteln, denen nicht nur wegen der Verbindung zwischen Volk und Staatsorganen und wegen deren Kontrolle, sondern auch wegen der Integration der Gemeinschaft eine maßgebende Wirkung zukommt[92]. Von daher verschaffen die Massenmedien dem Bürger die erforderliche umfassende Information über das Zeitgeschehen und über die gesellschaftspolitischen Entwicklungen. Sie ermöglichen die öffentliche Diskussion und halten sie in Gang, indem sie zum einen Kenntnis von den verschiedenen Meinungen vermitteln und zum anderen dem Einzelnen und den verschiedenen gesellschaftlichen Gruppen Gelegenheit geben, meinungsbildend zu wirken. Der Rundfunk ist an diesem verfassungsrechtlich geschützten permanenten Prozeß der öffentlichen Meinungs- und Willensbildung in besonderem Maße als „Medium"

---

[90] Unter dem Begriff „Rundfunk" sind grundsätzlich Fernsehen und Hörfunk zu verstehen. Sofern es im Rahmen dieser Arbeit jedoch um ein konkretes Medium geht, ist in der Regel damit ausschließlich das Fernsehen gemeint andernfalls wird ausdrücklich der Begriff des Hörfunks bzw. Radios verwandt.

[91] Die durch Massenmedien publizierte und der Allgemeinheit angebotene Aussage erreicht in der Regel so viel mehr Empfänger als das im kleinen Kreis gesprochene Wort, daß der quantitative Unterschied zwischen Massenkommunikation und Einzelkommunikation unter dem Aspekt der Bildung allgemeiner Meinungen in einen qualitativen Unterschied umschlägt. Bei der Kommunikation durch den Rundfunk gilt dies in einem besonderen Maße, da mit der Äußerung der Meinung diese zeitgleich eine Vielzahl von Bürgern zu erreichen vermag und deshalb von einer einmaligen „Macht der aktuellen Masseninformation" ausgegangen werden muß. Vgl. Herrmann, Rundfunkrecht, § 5 RN 20.

[92] Vgl. Hoffmann-Riem, Rundfunkfreiheit durch Rundfunkorganisation, 15; BVerfGE 35, 202, 222.

und als „Faktor“[93] beteiligt[94] , wodurch der „dienende“ Charakter der Rundfunkfreiheit herausgestellt wird[95]; damit wird zum Ausdruck gebracht, daß die Rundfunkfreiheit ein objektives Prinzip der Gesamtrechtsordnung darstellt[96].

Um dem rundfunkspezifischen Grundanliegen - der Gewährleistung freier und öffentlicher Meinungsbildung - gerecht zu werden, liegt eine Deutung der Rundfunkfreiheit als Bündelung von institutioneller[97] und individualrechtlicher[98] Freiheit nahe[99], wobei der Schwerpunkt in der vorliegenden Arbeit auf die institutionelle Deutung gelegt wird, weil dies dem „dienenden“ Charakter mehr entspricht. Dabei sind die binnenpluralistisch aufgebauten öffentlich-rechtlichen Rundfunkanstalten als Träger der Rundfunkfreiheit anzusehen[100]. Die Bedeutung der Rundfunkfreiheit gemäß Art. 5 Abs.1 S.2 GG wird dadurch hervorgehoben, daß sie ebenso wie die Pressefreiheit, die Freiheit der Meinungsäußerung und die Informationsfreiheit als *„schlechthin konstituierend für die freiheitlich-demokratische Grundordnung“*[101] angesehen wird.

---

[93] Ein Beispiel für die Funktion des Rundfunks als eigener „Faktor“ ist in demjenigen Fall gegeben, in dem Mitarbeiter einer Rundfunkanstalt eigene meinungsrelevante Programmbeiträge, z.B. als Kommentatoren im Gesamtprogramm beisteuern, so Lerche, Landesbericht, 57.

[94] Vgl. BVerfGE 12, 205, 260; 35, 202, 222 ; 57, 295, 320; 59, 231, 258; 60, 53, 64.

[95] Vgl. BVerfGE 57, 295, 320: *„Demgemäß ist Rundfunkfreiheit primär eine der Freiheit der Meinungsbildung in ihren subjektiv und objektivrechtlichen Elementen dienende Freiheit. Sie bildet unter den Bedingungen der modernen Massenkommunikation eine notwendige Ergänzung und Verstärkung dieser Freiheit.“*

[96] Vgl. BverfGE 57, 295,319 f.; 74, 297, 323 f.; 83, 238, 315.

[97] Das Bundesverfassungsgericht geht in ständiger Rechtsprechung von einer „institutionellen Rundfunkfreiheit“ aus. Vgl. Vgl. BVerfGE 12, 205, 260f.; 31, 314, 326 dabei betont es vor allem die Funktionsfähigkeit der Gesamteinrichtung Rundfunk, um damit die Freiheit und Eigenständigkeit des Rundfunks in seiner Gesamtheit sozialer Prozesse und Umstände gegenüber einseitigen Beeinflussungen Dritter im Sinne einer gesellschaftlichen Funktion zu gewährleisten. Vgl. BVerfGE 83, 238, 302; 87, 181, 198 - Zum Begriff der „institutionellen Rundfunkfreiheit“ vgl. Ladeur, Grundrechtskonflikte in der dualen Rundfunkordnung, in AfP 2, 98, 141 f.

[98] Nach der Auffassung einer primär individualrechtlichen Gewährleistung wird eine grundrechtliche Freiheit zur Rundfunkveranstaltung eingeräumt. Vgl. Pestalozza, NJW 1981, 2158, 2162; Scholz, JZ 1981, 561, 566.

[99] Es wird hier darauf verzichtet diese Diskussion auszubreiten, statt vieler mit dem gleichen Ergebnis: Bethge, Freiheit und Gebundenheit der Massenmedien, DVBl. 1983, 369, 373.

[100] Vgl. Degenhart, Bonner GG-Kommentar, Art.5 Abs.1 u.2 RN 683; BVerfGE 31, 314, 322; 34, 157, 162.

[101] BVerfGE 7, 198, 208.

Im Hinblick auf die dienende Funktion des Rundfunks als neutrales Medium im öffentlichen Meinungsbildungsprozeß liegt der materielle Kern des grundrechtlich garantierten Schutzes der Rundfunkfreiheit in der freien Gestaltung der Rundfunksendungen[102], wobei es dabei vor allem auf die Auswahl und Gestaltung der Programminhalte ankommt[103].

Die historischen Erfahrungen im Zusammenhang mit dem von Anfang an bestehenden starken Staatseinflusses im Rundfunk und dem in diesem Zusammenhang während der Zeit des Nationalsozialismus getriebenen Mißbrauchs in der Form seiner Instrumentalisierung zu staatlichen Propagandazwecken haben zu dem Gebot der Staatsfreiheit, auch Staatsferne genannt, geführt. Dieses Gebot stellt eine der wichtigsten Organisationsprinzipien des Rundfunks in der Bundesrepublik Deutschland dar und findet in anderen westlichen Demokratien, denen diese Erfahrungen einer Vereinnahmung durch ein totalitäres Regime erspart geblieben ist, nicht immer eine Entsprechung, wie dies z.B. in Frankreich der Fall ist. Auch die Garantie der Informationsfreiheit gemäß Art.5 Abs.1 S.1 2. Halbsatz[104] ist eine bewußte Reaktion auf den Versuch der nationalsozialistischen Informationspolitik, die Bevölkerung von ausländischen Informationsquellen abzuschneiden, um dadurch eine Manipulation der öffentlichen Meinungsbildung zu erreichen[105].

Die Staatsfreiheit dient demnach nicht der individuellen Entfaltung der Rundfunkanstalt, sondern der Meinungsbildungsfreiheit der Rundfunkkonsumenten, mit der Zielsetzung eines staatsfreien Rundfunks als Garanten für eine nicht manipulierte Meinungsbildung der Bürger[106].

B. Rundfunkordnung nach Art.5 Abs.1 S.2 GG

Mit dem Gebot der Freiheit des Rundfunks von staatlicher Beherrschung und Einflußnahme ist jedoch das, was zu gewährleisten ist, noch nicht sichergestellt, da eine bloße negatorische Gestaltung der freien und umfassenden Meinungsbildung noch nicht gerecht würde. Art.5 Abs.1 S.2 GG verlangt deshalb eine positive Ordnung, die sicherstellt, daß der Rundfunk die Vielfalt der Themen und Meinungen aufnimmt und wiedergibt, die in der Gesellschaft eine Rolle spielen. Das Vielfaltspostulat stellt sich somit als Konsequenz der „dienenden“

[102] Vgl. BVerfGE 59, 231, 260; v.Münch, GG-Kommentar, Bd.1, Art.5 RN 32 a.

[103] Vgl. BVerwG, NJW 1987, 270 m.w.N.

[104] Vgl. Pieroth/Schlink, Staatsrecht II, 1997, RN 562 ff.

[105] Vgl. dazu die kurze und prägnante Darstellung in Hesse, Rundfunkrecht, 1- 8.

[106] Vgl. Hoffmann-Riem, Rundfunkfreiheit durch Rundfunkorganisation, 16.

Funktion der Rundfunkfreiheit dar und ist aufgrund ihres Schutzzieles als „Sache der Allgemeinheit“ zu qualifizieren[107]. Zur Schaffung dieser Ordnung ist der Staat zum Schutz der Rundfunkfreiheit in die Pflicht genommen. Gleichzeitig stellt er jedoch selber eine Gefahrenquelle für die Rundfunkfreiheit dar, da die Neigung bei der Regierung als auch bei den im Parlament vertretenen Parteien besteht - wie die historischen Erfahrungen in extremem Maße im Dritten Reich und auch in anderer Form aus der bundesrepublikanischen[108] Geschichte gezeigt haben - den Rundfunk zu instrumentalisieren. Aufgrund des Gebotes der Staatsfreiheit darf jedoch kein Teil der Staatsgewalt über die funktionssichernden gesetzlichen Programmvorgaben hinaus Einfluß auf Inhalt und Form der Programme der Rundfunkveranstalter ausüben. Wenn die Staatsferne nicht bestehen würde, wäre die öffentliche Kontrolle aller Staatsgewalt, welche wesentlich von der Freiheit der Medien abhängt, gefährdet und in Frage gestellt.

Die nach Art.5 Abs.1 S.2 GG geforderte positive Ordnung hat zu gewährleisten, daß der Rundfunk weder dem Staat noch einer gesellschaftlichen Gruppe ausgeliefert wird. Ferner müssen alle in Betracht kommenden Kräfte in ihrer ganzen Vielfalt im Gesamtprogramm zu Wort und in möglichster Breite und Vollständigkeit zum Ausdruck kommen können, so daß auf diese Weise eine umfassende Information ermöglicht wird. Für den Inhalt des Gesamtprogramms müssen Leitgrundsätze verbindlich sein, die ein Mindestmaß an inhaltlicher Ausgewogenheit, Sachlichkeit und gegenseitiger Achtung gewährleisten. Um diese Ziele zu erreichen sind materielle, organisatorische und Verfahrensregelungen erforderlich, die sich an der Aufgabe und Zielsetzung der Rundfunkfreiheit orientieren und deshalb geeignet sind, deren Gewährleistung sicherzustellen[109]. Somit hat die Gewährleistung der Rundfunkfreiheit durch eine entsprechende Rundfunkordnung zu erfolgen.

Bei der Entscheidung über die Ausgestaltung der Rundfunkordnung ist dem Gesetzgeber ein weiter Gestaltungsspielraum eingeräumt worden[110]. Dies bedeutet für den Gesetzgeber keine beliebige Ausgestaltungsfreiheit, sondern er

---

[107] Vgl. BVerfGE 31, 314, 327.

[108] Hier wird Bezug genommen auf die von der Adenauer - Regierung Ende der 50 iger Jahre unternommene Versuch, einen bundeseigenen Fernsehsender („Deutschland-Fernsehen“) zu gründen, der dann in dem ersten „Fernsehurteil“ des Bundesverfassungsgerichts vom 28.2.1961 mündete und zur Gründung des ZDF in der Gestalt einer staatsfernen öffentlich-rechtlichen Fernsehanstalt führte.

[109] Vgl. BVerfGE 12, 205, 262; 57, 295, 320; 73, 118, 152 ff.; 74, 297, 324; 90, 60, 88.

[110] Vgl. Ricker/Schiwy, 169.

hat anhand der Verfassungsmaximen die gebotenen Güterabwägungen durch Gesetze zur Konkretisierung der Rundfunkfreiheit und zur Rundfunkordnung vorzunehmen, die Spannungsfelder richtig einzuschätzen und die verschiedenen Verfassungsgüter zutreffend abzuwägen[111]. Bei der Entscheidung für eine bestimmte organisationsrechtliche Ausgestaltung hat sich der Gesetzgeber an dem Ziel zu orientieren, den Pluralismus als wesentliches Strukturprinzip der Rundfunkfreiheit zu sichern[112], wodurch seiner Ausgestaltungsfreiheit entsprechende Grenzen gesetzt werden. Unter dem Pluralismus ist vor allem der Programmpluralismus im Sinne einer weltanschaulichen Vielfalt und thematischen Spartenvielfalt zu verstehen[113].

Unter Zugrundelegung dieser dargestellten Grundprinzipien hat der Gesetzgeber zunächst selbständige öffentlich-rechtliche Rundfunkanstalten errichtet, um dabei insbesondere die Sicherung folgender zwei Verfassungsgüter zu berücksichtigen; zum einen eine umfassende, vielfältige Information und ein ausgewogenes Gesamtprogramm im Sinne des Gebots der Chancengleichheit und zum anderen die Grundversorgung[114]. Bei der Grundversorgung handelt es sich in Ergänzung zum Gebot der Sicherung der Meinungsvielfalt um einen der zentralen und umstrittensten Begriffe der medienrechtlichen und medienpolitischen Diskussionen seit Beginn der Einführung des dualen Rundfunksystems[115]. Danach muß durch den öffentlich-rechtlichen Rundfunk sichergestellt werden, daß *„für die Gesamtheit der Bevölkerung Programme geboten werden, welche umfassend und in voller Breite des klassischen Rundfunkauftrags informieren, und daß Meinungsvielfalt in der verfassungsrechtlich gebotenen Weise gesichert wird*"[116]. Für das Bundesverfassungsgericht ergibt sich für den Umfang des Grundversorgungsauftrages, der die Erfüllung des klassischen Rundfunkauftrages

---

[111] So Herrmann, Rundfunkrecht, § 7 RN 76.

[112] Vgl. BVerfGE 31, 322, 325; 57, 323 ff.; Herrmann Rundfunkrecht, § 7 RN 77 ff.

[113] Vgl. Ricker/Schiwy, Rundfunkverfassungsrecht, 169 m.w.N.

[114] Vgl. Dritter Teil I. B. 2.

[115] Statt vieler vgl. Berg, Grundversorgung, Media Perspektiven 5 /87, 265 ff.; als Beispiel für die aktuelle Bedeutung des Grundversorgungsbegriffs in der Diskussion sei auf das Gutachten von Bethge, „Die verfassungsrechtliche Position des öffentlich-rechtlichen Rundfunks in der dualen Rundfunkordnung", Zusammenfassung in epd/Kirche und Rundfunk Nr.97 vom 9.12.1995, 28 - 31; das Gutachten befaßt sich in besonderem Maße mit der Interpretation des Grundversorgungsbegriffs und den daraus abzuleitenden funktionalen Kompetenzen.

[116] BVerfGE 73, 118, 157 f.; und Leitsatz 1.a, BVerfGE 83, 238: *„Art. 5 Abs.1 S.2 GG verpflichtet den Staat, die Grundversorgung, die dem öffentlich-rechtlichen Rundfunk in einer dualen Rundfunkordnung zufällt, zu gewährleisten".*

zur Grundlage hat, daß er *„neben seiner Rolle für die Meinungs- und politische Willensbildung, neben Unterhaltung und über laufende Berichterstattung hinausgehender Information seine kulturelle Verantwortung umfaßt"*[117]. Die Rundfunk-Grundversorgung ist also die Aufgabe des öffentlich-rechtlichen Rundfunks und zugleich seine Existenzberechtigung im dualen Rundfunksystem.

Auch im Zusammenhang mit der Einräumung kirchlicher Drittsendezeiten kommt dem Grundversorgungsbegriff eine gewisse Bedeutung zu, der im Rahmen der kulturellen Daseinsvorsorge auch die Ausstrahlung von Verkündigungssendungen mitumfaßt[118].

II. Aktuelle Regelungssituation im Hinblick auf kirchliche Beiträge im öffentlich-rechtlichen Rundfunk

A. Sicherung der Meinungsvielfalt im öffentlich-rechtlichen Programm

Die kirchlichen Mitgestaltungsrechte im Rundfunk sind immer auch im Kontext des Gebots der generellen und allgemeinen Sicherung der Meinungsvielfalt zu sehen. Auch die Einräumung der Drittsendezeiten stellt einen Beitrag zu einer interessensgerechten Ausgestaltung und Konkretisierung des Ausgewogenheits- und Pluralismusgebots im Sinne des Normziels der Rundfunkfreiheit dar und stellt unter diesem Gesichtspunkt einen Beitrag zur Schaffung von Rechtsklarheit bei der Bestimmung eines effektiven Zu-Wort-Kommens dar[119]. Dies hat zur Folge, daß kirchliche Beiträge und deren rechtliche Absicherung und Gewährleistung immer auch als ein Bestandteil des gebotenen Meinungspluralismus aufgefaßt werden müssen und aus diesem Grunde die Sicherung der Meinungsvielfalt auch das aktive Zu-Wort-Kommen der Religionsgemeinschaften mit einschließt.

Im Zusammenhang mit der Gewährleistung der Meinungsvielfalt wird in allen gesetzlichen bzw. staatsvertraglichen Regelungen darauf hingewiesen, daß das Programm weder einseitig den Interessen einer Partei oder Gruppe noch irgendwelchen Sonderinteressen dienen darf[120].

1. In den Rundfunkstaatsverträgen

Das Gebot der Meinungsvielfalt wird in den Staatsverträgen zum ZDF, NDR, MDR und SWR nur in sehr allgemeiner Form dargestellt. Dabei werden beim

[117] BVerfGE 73, 118, 158.

[118] Vgl. Zweiter Teil IV. C. 3. b) (2) (cc); Link, HdbStKirchR, Bd.2, 1995, 251, 281.

[119] Vgl. Zweiter Teil, IV. B.2.

[120] § 6 Abs.4 S.2 SWR-StV.

neuen SWR-Staatsvertrag nicht einmal mehr die vom Bundesverfassungsgericht genannten bedeutsamen gesellschaftlichen Gruppen und Kräfte[121] aufgeführt, statt dessen heißt es dort: „*In allen Angelegenheiten von öffentlichem Interesse sind die verschiedenen Auffassungen im Gesamtprogramm ausgewogen und angemessen zu berücksichtigen*"[122]. Eine ähnlich allgemein gefaßte Formulierung ist auch beim Staatsvertrag des Mitteldeutschen Rundfunks gewählt worden[123].

Im NDR-Staatsvertrag hat der Rundfunkveranstalter dagegen noch sicherzustellen, „*daß die bedeutsamen politischen, weltanschaulichen und gesellschaftlichen Kräfte und Gruppen aus dem Sendegebiet im Programm angemessen zu Wort kommen können*"[124]. Eine unterschiedliche Handhabung in diesem Punkt ist jedoch aus den verschiedenen staatsvertraglichen Formulierungen nicht abzuleiten.

Das ZDF wird dagegen dazu verpflichtet, „*das Geschehen in den einzelnen Ländern und die kulturelle Vielfalt Deutschlands angemessen im Programm darzustellen*"[125] und „*in umfassender und objektiver Weise zu informieren*"[126].

2. In den Landesgesetzen

Konkretisierungen und Ausfüllungen des Meinungsvielfaltgebots sind in einzelnen Landesgesetzen meist in den „Grundsätzen für die Sendungen" oder in dem „Programmauftrag" mit aufgenommen worden[127]. Häufig wird auch im Zusammenhang mit der „Ermöglichung eines umfassenden Überblicks" durch die Rundfunkanstalt auf die Berücksichtigung der Vielfalt „*in politischer, gesellschaftlicher, kultureller und wissenschaftlicher Hinsicht*" bezug genommen[128]. Bei dieser Aufzählung sind zweifellos auch die religiösen, theologischen und kirchlichen Ereignisse und Bereiche mit erfaßt, die zumindest auch unter das allgemeine Vielfaltsgebot zu fassen sind.

---

[121] Vgl. BVerfGE 57, 295, 322; 12, 205, 262; 31, 314, 325 f.

[122] § 6 Abs.4 S.1 SWR-StV.

[123] § 8 Abs.4 S.1 MDR-StV.

[124] § 8 Abs.1 Nr.1 NDR-StV.

[125] § 5 Abs.2 ZDF-StV.

[126] Zif. IV Nr.3 der Programmrichtlinie des ZDF.

[127] § 3 Nr.2 HR-G; Art.4 Abs.2 Nr.1 BR-G; § 4 Abs.2 und § 5 Abs.4 Nr.1, 2 WDR-G; § 4 Abs.2 ORB-G.

[128] § 3 Radio Bremen-G.

B. Programmgrundsätze

1. Allgemeines

Obwohl die Regelungen zu den Programmgrundsätzen in den einzelnen Rundfunkgesetzen unterschiedlich formuliert sind, stimmen sie in ihrer inhaltlichen Grundsubstanz im Wesentlichen überein[129]. So stellen sie wesentliche Gebote und den Rahmen für die gesamte Programmgestaltung dar[130]. Ferner bestehen sogenannte „Allgemeine Programmrichtlinien", die u.a. aus dem Vielfaltsgebot, dem Gebot der Chancengleichheit und dem Demokratiegebot abgeleitet sind[131].

Die Programmgrundsätze sind im Hinblick auf ihre Ziele und Rechtsfolgen in zwei Gruppen zu unterteilen. Die eine Gruppe beinhaltet allgemeine Richtlinien für die Gestaltung des Gesamtprogramms, dabei ist vor allem das Vielfalts- und Ausgewogenheitsgebot zu nennen[132]. Häufig ist das Meinungsvielfaltsgebot über die Programmgrundsätze in den Rundfunkgesetzen verankert worden oder erfährt in diesen eine zusätzliche Festschreibung. Danach dienen die Programmgrundsätze den Rundfunkveranstaltern als Handlungsnormen bei der Gestaltung ihrer Programme[133].

Die andere Gruppe schreibt Programmpflichten für die Gestaltung jeder Einzelsendung vor, wie u.a. die Gebote der Sachlichkeit, die Achtung der Menschenwürde und der Persönlichkeit, des Jugendschutzes sowie der sittlichen und religiösen Überzeugungen. Weitere Pflichten bestehen in dem Gebot der journalistischen Fairneß[134], wonach die *„Nachrichtengebung allgemein,*

---

[129] Zu den Programmgrundsätzen und deren Rechtsfolgen vgl. den umfassenden Überblick bei Herrmann, Rundfunkrecht, § 23 - Als Beispiel für eine umfassende Formulierung von Programmgrundsätzen ist § 6 SWR-G zu nennen. Das ZDF führt in Zif. IV Nr.3 der Programmrichtlinie, die eine Konkretisierung der Programmgestaltungsgrundsätze darstellt aus, daß *„das Programm das gegenseitige Verstehen zwischen den Kirchen und Religionsgemeinschaften zu fördern hat und gemeinsames in ihrer gesellschaftlichen, kulturellen und sozialen Wirksamkeit im allgemeinen Programm besonders zu berücksichtigen ist."* Ferner soll darauf geachtet werden, *„daß Sendungen den religiösen Glauben nicht verächtlich machen oder ihn herabwürdigen"* und *„religiöse Themen und kultische Handlungen mit der ihr gebührenden Ehrfurcht und Sorgfalt dargestellt werden".*

[130] Vgl. Herrmann, Rundfunkrecht, § 10 RN 61.

[131] Allgemeine und vertiefende Literatur zu Programmgrundsätzen: Laschet, Programmgrundsätze für den kommerziellen Rundfunk, 1994; Stein, Die Programmgrundsätze von Rundfunk und Fernsehen, 1981.

[132] Vgl. Herrmann, Rundfunkrecht, § 23 RN 6-15.

[133] Vgl. Laschat, Programmgrundsätze, 29.

[134] § 5 Abs.4, 5 WDR-G; § 4 Abs.4 Radio Bremen-G.

unabhängig und sachlich sein muß"[135], d.h. eine gewissenhafte und gründliche Recherche verlangt wird. Dieses Fairneßgebot kann auch im Umgang mit kirchlichen Themen und Personen eingefordert werden. Diese zweite Gruppe der Programmgrundsätze besitzt die Funktion, den Kontrollgremien der Rundfunkanstalt als Richtschnur zu dienen ,ob die gesetzlichen Bestimmungen bei den einzelnen Sendungen eingehalten wurden[136].

Die gesetzlichen Bestimmungen zur Trennung von Nachricht und Kommentar[137] sowie von Programm und Werbung[138] stellen ebenfalls programmliche Verpflichtungen für jede Sendung dar.

Im Gegensatz zur rechtlichen Absicherung des aktiven „Zu-Wort-Kommens" der Kirchen durch das Meinungsvielfaltsgebot werden von den Programmgrundsätzen vor allem diejenigen kirchlichen und religiösen Themen und deren Gestaltung erfaßt, die im allgemeinen Programm präsentiert werden. Da die Kirchen bei Beiträgen im allgemeinen Programm - außerhalb der Sendungen der Kirchenfunkredaktionen - keine Mitgestaltungsrechte und Einflußmöglichkeiten haben - außer einer beratenden Funktion in theologischen Fachfragen -, können sie dort nicht für die Gewährleistung der „Achtung der sittlichen und religiösen Überzeugungen"[139] aktiv eintreten, wie dies bei denjenigen Beiträgen der Fall ist, die im Rahmen des Gesamtprogramms unter Mitwirkung der Kirchen von den Kirchenfunkredaktionen erstellt werden.

2. Anwendbarkeit der Programmgrundsätze auf Drittsendungen

Die Programmgrundsätze gelten grundsätzlich auch für die Drittsendungen. Obwohl die rundfunkgesetzlichen Programmgrundsätze unmittelbar nur für die redaktionellen Sendungen Geltung beanspruchen können, erfolgt durch die Programmgrundsätze eine Prägung des gesamten Programms des jeweiligen Rundfunkveranstalters, so daß auch die Drittsendungen zumindest mittelbar von den Programmgrundsätzen erfaßt werden[140]. Für die Anwendbarkeit der

---

[135] § 5 Abs.5 S.1 WDR-G.

[136] Vgl. Laschat, Programmgrundsätze, 28.

[137] § 5 Abs.5 S.3 WDR-G.

[138] § 6a Abs.3 WDR-G.

[139] So die allgemeine und grundlegende Formulierung in den Rundfunkgesetzen, wie u.a. in § 5 Abs.2 WDR-G.

[140] Vgl. Herrmann, Rundfunkrecht, § 10 RN 61, der als Beispiel den Fall einer Werbesendung nennt, die gegen das rundfunkrechtliche Gebot der Achtung sittlicher und religiöser

Programmgrundsätze bei Drittsendungen ist auch die Tatsache zu werten, daß sie als „Essentialien der Rundfunkordnung" angesehen werden[141] und damit Grundpfeiler der konkreten Programmgestaltung darstellen. Ferner ist ihre Normierung in den einzelnen Rundfunkgesetzen ein wesentlicher Bestandteil der inneren Struktur der öffentlich-rechtlichen Rundfunkanstalten[142]. Die Drittsendungen davon auszunehmen, wäre eine systemwidrige Ausnahme zur allgemeinen Rundfunkordnung[143]. Auch die Tatsache, daß Drittsendungen vom Intendanten auf einen evidenten Rechtsverstoß hin überprüft werden können[144], verdeutlicht, daß sie trotz ihrer Eigenständigkeit hinsichtlich der inhaltlichen Verantwortung durch den Drittsendungsberechtigten, dem allgemeinen Programmbereich des jeweiligen Senders zuzuordnen sind und damit auch vom Geltungsbereich der jeweiligen Programmgrundsätze mit erfaßt werden.

Die Anwendung der Programmgrundsätze auf Drittsendungen kommt zum einen dadurch zum Ausdruck, daß sich der Intendant bei der Vergabe der Sendezeiten, bzw. bei der Auswahl der Drittsendezeit der sich an den Geboten der Ausgewogenheit und Vielfalt - die in den Programmgrundsätzen verankert sind - zu orientieren hat und eine gleichmäßige Behandlung praktizieren muß[145].

Zum anderen wird den Programmgrundsätzen dadurch Geltung verschafft, daß sich das Prüfungsrecht des Intendanten hinsichtlich der Drittsendungen auch auf die Einhaltung der Programmgrundsätze erstreckt. Allerdings mit der Ausnahme, daß die für die anstaltseigene Programmgestaltung geltenden Ausgewogenheitsregeln auf die inhaltliche Ausgestaltung der Drittsendezeiten keine Anwendung finden, da ansonsten dem Sinn und Zweck der Gewährung der Drittsendezeiten zuwidergehandelt würde und seitens der Rundfunkanstalt Einfluß auf den Inhalt der Drittsendung genommen würde[146], obwohl doch die Drittsendung gerade einen eigenständigen Beitrag ermöglichen soll, der nicht dem Ausgewogenheitsgebot des Gesamtprogramms zu unterliegen hat.

Überzeugungen verstößt und die daraufhin über die AGB der Werbetochtergesellschaft der ausstrahlenden Rundfunkanstalt ausgeschlossen würde.

[141] Vgl. Herrmann, Rundfunkrecht; § 23 RN 1.

[142] Vgl. Hesse, Rundfunkrecht, 124.

[143] Vgl. Herrmann, Rundfunkrecht, § 23 RN 14, der dagegen nur von einer „mittelbaren Wirkung" des sich in den Programmgrundsätzen angesiedelten Gebot der Ausgewogenheit und Vielfalt. spricht.

[144] Vgl. Zweiter Teil, III.A. 2. b) (1).

[145] Vgl. Herrmann, Rundfunkrecht; § 23 RN 14.

[146] Vgl. Link/Pahlke, Kirchliche Sendezeiten in Rundfunk und Fernsehen, in AöR 1983, 248, 278.

Der Überprüfung der Drittsendungen anhand der Programmgrundsätze ist jedoch insoweit eine Grenze vorgegeben, als daß die kirchlichen Drittsendungen auch Bekenntnispositionen und pointierte Stellungnahmen beinhalten können, die etwa weltanschauliche Empfindungen anderer verletzen oder die Auffassung anderer Personen oder Gruppen nicht differenziert genug wiedergeben.

C. Besondere Sendezeiten

In einigen landesrechtlichen Bestimmungen finden die Drittsenderechte überhaupt keine[147] bzw. die Drittsenderechte für Kirchen keine Erwähnung[148].

Im Staatsvertrag des SWR sind keine eigenen Sendezeiten zur Übertragung von religiösen Beiträgen aufgeführt, sondern den Kirchen ist statt dessen *„Gelegenheit zu geben, ihre Auffassungen in zweckentsprechenden Sendezeiten des SWR angemessen zu vertreten“*[149]. Diese Regelung begründet für die Kirchen keine Drittsenderechte, sondern verlangt vom Rundfunkveranstalter den Auffassungen der Kirchen in seinem redaktionellen Programm besondere Beachtung zu schenken[150]. Unter rechtlichen Gesichtspunkten stellt diese Regelung somit keine Verpflichtung des SWR auf Einräumung von kirchlichen Drittsendungen dar, sondern kann als eine Mahnung an den SWR verstanden werden, in seinem Programm die gesellschaftlich-relevanten Gruppen und damit auch die Kirchen in den entsprechenden Sendungen zu Wort kommen zu lassen[151].

Bei den einzelnen Regelungen wird hinsichtlich der Umschreibung des Sendetypus der religiösen Sendungen differenziert, dabei reicht das Spektrum von „gottesdienstlichen Handlungen“ über „sonstige religiöse Sendungen“ bis hin zu

[147] Das Radio Bremen-Gesetz sieht keine explizite Verpflichtung zur Einräumung von kirchlichen Drittsendungsrechten vor, sondern in § 2 Abs.3 Nr.2 nur die Berechtigung für die Rundfunkanstalt, „in ihrRahmenprogramm Eigenbeträge nicht erwerbswirtschaftlich orientierter Dritter einzubeziehen“.Auch die SFB- Satzung räumt überhaupt keine Drittsendungsrechte ein.

[148] Das Gesetz für den Hessischen Rundfunk sieht keine Regelung für kirchliche Drittsendungen vor, statt dessen wird dieses Recht nach § 3 Nr.5 Hess-RG nur der Landesregierung eingeräumt. Auch der Staatsvertrag über die Zusammenarbeit zwischen Berlin und Brandenburg im Bereich des Rundfunks sieht in seiner Regelung zu Drittsenderechten in § 57 nur staatliche Verlautbarungen und Sendezeiten für Parteien vor.

[149]- § 9 Abs.3 SWR-StaatsV:
„Den Kirchen und anderen anerkannten Religionsgemeinschaften des öffentlichen Rechts,......., ist Gelegenheit zu geben, ihre Auffassungen in zweckentsprechenden Sendezeiten des SWR angemessen zu vertreten.“

[150] Vgl. Wiechmann, § 9 SWR-Kommentar RN 48.

[151] Vgl. Wiechmann, § 9 SWR-Kommentar RN 54.

„Sendungen über Fragen ihrer öffentlichen Verantwortung"[152], jedoch ohne damit eine rechtliche Unterscheidung vorzunehmen.

Der Kreis der Berechtigten der Drittsendezeiten wird in den meisten Regelungen auf die Evangelische und Katholische Kirche und die Israelitische Kultusgemeinde beschränkt. In einzelnen Gesetzen ist diesbezüglich eine weitere Formulierung gewählt worden und den *„Vertretern der anerkannten Religionsgemeinschaften"*[153], *„anderen über das gesamte Bundesgebiet verbreiteten Religionsgemeinschaften"*[154] oder *„anderen Religionsgemeinschaften des öffentlichen Rechts"*[155] Drittsendezeiten zugesprochen.

III. Kirchliche Rechtspositionen bei Drittsendezeiten

Im Folgenden wird unter „Ziffer A" der Begriff der „Drittsendezeit" erläutert und im organisationsrechtlichen Kontext werden die jeweiligen Verantwortlichkeiten dargestellt. Des weiteren wird an Beispielen das Spektrum der verschiedenen kirchlichen Sendetypen erläutert. Unter „Ziffer B" wird der Frage nachgegangen,

---

[152]- Art.4 Abs.2 Zif.3 S.1 BayRG.

- § 15 Abs. 2 NDR-StaatsV.

-§ 14 Abs.2 Saarl.LandesrundfunkG:

„Der Katholischen Kirche, der Evangelischen Kirche im Rheinland, der Evangelischen Kirche der Pfalz und der synagogengemeinde Saar sind auf Wunsch angemessene Sendezeiten für die Übertragung gottesdienstlicher oder vergleichbarer Handlungen und Feierlichkeiten sowie sonstiger religiöser Sendungen zu gewähren.".

- § 8 Abs. 3 WDR - Gesetz:

„Den Evangelischen Kirchen, der Katholischen Kirche und der jüdischen Kultusgemeinde sind auf ihren Wunsch angemessene Sendezeiten zur Übertragung gottesdienstlicher Handlungen und Feierlichkeiten sowie sonstiger religiöser Sendungen einzuräumen".

-§ 14 Abs.3 MDR-StaatsV:

„Den Evangelischen Kirchen, der Katholischen Kirche und den Jüdischen Gemeinden sind auf Wunsch angemessene Sendezeiten zur Übertragung religiöser Sendungen einzuräumen.".

- § 10 Abs.3 ORB-G:

„Den Kirchen und anderen für die Bevölkerung im Sendegebiet bedeutsamen Religionsgemeinschaften auf ihren Wunsch angemessene Sendezeiten zur Übertragung gottesdienstlicher Handlungen und Feierlichkeiten sowie sonstiger religiöser Sendungen einzuräumen".

-§ 11 Abs.3 ZDF-StaatsV:

„.....sind auf Wunsch angemessene Sendezeiten für die Übertragung sonstiger religiöser Sendungen, auch solcher über Fragen ihrer öffentlichen Verantwortung, zu gewähren".

[153] Art.4 Abs.2 Zif.3 S.1 BayRG.

[154] § 11 Abs.3 S.2 ZDF-StaatsV.

[155] § 9 Abs.3 SWR-StaatsV.

ob - und wenn ja welche - verfassungsrechtliche Absicherung bzw. Anspruchsgrundlagen für kirchliche Drittsendungen bestehen.

A. Grundlegendes zum Begriff der „Drittsendezeiten“

1. Begriffsklärung

Häufig werden die Drittsendezeiten auch „Besondere Sendezeit“ oder „Sendezeit für Dritte“[156] genannt. Neben den redaktionellen, d.h. von den Rundfunkanstalten gestalteten Programmbeiträgen, verbreiten die öffentlich-rechtlichen Rundfunkanstalten Sendebeiträge, die von „Dritten“ initiiert, inhaltlich bestimmt und gestaltet werden. Unter diese Drittsendungen fallen Regierungsverlautbarungen, Wahlwerbespots politischer Parteien und Vereinigungen, Wirtschaftswerbesendungen und die von den Kirchen eigengestalteten Sendungen[157].

Die Aufgabe der Rundfunkanstalt besteht bei Drittsendungen in der Regel darin, die von den Dritten angelieferten Ton- oder Ton-Bild-Träger, wie Tonbänder, MAZ-Bänder oder Filme im Rahmen der von der Rundfunkanstalt arrangierten Gesamtsendefolge bzw. des Gesamtprogramms auszustrahlen. Das bedeutet, daß der Drittsendeanspruch sich auf ein aktives Tun des Veranstalters, nämlich die Bereitstellung von Sendezeit richtet. Die Drittsendeberechtigten werden also nicht selbst zu Veranstaltern, sondern zu Nutzern der Programmteile[158].

Ein wesentliches Charakteristikum der Drittsendungen ist deren rechtliche Zurechenbarkeit zum Sendezeitberechtigten und die durch ihn vorgenommene Gestaltung der Sendung[159].

2. Systematische Einordnung im Rundfunksystem

a) Allgemeines

Die Einräumung von eigengestalteten Drittsendezeiten kann nur unter der Wahrung der rundfunkrechtlichen Grundprinzipien gewährt werden. Das hat zur Folge, daß ein direkter Einfluß von gesellschaftlichen Gruppen auf den Rundfunk, seine Mitarbeiter und das Programm und damit auch ein unmittelbarer Anspruch auf Berücksichtigung im medialen, d.h. in dem vom Rundfunkveranstalter

---

[156] Vgl. § 9 SWR-Staatsvertrag; § 42 RStV.

[157] Herrmann, Rundfunkrecht, § 10 RN 57, nennt die Kirchensendungen eine „Programmart sui generis“, ohne dies näher zu erläutern.

[158] Vgl. Ricker/Schiwy, Rundfunkverfassungsrecht, 394.

[159] Zur Fragestellung der Inhaltsverantwortung der Drittsendungen vgl. Zweiter Teil III. A. 2.; Link/Pahlke, Kirchliche Sendezeiten in Rundfunk und Fernsehen, in AöR 1983, 248, 258 m.w.N.

gestalteten und allein verantworteten Gesamtprogramm ausgeschlossen ist[160]. Das bedeutet aber nicht, daß deshalb Ansprüche auf die Einräumung von Drittsendezeiten grundsätzlich ausgeschlossen wären.

Die außerhalb des medialen Programms des Rundfunkveranstalters stehenden Drittsendungen - *Lorenz* spricht von einer externen Nutzung des Rundfunks durch Drittsendungen[161] - sind zwar als systemgerecht anzusehen, stellen aber nicht den Regelfall der Sendegestaltung im öffentlich-rechtlichen Integrationsrundfunk dar, der vielmehr in den redaktionellen Sendungen zu sehen ist[162]. Von einer systemgerechten Ausgestaltung des Rundfunksystems durch die Drittsendungen ist deshalb auszugehen, da durch diese zwar die grundsätzliche Programmverantwortung und Programmgestaltung des Rundfunkveranstalters durchbrochen wird, aber die Drittsendungen nicht auf das Programm des Rundfunkveranstalters zugreifen und es beeinflussen, sondern die „mediale Ordnung", die durch den Rundfunkveranstalter geleistet und gewährleistet wird, unberührt lassen.

b) Inhalt und Reichweite der Intendantenverantwortung in Abgrenzung zur Drittsendungsverantwortung[163]

Im Zusammenhang mit den Drittsendezeiten ergibt sich aus der bestehenden Balance zwischen der inhaltlichen Gestaltungsfreiheit der Kirchen bei den ihnen zugestandenen Drittsendungen und der Programmautonomie des verpflichteten Rundfunkveranstalters und den damit verbundenen rechtlichen Bewertungs- und Abgrenzungsschwierigkeiten[164].

Grundsätzlich ist von der Programmverantwortung und der Programmgestaltungsbefugnis des Intendanten auszugehen[165], die sich aus den entsprechenden Regelungen in den Rundfunkgesetzen [166] und der

[160] Vgl. zur Fragestellung eines Anspruches auf Berücksichtigung im allgemeinen Programm deren rechtliche Prüfung unter Zweiter Teil VI. D.2.

[161] Vgl. Lorenz, Das Drittsendungsrecht der Kirchen, 40.

[162] Vgl. Neumann/Wesener, Rundfunkfreiheit, in DVBl. 1984, 914, 916.

[163] Die im folgenden dargestellten Verantwortlichkeiten bei Drittsendezeiten gelten grundsätzlich auch für die privaten Rundfunkveranstalter.

[164] Diese Abgrenzungsschwierigkeiten sind von den Kirchen bisher nicht problematisiert worden, auch besteht nach heutigem Kenntnisstand keine Judikatur zu dieser Problemstellung.

[165] Vgl. Grabert, Programmverantwortlichkeit des Intendanten, 53.

[166] Vgl. § 27 Abs.1 S.2 ZDF-StV.

Leitungsfunktion des Intendanten ergeben[167]. Für den Fall einer diesbezüglichen Ausnahme bedarf es dazu einer ausdrücklichen Regelung. Allerdings kann die Anerkennung eines Anspruchs auf Drittsendezeit nur dann als sinnvoll erachtet werden, wenn der Drittsendeberechtigte die von ihm gewünschte Aussage auch unverändert und unmittelbar in die Sendung einbringen kann.

Die Verantwortung für den Inhalt einer Drittsendung trägt in der Regel und primär der Dritte selbst, so daß der Inhalt der Drittsendungen der programmlichen Einflußnahme des Intendanten entzogen ist und der Intendant kein inhaltsbezogenes Weisungsrecht besitzt, wie dies sonst bei von der Rundfunkanstalt selbst oder in ihrem Auftrag produzierten Sendungen der Fall ist[168]. In einigen Rundfunkgesetzen finden sich entsprechende Regelungen, die die Verantwortung für den Inhalt der Sendung demjenigen auferlegen, dem die Sendezeit eingeräumt worden ist[169], was eine Durchbrechung der grundsätzlichen Programmverantwortung des Intendanten zur Folge hat. Somit besteht im Fall der Drittsendungen seitens des Intendanten keine Verantwortlichkeit gegenüber den Gremien der Rundfunkanstalt und damit der Allgemeinheit hinsichtlich des Inhaltes der Drittsendungen[170].

Trotz der Abgabe von Verantwortung - im rechtlichen Sinne - an außenstehende Dritte ist von einer *„publizistischen Verantwortlichkeit“* der ausstrahlenden Anstalt, im Sinne eines publizistischen Gesamtzusammenhangs auszugehen, da die Verantwortlichkeit des Intendanten mit dem gesamten Inhalt, einschließlich der bei ihr ausgestrahlten Drittsendungen, in Verbindung gebracht wird und vom Rezipienten in der Regel die Drittsendungen dem jeweils ausstrahlenden Sender zugeordnet werden[171].

Allerdings besteht auch bei Drittsendungen, die in der Verantwortung desjenigen, dem sie zugesprochen wurden, gestaltet werden, die sogenannte „allgemeine Programmverantwortung“ des Intendanten weiter[172]. Diese wird auch als „Programmrahmenkompetenz“ bezeichnet und entspricht der Aufgabe des

---

[167] Vgl. Herrmann, Rundfunkrecht, § 11 RN 67 ff.

[168] Vgl. Hesse, Rundfunkrecht, 113.

[169] § 8 Abs.4 WDR-G; § 15 Abs.4 NDR-StV; § 9 Abs.4 SWR-StaatsV *„Für Inhalt und Gestaltung der Sendungen ist derjenige verantwortlich, dem die Sendezeit zugebilligt worden ist“*.

170 Vgl. Wiechmann, SWR- Kommentar, § 9 RN 60.

[171] Vgl. Hesse, Rundfunkrecht, 113 m.w.N.

[172] Vgl. Vogt, Kirche und Fernsehanstalten, 88.

Intendanten, das gesamte Rundfunkprogramm zu koordinieren[173] und das äußere Arrangement der einzelnen Drittsendebeiträge im Gesamtprogramm zu gestalten[174].

Im Rahmen dieser allgemeinen Programmverantwortung verbleibt der Rundfunkanstalt in der Person des Intendanten, als demjenigen, der die Leitung und gesetzliche Vertretung der Rundfunkanstalt innehat[175], ein Prüfungs[176]- und Entscheidungsrecht, das als „Vetorecht bei evidentem Rechtsverstoß" [177] oder auch „strafrechtliche Evidenzkontrolle"[178] bezeichnet wird; denn auch die Drittsendungsberechtigten sind bei der Gestaltung ihrer eigengestalteten Sendebeiträge nicht von der Beachtung der Gesetze entbunden. Danach kann die Ablehnung einer Drittsendung durch die Rundfunkanstalt u.a. dann erfolgen, wenn z.B. ein Wirtschaftswerbespot grob gegen Bestimmungen des Heilmittelwerbegesetzes verstößt oder ein Parteienwahlwerbespot einen evidenten Strafrechtsverstoß, wie z.B. Anstiftung zum Rassenhaß oder Aufruf zur Begehung von Straftaten, beinhaltet[179]. Ein Fall für einen derartigen evidenten Rechtsverstoß stellt auch die Überschreitung der rundfunkgesetzlichen Programmgrundsätze dar[180].

Aus dem vorgenannten Prüfungs- und Vetorecht des Intendanten ergeben sich im Umkehrschluß die Grenzen der Gestaltungsfreiheit hinsichtlich der zulässigen Inhalte der kirchlichen Programmbeiträge, die zusammenfassend denjenigen Grenzen entsprechen, die sich aus der allgemeinen Rechtsordnung ableiten lassen[181]. Für den Fall einer solchen Verletzung von Bestimmungen der allgemeinen Rechtsordnung, z.B. in der Form der Verwirklichung von

---

[173] Vgl. Grabert, Programmverantwortlichkeit des Rundfunkintendanten, 67.

[174] Vgl. Neumann/Wesener, Rundfunkfreiheit, in DVBl. 1984, 914, 915.

[175] Vgl. dazu den kurzen und prägnanten Überblick in Herrmann, Rundfunkrecht, § 11 RN 61 ff.

[176] Zur Überprüfung bzgl. der Einhaltung der Programmgrundsätze vgl. Zweiter Teil, II.A. 2.b).

[177] Vgl. Herrmann, Rundfunkrecht, § 10 RN 60.

[178] Vgl. Neumann/Wesener, Rundfunkfreiheit, DVBl.19984, 914, 915; BVerfGE 47, 198 ff.

[179] Vgl. BVerfGE 47, 198, 226 f. bezogen auf Wahlwerbe-Spots von Parteien.

[180] Vgl. Zweiter Teil II. A. 2. b).

[181] Vgl. § 12 Abs.1 ZDF-StaatsV: „*Wer die Sendung eines Beitrages veranlaßt oder zugelassen hat, trägt für dessen Inhalt und Gestaltung nach Maßgabe der Vorschriften des Grundgesetzes, der allgemeinen Gesetze und der besonderen Vorschriften dieses Staatsvertrages die Verantwortung*"; Link/Pahlke, Kirchliche Sendezeiten in Rundfunk und Fernsehen, in AöR 1983, 248, 282 f.

Strafbestimmungen, besteht für die Rundfunkanstalt keine Verpflichtung zur Ausstrahlung des entsprechenden kirchlichen Beitrags[182].

In den Entscheidungsbereich des Intendanten fällt auch die Beurteilung darüber, ob die tatbestandlichen Voraussetzungen der die Drittsendung einräumenden Norm gegeben sind[183], wie z.B. die „Angemessenheit" der Sendezeit, die sich u.a. auf den Sendeplatz und die Dauer der zugestandenen Drittsendung beziehen kann[184]. Allerdings ist die Entscheidung über die „Angemessenheit" [185]der einzuräumenden Sendezeiten an den Grundsatz des pflichtgemäßen Ermessens gebunden[186]. Die Prüfungsbefugnis des Intendanten ist jedoch eingeschränkt, soweit die Inanspruchnahme des Drittsendungsrechts in der Ausübung eines Grundrechts stattfindet und die Ablehnung der Gewährung bzw. Ausstrahlung einen Schaden bewirken würde, der nicht wieder gutzumachen wäre[187]. Dieser Einschränkung der Prüfungsbefugnis des Intendanten entspricht die die Beschränkung der Programmverantwortung des Intendanten[188].

Ebenso besteht die Verantwortung des Intendanten bei Kommentaren, die mit der Nennung des Verfassers versehen sind und damit eine persönliche Meinungsäußerung eines einzelnen Mitarbeiters zum Ausdruck bringen. Aufgrund ihrer faktischen Wirkung kann je nach Fall bzw. Person eine derartige Sendung ein ähnliches Gewicht bekommen, wie die unmittelbare Verbreitung von Stellungnahmen der großen gesellschaftlichen Gruppen[189]. Bei einer einseitigen Einzel- oder Gruppenmeinung im auf Meinungsvielfalt ausgelegten Gesamtprogramm muß der Intendant seine Verantwortung dahingehend ausüben, daß er diese unter Umständen einseitige Meinungsäußerung auszugleichen versucht, indem er z.B. diese Meinungsäußerung im Rahmen von journalistischen Kommentaren der Redakteure oder durch Einbeziehung einer darauf gerichteten

---

[182] Vgl. Holzamer, als Diskussionsbeitrag zu Forster, Kirchliche Präsenz im Rundfunk, in Essener Gespräche Bd.13, 1978, 44.

[183] Vgl. BVerfGE 47, 198, 226 f. bezogen auf Drittsendungen bei Wahlwerbungen, aber auf kirchliche Drittsendungen übertragbar.

[184] Vgl. Hesse, Rundfunkrecht, 113; Lerche, Landesbericht, 66.

[185] Zur Auslegung der Angemessenheit siehe Zweiter Teil, IV. C. 4. a) (2).

[186] Vgl. Maurer, Allgemeines Verwaltungsrecht, 1997, § 7 RN 7 ff. allgemein zum Begriff des Ermessens und den
Ermessensbindungen und - fehler.

[187] Vgl. BVerfGE 47, 198, 235.

[188] Vgl. Wiechmann, SWR-StaatsV-Kommentierung, § 9 RN 59.

[189] Vgl. Lerche , Landesbericht, 57.

Stellungnahme einer anderen Einzelmeinung in einen Gesamtkontext pluraler Auffassungen stellt[190]. Von daher ist bei diesen meinungsrelevanten Äußerungen einzelner Mitarbeiter eine gewisse Nähe zu eigengestalteten Drittsendungen gegeben; diese Äußerungen befinden sich jedoch auch als persönliche Meinungskundgabe noch in den Grenzen und Vorgaben des binnenpluralistischen Integrationsmodells des öffentlich-rechtlichen Rundfunks.

Zusammenfassend läßt sich im Fall der Drittsendungen feststellen, daß die Aufgabe der Rundfunkanstalten bzw. des Intendanten sich darauf beschränkt, eine Kontrolle bei evidenten Rechtsverstößen durch die Drittsendungen auszuüben und das äußere Arrangement der einzelnen Drittsendebeiträge im Gesamtprogramm zu leisten[191].

Eine andere Auffassung geht dagegen von dem Ansatz aus, daß die Verantwortlichkeit der Kirchen für die Gestaltung der kirchlichen Beiträge von dem in den landesrechtlichen gesetzlichen Regelungen eingeräumten Drittsendeanspruch abzuleiten ist. Danach hat derjenige, der einen Anspruch auf Sendezeit besitzt, auch selbständig und in eigener Verantwortung über diese Sendezeit zu verfügen und dies auch außerhalb der Verantwortung des Intendanten. Der Gesetzgeber habe den Kirchen die Verantwortung für die Nutzung ihrer Sendezeit übertragen, und wenn der Gesetzgeber gleichzeitig dem Intendanten die Gesamtverantwortung für das Programm auferlege, so seien hier allenfalls Abgrenzungen unscharf geblieben[192].

Doch diese dargestellte Schlußfolgerung ist abzulehnen, denn die pauschale Zuordnung der Verantwortlichkeiten verkennt grundlegende organisationsrechtliche und verfassungsrechtliche Grundprinzipien[193]. Als solche wäre vor allem die Programmgestaltungsfreiheit des Intendanten als Kern der Rundfunkfreiheit zu nennen, die bei einem Entzug der Verantwortlichkeit des

---

[190] Vgl. Lerche, Landesbericht, 57 ff.

[191] Vgl. Neumann/Wesener, Rundfunkfreiheit, DVBl.19984, 914, 915.

[192] Vgl. Hymmen, Der Rechtsanspruch der Kirche auf Sendezeit, 45.

[193] So auch Vogt, Kirche und Fernsehanstalten, 86 - die noch als weiteres ablehnendes Argument aufführt, daß diese Schlußfolgerung nur auf die Anstalten zutreffen würde, die solche Regelungen in ihre Satzungen aufgenommen haben. - Nach aktuellem Stand besitzt u.a. das Gesetz über Radio Bremen keine derartige Regelung.
Ebenso ablehnend Link/Pahlke, Kirchliche Sendezeiten in Rundfunk und Fernsehen, in AöR 1983, 248, 281 m.w.N., die darauf hinweisen, daß kirchliche Sendungen Bestandteile des Gesamtprogramms sind und als solche an der Aufgabenstellung des öffentlich-rechtlichen Rundfunks teilhaben.

Intendanten im Hinblick auf jegliche kirchlichen Beiträge in unzulässiger Weise berührt wäre. Ferner wird die pauschale Zuordnung nicht dem weiten und unterschiedlichen Spektrum kirchlicher Beiträge im Rundfunk und deren unterschiedlicher Behandlung gerecht.

Neben der Inhaltsverantwortung wird dem Drittsendungsberechtigten auch die Verantwortung für die Gestaltung der Sendungen übertragen[194]. Unter dieser Gestaltungsfreiheit sind sowohl die Freiheit der Auswahl der Produzenten als auch die freie Auswahl des Herstellers kirchlicher Programmbeiträge zu verstehen[195]. Danach bestehen für die Kirchen die Möglichkeiten, ihre Sendebeiträge durch die Rundfunkanstalten und ihre kirchlichen Fachredaktionen oder durch kircheneigene Produktionsgesellschaften[196] bzw. sonstige Produktionsgesellschaften herstellen zu lassen. Eine Verpflichtung auf Herstellung der Beiträge durch die jeweilige ausstrahlende Rundfunkanstalt besteht demnach nicht.

3. Inhaltliche Unterteilung kirchlicher Sendungen

Nach der Begriffsklärung und der systematischen Einordnung der Drittsendezeiten werden diese im folgenden mit konkreten Sendeinhalten belegt und einer Einteilung unterzogen. Um das große Spektrum und die Vielfalt religiöser Rede im Fernsehen aufzuzeigen, werden zunächst in einer nicht abschließenden Auflistung einige Beispiele gegeben[197]:

- Gottesdienstübertragungen;
- gottesdienstähnliche Feiern, die speziell für das Fernsehen gestaltet wurden;
- Electronic Church;
- Ansprachen im Fernsehen;
- Meditationssendungen an Feiertagen, die als „alternative Gottesdienste“ dargeboten werden sollen;
- Religiöse Themen und kirchliche Entwicklungen als Gegenstand der Fernsehberichterstattung;
- Porträts religiös engagierter Menschen;
- Fernsehspiele mit religiösen Sujets;

---

194 Vgl. § 12 Abs.2 ZDF-StaatsV.

195 Vgl. Link/Pahlke, Kirchliche Sendezeiten in Rundfunk und Fernsehen, in AöR 1983, 248, 279.

196 Wie z.B. auf evangelischer Seite Imatel und Eikon und auf katholischer Seite Tellux.

197 Vgl. Bieger, Religiöse Rede im Fernsehen, 217 ff., der als langjähriger Fernsehbeauftragter der katholischen Kirche beim ZDF anhand von konkreten Fernsehbeispielen die hier aufgezählten Fernsehtypen darstellt.

- Biblische Stoffe als Sujets für Fernsehspiele und Studiosendungen;
- Serien mit religiösen Rollenträgern;
- Talkshows zu religiösen Themen;
- Religiöses Lehrgespräch im Fernsehen;
- Beratungssendungen zu religiösen Themen;
- Videoclips mit religiösen Songs;
- Werbespots für Kirche und Religion.

a) Unterteilung anhand von inhaltlichen Beispielen

Im Rahmen der hier relevanten kirchlichen Beiträge wird eine Differenzierung nach drei verschiedenen Sendetypen vorgenommen und mit Beispielen unterlegt; allerdings ist zu berücksichtigen, daß es gerade im privaten Rundfunk neue Sendeformen geben wird, die sich bewußt von den herkömmlichen kirchlichen Sendeformaten des öffentlich-rechtlichen Rundfunkprogramms unterscheiden werden, um u.a. neue Zielgruppen anzusprechen. Dies kann unter Umständen dazu führen, daß dann z.B. unter dem Sendeformat „Talk-Show" ein religiöses Gespräch in der Kirche mit der Gemeinde[198] als eine Alternative zum Gottesdienst anzusehen ist und dann aufgrund der Sendeinhalte als Verkündigungssendung zu werten ist.

(1) Verkündigungssendungen

Bei Verkündigungssendungen[199] handelt es sich um gottesdienstliche Handlungen und Feierlichkeiten, wie Vespern oder Abendmahlsfeiern. Auf katholischer Seite

---

[198] So die Konzeptionen der evangelischen Kirche aus einem persönlichen Gespräch mit Frau Haberer, Rundfunkbeauftragte der EKD, Juni 1998.

[199] Nach den Begriffsbestimmungen der Theologen ist Verkündigung der Auftrag Gottes an die Kirche, seine Taten, Offenbarungen und Verheißungen öffentlich und verbindlich zu allen Zeiten zu proklamieren, so in Vogt, Kirche und Fernsehanstalten, 82. Ferner wird von - Vogt, Kirche und Fernsehanstalten, 83 - darauf hingewiesen, daß der Begriff der Verkündigung sehr vielschichtig und problematisch ist. Es handele sich bei der Verkündigung um Inhalte, die vorgegeben und unantastbar sind und für die sich die Kirche als Sachwalterin sieht. Zum anderen ist die Kirche in ihren verschiedenen theologischen Ausdeutungen selbst Teil dieser Verkündigung.

Als Hintergrundinformation, um zu verdeutlichen, welchen enormen technischen und organisatorischen Aufwand eine Gottesdienstübertragung verursacht, ist darauf hinzuweisen, daß dafür theologische, liturgische, journalistische, dramaturgische, bild- und tontechnische, musikalische und organisatorische Kenntnisse erforderlich sind und neben dem kirchlichen Beauftragten, Redakteur, Pfarrer, Kantor, Gemeindegruppen, Regisseure, Kameraleute, Cutter, Tonleute und Organisatoren beteiligt sind, vgl. so „ Die Gottesdienstübertragungen im ZDF" - Informationsbroschüre der Rundfunkbeauftragten des Rates der EKD, Johanna Haberer, 1998, 2 f.

sind Andachtsformen, wie Messen, Kreuzweg- oder Marienfeiern zu nennen. Die Evangelische Kirche hat Meditationen und Kirchenmusik häufig als Verkündigungssendung proklamiert[200], wobei gerade kirchenmusikalischen Sendungen viel eher der Kategorie der religiösen Sendungen, die nicht Verkündigungssendungen sind, zuzuordnen sind[201]. Zusätzliche Gottesdienstübertragungen finden auch bei Reisen des Papstes und den in diesem Zusammenhang stattfindenden Messen statt. Ferner ist das „Wort zum Sonntag" als klassische Verkündigungssendung im öffentlich-rechtlichen Rundfunk zu nennen[202]. Im privaten Rundfunk werden im Rahmen von Verkündigungssendungen u.a. die „Bibelclips" ausgestrahlt[203].

(2) Religiöse Sendungen, die nicht Verkündigungssendungen sind.
Unter religiösen Sendungen sind Beiträge zu verstehen, die sich theologischen Fragen, der kirchlichen Lehre und dem kirchlichen Leben oder karitativen und diakonischen Themen widmen; darunter fallen auch geistliche Beiträge zu kirchlichen Feiertagen, wie z.B. der ZDF- Beitrag „Feiertagsakzente", die den jeweiligen Charakter des christlichen Feiertags dem breiten Publikum in moderner Form näherbringen sollen[204]. Im privaten Rundfunk werden Lebenshilfe-Magazine ausgestrahlt, in denen auch seelsorgerische Hilfe und Beratung unter Teilnahme eines Geistlichen gewährt werden.

Somit sind unter religiösen Sendungen solche zu verstehen, die im unmittelbaren Zusammenhang mit der Ausübung des jeweiligen Bekenntnisses stehen[205]. Einen weiteren Hinweis für die inhaltliche Bestimmung von religiösen Sendungen bietet

---

[200] Vgl. Boelte/Honal, Kirche und Fernsehen, 19.

[201] Allerdings ist dabei zu berücksichtigen inwieweit z.B. bei Kirchenkantaten oder Oratorien von J.S.Bach liturgische Gottesdienstelemente mit einbezogen wurden, die die kirchenmusikalische Darbietung zu einer Verkündigungssendung im Sinne dieser Einteilung werden lassen.

[202] Seit 1954 läuft das „Wort zum Sonntag" als 5-Minuten Sendung am Samstagabend und wird abwechselnd von der Katholischen und Evangelischen Kirche gestaltet.

[203] In der entsprechenden Broschüre heißt es u.a.: *„Vor dem Hintergrund von Slow-Motion-Bildelementen aus den Nachrichtenbildern der Woche wird die biblische Botschaft mit Hilfe einer modernen Typografie und eines Sprechers in die heutige Zeit hineingesprochen. Die jeweiligen Bibelzitate bleiben unkommentiert und sollen die Frohe Botschaft quasi im „O-Ton" transportieren sowie Lebenszuspruch und Impulse zum Nachdenken liefern. Dabei greifen die Bilder bewußt auf das breite inhaltliche Spektrum des Wortes Gottes und die in ihm enthaltenen überlieferten Glaubenserfahrungen zurück."*

[204] So aus einem ZDF-Mitteilungsblatt zu den Sendungen der Redaktion Kirche und Leben/Katholisch im ZDF von 1997.

[205] Vgl. Amtliche Begründung zu § 24 RStV 1991 (nunnmehr § 42) in Ring, Kommentar zum Medienrecht, § 42 RStV.

das Schleswig-Holsteinische Landesrundfunkgesetz, das bei der Einräumung von besonderen Sendezeiten in § 33 Abs.2 S.2 ausführt: „ *Für religiöse Beiträge im Rahmen ihres Verkündigungsauftrages können ihnen Sendezeiten eingeräumt werden*" [206]. Allerdings kann aufgrund der von den Kirchen selbst vorgenommenen inhaltlichen Bestimmung ihres Verkündigungsauftrages nach dem kirchlichen Selbstverständnis mit dieser Regelung keine eindeutige Abgrenzung durchgeführt werden.

(3) Sonstige Sendungen über Fragen der öffentlichen Verantwortung
Allgemein sind mit diesem Sendetypus Inhalte erfaßt, die die Unterrichts- und Wohltätigkeitsarbeit der Religionsgemeinschaften betreffen[207]. Ferner wird im Rahmen dieser Sendeform auch über religiöse Fragen und kirchliche Entwicklungen informiert. Dies geschieht in Nachrichten oder in Fernseh-Features, in denen kirchliche Einrichtungen, Initiativen, Gruppen und Projekte vorgestellt werden, aber auch in der Form, daß kirchliche Vertreter interviewt werden, an Diskussionsrunden teilnehmen und dabei religiöse, theologische, kirchliche Fragen diskutieren.

Ferner sind gesellschafts-politische Beiträge, wie z.B. Fragen zum Schwangerschaftsabbruch, Dritte Welt und Entwicklungshilfe, Todesstrafe, Armut oder Arbeitslosigkeit derartige Themen, bei denen sich die Kirchen auch zu Wort melden. Als Beispiele hierfür ist u.a. die ZDF- Reihe „37°" zu nennen, die in der Form der Dokumentation Menschen in Grenzsituationen darstellt und dabei ethische Fragen aufgreift und versucht, Hilfestellung bei der Gestaltung eines wert- und sinnorientierten Lebens zu geben. Religiöse Fragen werden dabei in einer das breite Publikum interessierenden Weise aufgegriffen[208]. Weitere Beispiele für derartige Sendungen sind das wöchentliche Magazin „Zur Zeit" im ZDF, das aktuelle Informationen in Form von Nachrichten, Berichten und Gesprächen zum Geschehen in Kirche und Gesellschaft bietet und das ZDF-Magazin „Blickpunkt Religion und Gesellschaft", das sich speziell mit der Situation in den neuen Bundesländern auseinandersetzt[209].

Gerade bei diesem Sendetypus sind die Grenzen zwischen der Zuordnung zu einem kirchlichen Beitrag im Rahmen dieses Sendetypus und der

---

206 Ebenso § 26 Abs.2 S.2 Meckl.-Vorp.RG.

207 Vgl. Fuhr, Kommentar zum ZDF-Staatsvertrag, 164.

208 So aus einem ZDF-Mitteilungsblatt zu den Sendungen der Redaktion Kirche und Leben/Katholisch im ZDF von 1997.

209 Ebenda.

Berichterstattung der verschiedenen Redaktionen der Rundfunkanstalt, die im Rahmen des allgemeinen Programms auch über kirchliche Themen berichten,. fließend und unklar. Abgrenzungsschwierigkeiten bestehen u.a. bei Diskussionssendungen mit kirchlichen Beteiligten, die sowohl dem Bereich des Zu-Wort-Kommens zuzuordnen und somit als kirchlicher Beitrag zu werten sind, als auch in den Bereich der Berichterstattung im Rahmen des redaktionellen Programms einbezogen werden können[210].

b) Notwendigkeit und Begründung dieser Unterteilung

In den Rundfunkanstalten wird lediglich zwischen den sogenannten Verkündigungssendungen (im engeren und hier vertretenen Sinne) und den Sendungen der Kirchenredaktionen unterschieden[211]. Trotz der fließenden Übergänge und Abgrenzungsschwierigkeiten[212] hinsichtlich der Zuordnung und Bestimmung besteht eine Notwendigkeit nach Kriterien für eine strukturelle damit verbunden rechtliche und organisatorische Zuordnung. Die inhaltliche Bestimmung der kirchlichen Sendungen ist im Rahmen der Zuständigkeitsfrage insoweit von Bedeutung, als von ihr abhängt, wer diese Beiträge herzustellen, zu gestalten und zu verantworten hat. Daß die Kirche einerseits bei der Verkündigung der christlichen Botschaft und andererseits bei Stellungnahmen zu aktuellen gesellschafts-politischen Fragen in unterschiedlicher Art und Weise auftritt und dadurch sich auch unterschiedliche rechtliche Gestaltungsmöglichkeiten ergeben, wird oft übersehen bzw. nicht entsprechend differenziert betrachtet. Häufig wird statt dessen für nahezu alle kirchlich-religiösen Sendeinhalte dieselbe Sendeform und -typ gebraucht.

Dieses Abgrenzungserfordernis wird durch eine Diskussion in der „Kommission Hörfunk" des Gemeinschaftswerkes der Evangelischen Publizistik aus dem Jahre

---

210 Vgl. Schwarzkopf, Kirche in den öffentlich-rechtlichen Rundfunkanstalten, in FUNK-Korrespondenz Nr. 46 vom 15.11.1985, 3, 7 , der auf diese Problematik anhand der Berichterstattung über die Kirchentage hinweist.

211 Vgl. Vogt, Kirche und Fernsehanstalten, 54 ff. zur katholischen Fernseharbeit; Publizistischer Gesamtplan, 193 ff. für die evangelische Medienarbeit.

212 Bieger, Religiöse Rede im Fernsehen, 413 spricht davon, daß eine Abgrenzung religiösen Redens nicht oder kaum möglich wäre: *„Weder sprachliche noch andere formale Kriterien ermöglichen eine Unterscheidung religiöser Rede. Selbst wenn religiöse Termini in einem Text oder einer Sendung vorkommen, kann es sich z.B. um kunstgeschichtliche oder auch religionskundliche Beiträge handeln, die nicht im eigentlichen Sinne religiöse Aussagen machen."* - Doch diese Feststellung entbindet nicht davon, eine erforderliche rechtliche Zuordnung vorzunehmen.

1992 belegt, die darauf aufmerksam machte, die Grenze zwischen Journalismus und Verkündigung wieder deutlicher zu markieren[213].

Die hier vorgenommene Unterteilung ermöglicht eine differenziertere Betrachtungsweise und damit verbunden eine interessensgerechtere organisatorische und rechtliche Zuordnung der kirchlichen Sendebeiträge. Auch wenn sich nicht jeder Sendebeitrag unter diese Unterteilung einordnen läßt, soll damit die Grundlage für das Modell der abgestuften Mitgestaltung[214] geschaffen werden. Eine generelle Zuordnung jeglicher Sendungen, die einen kirchlichen oder religiösen Bezug haben, in den Bereich der eigengestalteten kirchlichen Drittsendungen wird jedenfalls der Bedeutung und dem Rang der jeweiligen grundrechtlichen Schutzgüter nicht gerecht, wie die nachfolgende Abwägung zeigen wird[215]. Aufgrund der fließenden Übergänge bei der Zuordnung der kirchlichen Beiträge wird zum Teil die Auffassung vertreten, regelmäßig auf das Grundrecht der Religionsfreiheit und dessen gebotener extensiver Auslegung zurückzugreifen[216]. Doch diese Vorgehensweise wird der sehr komplexen Konstellation und der verfassungsrechtlich gebotenen entsprechenden Berücksichtigung der Rundfunkfreiheit nicht gerecht.

Als erstes, sehr grobes Differenzierungschema eignet sich die Unterteilung in Verkündigung auf der einen und Information auf der anderen Seite[217]. Jedoch muß dann noch eine exaktere Einteilung in einer Einzelfallbeurteilung erfolgen, der u.a. Kriterien wie der Adressat, der Ort oder der Titel des kirchlichen Beitrages zugrunde gelegt werden und die nach der inhaltlichen Thematik, dem Anlaß, der Motivation oder der Zielsetzung des kirchlichen Redens differenziert wird[218].

Wie die obigen Ausführungen verdeutlichen, ist eine klare und leicht handhabbare Abgrenzung nur sehr schwer erreichbar. Deshalb soll im Rahmen dieser Arbeit

---

[213] Vgl. Weiß, Kirche und Radio, 105.

[214] Vgl. Zweiter Teil VI. C.

[215] Vgl. Zweiter Teil IV. C.

[216] Vgl. Link/Pahlke, Kirchliche Sendezeiten in Rundfunk und Fernsehen, in AöR 1983, 248, 272 m.w.N.

[217] Vgl. Stock, Kirchenfreiheit und Medienfreiheit, ZevKR,1975, 256, 298 Anm.136.

[218] Vgl. Schlaich, HdbStKirchR, Bd.2, 1995, 131, 172, der einige dieser Kriterien benennt, sie aber zum Teil wegen fehlender Aussagekraft und Eindeutigkeit ablehnt und dezidiert auf das Problem der fließenden, nur schwer greifbaren Abgrenzbarkeit hinweist. Ebenso Link/Pahlke, Kirchliche Sendezeiten in Rundfunk und Fernsehen, in AöR 1983, 248, 272.

der Versuch unternommen werden, eine genauere Abgrenzung und Bestimmung der kirchlichen Beiträge anhand empirischer, d.h. auf der Grundlage der informellen und vertraglichen Vereinbarungen und getroffenen Regelungen zwischen den Kirchen und den Rundfunkanstalten vorzunehmen. Die hier vorgenommene Unterteilung nimmt sowohl von der tradierten Vorstellung Abstand, wonach Kirchenprogramm nur die reine Wortverkündigung ist als auch von der reinen theologischen Bestimmung, die den neuzeitlichen und ganzheitlichen Verkündigungsbegriff zugrunde legt und jegliche kirchlich-religiöse Äußerung als Verkündigung ansieht; denn diese beiden Extrempositionen können den komplexen Schutz- und Rechtspositionen der dabei betroffenen Interessen nicht gerecht werden.

B. Verfassungsrechtliche Grundlage kirchlicher Drittsendungen im öffentlich-rechtlichen Rundfunk

Als Vorbemerkung ist darauf hinzuweisen, daß auch die Kirchen und Religionsgemeinschaften Träger von Grundrechten sein können[219].

1. Art. 5 Abs.1 GG

a) Art. 5 Abs.1 S.1 GG

Art.5 Abs.1.S.1 GG gewährt weder in der Variante des Äußerns noch in der des Verbreitens einen dahingehenden Anspruch, daß die Äußerung einer bestimmten Meinung im Rundfunk durch den Staat ermöglicht wird. Daraus folgt, daß kein Zugangsrecht zu den Massenmedien besteht[220], denn die Rundfunkfreiheit aus Art.5 Abs.1 S.2 GG stellt diesbezüglich eine abschließende Regelung dar, die die Rechte des Einzelnen bzw. die Rechte seiner Meinungsäußerung verdrängt[221].

Eine andere Auffassung legt die Meinungsverbreitungsfreiheit dahingehend aus, daß sie u.a. das Recht des einzelnen umfaßt, sich eines geeigneten und wirkungsvollen Kommunikationsmittels zu bedienen. Da der Rundfunk für den einzelnen ein unersetzbares Mittel sei, um durch ihn meinungsbildend zu wirken, dürfe er dem Individuum nicht verschlossen bleiben. Ferner sei dieses individuelle Zugangsrecht zum Rundfunk wegen des als Monopol gegenüber dem

---

219 BVerfGE 19,1, 5; 19, 129, 132; 24, 236, 245 f.

220 Vgl. Herzog in Maunz/Dürig, GG-Kommentar, Art.5 RN 64 f.; Neumann/Wesener, Rundfunkfreiheit, DVBl. 1984, 914, 916

221 Vgl. Lorenz, Das Drittsendungsrecht der Kirchen, 35 m.w.N.

einzelnen wirkende Gruppengrundrecht geboten[222]. Dieser Auffassung ist vor allem aufgrund der dadurch verursachten fehlenden Praktikabilität der Rundfunkveranstaltung und der Tatsache, daß sie der Grundauffassung des BVerfG, wonach Rundfunk „Medium und Faktor“ der freien und öffentlichen Meinungsbildung sei[223], zu widersprechen.

Somit scheidet diese Rechtsgrundlage als grundrechtliche Anspruchsgrundlage für Drittsendezeiten aus.

b) Art. 5 Abs.1 S.2 GG

(1) Exkurs: Kirche als gesellschaftlich-relevante Gruppe

(AA) VERFASSUNGSRECHTLICHER HINTERGRUND

Im Zusammenhang mit der bundesverfassungsgerichtlichen Forderung, von allen Massenmedien ein „Mindestmaß an inhaltlicher Ausgewogenheit, Sachlichkeit und gegenseitiger Achtung“[224] zu verlangen, ist die binnenpluralistische Organisationsstruktur für den öffentlich-rechtlichen Rundfunk verwirklicht worden. Um dieser Forderung gerecht zu werden und um zu verhindern, daß der Rundfunk einer einzelnen gesellschaftlichen Gruppe oder dem Staat ausgeliefert ist, wurde die Beteiligung aller gesellschaftlich relevanten Gruppen an der Willensbildung in den Leitungsorganen, wie den Rundfunk- bzw. Fernsehräten realisiert[225] . Die gesellschaftlich relevanten Gruppen im medienrechtlichen Kontext sind somit eine organisationsrechtliche Konsequenz aus den verfassungsrechtlichen Anforderungen und Vorgaben für die Meinungsfreiheit nach Art. 5 Abs.1 S.2 GG. Um eine solche öffentliche Meinungsbildung praktisch

---

[222] Vgl. Lücke, Die Rundfunkfreiheit als individuelles Zugangsrecht, JZ 1977, 41, 45 f.

[223] Vgl. Neumann/Wesener, Rundfunkfreiheit, DVBl. 1984, 914, 916, die im Zusammenhang mit der Ablehnung des Art.5 Abs.1 S.1 GG bei der Prüfung eines verfassungsrechtlichen Anspruchs der Parteien auf Wahlwerbung im Rundfunk zu dem Zwischenergebnis kommen, daß sich Zugangs- und Nutzungsrechte Dritter an den Rundfunk grundsätzlich aus dem Grundrecht der Rundfunkfreiheit begründen lassen müssen und von daher die Meinungsäußerungsfreiheit als Rechtsgrundlage für Drittsendungen ausscheidet.

[224] BVerfGE 12, 205, 263.

[225] Zu recht weist Sontheimer, Zum Problem der gesellschaftlichen Kontrolle des Rundfunks, in Herrschaft und Kritik 1974, 48, 67 zum Problem der gesellschaftlichen Kontrolle des Rundfunks und seiner Organisation darauf hin, daß es sich bei den gesellschaftlich relevanten Gruppen um eine Hilfskonstruktion handelt, die das praktische Ziel verfolgt, das unlösbare Problem der direkten Repräsentation der Allgemeinheit auf dem Weg über die Repräsentation organisierter Interessen in der Gesellschaft zu lösen, um dabei eine möglichst breite Erfassung der Gesellschaft zu erreichen.

zu ermöglichen, ist eine pluralistische Ausgestaltung notwendig[226]. In seinen Rundfunkurteilen zog das Bundesverfassungsgericht den Bogen von der Gewährleistung der pluralistischen Meinungsbildung hin zu pluralistisch zusammengesetzten Entscheidungsgremien in den Rundfunkanstalten, um die Vielfaltssicherung organisationsrechtlich sicherzustellen [227].

Vor diesem Hintergrund ist das Pluralismusgebot vom Bundesverfassungsgericht zu einem Leitmotiv in der medienrechtlichen Diskussion geworden und in die einzelnen Landesmedien- bzw. Landesrundfunkgesetze übernommen worden.

Um den Anforderungen des Pluralismus zu entsprechen, der ein wesentliches Strukturprinzip für die rechtliche Gestaltung der Medien darstellt und der aus dem Demokratieprinzip[228] und dem Grundrecht auf Meinungsfreiheit hergeleitet wird, ist der Staat zur Schaffung von Regelungen, die die Einseitigkeit in den Medien verhindern, Staatsfreiheit gewährleisten und eine möglichst umfassende und weitgehende Vielfalt garantieren sollen, verpflichtet[229]. Die Einrichtung der gesellschaftlich relevanten Gruppen ist von daher als organisationsrechtliche, praktische Umsetzung des Pluralismusgebotes anzusehen.

(BB) BEGRIFFSKLÄRUNG DER GESELLSCHAFTLICH-RELEVANTEN GRUPPE

Bei diesem Begriff handelt es sich um einen sogenannten „unbestimmten Rechtsbegriff“, der im Zuge der Auslegung konkretisiert werden muß[230].

Vor allem der Begriff der *Relevanz* ist auslegungsfähig und -bedürftig. Als entscheidender Kontext für die Auslegung ist die Gesamtkonzeption der Rundfunkstruktur und die damit verbundene Zielsetzung anzusehen. Als Ziel läßt sich ganz allgemein formulieren, daß entsprechend Art. 5 Abs.1 S.2 GG, der Rundfunk als modernes Instrument der Meinungsbildung weder dem Staat noch einer gesellschaftlichen Gruppe ausgeliefert sein darf und die Veranstalter von Rundfunkdarbietungen demzufolge so organisiert sein müssen, *„daß alle in Betracht kommenden Kräfte in ihren (der Rundfunkanbieter) Organen Einfluß haben und im Gesamtprogramm zu Wort kommen können“*[231]. Das Ziel der

---

[226] BVerfGE 12, 113, 125; 31, 315, 326; 57, 295, 320; 73, 118, 160; 74, 297, 330; 83, 238, 296.

[227] BVerfGE 12, 205 ff.; 31, 315 ff.; 57, 295 ff.; 73, 118 ff.; 74, 297 ff.; 83, 238 ff.

[228] Vgl. Ricker/Schiwy, Rundfunkverfassungsrecht, 166 f.

[229] Vgl. Schellenberg, Pluralismus: Zu einem medienrechtlichen Leitmotiv in Deutschland, Frankreich und Italien, in: AöR 1994, 427, 448.

[230] Vgl. Maurer, Allgemeines Verwaltungsrecht, 1997, RN 27 ff.

[231] Vgl. und z.T. zitiert BVerfGE 12, 205, 262f.

Gruppenbeteiligung an der Rundfunkorganisation ist also die Sicherung der freien Meinungsbildung und nicht die Teilnahme an der politischen Willensbildung[232], woraus sich ableiten läßt, daß die gesellschaftlich relevanten Gruppen sich primär in einem rundfunkrechtlichen Bezug und sekundär in einem gesellschaftlichen Kontext befinden[233].

Die Funktion der im Rundfunk vertretenen gesellschaftlichen Gruppen ist es, die in der Gesellschaft vorhandenen verschiedenen sozialen, wirtschaftlichen, kulturellen Strömungen und Kräfte zu repräsentieren und dabei auf die Organisation bzw. die Personalstruktur und die Programmgestaltung einzuwirken[234]. Neben der Repräsentationsfunktion, die die Gruppenvertreter wahrzunehmen haben, ist ihnen die Aufgabe zugewiesen worden, das politisch hochempfindliche und meinungsbeeinflussende Instrument des Rundfunks gegenüber jedwedem einseitigem Machtzugriff, sei es von staatlicher Seite aus, durch die jeweils herrschende Parteikonstellation, oder die Einflußnahme durch sonstige Macht ausübende Gruppierungen zu neutralisieren[235].

(CC) VORAUSSETZUNGEN UND KRITERIEN FÜR DEN STATUS EINER GESELLSCHAFTLICH - RELEVANTEN GRUPPE

Für den Status einer gesellschaftlich relevanten Gruppe ist - neben der Voraussetzung der bloßen Organisiertheit - eine innerverbandliche demokratische Struktur erforderlich, um in der Interessenartikulation der jeweiligen Gruppe ein

---

232 Vgl. Schmidt, Rundfunkvielfalt, 64; BVerfGE 60, 53, 66 f.

233 Vgl. Sontheimer, Zum Problem der gesellschaftlichen Kontrolle des Rundfunks, in Herrschaft und Kritik 1974, 48, 67.

234 Das Bundesverfassungsgericht hat in diesem Zusammenhang ausgeführt: *„Für die Veranstaltung von Rundfunksendungen wird durch das Gesetz eine juristische Person des öffentlichen Rechts geschaffen, die dem staatlichen Einfluß entzogen oder höchstens einer beschränkten staatlichen Rechtsaufsicht unterworfen ist; ihre kollegialen Organe sind faktisch in angemessenem Verhältnis aus Repräsentanten aller bedeutsamen politischen, weltanschaulichen und gesellschaftlichen Gruppen zusammengesetzt; sie haben die Macht, die für die Programmgestaltung maßgeblichen oder mitentscheidenden Kräfte darauf zu kontrollieren und dahin zu korrigieren, daß den im Gesetz genannten Grundsätzen für eine angemessen anteilige Heranziehung aller am Rundfunk Interessierten Genüge getan wird“.* Vgl. BVerfGE 12, 205, 261f.

235 Vgl. Jaestaedt, Demokratieprinzip und Kondominalverwaltung, 100 m.w.N.- Das Bundesverfassungsgericht hebt in diesem Zusammenhang hervor: *„Die pluralistische Zusammensetzung der Gremien soll (...) gerade der Gefahr einseitiger Einflußnahme und Programmgestaltung entgegenwirken und gewährleisten, daß die Vielfalt der Anschauungen und Aktivitäten in allen Lebensbereichen im Programm Ausdruck findet“*, so BVerfGE 83, 238, 333f. unter Bezugnahme auf BVerfGE 60, 53, 66.

möglichst breites Öffentlichkeits- und Meinungsspektrum, das in der Gruppe besteht, zu erlangen[236].

Als zweiter Aspekt ist das *Quantitäts*-Kriterium zu nennen; denn nur Gruppen, die zahlenmäßig ins Gewicht fallen, haben Vertreter in den Gremien. Dies geht einher mit dem Argument der erforderlichen Organisations- und damit verbunden Repräsentationsfähigkeit. Dabei ist das quantitative Kriterium nicht von entscheidender Bedeutung, auch wenn der zahlenmäßige Umfang einer Gruppe natürlich Rückwirkungen auf ihre Rolle in der Gesellschaft hat. Aber von Bedeutung kann sein, daß bei der Auswahl der einzelnen Gruppen darauf geachtet wird, daß sie in ihrer Gesamtheit die großen Tätigkeitsfelder des gesellschaftlichen Lebens abdecken bzw. erfassen, wie z.B. die Bereiche Politik, Wirtschaft, Kultur, Erziehung, Wissenschaft, Religion und Sport[237].

Als letztes Kriterium wird auf die jeweilige *Funktion* verwiesen, die die Gruppen erfüllen. Dabei ist auf ihre Aufgabe Bezug zu nehmen, die sie in der Gesellschaft erkennbar wahrnehmen. Um eine bestimmte, abgrenzbare Aufgabe zu erfüllen und auszufüllen, muß eine Gruppe eine relativ homogene Struktur und einen gewissen Organisationsgrad besitzen, weil ansonsten eine Artikulierung und Umsetzung ihrer Interessen nur schwer durchführbar ist[238]. Bei der Interessenwahrnehmung ist zu berücksichtigen, daß den Vertretern aufgrund der binnenpluralistischen Konzeption des öffentlich-rechtlichen Rundfunks die Verpflichtung auferlegt ist, die gesamte Öffentlichkeit bzw. Gesellschaft zu vertreten und nicht nur ihre eigene Gruppeninteressen. Letzteres würde dem vom Bundesverfassungsgericht geforderten Gedanken zuwiderlaufen, wonach durch die Rundfunkordnung sichergestellt werden soll, *„daß die Vielfalt der bestehenden Meinungen im Rundfunk in möglichster Breite und Vollständigkeit Ausdruck findet und daß auf diese Weise umfassende Information geboten wird“*[239].

---

[236] Vgl. Langenbucher, Rundfunkkontrolle und gesellschaftliche Relevanz, in Herrschaft und Kritik 1974, 78, 93.

[237] Vgl. Sontheimer, Zum Problem der gesellschaftlichen Kontrolle des Rundfunks, in Herrschaft und Kritik 1974, 48, 66 f.

[238] Zu allen Kriterien : Langenbucher, Rundfunkkontrolle und gesellschaftliche Relevanz, in Herrschaft und Kritik 1974, 78, 90.

[239] BVerfGE 57, 295, 320.

(DD) ANWENDUNG DER KRITERIEN AUF DIE KIRCHEN[240]

Diese Kriterien auf die Kirchen angewandt bedeutet, daß ausgehend von der Rechtsprechung des Bundesverfassungsgerichts *„alle bedeutsamen weltanschaulichen Gruppen“*[241] bei der Zusammensetzung der Rundfunkratsgremien zu berücksichtigen sind und daß für *„eine angemessene anteilige Heranziehung aller am Rundfunk Interessierter“*[242] zu sorgen ist. Die Evangelische und Katholische Kirche erfüllen als die beiden größten Religionsgemeinschaften in der Bundesrepublik das Kriterium einer bedeutsamen weltanschaulichen Gruppe.

Das Erfordernis eines bestimmten Grades an Organisiertheit muß bei diesen beiden Kirchen nicht weiter ausgeführt werden, da es sich aus der langen Geschichte und Tradition beider „Institutionen“ von selbst ergibt. Die beiden Kirchen verfügen im Vergleich zu anderen Religionsgemeinschaften und anderen gesellschaftlichen Gruppen nicht nur aufgrund ihrer Mitgliederzahl, sondern vor allem auch wegen der großen Anzahl von bei ihnen angestellten Mitarbeiter über differenzierte und komplexe Strukturen, ohne die ihre Funktionsfähigkeit nur schwer vorstellbar wäre. Das hat zur Folge, daß solange die Kirchen volkskirchlich verfaßt sind und nach Organisationsprinzipien, die eine Gruppe kennzeichnen, geordnet sind, sie dieses Kriterium erfüllen.

Dem Kriterium einer demokratischen innerverbandlichen Struktur entspricht die Katholische Kirche aufgrund ihres streng hierarchischen Aufbau und des theologischen Absolutheitsanspruchs des Papstes in nur eingeschränkten Umfange. Dieses demokratische Defizit, das aus dem Wesen der hierarchischen Organisationsstruktur und dem Selbstverständnis der Katholischen Kirche entspringt, ist bei ihrer Beurteilung und Zuordnung zu den gesellschaftlich relevanten Gruppen, jedoch aufgrund ihrer verfassungsrechtlich verankerten Autonomie und der ihr zugestandenen verfassungsrechtlichen Sonderstellung, zu vernachlässigen.

Das Quantitätskriteriums ist wegen des immer noch gültigen Volkskirchen-Charakters dieser beiden Kirchen gegeben[243], auch wenn das Ausgehen von der

---

[240] Aus den Kriterien für eine gesellschaftlich-relevante Gruppe und deren Ausfüllung durch die Kirchen können weitere Gründe und Argumente für die Rechtfertigung der Mitgestaltungsrechte im Rahmen des abgestuften Mitwirkungsmodells gewonnen werden - neben der Begründung der verfassungsrechtlichen Sonderstellung der Kirchen aus Art.4 und 140 GG.

[241] Vgl. BVerfGE 12, 205, 261f.

[242] Ebenda.

[243] Die Religionszugehörigkeit verteilte sich 1987 im früheren Bundesgebiet wie folgt:

Mitgliederzahl zu einer Über- oder Unterbewertung führen kann, wenn, wie im Falle der Kirchen, die bloße Mitgliedschaft häufig nicht die wahre Gruppenzugehörigkeit anzeigt. Allerdings verliert die trotz dieser Feststellung immer noch große kirchliche Mitgliederzahl nicht ihre Aussagekraft für ihre meinungsbildende Kraft.

Im Zusammenhang mit der Funktion[244], die die Kirchen in der Gesellschaft erfüllen, ist in erster Linie auf das einer Religion immanente sinnstiftende Element und die damit verbundenen Bereiche Bezug zu nehmen. Auch die Besonderheit kirchlicher Dienste an den Menschen und an der Gesellschaft insgesamt ist dabei zu berücksichtigen[245]. Das heißt eine wesentliche gesellschaftliche Aufgabe der Kirchen liegt in der Wahrnehmung dieser vielfältigen Dienste und kirchlichen Einrichtungen im sozialen Bereich. Bei der Anwendung der Kriterien unter Berücksichtigung einer rundfunkbezogenen Orientierung ist bei den Kirchen zu berücksichtigen, daß sie aus ihrem Selbstverständnis heraus, sich um eine Interessenwahrnehmung der Unterprivilegierten bemühen, und damit der Verpflichtung im Sinne einer gesamtgesellschaftlichen Anwaltschaft nachkommen[246]. In diesem Punkt stellen die Kirchen im Vergleich zu den anderen Gruppenvertretern eine Ausnahme dar.

Unter Zugrundelegung dieser Kriterien sind demnach die Kirchen als gesellschaftlich relevante Gruppe zu qualifizieren[247] .

Evangelische Kirche - 41,6 %; Katholische Kirche - 42,9 %; Evangelische Freikirche - 0,6 %; Jüdische Religionsgemeinschaft - 0,1 %; Islamische Religionsgemeinschaft - 2,7 %; Andere Religionsgemeinschaften 2,0 %; Keine Religionszugehörigkeit 8,0 % aus: Statistisches Jahrbuch für die Bundesrepublik Deutschland 1997.

[244] Vgl. Zweiter Teil III. B. 3. c).

[245] Vgl. Forster, Kirchliche Präsenz im Rundfunk, in Essener Gespräche Bd.13, 1978, 9, 13.

[246] Vgl. Langenbucher, Rundfunkkontrolle und gesellschaftliche Relevanz, in Herrschaft und Kritik 1974, 78, 93.

[247] So auch ganz eindeutig: OVG Lüneburg in seinem Urteil vom 29.8.1978, in: JZ 1979, 24, 27.wo ausgeführt:wird: *„ Die evangelisch-lutherische Kirche jedenfalls muß, was vom Beklagten (Schleswig-Holsteinischer Landtag) auch nicht angezweifelt wird, überall in der Bundesrepublik Deutschland aufgrund ihrer Mitgliederzahl, ihrer geistigen und sozialen Bedeutung und ihrer Rechtsstellung nach allen überhaupt denkbaren Kriterien als gesellschaftlich relevant angesehen werden".*
Ebenso *Link/Pahlke*, Kirche und privater Rundfunk, 16: *„Denn ungeachtet aller rechtlichen Schwierigkeiten, tragfähige Kriterien zur Bemessung der gesellschaftlichen Relevanz von Gruppen zu entwickeln, sind jedenfalls die Kirchen überall in der Bundesrepublik aufgrund ihrer Mitgliederzahl, ihrer geistigen und sozialen Bedeutung sowie ihrer Rechtsstellung nach als gesellschaftlich bedeutsam anzusehen. "*
Ebenso Schlaich in HdbStKirchR, Bd.2, 1995, 131, 162, der die staatliche Anerkennung der gesellschaftlichen Tätigkeit und Relevanz der Kirchen feststellt..

(2) Art.5 Abs.1 S.2 GG

Aus Art.5 Abs.1 S.2 GG, der die Freiheit des Rundfunks schützt, ergibt sich das verfassungsrechtliche Gebot, in das vom Rundfunkveranstalter gestaltete Programm Glaubens- und Weltanschauungsfragen mit aufzunehmen, da diese aufgrund der „religiösen Dimension" des Lebens, als wesentlicher Bestandteil des Programms und im Rahmen des Grundversorgungsauftrags im Gesamtprogramm mit zu berücksichtigen sind[248].

Diese Mitberücksichtigung von kirchlich-religiösen Inhalten im Gesamtprogramm[249] erfolgt unter dem Aspekt des Vielfaltsgebots, das im verfassungsrechtlichen Koordinatensystem der Rundfunkordnung eine grundlegende Bedeutung besitzt und stellt sich als spiegelbildliche Berücksichtigungspflicht zu der Qualifizierung der Kirchen als gesellschaftlich-relevante Gruppe dar. Neben dem Vielfaltsgebot, aufgrund dessen die Kirchen als gesellschaftlich-relevante Gruppe unzweifelhaft als essentieller Bestandteil der Meinungsvielfalt mit einzubeziehen sind, ist ihnen auch im Hinblick auf die Erfordernis an inhaltlicher Ausgewogenheit[250], Geltung im Programm zu verschaffen. Auch aufgrund der Tatsache, daß die Kirchen als prägender Kulturfaktor[251] anzusehen sind, sind sie aufgrund des Kulturauftrages des Rundfunks, der sich u.a. auch aus dem Grundversorgungsauftrag ergibt, zu berücksichtigen.

Die Frage ist nun, ob sich aus diesen Feststellungen ein Anspruch auf eigene Sendezeiten der Kirchen ableiten läßt.

Nach einer bestimmten Auffassung sind die „wahren Grundrechtsträger" des binnenpluralen Integrationsrundfunks die zu beteiligenden gesellschaftlich-relevanten Gruppen[252]. Eine solche gruppenmäßige Beteiligung, die im Grundgesetz nicht weiter verwurzelt ist[253], kann nur auf der Grundlage und nach

---

[248] Vgl. Schlaich, HdbStKirchR Bd.2, 1975, 231, 256.

[249] Zur Fragestellung der Mitberücksichtigung im allgemeinen Programm vgl. Zweiter Teil VI. D.4. Exkurs.

[250] Vgl. Lorenz, Das Drittsendungsrecht der Kirchen, 38 m.w.H.

[251] Vgl. Zweiter Teil V. B. 3. c).

[252] Vgl. Lücke, Rundfunkfreiheit als „Gruppengrundrecht", DVBl. 1977, 977 ff., der aus der pluralistischen Binnenstruktur der öffentlich-rechtlichen Rundfunkanstalten ableitet, daß die gesellschaftlich-relvanten Gruppen als die „wahren Träger der öffentlichen Aufgabe des Rundfunks" anzusehen sind (979).

[253] Eine gruppenmäßige Berücksichtigung erfolgt im Grundgesetz nur über die dort benannten Personengruppen, denen eine Grundrechtsfähigkeit zugesprochen wird, wie z.B. auch die

den Vorgaben eines binnenpluralistisch organisierten Rundfunks in Betracht kommen[254]. Als Begründung für grundrechtlich geschützte Partizipationsrechte der gesellschaftlich relevanten Gruppen wird angeführt, daß diese aufgrund ihrer Aufgaben und Kompetenzen im Rundfunkrat, dem als ranghöchstes Organ der wesentliche Einfluß in der Rundfunkanstalt zukommt[255], die eigentlichen Kreationsorgane öffentlich-rechtlicher Rundfunkveranstaltung sind[256].

Diese Auffassung ist jedoch abzulehnen, weil die gesellschaftlich relevanten Gruppen als Träger der Rundfunkfreiheit aufgrund der Aufgabe der binnenpluralen Organisation, zu deren Verwirklichung diese Gruppen dienen, ausscheiden. Diese verfassungsrechtliche Aufgabe besteht in der Sicherung der Rundfunkfreiheit und Art.5 Abs.1 S.2 GG verlangt deshalb eine entsprechend gestaltete Zusammensetzung der gesellschaftlichen Kontrollgremien, die dazu geeignet ist, dieses Ziel der Sicherung der Rundfunkfreiheit zu erreichen[257]. Aus dieser Aufgabenstellung begründet sich die Zusammensetzung und Bildung der Aufsichts- bzw. Kontrollgremien aus gesellschaftlich relevanten Gruppen, um mit ihnen staatsunabhängige Sachwalter der Allgemeinheit und dadurch ein geeignetes Mittel zur Erreichung der Sicherung der Rundfunkfreiheit zu gewinnen[258].

Der Grundsatz des binnenpluralen Organisationsaufbaus der öffentlich-rechtlichen Rundfunkanstalten verfolgt durch die Mitwirkung der einzelnen Gruppenvertretern also nicht die Zielsetzung der Wahrnehmung von einzelnen Partikularinteressen[259], sondern möchte ein Abbild des gesamten gesellschaftlichen Meinungsspektrums ermöglichen[260]. So wie die Mitglieder des Rundfunkrates nicht dazu berufen sind, das Programm an den besonderen

---

Koalitionen in Art.9 Abs.3, worunter aber nicht „irgendwelche" gesellschaftlichen Gruppen fallen, auch wenn es klare Zuordnungskriterien für gesellschaftlich-relevante Gruppen gibt.

[254] Vgl. Degenhart in Bonner Kommentar, Art.5 Abs.1 und 2 RN 683.

[255] Vgl. Herrmann, Rundfunkrecht, § 11 RN 30 ff., wonach der Rundfunkrat u.a. die Programmrichtlinien erläßt, das Haushaltsrecht inne hat und den Intendanten bestimmt..

[256] Vgl. Ricker/Schiwy, Rundfunkverfassungsrecht, 118 m.w.N.

[257] Vgl. BVerfGE 83, 238, 334.

[258] Vgl. BVerfGE 83, 238, 333; Laubinger, Die Klagebefugnis gesellschaftlich relevanter Gruppen auf Beteiligung in den Aufsichtsgremien der Rundfunkanstalten, 159, 165 ff.

[259] So aber Ladeur, Grundrechtskonflikte in der dualen Rundfunkordnung, in AfP 2/1989, 141, 143, der das pluralistische Modell so versteht, daß die organisatorische Verknüpfung unterschiedlicher Interessen für einen offenen Rundfunkprozeß funktionalisiert werden kann.

[260] Vgl. Ricker, Die Kompetenzen der Rundfunkräte im Programmbereich, 10.

Zielsetzungen und Auffassungen der sie entsendenden politischen, weltanschaulichen und gesellschaftlichen Gruppen auszurichten, um auf diese Weise deren Bestrebungen zu fördern, so kann und darf aus der programmlichen[261] und organisatorischen Beteiligung und Mitwirkung der gesellschaftlich-relevanten Gruppen keine Grundrechtsträgerschaft des Rundfunks abgeleitet werden, da diese Gruppen gerade nicht zur Wahrnehmung ihrer gruppenspezifischen Interessen in Programm und Organisation des Rundfunks eingebunden worden sind[262].

Ferner wäre für den Fall, daß sich aus Art.5 Abs.1 S.2 GG ein Anspruch auf Sendung der privaten Meinung - sowohl eines einzelnen als auch einer Gruppenmeinung - ableiten ließe, die Funktionsfähigkeit der Rundfunkanstalten aufgrund mangelnder Praktikabilität erheblich in Gefahr und die Rundfunkanstalten würden zu einer reinen Abspielstation privater Einzel- und Gruppenmeinungen werden[263]. In diesem Zusammenhang hat die Gruppenbeteiligung am Rundfunk primär die Funktion der Sicherung der Meinungsvielfalt und nicht die der Verwirklichung subjektiver Freiheitsrechte[264].

Auch unter dem Gesichtspunkt einer „privilegienfeindlichen Demokratie“ ist einer Bevorzugung der Kirchen unter Abstützung eines verfassungsrechtlichen Anspruches nicht zuzustimmen[265].

Somit kann auch aus Art.5 Abs.1 S.2 GG, trotz der rundfunk - und grundrechtlich bestehenden Notwendigkeit kirchliche Beiträge zu senden, kein unmittelbares Zugangsrecht zu eigengestalteten Sendungen abgeleitet werden, sondern eventuell eine Berücksichtigungspflicht im Rahmen des medialen Gesamtprogramms[266]. Ferner bestehen grundrechtlich gesicherte Zugangs- oder Benutzungsansprüche Dritter zur Veranstaltung von eigengestalteten Drittsendungen im Sinne von

---

261 Vgl. Stichwort *„des angemessenen Zu-Wort-Kommens der gesellschaftlich-relevanten Gruppen und Kräfte“* nach BVerfGE 12, 205, 262 f.

262 Vgl. Fuhr, Recht der Neuen Medien, 316 f.; BVerfGE 83, 238, 333.

263 Vgl. Link/Pahlke, Kirchliche Sendezeiten in Rundfunk und Fernsehen, in AöR 1983, 248, 262.

264 Vgl. Degenhart in Bonner Kommentar, Art.5 Abs.1 und 2 RN 683 m.w.N. - A.A. Ladeur, Grundrechtskonflikte in der dualen Rundfunkordnung, in AfP 2/1989, 141, 143 f., nach dessen Auffassung sich die prozedurale Funktion der Rundfunkfreiheit nur dann entwickeln kann, wenn die Vielfalt der zu berücksichtigenden Gruppen auch subjektiv-rechtlich abgestützt wird.

265 Vgl. Bethge, Verfassungsrechtsprobleme der Reorganisation des öffentlich-rechtlichen Rundfunks, 99.

266 Vgl. Zweiter Teil VI. D. 2. Exkurs: Anspruch auf Berücksichtigung im allgemeinen Programm.

Tendenzsendungen auch deshalb nicht, weil das binnenpluralistische Modell der Rundfunkfreiheit eine verfassungsrechtlich gesicherte Organisationsform des Rundfunks darstellt[267].

Allerdings widerspricht es prinzipiell nicht dem Modell und der Intention des öffentlich-rechtlichen Integrationsrundfunks, der Eigengestaltung von Sendungen - wie z.B. im Rahmen von Drittsendungen - breiteren Raum zur Verfügung zu stellen[268]. Dies zumindest dann nicht, wenn derartige Sendungen inhaltlich in das Gesamtprogramm integriert und der Programmverantwortung des Intendanten nicht vollkommen entzogen werden[269]. Eine Lösung könnte etwa unter Beibehaltung der Gestaltungs- und Verantwortungshoheit des Rundfunkveranstalters Mitgestaltungsrechte unter bestimmten Voraussetzungen einräumen; auch wenn sich unter Zugrundelegung des rundfunkrechtlichen Koordinatensystems aus Art.5 Abs.1 S.2 GG die Drittsendungen grundsätzlich im Konflikt zu den rundfunkrechtlichen Vorgaben befinden. Aus der Tatsache, daß der öffentlich-rechtliche Integrationsrundfunk die nach den Regeln eines autonomen Journalismus für relevant angesehenen unterschiedlichen Meinungen von einzelnen oder Gruppen durch publizistische Vermittlung im Gesamtprogramm zur Darstellung bringt, folgt, daß die redaktionellen Sendungen die charakteristische und typische Sendeform des öffentlich-rechtlichen Rundfunks darstellen und die Drittsendungen als atypische Erscheinung zu werten sind[270].

(3) Zwischenergebnis

Ein unmittelbarer Anspruch auf Einräumung eigener Sendezeiten für kirchliche Beiträge - ohne an dieser Stelle die erforderliche Differenzierung nach den verschiedenen Sendetypen vorzunehmen - aus Art.5 Abs.1 S.2 GG läßt sich nicht ableiten[271]. Über ihre Vertreter in den Rundfunkräten sind die gesellschaftlichen Gruppen zwar in die Verwirklichung und Umsetzung der Rundfunkfreiheit eingeschaltet, ohne jedoch dadurch selbst Subjekt oder deren Träger zu sein, da Art. 5 Abs.1 S.2 GG von seiner Konzeption her auf den öffentlichen

---

267 Vgl. Neumann/Wesener, Rundfunkfreiheit, DVBl. 1984, 914, 916; Zweiter Teil I. B.

268 Vgl Lerche, Landesbericht, 65.

269 Vgl. Link/Pahlke, Kirchliche Sendezeiten in Rundfunk und Fernsehen, in AöR 1983, 248, 261.

270 Vgl. Neumann/Wesener, Rundfunkfreiheit, in DVBl. 1984, 914, 916.

271 So auch Link/Pahlke, Kirchen und privater Rundfunk, 1985, 17; Ring, Kommentar zum Medienrecht, vor § 11 RN 51; Degenhart in Bonner Kommentar, Art.5 Abs.1 und 2 RN 684, 685; BVerfG NJW 1991, 938, 939, das hier für Parteien das Recht auf Einräumung für Wahlwerbesendungen aus Art.5 Abs.1 S.2 GG ablehnt.

Meinungsstreit zugeschnitten ist und nicht die transzendente Orientierung des kirchlichen Wortes, sondern dessen pluralistischen Stellenwert als gesellschaftlichen Beitrag zur Grundlage[272] hat, um in diesem Sinne seiner Funktion als Medium der öffentlichen Meinungsbildung gerecht zu werden.

2. Art. 4 Abs.1 und 2 GG

a) Bestimmung des Schutzbereichs

Art.4 GG, der hinsichtlich seines Abs.1 und Abs.2 GG einen einheitlichen Schutzbereich besitzt[273], schützt die Vornahme aller denkbaren kultischen Handlungen sowie die Beachtung und Ausübung religiöser Gebräuche. Hierzu zählen u.a. Gottesdienste, Gebete, Opfer, Sakramente und sakramentsähnliche Handlungen, kirchliche Kollekten, Prozessionen, Umzüge, Glockengeläute und alle mit der religiösen Erziehung zusammenhängenden Handlungen, sofern sie nicht unter die lex specialis Regelung des Art.7 Abs.3 GG fallen[274]. Somit ist das geschützt, was wesensmäßig zu Glaube, Religion und Bekenntnis gehört.

Nach Art.4 Abs.1 GG wird die Freiheit des Glaubens und des religiösen Bekenntnisses und nach Art.4 Abs.2 GG die Freiheit der ungestörten Religionsausübung geschützt. Die Verwirklichung dieses Grundrechtes findet für die Kirchen gerade auch in der Öffentlichkeit statt, denn Art.4 GG schützt den Kern kirchlicher Öffentlichkeit selbst[275]. Während Art. 5 GG das kirchliche Wirken aus der Perspektive des öffentlichen Lebens gewährleistet, schützt Art.4 GG das kirchliche Auftreten und Reden vom kirchlichen Auftrag und Selbstverständnis her.

Glaubensbedingtes öffentliches Reden ist somit durch Art.4 Abs.1 und 2 GG unmittelbar grundrechtlich geschützt[276]. Als Ausfluß des kollektiven Gehalts der Religionsfreiheit wird auch die Freiheit des organisatorischen Zusammenschluß zum Zwecke des gemeinsamen öffentlichen Bekenntnisses entsprechend der

[272] Vgl. Meyer-Teschendorf, Staat und Kirche im pluralistischen Gemeinwesen, 87.

[273] Vgl. Pieroth/Schlink, Staatsrecht II, 1997, RN 506.

[274] Vgl. Herzog in Maunz/Dürig, GG-Kommentar, Art.4 RN 101.

[275] Vgl. Schlaich, HdbStKirchR, Bd.2, 1995, 131, 168.

[276] Vgl. Lorenz, Das Drittsendungsrecht der Kirchen, 32 - Auch das kirchliche Selbstbestimmungsrecht nach Art. 140 GG i.V.m. Art.137 Abs.3 WRV schützt das öffentlich Reden der Kirchen, vgl. Zweiter Teil B. III.

individualrechtlichen Zielrichtung, insbesondere die diesbezügliche Freiheit der Kirchen, geschützt[277].

Im Zusammenhang mit der Bestimmung des Schutzbereichs der freien Religionsausübung ist in erheblichem Umfang auf das oben bereits aufgeführte Selbstverständnis der Kirchen Bezug zu nehmen; das bedeutet, daß sich Umfang, Form und Inhalt des kirchlichen öffentlichen Redens nach dem kirchlichen Selbstverständnis richten[278]. Allerdings birgt dieser sehr weite, vage und wenig greifbare Grundsatz auch Gefahren einer Überdehnung und Aushöhlung dieses Grundrechtes in sich. Die aktuelle Situation im Hinblick auf „Religionsgemeinschaften", wie z.B. sektenähnliche Gruppierungen oder „Scientology", zeigen die Gefahr einer Verlagerung der staatlichen Kompetenz-Kompetenz gegenüber der Gesellschaft hin zu neuen weltanschaulichen Systemen und Gruppen, die mit diesen Rechtspositionen ihre wirtschaftlichen oder politischen Aktivitäten unter den weiten Schutz des Art.4 Abs.2 GG und unter den der Artikel der Weimarer Kirchenrechtsartikel stellen[279]. Aufgrund der beschriebenen Konsequenzen, die sich aus dem weiten Schutzbereich ergeben, ist der Schutzbereich im Rahmen von Güterabwägungen auf den Kernbereich zu begrenzen, auch wenn dieser bei seiner Bestimmung wegen des Rückgriffs auf das kirchliche Selbstverständnis weiterhin sehr weit und unbestimmt sein kann. Eine exakte und klare Festlegung kann und soll nicht vorgenommen werden, weil sonst der Weiterentwicklung bzw. der Veränderung der Kirchen nicht in ausreichendem Maße Rechnung getragen wird.

Obwohl Art.4 Abs.2 GG ein schrankenloses bzw. vorbehaltsloses Grundrecht darstellt, müssen auch hier Schranken bestehen, weil sonst das Gesamtgefüge der Rechtsordnung des Grundgesetzes außer kraft gesetzt würde, wenn es sich bei Art.4 Abs.2 GG um ein unbeschränktes Grundrecht handeln würde. Die Tatsache, daß Art.4 GG ohne ausdrückliche Schranke versehen wurde, soll den hohen Rang dieses Grundrechts im Verhältnis zu anderen Grundrechten darstellen; dies ist bei einer entsprechenden Güterabwägung zu berücksichtigen. Den Grundsätzen des Bundesverfassungsgerichts folgend, kommen Einschränkungen zum Schutz nur gegenüber solcher Rechtsgüter in Betracht, die in der Verfassung selbst verankert

---

[277] Vgl. BVerfGE 53, 366, 387.

[278] Vgl. BVerfGE 24, 236, 247 f.

[279] Vgl. Herzog in Maunz/Dürig, GG-Kommentar, Art.4 RN103 f.

sind und dem Staat zur Beachtung aufgegeben sind[280], wie dies bei Art.5 Abs.1 GG der Fall ist.

b) Anspruch auf kirchliche Drittsendezeiten aus Art.4 GG?

Die Frage ist nun, ob sich aus Art.4 GG ein Anspruch auf eigengestaltete Drittsendungen der Kirchen ableiten läßt. Eine Auffassung hält aufgrund der Funktion des Rundfunks als Medium und Faktor kultureller Daseinsfürsorge, einen unmittelbar aus Art. 4 GG folgenden Anspruch zumindest auf Verkündigungssendungen für berechtigt, läßt jedoch eine eindeutige Stellungnahme letztlich offen, da ein derartiger Anspruch auf jeden Fall in den Bereich der von den öffentlich-rechtlichen Anstalten wahrzunehmenden Grundversorgung fiele[281]. In diesem Sinne wird argumentiert, daß die unmittelbare Übertragung von Gottesdiensten nach dem herkömmlichen Erscheinungsbild und dem Erwartungshorizont so sehr zum allgemeinen Rundfunkangebot gehörten, daß ihre Existenz im Programm für einen Zustand ausgewogener inhaltlicher Vielfalt unerläßlich sei und rundfunkrechtlich eine Pflicht zur Ausstrahlung von Verkündigungssendungen bestehe[282].

Doch auch aus Art. 4 GG sind verfassungsrechtlich begründete „Selbstdarstellungsrechte" gesellschaftlich-relevanter Gruppen im allgemeinen und der Kirchen im besonderen abzulehnen[283]. Die Ablehnung eines verfassungsrechtlichen Anspruchs der Kirchen aus Art.4 GG ist dadurch gerechtfertigt, daß die Kirchen über die Rundfunkgremien in der Form der Rundfunkräte, als den Organen der öffentlich-rechtlichen Rundfunkanstalten am und im Rundfunk beteiligt sind und für die Kirchen die Gewähr besteht, im Gesamtprogramm angemessen zu Wort zu kommen, so daß die rundfunkspezifischen Beteiligungsansprüche dadurch erschöpft sind [284]. Ferner sind die Kirchen aufgrund ihres gesellschaftlichen Wichtigkeitsgrades ohnehin

---

[280] Vgl. Herzog in Maunz/Dürig, GG-Kommentar, Art.4 RN 111f.; BVerfGE 28, 243, 260 f.

[281] Vgl. Link, Neue Medien, 139.

[282] Vgl. Lorenz, Das Drittsendungsrecht der Kirchen, 40, der jedoch im folgenden ausdrücklich unmittelbare Ansprüche auf Berücksichtigung im medialen Programm von gesellschaftlichen Gruppen aus Art.4 GG ausschließt.

[283] Vgl. Bethge, Verfassungsrechtsprobleme der Reorganisation des öffentlich-rechtlichen Rundfunks, 95 ; Hoffmann-Riem, Rundfunkfreiheit durch Rundfunkorganisation, 43.

[284] Vgl. Bethge, Verfassungsrechtsprobleme der Reorganisation des öffentlich-rechtlichen Rundfunks, 95.

schon im Rahmen der elementaren Aufgabe der Informationsvermittlung des Rundfunks Gegenstand der aktuellen Berichterstattung[285].

Aus der Glaubensfreiheit läßt sich somit kein Recht der Kirchen gegen den Staat auf Ermöglichung der religiösen Verkündigung im Rundfunk begründen und religiöse und weltanschauliche Gruppen haben keinen grundrechtlichen Anspruch aus Art. 4 GG im Rundfunk „zu-Wort-zu-kommen" oder berücksichtigt zu werden[286].

c) Verhältnis von Art. 4 zu Art.5 Abs.1 GG bei kirchlichen Äußerungen im Rundfunk

Auch vor dem Hintergrund der hier vertretenen Unterteilung in drei Sendungstypen ist eine exakte Bestimmung des jeweiligen kirchlichen Kommunikationsinteresses, aufgrund der bestehenden fließenden Übergänge in der Zuweisung der einzelnen kirchlichen Äußerungen zu Art.4 GG oder Art.5 GG [287], nicht unproblematisch.

Ein Problem besteht vor allem darin, daß kirchliche Beiträge häufig von einer „Doppelmotivation" getragen sind; zum einen sind sie geistlich-religiös motiviert und damit führe das darin begründete „Anders-Sein" der kirchlichen Äußerung gegenüber den anderen Gruppen zu einem Rückgriff auf Art.4 GG und zum anderen soll der kirchliche Beitrag auch ein Diskussionsbeitrag zum gesellschaftlichen Diskurs darstellen und als einer unter vielen gesellschaftlichen Beiträgen gewertet werden[288]. Diese Überlagerung der religösen und gesellschafts-politischen Motivschichten muß dazu führen, daß in der Güterabwägung der geistlich-religiöse Kontext des kirchlichen Wortes berücksichtigt wird.

Ausgehend von den unterschiedlichen Sendetypen ist die Glaubensfreiheit aus Art.4 GG lex specialis gegenüber Art.5 GG, sofern es um durch die religiöse Überzeugung gebotene Auffassungen bzw. um Fragen der religiösen und

---

[285] Ebenda.

[286] Vgl. Jarass/Pieroth, GG - Kommentar, 1997, Art.4 RN 33 ohne Begründung; auch v.Campenhausen, Staatskirchenrecht, 355 lehnt ein originäres Zugangsrecht der Kirchen zum Rundfunk (hier zum privaten) aus Art.4 GG ab; ebenso v.Mangoldt-Klein-Starck, GG, Kommentar zum GG, Art.4 RN 10 mit der Begründung, daß dem Art.4 GG kein Anspruch auf staatliche Leistungen zu entnehmen ist, durch die die Ausübung der Gewissensfreiheit, der Glaubensfreiheit oder des religiösen Kultus erleichtert oder ermöglicht wird.

[287] Vgl. Schlaich, HdbStKirchR, Bd.2, 1995, 131, 172 f.

[288] Vgl. Meyer-Teschendorf, Staat und Kirche im pluralistischen Gemeinwesen, 1979, 80 f.

weltanschaulichen Verkündigung geht[289]. Als Folge wird daraus geschlossen, daß Einschränkungen einer solchen durch die Bekenntnisfreiheit gewährleisteten Verkündigungen nicht nach der Schrankenregelung des Art. 5 Abs.2 GG zu erfolgen hat, sondern nach den Grundsätzen über die Einschränkung des Art.4 GG.

Auf der anderen Seite tritt dort, wo sich der kirchliche Beitrag in das gruppenpluralistische Meinungskonzert einfügt und als eine Stimme unter vielen erscheint, und der Schwerpunkt in Äußerungen liegt, die über eine reine Erklärung zu Glauben und Bekenntnis hinausführen, der Schutz aus Art.4 GG zugunsten des Schutzes aus Art. 5 Abs.1 GG zurück[290], was im Zusammenhang mit kirchlichen Beiträgen, die sich mit gesellschafts-politischen Inhalten beschäftigen, von Bedeutung ist[291].

3. Art.140 GG i.V.m.137 Abs.3 WRV

a) Allgemeines

In den gemäß Art. 140 GG i.V.m. Art.137 WRV verfassungsrechtlich verbürgten Autonomiebereich der Kirchen fällt nach der Rechtsprechung des Bundesverfassungsgerichts die Verkündigung der kirchlichen Lehre nach innen und nach außen, sowie die Pflege und Förderung des religiösen Bekenntnisses in allen Ausprägungen. Deshalb muß es den Kirchen allein obliegen, ihr Erscheinungsbild in der Öffentlichkeit einschließlich der eigenen Berichterstattung zu bestimmen[292].

Die Frage ist zu stellen, welche Rechte und Positionen in Bezug auf die Medienbeteiligung aus Art.140 GG i.V.m. Art.137 Abs.3 WRV folgen. Der verfassungsrechtliche Anknüpfungspunkt dafür ist das kirchliche Recht auf Selbstbestimmung aus Art. 140 GG i.V.m. Art. 137 Abs.3 S.1 WRV, danach *„ordnet und verwaltet jede Religionsgemeinschaft ihre Angelegenheiten selbständig innerhalb der Schranken des für alle geltenden Gesetzes“*. Mit den

---

[289] Vgl. Jarass/Pieroth, GG- Kommentar, 1997, Art. 4 RN 5; Herzog in Maunz/Dürig; GG-Kommentar, Art.4 RN 18; BVerfGE 32, 98, 107.

[290] Vgl. Ricker/Schiwy, Rundfunkverfassungsrecht, 139 m.w.N., der u.a. als Beispiel für die Anwendung des Art.5 Abs.1 GG den Fall nennt, daß ein Pfarrer aktuelle politische Themen, wie etwa die Begrenzung des Bevölkerungswachstums mittels Schwangerschaftsverhütung kommentiert.

[291] Diese Abgrenzung und die damit verbundene Problematik des Unterschieds der jeweiligen Schrankenregelung ist - so Schlaich, HdbStKirchR, Bd.2, 1995, 131, 173 f. mit Begründung - *„im Ergebnis nur ein gradueller“*.

[292] BVerfGE 18, 385 ff.; 24, 236 ff.; 42, 312 ff.; 46, 73 ff.; 53, 366 ff. 70, 138 ff.

Begriffen „Ordnung“ und „Verwaltung“ umschreibt die Verfassung den gesamten Bereich des Selbstbestimmungsrechts. Die Garantie umfaßt alle erforderlichen Wirkungs- und Einwirkungsmöglichkeiten im und auf den öffentlichen Bereich[293]. Zu den eigenen Angelegenheiten im Sinne dieser Vorschrift gehören alle diejenigen Bereiche der Rechtsetzung, Rechtsprechung und Verwaltung, die *„durch den kirchlichen Auftrag umschrieben und für den Vollzug des Dienstes nach dem Selbstverständnis der jeweiligen Religionsgemeinschaft unentbehrlich“*[294] sind. Eine konkrete Regelung darüber, welches die „eigenen“ Angelegenheiten sind und wie deren Umfang sich im einzelnen darstellt, trifft der §137 Abs.3 S.1 WRV nicht, so daß die Bestimmung des kircheneigenen Bereiches durch Auslegung zu ermitteln ist. Entscheidend ist dabei die Frage, wer für die Bestimmung des Umfanges der kirchlichen Angelegenheiten zuständig ist, d.h., wem die Kompetenz-Kompetenz zusteht. Bei ausschließlich innerkirchlichen Aufgaben, d.h. Bereichen, die im unmittelbaren Zusammenhang mit der geistlich-religiösen Aufgabenwahrnehmung stehen, ist die Zuordnung zu den kircheneigenen Angelegenheiten unproblematisch[295]. In diesem Fall steht allein der Kirche das Recht der eigenen Festlegung von Art und Umfang der zu beurteilenden „eigenen“ Angelegenheiten zu und der Staat hat sich aufgrund der verfassungsrechtlich festgelegten Neutralitätspflicht[296] zu enthalten.

Problematisch und auslegungsbedürftig werden dagegen diejenigen Fälle, in denen kirchliche Tätigkeiten direkt in den staatlichen Bereich eindringen oder zumindest Auswirkungen auf den staatlich-rechtlichen Bereich haben. Das Bundesverfassungsgericht hat die damit verbundenen Abgrenzungsschwierigkeiten und Zuordnungsprobleme in seinem „Bremer Pastorenurteil“ folgendermaßen beschrieben: *„Es gibt kaum eine Angelegenheit, die die Kirchen nach ihrem Selbstverständnis eigenständig zu ordnen berufen sind, die nicht auch einen gesellschaftspolitischen Aspekt hätte. Und es gibt deshalb auch kaum eine Regelung, die nicht mit Auswirkungen „hinübergreift“ in einen Bereich des Öffentlichen, des Gesellschaftlichen, also in den Bereich, innerhalb dessen der Staat ordnen kann.“*[297]. Eine Abgrenzung und Klarstellung dieser Fragestellung ist verfassungsrechtlich vor allem auch deshalb relevant, weil

[293] Vgl. v.Campenhausen, Staatskirchenrecht, 145.

[294] Vgl. v.Campenhausen, in: Nawiasky,. Kommentar zur bayerischen Verfassung, Art.142 RN 20.

[295] Vgl. Mikat, Kirche und Staat in der neueren Entwicklung § 29 RN 25.

[296] Zur Neutralitätspflicht des Staates vgl. Herzog in Maunz/Dürig, GG-Kommentar, Art.4 RN 19, 49 m.w.N.

[297] BVerfGE 42, 312, 334.

für den Fall, daß es sich um rein innerkirchliche Maßnahmen handeln sollte, die in einer unmittelbaren Zweckbeziehung zu dem geistlich-religiösen Auftrag der Kirche stehen und keine unmittelbaren Rechtswirkungen in den staatlichen Zuständigkeitsbereich haben, die Kirchen nicht an die „Schranken des für alle geltenden Gesetzes" gebunden wären[298].

Nach der bereits angesprochenen verfassungsrechtlichen Einheit von Art. 140 GG und Art. 4 GG ist für die Festsetzung des Selbstbestimmungsinhaltes und -umfanges vor allem auf das Selbstverständnis der Kirchen zurückzugreifen[299] und diesem Eigenverständnis ein besonderes Gewicht zuzumessen, wenn es in dem Bereich der durch Art. 4 I GG als unverletzlich gewährleisteten Glaubens - und Bekenntnisfreiheit wurzelt und sich in der durch Art. 4 II GG[300] geschützten Religionsausübung verwirklicht[301]. Dabei orientiert sich das kirchliche Selbstverständnis daran, ob die Kirche ihrem Zweck oder ihrer Aufgabe entsprechend berufen ist, ein Stück der Kirche in dieser Welt wahrzunehmen und zu erfüllen[302]. Unter Berücksichtigung von Art. 4 GG obliegt es also den Kirchen selbst, darüber zu befinden, was zum unverzichtbaren, elementaren Bestand der kirchlichen Ordnung gehört, was demnach schrankenlos gewährleistete eigene Angelegenheit darstellt und dies unabhängig davon, ob die kircheneigenen

---

[298] BVerfGE 18, 385, 387 f. -
In der „Bremer Pastoren"-Entscheidung - BVerfGE 42, 312, 334 - begründet das Gericht die Nichtanwendung der Schrankenregelung folgendermaßen: *„Zu den für alle geltenden Gesetzen können nur solche Gesetze rechnen, die für die Kirche dieselbe Bedeutung haben wie für den Jedermann. Trifft das Gesetz die Kirche nicht wie den Jedermann, sondern in ihrer Besonderheit als Kirche härter, ihr Selbstverständnis, insbesondere ihren geistlich-religiösen Auftrag beschränkend, also anders als den normalen Adressaten, dann bildet es insoweit keine Schranke. Und zweitens: Eine Regelung, die keine unmittelbaren Rechtswirkungen in den staatlichen Zuständigkeitsbereich hat, bleibt eine „innere kirchliche Angelegenheit" auch dann, wenn sie dorthin mittelbare Auswirkungen hat".*

[299] Vgl. BVerfGE 24, 236, 247.

[300] Nach BVerfGE 24, 236, 245f. muß Art. 4 II.GG grundsätzlich extensiv ausgelegt werden. Ferner führte das Gericht in dieser Entscheidung aus, daß die in Art.4 GG verankerte Freiheit der Religionsausübung sich nicht in der althergebrachten Freiheit des religiösen Kultus erschöpfe, sondern daß sie eine allgemeine religiöse Handlungsfreiheit entfalte, nämlich die Freiheit zur Vornahme aller Handlungen, die als Ausfluß religiöser Pflichten durch die Kirche selbst nach ihrem Eigenverständnis betrachtet werden. - Weitere Erläuterungen bei Herzog in Maunz-Dürig, GG- Kommentar, Art.4 RN 102.

[301] Vgl. BVerfGE 53, 366, 401 unter Hinweis auf BVerfGE 24, 236, 246; Art. 4 I und II GG schützt das kirchliche Kommunikationsinteresse in dem religiösen Kernbereich, so ,Stock, Kirchenfreiheit und Medienfreiheit, in ZevKR Band 20, 1975 , 256, 296 m.w.H.

[302] Vgl. BVerfGE 53, 366, 391; 57, 220, 243f.; 70, 138, 162f.

Angelegenheiten Reflexe in dem Bereich des staatlich-politischen Gemeinwesens aufzeigen[303].

Zusammenfassend ist festzuhalten, daß sich die Zuordnung zu den kirchlichen Angelegenheiten nach der objektiven Zweckbeziehung und unter Beachtung des durch Art.4 GG geschützten Selbstverständnisses der Kirchen bemißt[304].

b) Der Öffentlichkeitsauftrag[305] als verfassungsrechtlich geschützte Rechtsposition

Der Öffentlichkeitsbezug beinhaltet eine besondere Nähe zu den Medien, welche in einer besonderen Art und Weise Öffentlichkeit darstellen und schaffen[306]. Der Sendungsauftrag der Kirchen kann somit kraft der Religionsfreiheit in den öffentlichen Raum hineinwirken und an der Lebensvorsorge für die gegenwärtige Gesellschaft und für den modernen Menschen teilnehmen[307]. Als theologische Vorgabe für den Öffentlichkeitsanspruch besteht u.a., daß die Mitteilung der Kirche sich an alle Menschen richtet, was rechtlich seinen Ausdruck findet, daß der Begriff der Öffentlichkeit meint, daß die Kirche einen unbeschränkten Adressatenkreis ansprechen kann und nicht auf eine innerkirchliche Öffentlichkeit beschränkt bleibt[308]. Mit dem Begriff des kirchlichen Öffentlichkeitsauftrages sind die verschiedenen Verfassungsnormen der Art.4, 5, 7 und 140 GG i.V.m. Art. 137 Abs.1, 3, 5, 7, Art. 139 WRV gebündelt worden[309].

Mit Art. 137 Abs.5 WRV wird den Kirchen der Status von Körperschaften des öffentlichen Rechts zuerkannt. Damit nehmen sie auch einen öffentlichen Dienst wahr und werden von der Verfassung als maßgebender „Faktor oder Potenz des

---

303 Zu den Gefahren, die sich aus diesen Überlegungen und den sich daraus ergebenden Konsequenzen für die Güterabwägung vgl. Ausführungen zu Art.4 Abs.1 und 2 GG.

304 Vgl. zu allem Mikat, Kirche und Staat in der neueren Entwicklung § 29 RN 26; vgl. auch die unter Zweiter Teil II. B. 2. a) geäußerten Bedenken im Hinblick auf die Kompetenz-Kompetenz bzgl. der Bestimmung der eigenen Angelegenheiten durch die Kirchen.

305 Zum Öffentlichkeitsauftrag der Kirchen vgl. Erster Teil, I und II.

306 Vgl. Bieger, Religiöse Rede im Fernsehen, 414.

307 Maunz in Maunz/Dürig, GG-Kommentar, Art.140, Art.137 WRV RN 11.

308 Vgl. Schlaich, HdbStKirchR, Bd.2, 1995, 131, 166 f. der diesen „unbeschränkten Adressatenkreis" kirchlicher Redens auch damit begründet, daß eine Beschränkung der Kirchen auf den innerkirchlichen Bereich in einem Widerspruch zur gleichzeitigen Verleihung des öffentlich-rechtlichen Körperschaftsstatus stehen würde.

309 Vgl. Schlaich, HdbStKirchR, Bd.2, 1995, 131, 160 , der noch eine Entscheidung des BVerwG (BVerwGE 18, 14, 15) aufführt, die einem Wahlhirtenbrief die drei Normgruppen - Art. 140 GG i.V.m. 137 Abs.3 WRV, alle allgemeinen Vorschriften des GG und Art.5 GG - zugewiesen hat.

Öffentlichen“ anerkannt[310]. Den Kirchen steht somit eine freie, nichtdiskriminierte öffentliche Wirksamkeit zu. Aufgrund der organisatorischen Trennung von Staat und Kirche gemäß Art.140 GG i.V.m. Art. 137 Abs.1 WRV bedurfte es der besonderen Anerkennung des kirchlichen Öffentlichkeitsauftrages, der eine Trennung von Gesellschaft und Kirche ausschließt[311].

c) Begründung der verfassungsrechtlichen Sonderstellung der Kirchen
Die durch diese Regelungen wichtigsten Privilegien, die den Kirchen durch die Verfassung zugestanden werden, sind ihr öffentlich-rechtlicher Körperschaftsstatus und die damit verbundene Steuerhoheit gegenüber ihren Mitgliedern nach Art. 137 Abs.6 WRV, sowie das kirchliche Selbstbestimmungsrecht hinsichtlich der eigenen Angelegenheiten nach Art. 137 Abs.3 S.1 WRV.

Die Begründung für diese privilegierte rechtliche Stellung der Kirchen, gegenüber den anderen gesellschaftlichen Großgruppen und Verbänden, - wie z.B. den Gewerkschaften oder den verschiedenen Berufsverbänden - ist sehr vielschichtig und im Rundfunksystem von großer Bedeutung. Als entscheidend anzusehen ist die Tatsache, daß die verfassungsrechtlich bevorzugte Rechtsposition der Kirchen eine von staatlicher Seite aus vorgenommene Anerkennung ihrer gesellschaftlichen Bedeutung darstellt, die die Kirchen aufgrund ihres geistlich-religiösen Auftrages und ihrer gesellschaftspolitischen Funktion besitzen. Im gesellschaftspolitischen Kontext kommt den Kirchen die Rolle zu, die sie auch aufgrund ihres Selbstverständnisses einnehmen, nämlich als Sprecher und in Interessenwahrnehmung der gesellschaftlich unterprivilegierten Gruppen aufzutreten[312].

Ein weiterer Gesichtspunkt für die Begründung der kirchlichen Sonderstellung ist eine ihr vom Bundesverfassungsgericht zugesprochene *„allgemeine*

---

[310] Vgl. v. Campenhausen, Staatskirchenrecht, 142 m.w.N.

[311] Vgl. Schlaich, HdbStKirchR, Bd.2, 1995, 131, 165; diese ausdrückliche Anerkennung des Öffentlichkeitsauftrages wird mit dem historischen Hintergrund des „labilen Verhältnisses der Öffentlichkeit zum Christentum“ begründet.

[312] Vgl. Gemeinsame Erklärung der beiden Kirchen „Für eine Zukunft in Solidarität und Gerechtigkeit“ 1997, 96 ff. ;Erster Teil, I./ II.

Kulturfunktion"[313], die jedoch auch anderen gesellschaftlichen Gruppen zugesprochen werden muß.

Dabei ist zu berücksichtigen, daß den Kirchen nicht nur aufgrund ihrer großen sozialen Bedeutung[314] auch organisationsrechtlich ein entsprechender Status zugestanden wird; vielmehr ist als ein weiterer entscheidender Gesichtspunkt für die kirchliche Sonderstellung ihr moralisch-ethisches Mandat[315] und damit verbunden ihre wertbildende und werterhaltende Funktion zu sehen[316]. Dabei vertritt die Kirche im Gegensatz zu den anderen gesellschaftlichen Großgruppen keine Partikular- bzw. Teilinteressen des gesellschaftlichen Lebens[317], sondern fungiert als Integrationskraft und richtet ihr Handeln im Gegensatz zu den auseinanderstrebenden, meist ökonomisch motivierten Sonderinteressen der Gesellschaftsgruppen an dem verbindenden Gesamtinteresse aus, das vom Staat immer schwerer bestimmt und verwirklicht werden kann[318]. Das Bundesverfassungsgericht hat die besondere Stellung der Kirche in seinem Urteil vom 21.9.1976 über das Mandat der bremischen Pastoren anerkannt und

---

313 BVerfGE 19, 206, 223; vgl. auch Schlaich, HdbStKirchR, Bd.2, 1995, 131, 178 f.; zur Kulturpflege vgl. Busch, Die Lindauer Vereinbarung und die ständige Vertragskommission der Länder, 68 ff.

314 Die Evangelische Kirche und die Katholische Kirche sind mit über 1 Millionen Mitarbeitern, vor allem in sozialen Einrichtungen, wie Alters-, Pflege-, Kinderheimen und Krankenhäusern, nach dem Staat, der zweitgrößte Arbeitgeber in der Bundesrepublik.

315 Vgl. Isensee, Verfassungsgarantie ethischer Grundwerte und gesellschaftlicher Konsens, in NJW 1977, 545, 551.

316 Vgl. Meyer-Teschendorf, Der Körperschaftsstatus der Kirchen in AöR 1978, 289, 320.

317 Wie z.B. die Gewerkschaften, Arbeitgeberverbände oder andere Berufsverbände, die nicht - so Schlaich, HdbStKirchR, Bd.2, 1995, 131, 176 f. - die „*besondere Freiheit der Kirchen*" besitzen, die sie zu einem wichtigen gesellschaftlichen Dialogpartner macht.

318 Vgl. Mahrenholz, Die Kirchen in der Gesellschaft der Bundesrepublik, 41.
Mahrenholz begründet die Sonderstellung der Kirchen weiter damit, daß aufgrund der immer stärker zunehmenden Segmentierung und Individualisierung der Gesellschaft, homogene Großgruppen zur Durchführung eines gesellschaftspolitischen Diskurses dringend erforderlich sind, um bei den bestehenden gesellschaftspolitischen Problemen einen möglichst breiten Konsens zu erreichen bzw. zunächst erst einmal Gesprächspartner zu haben, die eine relativ große Anzahl der Bevölkerung hinter sich wissen. -Dieses Argument rechtfertigt zwar nicht die Sonderstellung der Kirche gegenüber den anderen gesellschaftlichen Großgruppen, jedoch stellt die Kirche unter den übrigen Gruppen noch die homogenste und umfangreichste dar, so daß ein Interesse daran bestehen muß, sie trotz der bestehenden Neutralitätspflicht des Staates (Art.137 Abs.1 WRV) zu stabilisieren, damit sie ihrer gesamtgesellschaftlichen Verantwortung gerecht werden kann.

dahingehend formuliert, daß *„die Kirche ähnlich wie der Staat den Menschen als Ganzes in allen Feldern seiner Betätigung und seines Verhaltens anspreche und (rechtliche oder sittlich-religiöse) Forderungen an ihn stelle“*[319].

Die Aufgabe und Funktion, die die Kirche demzufolge einnimmt, läßt sich mit dem Begriff einer *„Grundwerteträgerschaft“* beschreiben, wobei jedoch zu beachten ist, daß die Verfassung, die die Kirche aufgrund ihres moralischen Mandates privilegiert, ihr aber dadurch kein Grundwerte-Monopol zugestanden bzw. verschafft hat[320]. Die besondere Bedeutung der Kirchen für die Grundwerte in der Gesellschaft wird auch in der politischen Grundwerte-Diskussion übereinstimmend anerkannt. Dafür beispielhaft ist die Äußerung von Bundeskanzler *Schmidt* in der Regierungserklärung vom 16.12.1976: *„Das öffentliche Wirken der Kirchen und Religionsgemeinschaften vermag, wird es von ihren Angehörigen getragen, ethische Grundüberzeugungen und Werthaltungen in der Gesellschaft lebendig zu erhalten und zu entwickeln*[321].

Im Zusammenhang mit dem kirchlichen Öffentlichkeitsauftrag und -anspruch[322] ist zu berücksichtigen, daß bei dessen Verwirklichung die Kirche, wie die anderen gesellschaftlich relevanten Kräfte, als Teil der pluralistischen Gesellschaft „überindividuelle“, das heißt die Allgemeinheit angehende und diese interessierende Ziele verfolgt und dabei eine öffentlich Funktion erfüllt. Denn im

---

[319] BVerfGE 42, 312, 333. Um seiner Auffassung noch größeres Gewicht zu verleihen, hat das Gericht in dieser Entscheidung Regierungserklärungen der Bundeskanzler Brandt (v.18.1.1974 - Bulletin 1973, 56) und Schmidt (v.17.5.1974 - Bulletin 1974, 604) wörtlich zitiert: *"Wir (die Regierung) betrachten die Kirchen nicht als eine Gruppe unter den vielen der pluralistischen Gesellschaft und wollen ihren Repräsentanten darum auch nicht als Vertretern bloßer Gruppeninteressen begegnen. Wir meinen im Gegenteil, daß die Kirchen in ihrer notwendigen geistigen Wirkung um so stärker sind, je unabhängiger sie sich von überkommenen sozialen oder Parteilichen Bindungen machen. Im Zeichen deutlicher Freiheit wünschen wir Partnerschaft"* - so das BVerfGE 42, 312, 331.

[320] So auch Isensee, Verfassungsgarantie ethischer Grundwerte und gesellschaftlicher Konsens, in NJW 1977, 545, 551; der in diesem Zusammenhang weiter ausführt, daß *„die Pflege der ethischen Homogenitätsbasis“* nicht die exklusive oder gar vorrangige Aufgabe des Staates sei, sondern er sich dies mit allen Gesellschaftskräften teile. Seiner Auffassung nach, tue der Verfassungsstaat gut daran, wenn er mit den gesellschaftlichen Ordnungsfaktoren und Kräften in *„planvoller Arbeitsteilung“* kooperiere, um das moralische Fundament der Gesellschaft zu stärken. Für eine solche Zusammenarbeit, im konkreten Fall zwischen Staat und Kirche, biete das Grundgesetz mit seinen staatskirchenrechtlichen Regelungen die institutionellen Voraussetzungen.

[321] Bulletin v.17.12.1976, Nr. 135 / S.1299.

[322] Vgl. hierzu Erster Teil I./II.

Bereich des Öffentlichen findet derjenige notwendige gesellschaftliche Diskurs statt, der das für das Gemeinwesen Relevante in politischen, geistigen und sozialen Fragen behandelt[323]. Dabei handelt es sich um den für die demokratische Gesellschaftsordnung elementaren öffentlichen und freien Meinungsbildungsprozeß.

Die verfassungsrechtliche Sonderstellung der Kirchen wird vor allem als Reaktion auf die historische Gefährdungslage der Kirchen gesehen[324], die u.a. in der Zeit des Nationalsozialismus gegeben war.

Außerdem haben die Kirchen einen legitimen Anspruch, die Allgemeinheit über wichtige Vorgänge des kirchlichen Lebens und erst recht über ihre Auffassungen zu wichtigen Problemen des gesellschaftlichen und politischen Lebens zu unterrichten. Neben der Information der Gesellschaft, dient diese Unterrichtung darüber hinaus auch der inneren Integration der Kirchen, die weitgehend nur noch auf diese Weise sichergestellt werden kann. Wenn es richtig ist, daß in den letzten 20 Jahren die Integration der kontinentaleuropäischen Gesellschaften vor allem vom Zustand ihrer Information abhängig ist, so ist dies auch auf die großen gesellschaftlichen Gruppen, damit auch für die Kirchen, gültig. Ohne die breite und umfassende Möglichkeit solcher Informationstätigkeit über kirchliches Wirken und Leben wäre die verfassungsrechtliche Bestandsgarantie der Kirchen weitgehend in Frage gestellt[325].

Die verfassungsrechtliche kirchliche Sonderstellung wird jedoch auch zum Teil kritisiert, mit der Begründung, daß diese Sonderstellung auf andere - nicht unbedingt rein rechtliche - Grundlagen zurückzuführen ist, wonach für die kirchlichen Rechtspositionen auch u.a. *„eine über die Jahrzehnte überaus günstige Karlsruher Judikatur, die immer auf die Besonderheiten der Kirchen in der verbandsimprägnierten Demokratie abstellt“* verantwortlich sei oder es wird auf die Tatsache verwiesen, daß *„auf seiten der berufsmäßigen Exegeten nicht*

[323] Vgl. dazu Meyer-Teschendorf, Der Körperschaftsstatus der Kirchen in AöR 1978, 289, 303 m.w. H.

[324] Vgl. Bethge, Verfassungsrechtsprobleme der Reorganisation des öffentlich-rechtlichen Rundfunks, 95, der diese Sonderstellung mit dem Argument des Grundsatzes der „privilegienfeindlichen Demokratie“ - so BVerfGE 40, 296, 317 - in Frage stellt.

[325] Vgl. Herzog, Kirche und Massenmedien in HdbStKirchR, 1975, Bd. II, 419.

selten in einzigartiger Weise juristische, intellektuelle und glaubensorientierte Deutungsmuster in eins fließen würden"[326].

Aus Art.140 GG i.V.m. Art.137 Abs.3 WRV wird den Kirchen zwar einen Positivstatus gegenüber dem Staat eingeräumt und eine Öffentlichkeitsfunktion anerkannt, jedoch läßt sich ein Anspruch auf Sendezeit unmittelbar aus dieser Grundgesetznorm nicht ableiten[327].

d) Verhältnis von Art.4 GG zu Art.140 GG i.V.m. Art.137 Abs.3 WRV

Im Zusammenhang mit der Geltendmachung des Art.4 GG durch die Kirchen ist zunächst auf das Verhältnis zu Art. 140 GG i.V.m. Art. 137 Abs.3 WRV einzugehen.

Nach einer Auffassung stehen Art. 4 und Art. 140 GG i.V.m. Art. 137 Abs.3 WRV in „engstem Zusammenhang" und bilden ein „organisches Ganzes"[328]. Dies hätte als äußerste Konsequenz zur Folge, daß die den Kirchen durch Art.140 GG eingeräumte privilegierte Stellung teilweise aufgehoben würde. Sicherlich ist aufgrund der tatsächlichen gesellschaftlichen Entwicklungen im Hinblick auf den Rückgang des kirchlichen Einflusses, der sich u.a. in der Zunahme der Kirchenaustritte und einem sehr starken Zulauf anderer weltanschaulicher und spiritueller Gruppierungen und sektenähnlichen Zusammenschlüssen zeigt, eine

---

[326] Vgl. Bethge, Besprechung von Lorenz, Drittsendungsrecht der Kirchen, insbesondere im privaten Rundfunk, in DVBl. vom 1.6.1989, 579.

[327] Vgl. Fuhr, Kommentar zum ZDF-Staatsvertrag, 149.
Anderer Auffassung - Lorenz, Das Drittsendungsrecht der Kirchen, 42 f. - kommt zu dem Ergebnis, daß die Fernhaltung der Kirchen vom Rundfunk, als einem vorerst noch staatlich organisierten Raum einer Einschränkung glaubensgemäßer Betätigung in ihrem Kernbereich gleichkomme. Der Zugang zum Rundfunk stelle zudem eine Ausgestaltung dar, die die besondere kirchliche Stellung berücksichtige. Ein Gesetz, das einen solchen Zugang verwehre, würde sich als rechtsgrundlose Schranke des kirchlichen Rederechts dartsellen. - Doch mit dieser Argumentation wird der zwingend erforderliche rundfunkrechtliche Kontext übersehen, auch wenn im Zusammenhang mit voriger Begründung, darauf verwiesen wird, daß es sich dabei um „eine höhere Ebene spezieller und zusätzlicher grundrechtlicher Verbürgung" handelt.
Ebenso Link/Pahlke, Kirchliche Sendezeiten in Rundfunk und Fernsehen, in AöR 1983, 248, 259 f. ‚die aus der Konkretisierung der Art. 140 GG i.V.m. Art.137 Abs.3 WRV entsprechende Zulassungs- und Teilhabeansprüche - nach Maßgabe des Gleichheitssatzes - in einem auf Institutionalisierung von pluralistischer Teilhabe beruhenden Rundfunksystem ableiten. - Zu dieser Meinung sei auf die Argumentation zur Ablehnung des „Rundfunkfreiheit als Gruppenrecht" unter Zweiter Teil III. B. 1. b) (2) verwiesen.

[328] Vgl. Jarass/Pieroth, GG- Kommentar, 1997, Art. 4 RN 2.

Überprüfung der verfassungsrechtlichen Privilegierung gerechtfertigt. Eine derartige Aufhebung einer verfassungsrechtlich zugestandenen Position läßt sich jedoch aus der diesbezüglichen aktuellen gesellschaftlichen Entwicklung nicht ableiten[329]. Vielmehr erscheint - auch nach der hier vertretenen Auffassung - im Rahmen einer Güterabwägung und der damit verbundenen Herstellung einer praktischen Konkordanz zweier widerstreitender Grundrechte, bei den kirchlichen Schutzgütern eine etwas zurückhaltendere Position gerechtfertigt.

Eine andere Meinung nimmt eine Gleichstellung der „inneren bzw. eigenen Angelegenheiten " der Kirchen nach Art.140 GG i.V.m Art.137 Abs.3 WRV mit dem Schutzbereich des Art.4 GG vor[330]. Dies erscheint jedoch sachgerecht, denn nicht jede kirchliche Äußerung, die als Ausfluß einer kircheneigenen Angelegenheit i.S.d.Art.137 Abs.3 WRV betrachtet wird, muß auch gleichzeitig in den Schutzbereich des Art.4 GG fallen. Wobei jedoch bei einer „religiösen Sendung" ein Grundrechtsbezug zu Art.4 GG zwingend erforderlich wäre, um daraus eine entsprechende rechtliche Zuordnung der speziellen Sendung ableiten zu können [331]. Ferner wird vertreten, die beiden Vorschriften nebeneinander stehen zu lassen. Es wird den Kirchen somit auch ein Schutz von bestimmten Verhaltenstendenzen und Bedürfnissen zugebilligt, die nicht unmittelbar aus denen ihrer Gläubigen oder deren demokratischer Zustimmung erwachsen sind, sondern die sich auch primär aus dem Selbstverständnis der Kirche ergeben können. Das bedeutet, daß auch den Kirchen, als einer gesellschaftlichen Gruppierung von Verfassungs wegen, ein erhebliches kirchliches Eigenleben z.B. im Zusammenhang mit der Wahl der Aufgaben zugestanden wird[332].

Unabhängig von der dogmatischen Klärung dieser Frage des Verhältnisses zwischen den beiden Grundrechten ist festzustellen, daß die Kirchen die in Art.4 Abs.1 und 2 GG verankerten Grundrechtspositionen für sich geltend machen können und somit Grundrechtsträger des Art.4 GG sein können. Das ergibt sich aus der Qualifikation der Kirchen aus Art.140 GG in Verbindung mit den entsprechenden Artikeln der Weimarer Reichsverfassung, wonach sie gegenüber

329 Vgl. Maurer, die verfassungsrechtliche Grundlage des Religionsunterrichts, in Festschrift für Zacher, 1998, 577, 589 f. der darauf hinweist, daß die Schwelle für einen Verfassungswandel nicht zu gering anzusetzen sind und vorübergehende Zeitströmungen oder nur graduelle Veränderungen noch keinen Grund dafür darstellen.

330 Vgl. Herzog, HdbStKirchR, 1975, Bd..2, S.417, 427.

331 Link/Pahlke, Kirchliche Sendezeiten in Rundfunk und Fernsehen, in AöR, Bd.108,1983, 248, 271 f.

332 Vgl. Herzog in Maunz/Dürig, GG-Kommentar, Art.4 RN 28-31.

den anderen Massenverbänden nicht zu benachteiligen, sondern zu bevorzugen sind und sie demnach zu denjenigen juristischen Personen gehören müssen, die Art. 4 Abs.1 und 2 GG geltend machen können. Ferner wird gerade die Ausübung des Art.4 GG als eine eigene Angelegenheit der Kirchen nach Art.137 Abs.3 WRV angesehen[333].

4. Ergebnis

Aus den Grundrechten Art.4 und 140 GG i.V.m. 137 Abs.3 WRV und Art.5 Abs.1 S.1 und S.2 GG lassen sich keine unmittelbaren grundrechtlichen Ansprüche der Kirchen auf Einräumung von Drittsendezeiten ableiten.

Aufgrund der rundfunkrechtlichen Grundannahmen und der Ausgestaltung des Rundfunksystems, läßt sich kein Anspruch auf Drittsendungen der Kirchen unmittelbar aus der Verfassung bzw. aus einer Grundgesetznorm ableiten[334], sondern es steht im Ermessen des einfachen Gesetzgebers, den Kirchen Sendezeiten einzuräumen[335]. Hinzu kommt, daß sich aus Art. 4 GG kein Recht gegen den Staat auf Ermöglichung der religiösen Verkündigung begründen läßt[336] und keine Leistungsrechte gegenüber Dritten folgen, für deren Sicherung den Staat eine Garantenpflicht trifft[337]. Bei einem institutionellen Verständnis der Rundfunkfreiheit aus Art.5 Abs.1 S.2 GG lassen sich zudem originäre Zugangsrechte weder aus kirchlichen Rechtspositionen noch aus solchen der Rezipienten begründen[338].

Aus der Tatsache, daß alle öffentlich-rechtlichen Rundfunkanstalten den Kirchen eigene Sendezeiten einräumen und dafür in fast allen einfachgesetzlichen Regelungen - mit Ausnahme des Radio-Bremen Gesetzes, der SFB-Satzung und dem Gesetz über den Hessischen Rundfunk[339] - eine Rechtsgrundlage besteht, kann jedoch nicht der Schluß gezogen werden, daß sich ein Anspruch auf

---

333 Vgl. Herzog in Maunz/Dürig, GG-Kommentar, Art.4 RN 38 - 41 m.w.N.

334 Vgl. Herzog in Maunz/Dürig, GG-Kommentar, Art.4 RN 86; Fuhr, Kommentar zum ZDF-Staatsvertrag, 148; Vogt, Kirche und Fernsehanstalten, 88 m.w.N.

335 Vgl. Fuhr, Kommentar zum ZDF-Staatsvertrag, 149; Bethge, Verfassungsrechtsprobleme der Reorganisation des öffentlich-rechtlichen Rundfunks, 95.

336 Vgl. Herzog in Maunz/Dürig, GG-Kommentar, Art.4 RN 86.

337 Vgl. Link, HdbStKirchR, Bd.2, 1995, 251, 281.

338 Ebenda.

339 Vgl. Zweiter Teil II. C

Einräumung von eigener Sendezeit unmittelbar aus der Verfassung ableiten läßt. Den Gesetzen kann allenfalls indizielle Wirkung zugesprochen werden, da die Verfassung nicht authentisch durch einfache Gesetze ausgelegt werden kann[340].

IV. Kirchliche Drittsendezeiten und Rundfunkfreiheit

Nachdem die verfassungsrechtlichen Grundlagen der kirchlichen Drittsendezeiten abgeklärt worden sind und ein diesbezüglicher unmittelbarer Grundrechtsanspruch nicht festgestellt wurde, wird nun ausgehend von der Rundfunkfreiheit, das Subjekt der Prüfung gewechselt und die diesbezügliche verfassungsrechtliche Stellung der Rundfunkanstalten einer verfassungsrechtlichen Überprüfung der kirchlichen Drittsendezeiten zu Grunde gelegt.

Da für die öffentlich-rechtlichen Rundfunkanstalten neben der Rundfunkfreiheit nach Art. 5 Abs.1 S.2 GG aufgrund ihrer Rechtsstellung als juristische Personen des öffentlichen Rechts keine weiteren Grundrechte in Betracht kommen[341], wird die Prüfung ausschließlich auf der Grundlage der Rundfunkfreiheit durchgeführt.

A. Schutzbereich der Rundfunkfreiheit

Der Schutzbereich der Rundfunkfreiheit bestimmt sich nach der Funktion des Rundfunks als Medium und Forum der öfffentlichen Meinungsbildung[342]. Als geschütztes Verhalten umfaßt die Rundfunkfreiheit alle wesensmäßig mit der Veranstaltung von Rundfunk zusammenhängenden Tätigkeiten, von der Beschaffung der Informationen und Produktion der Sendungen, der Entscheidung über die Art und Weise der Darstellung einschließlich der Bestimmung darüber, welche der verschiedenen Formen von Sendungen hierfür gewählt werden, bis hin zu ihrer Verbreitung[343]. Der materielle Kern der Rundfunkfreiheit und ihres grundrechtlich garantierten Schutzbereiches liegt in der freien Gestaltung der

---

340 Vgl. Bethge, Verfassungsrechtsprobleme der Reorganisation des öffentlich-rechtlichen Rundfunks, 91.

341 Vgl. dazu BVerfGE 31, 314, 322; 59, 231, 254 f.; BVerfG NJW 1988, 1715. Ebenso Ricker/Schiwy, Rundfunkverfassungsrecht, 144, wo im Zusammenhang mit Art.14 GG auf dessen fehlende Anwendbarkeit auf öffentlich-rechtliche Rundfunkanstalten wegen Art.19 Abs.3 GG eingegangen wird.
Art.12 Abs.1 GG ist für öffentlich-rechtliche Anstalten nicht anwendbar weil - so Bethge, Die verfassungsrechtliche Problematik der Zulassung von Rundfunkveranstaltern des Privatrechts, 94 - „eine Gewerbefreiheit der öffentlichen Hand" im allgemeinen und vor allem Bereich der Rundfunkfreiheit, die dem Gebot der Staatsfreiheit unterliegt, begriffsnotwendig ausscheidet.

342 Vgl. Pieroth/Schlink, Staatsrecht II, 1997, RN 573 ff.

343 Vgl. BVerfGE 35, 202, 223; 77, 65, 74; 91, 125, 135.

Rundfunksendungen[344], worunter die umfassende Programmgestaltungsfreiheit[345] zu verstehen ist, die sich auf eine freie Auswahl und Gestaltung der Programminhalte bezieht[346]. Nach der Rechtsprechung des Bundesverfassungsgerichts ergibt sich somit, daß die gesamte der Meinungsvielfalt dienende Programmtätigkeit in den Schutzbereich der Rundfunkfreiheit fällt[347].

Träger der Rundfunkfreiheit sind die öffentlich-rechtlichen Rundfunkanstalten[348]; ihr vom Staat unabhängiger Status dient der Verwirklichung dieses Grundrechts[349]. Die Inanspruchnahme des Grundrechts der Rundfunkfreiheit durch die öffentlich-rechtlichen Rundfunkanstalten wird trotz der grundsätzlichen Ablehnung der Grundrechtsberechtigung für juristische Personen des öffentlichen Rechts[350], aber wegen der „unmittelbaren Zuordnung der Rundfunkanstalten zu dem durch die Rundfunkfreiheit geschützten Lebensbereiches"[351] und wegen der Tatsache, daß für den Rundfunk das allgemein gültige Gebot der Staatsfreiheit[352] gilt, anerkannt. Die Grundrechtsfähigkeit steht den öffentlich-rechtlichen Rundfunkanstalten somit zweckgerichtet zur Wahrung des ihnen spezifisch zugeordneten Freiheitsbereiches zu[353]. Damit ergibt sich die Besonderheit, daß die öffentlich-rechtlichen Rundfunkanstalten sowohl Grundrechtsberechtigte, als auch in ihrer Eigenschaft als juristische Personen des öffentlichen Rechts Bestandteil der vollziehenden Gewalt im Sinne des Art. 1 Abs.3 GG, Grundrechtsverpflichtete sind [354].

---

344 Vgl.BVerfGE 59, 231, 260.

345 Vgl. Herzog in Maunz/Dürig, GG-Kommentar, Art.5 Abs.I, II RN 202.

346 Vgl. Billstein, Rundfunksendezeiten für amtliche Verlautbarungen, 41 m.w.N.

347 Vgl. BVerfGE 59, 231, 257 f., 260.

348 Vgl. BVerfG in NJW 1998, 2659 ff.; Ladeur, Grundrechtskonflikte in der dualen Rundfunkordnung, in AfP 2/98, 141, 143; Herzog in Maunz/Dürig, GG-Kommentar, Art.5 Abs.I, II RN 210.

349 Vgl. BVerfGE 31, 314, 322; 59, 231, 254.

350 Vgl. Pieroth/Schlink, Staatsrecht II, 1997, RN 154.

351 BVerfGE 83, 238, 322.

352 Vgl. Zweiter Teil I. A. und B.

353 Vgl. BVerfGE 59, 231, 254; 74, 297, 317; 75, 192, 196 f.

354 Das Bundesverfassungsgericht - BVerfGE 14, 121, 133 - hat dies im Zusammenhang mit Drittsendezeiten für politische Parteien anerkannt.

Auf andere Grundrechte als die Rundfunkfreiheit aus Art.5 Abs.1 S.2 GG können sich die öffentlich -rechtlichen Rundfunkanstalten aufgrund ihrer Rechtsstellung nach der Rechtsprechung des Bundesverfassungsgerichts nicht berufen[355].

B. Eingriff in den Schutzbereich der Rundfunkfreiheit

1. Vorliegen eines hoheitlichen Eingriffs

Voraussetzung für eine Güterabwägung ist die Tatsache, daß ein Eingriff in den entsprechenden Schutzbereich vorliegt. Fraglich ist demnach, ob die Bestimmungen bezüglich der Einräumung von Drittsendezeiten in den landesrechtlichen Rundfunkgesetzen oder Staatsverträgen - wobei von denjenigen Regelungen ausgegangen wird, die entweder alle drei Sendetypen vom Drittsendungsrecht erfaßt sehen[356] oder gar keine Differenzierung vornehmen[357] - einen Eingriff in den Schutzbereich des Art.5 Abs.1 S.2 GG darstellen.

Ein Eingriff ist jedes staatliche Handeln, das dem einzelnen ein Verhalten, das in den Schutzbereich eines Grundrechts fällt, unmöglich macht, gleichgültig, ob diese Wirkung final oder unbeabsichtigt, rechtlich oder tatsächlich, mit oder ohne Befehl und Zwang erfolgt[358].

2. Ausgestaltungsvorbehalt

Die Bestimmungen zu den Drittsendezeiten in den entsprechenden Landesgesetzen bzw. Staatsverträgen würden dann nicht einen Eingriff in den Schutzbereich der Rundfunkfreiheit darstellen, wenn sie als Konkretisierung des aus dem objektiv-rechtlichen Gehalt der Rundfunkfreiheit abzuleitenden Ausgestaltungsvorbehalts angesehen werden.

Fraglich ist demnach, ob die Einräumung von Drittsendezeiten eine zulässige Ausgestaltung der Rundfunkfreiheit darstellt. Allgemein formuliert ist die Ausgestaltung bzw. Konkretisierung eines Grundrechts immer dann gegeben, wenn dessen Schutzbereich intakt bleibt, d.h. nicht beeinträchtigt, beschränkt oder verkürzt wird[359].

---

[355] Vgl. BVerfGE 31, 314, 322; 59, 231, 254 f.

[356] Wie z.B. die Regelung des § 11 Abs.3 ZDF-StaatsV:
„*....sind auf Wunsch angemessene Sendezeiten für die Übertragung sonstiger religiöser Sendungen, auch solcher über Fragen ihrer öffentlichen Verantwortung, zu gewähren*“; vgl. auch Zweiter Teil II. A. 3.

[357] Wie z.B. die Regelung des § 14 Abs.3 MDR-StaatsV:
„*... sind auf Wunsch angemessene Sendezeiten zur Übertragung religiöser Sendungen einzuräumen*“.

[358] Vgl. statt vieler Pieroth/Schlink, Staatsrecht II,1997, RN 207.

[359] Vgl. Pieroth/Schlink, Staatsrecht II, 1997, RN 209; Jarass, GG-Kommentar, 1997, Art.5 RN 35.

Im konkreten Fall wäre die Ausgestaltung dann zulässig, wenn die Drittsendezeit der Sicherung der Rundfunkfreiheit bzw. des mit ihr verfolgten Zwecks dienen würde[360]. Normziel der Rundfunkfreiheit im Sinne eines institutionellen Verständnisses ist die dienende Funktion zur Gewährleistung freier, umfassender und wahrheitsgemäßer Meinungsbildung, woraus das Vielfaltspostulat abzuleiten ist, das der Gesetzgeber in der Weise sicherzustellen hat, *„daß der Rundfunk nicht einer oder einzelnen gesellschaftlichen Gruppen ausgeliefert wird und die in Betracht kommenden Kräfte im Gesamtprogramm angemessen zu Wort kommen können"*[361]. Der Rundfunk kann diese Funktion als neutrales Medium im öffentlichen Meinungsbildungsprozeß nur dann erfüllen, wenn seine Programmgestaltungsfreiheit sichergestellt ist. Der durch diese Freiheitsgewährleistung gekennzeichnete verfassungsrechtliche Status des Rundfunks ist von daher die Bedingung seiner Funktion[362]. Aus diesem Normziel läßt sich zwar eine Berücksichtigung einzelner Gruppen im Gesamtprogramm, d.h. im medialen, vom Rundfunkveranstalter verantworteten Programm begründen, aber gerade nicht einen aus der Programmverantwortung und dem Gesamtprogramm „ausbrechenden" Sendetypus, wie die eigengestalteten Drittsendungen. Denn diese wirken im Zusammenhang eines ansonsten durch journalistische Vermittlung von Meinungen und Tatsachen geprägten öffentlich-rechtlichen Rundfunks[363] wie Fremdkörper und stellen anders ausgedrückt eine *„außenplurale Eingabe"* [364] bzw. *„außenpluralistische Splitter im Integrationsrundfunk"* dar[365].

Aus dem Normverständnis der Rundfunkfreiheit ergibt sich, daß der materielle Kern des grundrechtlichen Schutzes der Rundfunkfreiheit in der freien Gestaltung der Rundfunksendungen besteht, wobei es vor allem auf die Auswahl und Gestaltung der Programminhalte ankommt. Eben diese Programmgestaltungsfreiheit wird durch eine von außenstehenden Dritten gestaltete und verantwortete Sendung eingeschränkt, so daß eine Ein- bzw.

---

360 Vgl. Jarass, GG-Kommentar, 1997, Art.5 RN 37.

361 BVerfGE 12, 205, 262 f.; 57, 295, 325; 90, 60, 88.

362 Vgl. Billstein, Rundfunksendezeiten für amtliche Verlautbarungen, 47.

363 Vgl. Zweiter Teil III. B. 1. b) (2), wo dargestellt wird, daß die redaktionellen Sendungen das Charakteristikum des öffentlich-rechtlichen Rundfunks im Gegensatz zu den Drittsendungen darstellen.

364 Vgl. Ricker/Schiwy, Rundfunkverfassungsrecht, 394.

365 Vgl. Neumann/Wesener, Rundfunkfreiheit, DVBl. 1984, 914, 916.

Beschränkung des Schutzbereiches gegeben ist[366]. Dies wird auch durch den Entzug der inhaltlichen Programmverantwortung aus dem Verantwortungsbereich des Intendanten deutlich, dem lediglich ein Restbestand an inhaltlicher Prüfungskompetenz verbleibt[367].

Zwar sind mittelbare Beeinträchtigungen und Beschränkungen der Kommunikationsgrundrechte aus Art.5 Abs.1 GG durch gesetzliche Bestimmungen häufig unvermeidlich und auch zulässig[368], doch darf dies nicht dazu führen, Eingriffe in einen zentralen Bestandteil der Rundfunkfreiheit, wie die Programmgestaltungsfreiheit, zu ermöglichen. Dies würde der besonderen Bedeutung der Kommunikationsgrundrechte für die demokratische Gesellschaft und im Besonderen der Rundfunkfreiheit widersprechen.

Eine andere Meinung sieht gerade durch kirchliche Drittsendungen auf der Grundlage von materiell-rechtlichen Bindungen zur Sicherung der Vielfaltsanforderungen, die aus dem objektiv-rechtlichen Gehalt der Rundfunkfreiheit folgen, die Realisierung des verfassungsrechtlich vorgegebenen Vielfaltsstandards ermöglicht[369].

Doch diese Auffassung verkennt, daß gerade durch die Inanspruchnahme von eigengestalteten Drittsendungen die Rundfunkveranstalter nicht mehr frei über Gestaltung, Art und Umfang und Einteilung ihrer Sendezeit verfügen können und von daher in ihrer verfassungsrechtlich geschützten Programmgestaltungsfreiheit beschränkt sind, die hier nicht als eine bloß formelle Beschränkung der

---

366 Nach dem Bundesverfassungsgericht - 59, 231, 258 ff. - stellt vor allem die staatliche Einflußnahme auf Auswahl, Inhalt und Ausgestaltung des Programms eine Beeinträchtigung dar ; zum Schutzbereich der Rundfunkfreiheit vgl. Zweiter Teil, IV. A..

367 Vgl. Zweiter Teil III. A. 2.b).

368 So z.B. BVerfGE 50, 234, 241, wonach aufgrund der Vorschriften der §§ 169 ff. GVG (über Öffentlichkeit und Sitzungspolizei), die allgemeine Gesetze im Sinne von Art.5 Abs.2 GG darstellen, Pressevertreter von einer Gerichtsverhandlung ausgeschlossen werden .

369 Vgl. Lorenz, Das Drittsendungsrecht der Kirchen, 58 f.; Link/Pahlke, Kirche und privater Rundfunk, 32; wobei diese Argumentation sich bei den hier aufgeführten Stellen auf die Frage der Drittsendeansprüche im privaten Rundfunk bezieht, jedoch für die Fragestellung ob es sich bei Drittsendezeiten um eine Ausgestaltungsregelung oder einen Eingriff handelt auch im öffentlich-rechtlichen Rundfunk zu diskutieren ist.
Lorenz, Das Drittsenderecht der Kirchen, 47, sieht dagegen bei der Erfüllung des Anspruchs auf Einräumung von kirchlichen Drittsendezeiten im öffentlich-rechtlichen Rundfunk keine Schwierigkeiten, da - aufgrund des Fehlens gegenläufiger Grundrechtspositionen Privater - die Stellung der Kirchen bei der von der Rundfunkfreiheit dirigierten Ausgestaltung des Rundfunksystems ohne weiteres in entsprechende subjektive Rechte umgesetzt werden könne.

Rundfunkfreiheit anzusehen ist und somit einen Eingriff in die Rundfunkfreiheit darstellt[370].

Auch die Tatsache, daß die Drittsendezeiten einen Beitrag zu einer interessengerechten Ausgestaltung und Konkretisierung des Ausgewogenheits- und Pluralismusgebots - im Sinne des Normziels der Rundfunkfreiheit - darstellen und unter diesem Gesichtspunkt für Rechtsklarheit bei der Bestimmung eine effektiven Zu-Wort-Kommens sorgen[371], führt nicht dazu, daß in den Drittsendungen - unter dem Gesichtspunkt der Konkretisierung des Vielfaltsgebotes - ein bloßer Ausgestaltungsvorbehalt der Rundfunkfreiheit zu sehen ist. Denn der Schwerpunkt der Legitimation kirchlicher Drittsendungsrechte liegt auf der verfassungsrechtlichen Sonderstellung der Kirchen, die im Art.4 und Art 140 GG begründet ist und nicht in dem Vielfaltsgebot aus Art.5 Abs.1 S.2 GG. Im umgekehrten Fall, müßten auch anderen gesellschaftlichen Gruppen unter bestimmten Voraussetzungen im Rahmen der Rundfunkfreiheit eigene Drittsenderechte eingeräumt werden und die spezifische Bedeutung und Stellung der Kirchen könnte in diesem Fall nicht entsprechend berücksichtigt werden.

Diese hier vertretene Beurteilung eines „zweischichtigen“ Regelungszwecks von Drittsendungsrechten ist auch aus einer systematischen Auslegung des § 42 RStV - „Sendezeit für Dritte“ - und des § 31 RStV - „Sendezeit für unabhängige Dritte“[372]- abzuleiten. Zum einen wird die Sonderstellung der kirchlichen Drittsendezeiten dadurch herausgestellt, daß die Kirchen unter §42 RStV explizit als Anspruchsberechtigte genannt werden und der § 42 RStV nicht im 2. Unterabschnitt „Sicherung der Meinungsvielfalt“ aufgeführt ist, sondern sich in einem eigenständigen Unterabschnitt mit der Überschrift „Programmgrundsätze, Sendezeit für Dritte“ befindet. Würden die kirchlichen Drittsendungsrechte einen unmittelbaren Ausfluß des Vielfaltsgebotes darstellen, dann hätte die Regelung der kirchlichen Drittsendezeiten auch unter systematischen Gesichtspunkten im

---

[370] So auch Billstein, Rundfunksendezeiten für amtliche Verlautbarungen- 60 - der dies für Rundfunksendezeiten für amtliche Verlautbarungen untersucht und Ricker/Schiwy, Rundfunkverfassungsrecht, 395.

[371] Der Gesichtspunkt der auch vielfaltssichernden Funktion der Drittsenderechte ist auch bei der Übertragung der für den öffentlich-rechtlichen Rundfunk gefundenen Lösung auf den privaten Rundfunk von Bedeutung; siehe dazu Dritter Teil, III. D. 1.

[372] Obwohl der Anwendungsbereich dieser Regelungen nur den privaten Rundfunk umfaßt, können sie im Zusammenhang mit der hier dargestellten Argumentation bei dieser Fragestellung eingesetzt werden, da es dabei um eine unabhängig von dem Organisationsmodell um eine grundsätzliche Wertung geht.

Regelungsabschnitt „Sicherung der Meinungsvielfalt“ aufgenomen werden müssen. Bei der Ermittlung des Regelungszwecks ist jedoch auch, in nachrangiger Bedeutung, das vielfaltssichernde Element der Drittsendezeiten mit zu berücksichtigen. Das läßt sich wiederum unter Zugrundelegung der Systematik des Rundfunkstaatsvertrages erkennen. Ein Indiz dafür, daß Drittsendungsrechte im Allgemeinen auch von dem „Grundstandard der gleichgewichtigen Vielfalt“ erfaßt sind, ist deren Aufnahme nach § 31 RStV - „Sendezeit für unabhängige Dritte“ im Abschnitt „Sicherung der Meinungsvielfalt“ . Der Gesetzgeber hat durch diese systematische Einordnung die Gewährung von Drittsendezeiten grundsätzlich auch als eine vielfaltssichernde Maßnahme angesehen und entsprechend aufgenommen, wie auch die explizite Nennung in § 30 RStV beweist[373].

Der auch vielfaltssichernde Charakter des kirchlichen Drittsendungsrechtes wird ebenfalls durch die Begründung des Medienengagements der Evangelischen Kirche vor dem Hintergrund des „Engagements ohne Eigennutz“ unterstützt[374]. Danach sind die Kirchen auch als gesamtgesellschaftliche Interessenvertreter anzusehen[375], was bei den von den Kirchen wahrgenommenen Rechtspositionen mit zu berücksichtigen ist.

3. Ergebnis

Aufgrund der dargestellten einschränkenden Wirkung von Drittsendezeiten auf die Programmgestaltungsfreiheit der Rundfunkanstalten, die einen wesentlichen Kerngehalt der Rundfunkfreiheit darstellt, handelt es sich bei Drittsendezeiten nicht um eine rundfunkrechtliche Ausgestaltungsregelung und um eine bloße

---

[373] § 30 RStV: „ *Stellen die vorgenannten Vorschriften auf vielfaltssichernde Maßnahmen bei einem Veranstalter oder Unternehmen ab, so gelten als solche Maßnahmen:*

1. *die Einräumung von Sendezeit für unabhängige Dritte (§ 31)*
2. *die Errichtung eines Programmbeirats (§ 32)*“ -

Auch wenn im Rahmen dieser Arbeit unter „Sendezeit für unabhängige Dritte nach § 31 *RStV*“ eine mögliche kirchliche Betätigung auf der Grundlage des § 31 RStV zu einer Kollision mit dem Recht der kirchlichen Drittsendezeiten angenommen wurde und von daher eine Inanspruchnahme des § 31RStV neben der Geltendmachung des § 42 RStV für die Kirchen abgelehnt worden ist, so berührt dies nicht die grundsätzliche Feststellung, daß Drittsendezeiten im Allgemeinen grundsätzlich auch als eine vielfaltssichernde Maßnahme anzusehen sind.

[374] Siehe dazu Erster Teil, I. und II.

[375] Die gesamtgesellschaftliche Interessenwahrnehmung beider Kirchen wird auch in ihrer gemeinsamen Erklärung „Chancen und Risiken der Mediengesellschaft“ sehr deutlich. Dort heißt es u.a.: „*Wegen ihres Auftrages für den Menschen und das Zusammenleben in der Gesellschaft müssen sich die Kirchen den Herausforderungen der Mediengesellschaft in besonderer Verantwortung stellen*“; 78.

formelle Beschränkung der Rundfunkfreiheit, im Sinne einer immanenten Schranke des Art. 5 Abs.1 S.2 GG, sondern um einen Eingriff in den Schutzbereich der Rundfunkfreiheit.

C. Verfassungsrechtliche Rechtfertigung

Aufgrund des festgestellten Eingriffs der Drittsendungen in die Rundfunkfreiheit stellt sich daher die Frage nach seiner verfassungsrechtlichen Rechtfertigung.

1. Allgemeine Gesetze i. S. d. Art.5 Abs.2 GG

Im Rahmen des Art.5 Abs.2 GG sind mehrere Schranken ausdrücklich normiert worden, wobei für den hier zu prüfenden Fall in erster Linie der Schrankenvorbehalt der „allgemeinen Gesetze" von Bedeutung ist. Der Begriff der „allgemeinen Gesetze" ist bis zum heutigen Tag Gegenstand von wissenschaftlichen Meinungsstreitigkeiten[376], auf die hier nicht näher eingegangen werden soll.

Der Rechtsprechung des Bundesverfassungsgerichts folgend[377] sind „allgemein" diejenigen Gesetze, *„die sich nicht gegen die Äußerung einer Meinung als solche richten, sondern vielmehr dem Schutz eines schlechthin, ohne Rücksicht auf eine bestimmte Meinung, zu schützenden Rechtsgutes und dem Schutz eines Gemeinschaftswertes, der gegenüber der Betätigung der Meinungsfreiheit den Vorrang hat, dienen"* [378]. Somit hätten die oben angesprochenen landesrechtlichen Regelungen[379], wie u.a. der § 11 Abs.3 S.1 ZDF - StV, den Interessen eines anderen Rechtsgutes zu dienen. In diesem Sinne gelten die das kirchliche Drittsenderecht vermittelnden landesrechtlichen Regelungen dem Schutz und der Verwirklichung der Religionsfreiheit nach Art.4 GG[380].

Nach der Wechselwirkungslehre, einem weiteren vom Bundesverfassungsgericht aufgenommenen Schutz der Kommunikationsfreiheiten vor zu weitgehender Einschränkung, müssen die kirchlichen Rechtspositionen *„im Lichte der Bedeutung der Rundfunkfreiheit gesehen und so interpretiert werden, daß der besondere Wertgehalt der Rundfunkfreiheit gewahrt bleibt"*[381]. Dafür ist eine

---

376 Vgl. Pieroth/Schlink, Staatsrecht II. 1997, RN 586 ff.

377 Vgl. dazu grundlegend BVerfGE 7, 198, 209 f.

378 Vgl. u.a. BVerfGE 62, 230, 243 f.; 59, 234, 240 f.; 71, 108, 114; 74, 297, 343.

379 Vgl. Zweiter Teil II. C.

380 Vgl. Ricker/Schiwy, Rundfunkverfassungsrecht, 395; Ring, Kommentar zum Medienrecht 1997, § 42 RStV RN 4.

381 BVerfGE 7, 198, 208 f.; 59, 231, 265; 64, 108, 115.

fallbezogene Güterabwägung zwischen dem beeinträchtigten Kommunikationsgrundrecht der Rundfunkanstalt aus Art.5 Abs.1 S.2 GG und denjenigen Interessen, die mit den allgemeinen Gesetzen verfolgt werden, notwendig. Ferner muß die Einschränkung der Kommunikationsfreiheit dem Verhältnismäßigkeitsgrundsatz entsprechen. Die Lösung des Kollisionsfalles erfordert nach der verfassungsrechtlichen Rechtsprechung die Herstellung praktischer Konkordanz, dabei wird der Rang der Medienfreiheit im Verhältnis zum kollidierenden Rechtsgut unter Rückgriff auf das konkret verfolgte Interesse, die Art und Weise der Gestaltung und die erzielte oder voraussehbare Wirkung bestimmt[382].

Festzuhalten bleibt, daß die Regelungen, die die Rundfunkanstalten zur Einräumung von Drittsendezeiten verpflichten, wie z.B. § 11 Abs. 3 S.1 ZDF-StV[383], ein dem Schutz anderer Rechtsgüter dienendes allgemeines Gesetz im Sinne von Art.5 Abs. 2 GG darstellen[384].

2. Gegenüberstellung der beiden Schutzgüter und Interessen

Ausgangspunkt dieser Gegenüberstellung ist die Frage, welche Gewichtung die Grundrechtsposition des kirchlichen Rederechts i.V.m. dem kirchlichen Öffentlichkeitsauftrag im Verhältnis und in der Wechselwirkung zu dem Rundfunksystem und seinen Vorgaben zukommt. Das hat eine Abwägung zwischen der kirchlichen Medienbeteiligung und der Programmgestaltungsfreiheit - wahrgenommen durch die Rundfunkanstalten - zur Folge[385].

3. Konkrete Abwägung bei den verschiedenen Sendetypen

a) Allgemeines

Als Kriterien der konkreten Abwägung sind die Geeignetheit, die Erforderlichkeit bzw. Notwendigkeit und die Verhältnismäßigkeit im engeren Sinne der die Drittsenderechte einräumenden Bestimmungen zu berücksichtigen[386].

---

[382] Vgl. BVerfGE, 34, 269, 283; 25, 256, 307; 35, 202, 222 ff.

[383] Vgl. Zweiter Teil II. C., dort sind weitere landesrechtliche Rechtsgrundlagen für die Einräumung von kirchlichen Drittsendezeiten aufgeführt.

[384] Vgl. BVerfG NJW 1991, 938, 939 im Zusammenhang mit der Einräumung von Wahlwerbesendungen für Parteien; Ricker/Schiwy, Rundfunkverfassungsrecht, 395; Ring, Kommentar zum Medienrecht 1997, § 42 RStV RN 4.

[385] Vgl. Zweiter Teil III. B. 1. b) (2).

[386] Vgl. Pieroth/Schlink, Staatsrecht II, 1997, RN 283 ff.

Im Rahmen des Grundsatzes der Verhältnismäßigkeit muß der Einsatz des Mittels, das zur Erreichung des Zweckes eingesetzt wird, geeignet sein, damit die empirischen Zusammenhängen zwischen dem Mitteleinsatz und dem angestrebten Ziel deutlich werden[387].

Die Erforderlichkeit bzw. Notwendigkeit muß ebenfalls beim Einsatz des Mittels zur Zweckerreichung gegeben sein. Dabei ist das den Betroffenen - in diesem Fall die Rundfunkanstalt als Trägerin der Rundfunkfreiheit - am wenigsten belastende und ohne großen Mehraufwand zu realisierende Mittel zu wählen[388].

Unter dem Gesichtspunkt der Verhältnismäßigkeit im engeren Sinne ist zu verstehen, daß der Eingriff in die Schutzrechte des Betroffenen und der mit diesem Eingriff verfolgte Zweck in einem entsprechend gewichteten und wohl abgewogenem Verhältnis zueinander stehen müssen. Häufig wird in diesem Zusammenhang auch die Terminologie der Angemessenheit oder der Zumutbarkeit verwandt[389].

Im Folgenden werden Gesichtspunkte und Wertungsmaßstäbe dargestellt und bewertet, die für die Feststellung der Schutzwürdigkeit der unterschiedlichen kirchlichen Beiträge[390] berücksichtigt werden müssen.

Eine Berücksichtigung der besonderen verfassungsrechtlich verbürgten Rechtsstellung von Gruppen im Hinblick auf die Beurteilung ihrer Zugangsrechte zum Rundfunk und ihrer Selbstdarstellungsrechte im Rundfunk ist vom Bundesverfassungsgericht bereits im Zusammenhang mit den politischen Parteien und den Wahlwerbesendungen anerkannt worden[391]. Im Fall der Kirchen ist vor allem der Ausstrahlungswirkung des Art.4 GG Rechnung zu tragen, wobei jedoch die veränderten gesellschaftlichen Verhältnisse, die für die Stellung der Kirchen

---

387 Vgl. Pieroth/Schlink, Staatsrecht II, 1997, RN 282/288, danach bedeutet „*Geeignetheit, daß der Zustand, den der Staat durch den Eingriff schafft, und der Zustand, in dem der verfolgte Zweck als verwirklicht zu betrachten ist, in einem durch bewährte Hypothesen über die Wirklichkeit vermittelten Zusammenhang stehen.*"

388 Vgl. Pieroth/Schlink, Staatsrecht II, 1997, RN 285.

389 Vgl. Pieroth/Schlink, Staatsrecht II, 1997, RN 289 f.

390 Zur Unterteilung der drei unterschiedlichen kirchlichen Sendetypen vgl. Zweiter Teil, III. 4. a).

391 Vgl. ferner BVerfGE 69, 257, 268 f.; wo den politischen Parteien im Zusammenhang mit der Zugangsproblematik zum öffentlich-rechtlichen Rundfunk unter Berücksichtigung der Ausstrahlungswirkung ihrer besonderen grundrechtlich geschützten Rechtsposition aus Art.21 GG zugestanden wurde. Das Urteil befaßt sich konkret mit der Befugnis öffentlich-rechtlicher Rundfunkanstalten die Ausstrahlung einer Wahlwerbesendung zu verweigern, weil sich die entsprechende Partei einen strafrechtlichen Verstoß hat zu schulden kommen lassen.

aus Art.140 GG i.V.m. Art.137 Abs.3 WRV von großer Bedeutung sind, ebenfalls mit berücksichtigt werden müssen. Trotz eines kirchlichen Bedeutungsverlusts hat dies bisher jedoch keine grundlegenden Auswirkungen auf die Rechtspositionen und Präsenz der Kirchen im Rundfunk zur Folge gehabt[392]. Die kirchliche Präsenz im Rundfunk ist bis heute jedenfalls nicht grundsätzlich angefochten worden und dies auch nicht dort, wo das institutionalisierte Christentum nur noch eine Minderheit repräsentiert, nämlich in den neuen Bundesländern. Das bisher fehlende „In-Frage-Stellen" der kirchlichen Privilegierung - bis auf wenige Ausnahmen[393] - ist erstaunlich vor dem Hintergrund der gesellschaftlichen Veränderung der beiden Volkskirchen, die in den 80 iger und 90 iger Jahren nochmals eine eigene Dynamik bekommen hat, und die sich u.a. in der Zunahme der Kirchenaustritte und dem starken Zulauf anderer weltanschaulicher, spiritueller und sektenähnlicher Gruppierungen zeigt. Als ein aktuelles Beispiel ist der große und wachsende Anteil von Anhängern der islamischen Religion - zur Zeit leben etwa 3 Millionen Mosleme in Deutschland - und deren zunehmende Bedeutung zu nennen[394]. Ein Ergebnis dieser Entwicklung ist eine zunehmende Zersplitterung und Segmentierung der Gesellschaft im kirchlich-religiösen Bereich[395].

Zur gleichen Zeit und damit gegenläufig zum Bedeutungsverlust der beiden Volkskirchen ist eine Entwicklung zu verzeichnen, die dadurch gekennzeichnet ist, daß die Bedeutung der Verbände, Gruppen und Parteien für das Gemeinwesen immer größer und wichtiger geworden ist[396]. Verbunden damit verlieren die

---

[392] Vgl. Weiß, Kirche und Radio, 104, der diese Auswirkungen in seinen Ausführungen vornehmlich auf den Hörfunk bezogen hat, doch auch beim Fernsehen haben sich ebenfalls noch keine grundlegenden diesbezügliche Veränderungen abgezeichnet.

[393] Vgl. Bethge, Besprechung von Lorenz, Drittsendungsrecht der Kirchen, in DVBl.1989, 579.

[394] Vgl. Schütt, „Demokratie ist für sie kein Teufelswerk", in der Frankfurter Allgemeinen Zeitung vom 17.7.1998, 8, der aufzeigt, daß die deutschen Bürger muslimischen Glaubens immer mehr an politischem Gewicht gewinnen.

[395] v. Campenhausen, Staatskirchenrecht, 146 f. sieht als Antwort auf die zunehmende Säkularisierung und Segmentierung der Gesellschaft nicht die Verdrängung der Religionsgemeinschaften aus dem Öffentlichen, sondern die entsprechende Zulassung anderer Gruppen in vergleichbarer Weise.

Dazu Anmerkung des Verfassers: Diese Konsequenz wäre jedoch im Zusammenhang mit der Beteiligung all dieser religiösen Gruppen am Rundfunk in der Form von eigenen Drittsendezeiten nicht mit der Rundfunkfreiheit vereinbar und praktisch und organisatorisch nicht durchführbar.

[396] Vgl. Schlaich, HdbStKirchR, Bd.2, 1995, 131, 142 , der davon spricht, daß *„der Pluralismus der Gruppen und Verbände heute ein Strukturelement der freiheitlich-demokratischen Grundordnung sei und eine den Staat konstituierende Souveränität mitbegründende Seite habe"*.

Kirchen zunehmend ihre besondere Bedeutung für das öffentliche Leben - und ihre Anerkennung in der Gesellschaft - auch ihre Besonderheit als eine der wenigen im moralischen Kontext sich artikulierenden gesellschaftlichen Gruppen[397]. Hinzu kommt, daß der Öffentlichkeitsauftrag[398], der bisher ausschließlich den Kirchen vorbehalten blieb, seine Einzigartigkeit verloren hat und in zunehmendem Maße auch von den anderen religiösen Gruppen und anderen Verbänden wahrgenommen und eingefordert wird; diesen ist eine Stellung und Rolle zugewachsen, die bislang nur den Kirchen zukam[399].

Eine weiterer Grund für den Bedeutungsverlust der Evangelischen und Katholischen Kirche im öffentlichen Leben ist - neben den Kirchenaustritten und dem Zulauf zu anderen religiösen Gruppierungen - mit der fortschreitenden Säkularisierung der Gesellschaft und der damit verbundenen sichtbar werdenden Abschwächung kirchlicher Vorstellungen im gesellschaftlichen Leben beschrieben. Die staatskirchenrechtlichen Positionen wurden zwar aufgrund dieser Entwicklungen nicht aufgehoben, aber ihnen wird nicht mehr das gleiche Gewicht im gesellschaftlichen Bereich zugesprochen, wie dies früher der Fall gewesen ist[400].

Mit einer anders gelagerten Motivation wird auch die Auffassung vertreten die festgeschriebenen kirchlichen Rechtspositionen eher zurückhaltend in Anspruch zu nehmen - und dies vor allem im Rahmen der Rundfunkbeteiligung durch Entsendung von Rundfunkräten oder bei den kirchlichen Drittsendezeiten - da die Kirchen als Verband neben anderen mit mehr oder weniger egoistischen Interessen als eigenwilliger Faktor eines pluralistischen Durcheinanders zu betrachten und behandeln seien[401]. Im Falle einer rechtlichen Einreihung der Kirchen unter die anderen Verbände und Gruppen würden die Kirchen ihre Rechtspositionen vergleichbar den anderen Gruppen geltend machen und Gefahr

---

397 Im Zusammenhang mit der Besonderheit der kirchlichen Stellung ist auf ihre „Grundwerteträgerschaft", vgl. dazu Zweiter Teil III. B. 3. c. und die Ausfüllung der Kriterien für eine gesellschaftlich-relevante Gruppe vgl. Zweiter Teil III. B. 1. b) (1) (dd) hinzuweisen.

398 Vgl. Zweiter Teil III. B. 3. b).

399 Vgl. Schlaich, HdbStKirchR, Bd.2, 1995, 131, 142.

400 Vgl. Maunz in Maunz/Dürig, GG-Kommentar, Art 140 RN 17. Zur Konsequenz dieser Veränderungen vgl. Zweiter Teil IV. C. 3. a) (2) (cc) Fußnote Maurer.

401 Vgl. v.Tiling, Die Kirche in der pluralistischen Gesellschaft, ZevKR 14 (1968/69), 241, 258 f., und als Alternative vorschlägt: „*Ehe die Kirche Positionen zu direkten Einflußnahme auf die weltliche Ordnungen im Rahmen des Verbändewesens anstrebt, sollte sie mehr die anderen Möglichkeiten nutzen, die ihr aus dem Vertrauen erwachsen sind, das ihr von staatlicher Seite in Anbetracht ihres öffentlichen Ranges entgegengebracht wird.*"

laufen, diesen immer ähnlicher zu werden[402]. Dahinter verbirgt sich die Sorge der Verwässerung der eigenständigen und singulären Stellung und Bedeutung der Kirche in der Gesellschaft.

Trotz dieser gesellschaftlichen Veränderungen bleibt für die gesamte Abwägung aller drei Sendetypen das besondere Interesse der Öffentlichkeit an einer öffentlichen Wirksamkeit der Kirchen fortbestehen, die zu einem Teil auch über den Rundfunk zu erfolgen hat. Für dieses besondere Interesse sind als Gründe zum einen zu nennen, daß die Kirchen aufgrund ihrer besonderen Freiheit in der Gesellschaft[403] in der Lage sind, als gesellschaftliche Gruppe ohne ein unmittelbares Eigeninteresse und mit einer entsprechenden Unabhängigkeit an dem erforderlichen gesellschaftlichen Dialog teilzunehmen[404]. Daneben besteht auch aufgrund der vielfältigen sozialen und kulturellen Aufgaben und Aktivitäten der Kirchen ein Interesse an deren öffentlicher Wirksamkeit und die Kirchen sollen sich in die öffentliche Diskussion aufgrund ihrer besonderen moralischen Rolle im Zusammenhang mit ihrer „Grundwerteträgerschaft" einbringen[405].

Zusammenfassend ist festzuhalten, daß die gesellschaftlichen Veränderungen bei der verfassungsrechtlichen Überprüfung der kirchlichen Drittsendezeiten auf der Grundlage der folgenden Abwägung ihre Berücksichtigung finden müssen.

b) Abwägung bei Verkündigungssendungen

(1) Abwägung

(AA) GEEIGNETHEIT

Für den angestrebten Zweck der kirchlichen Beiträge in den Medien - der Realisierung des Öffentlichkeitsauftrages[406] - stellen die Drittsendungsrechte ein geeignetes Mittel dar. Denn die Drittsenderechte geben den Kirchen in

---

[402] Ebenda.

[403] Vgl. Schlaich, HdbStKirchR, Bd.2, 1995, 131, 176 f. der diese besondere Freiheit damit beschreibt, daß er in den Kirchen die einzige große gesellschaftliche Organisation sieht, die nicht unmittelbar in den Prozeß gesellschaftlicher Produktion, Reproduktion und Erhaltung eingebunden ist und deshalb sich nicht permanent durch Leistung legitimieren muß.

[404] Vgl. Schlaich, HdbStKirchR, Bd.2, 1995, 131, 177; Bieger, Religiöse Rede im Fernsehen, 414 sieht in den Kirchen einen wichtigen Partner dieses „Zeitgespräches", wie er den gesellschaftlichen Dialog bezeichnet. Als einen Grund dafür nennt er die Auseinandersetzung um Gerechtigkeit und Freiheit, die die Christen aufgrund der Autorität ihrer Erlösungsbotschaft führen sollen und die einen notwendigen Bezug zum jeweils aktuellen gesellschaftlichen Diskurs hat.

[405] Vgl. Zweiter Teil III. B. 3. c).

[406] Vgl. Zweiter Teil III. B. 3. b).

eigengestalteten Sendungen die Möglichkeit, ihre Botschaft direkt und ohne journalistische Gestaltung zu vermitteln[407].

(BB) ERFORDERLICHKEIT

Die Ausgangsfrage bei der Prüfung der Erforderlichkeit lautet, ob es bei diesem Sendetyp der Verkündigungssendungen inhaltlich erforderlich ist, den Kirchen eigengestaltete Drittsendezeiten zu gewähren oder ob redaktionelle Sendungen als ausreichend anzusehen sind.

Ganz allgemein läßt sich bei der Berücksichtigung kirchlicher Beiträge im Rundfunk aufgrund der spezifischen religiösen Inhalte feststellen, daß dabei ganz besondere Anforderungen an deren Vermittlung zu stellen sind. Dies folgt aus dem Gebot zur redlichen Vermittlung der kirchlichen Auffassungen und ist Ausfluß des Grundsatzes, daß jede zu vermittelnde Meinung nicht in ihrer Substanz neutralisiert werden darf[408], sondern gerade ihre Eigen- und Besonderheiten in Inhalt und Gestaltungsweise erhalten bleiben müssen. Bei der Übermittlung von Verkündigungssendungen kommt es daher auf höchstmögliche Authentizität an, der nur in einer unverkürzten, d.h. unmittelbar durch die Kirchen geäußerten und ohne die Vermittlung durch Dritte, Rechnung getragen werden kann[409]. Denn ein indirektes, journalistisch vermitteltes „Zu-Wort-Kommen" würde dem Status und dem Öffentlichkeitsauftrag der Kirchen zumindest im Kernbereich des Art.4 GG, zu dem die Verkündigungssendungen aufgrund ihres Inhalts zu zählen sind[410], nicht genügen. Aus diesen Gründen tritt die journalistische Freiheit dort ganz zurück, wo es um Verkündigungssendungen geht, weil diese aufgrund ihrer Besonderheiten einer inhaltlichen journalistischen Aufbereitung nicht zugänglich sein dürfen[411]. Im Bereich der Verkündigungssendungen bestimmt die Kirche demnach selber, wie und in welcher Form der kirchliche Beitrag vermittelt wird. Dies ergibt sich zum einen aus den Spezifika des kirchlich-religiösen Inhalts und dem damit verbundenen Selbstverständnis des pastoralen Wirkens der Kirche und zum anderen aus dem

---

407 Vgl. Ricker/Schiwy, Rundfunkverfassungsrecht, 395.

408 Vgl. Lerche, Landesbericht, 62.

409 Vgl. Wiechmann, § 9 SWR-Kommentar RN 55, der bei Verkündigungssendungen von einem *„typischen Fall, in dem die Einräumung von Drittsenderechten geboten erscheint"* spricht, ohne jedoch die entsprechende rechtliche Konsequenz daraus abzuleiten.

410 Siehe dazu Zweiter Teil, III. B. 2. a).

411 Vgl. Link/Pahlke, Kirchen und privater Rundfunk, 1985, 18; Link, HdbStKirchR, Bd.2, 1995, 251, 282; Lorenz, Das Drittsendungsrecht der Kirchen, 38 ff.

Gebot der weltanschaulichen Neutralität des Staates[412], das entsprechend für die öffentlich-rechtlichen Rundfunkanstalten Anwendung findet. Wo die Kirche sich selbst darstellen soll, muß sie auf die Vermittlung der ihr eigenen Orientierungen bestehen, was zur Folge hat, daß sie in eigener Verantwortung ihre Programmbeiträge gestalten können muß[413]. Wenn dagegen die öffentlich-rechtlichen Anstalten die kirchlichen bzw. religiösen Sendungen in ausschließlich eigener inhaltlicher Verantwortung produzieren und verbreiten würden, würde das bedeuten, daß sie neben den Kirchen zu einer sinnstiftenden Institution und zwangsläufig zu einer kirchlichen Einrichtung werden würden, was wiederum ein Verstoß gegen die weltanschauliche Neutralität bedeuten würde[414].

Somit ist es erforderlich, den Kirchen selbst die Gestaltung und Darstellung ihrer Verkündigungssendungen im Rundfunk im Rahmen eigengestalteter Sendezeiten zu überlassen, da bei den redaktionellen Sendungen die zu gewährleistende Unmittelbarkeit der Vermittlung nicht gegeben wäre. Außerdem lassen sich Gottesdienste, wozu auch der liturgische Kontext als elementarer Bestandteil des Gottesdienstes zu zählen ist, nicht im Rahmen der bei redaktionellen Sendungen möglichen Formate, wie Diskussionsrunden, Interviews oder Dokumentationen integrieren. Bei Verkündigungssendungen ist von daher unter dem Gesichtspunkt der Erforderlichkeit von einem unlösbaren Zusammenhang von Sendeinhalt und Sendeform auszugehen.

(cc) Verhältnismäßigkeit

Im Rahmen der Verhältnismäßigkeitsprüfung hat eine Güterabwägung im engeren Sinne zu erfolgen, die beide Grundrechtspsoitionen gegenüberstellt und im Sinne der praktischen Konkordanz zu einem angemessenen Ausgleich bringt[415].

Bei der Gegenüberstellung der Grundrechtspositionen des kirchlichen Rederechts und dem Grundsatz der Programmfreiheit ist die besondere Bedeutung der Freiheit des religiösen Bekenntnisses zu berücksichtigen. Vor dem Hintergrund der Wechselwirkungslehre heißt dies, daß die Meinungsäußerungen nach Art.4 GG über denen von Art. 5 Abs.I GG verbürgten Rechtsgütern anzusetzen sind. In den Äußerungen nach Art.4 GG wird demnach eine besonders privilegierte

---

[412] Vgl. Jarass/Pieroth, GG - Kommentar, Art.4 RN 4a m.w.N.

[413] Vgl. Forster, Kirchliche Präsenz im Rundfunk, in Essener Gespräche Bd.13, 1978, 9, 25.

[414] Ebenda.

[415] Vgl. Pieroth/Schlink, Staatsrecht II, 1997, RN 289 ff.

Verhaltensweise gegenüber den anderen Formen der Meinungsäußerung und Berichterstattung gesehen[416].

Im Zusammenhang mit der Einräumung kirchlicher Drittsendezeiten bei Verkündigungssendungen kommt dem verfassungsrechtlichen Öffentlichkeitsanspruchs[417] eine große Bedeutung zu. Da, wie schon ausgeführt wurde, der Rundfunk[418] ein zentrales öffentlichkeitsschaffendes Massenmedium darstellt, würde eine Verweigerung des Drittsenderechts - im Falle der Verkündigungssendungen, für deren Vermittlung nur die Drittsendung möglich ist, wie die Ausführungen zur Erforderlichkeit gezeigt haben - eine erhebliche Verkürzung und Beschränkung des verfassungsrechtlich geschützten allgemeinen kirchlichen Zugangsrechtes bedeuten. Allgemeiner formuliert bedeutet dies, daß im Zeitalter der Massenkommunikation der Rundfunk alle sonstigen Kommunikationsmittel im Hinblick auf deren Effektivität in den Hintergrund treten läßt und man, um eine öffentliche Wirksamkeit zu erreichen, in großem Maße auf den Rundfunk angewiesen ist. Somit bedeutet Öffentlichkeit im Medienzeitalter vor allem auch - aber nicht ausschließlich - die Verwirklichung in den Medien.

Die Schlußfolgerung wonach die fehlende Möglichkeit der Nutzung des Rundfunks einer faktischen Sperre des Zugangs zur Öffentlichkeit gleichgesetzt werden kann[419], geht jedoch zu weit, da zu berücksichtigen ist, daß die Kirchen aufgrund ihrer weiten und gesellschaftsübergreifenden Präsenz[420] - wie etwa im Rahmen der sozialen und kulturellen kirchlichen Aktivitäten - nicht wie andere Gruppen in dieser Ausschließlichkeit auf das öffentlichkeitsschaffende Medium des Rundfunks angewiesen sind, um sich der Öffentlichkeit mitzuteilen. Das bedeutet, daß eine Beschränkung im Rundfunkbereich nicht zu einer vollständigen Versagung der kirchlichen Öffentlichkeit führen würde.

---

[416] Vgl. Herzog in Maunz/Dürig, GG-Kommentar, Art.4 RN 90.

[417] Siehe dazu Zweiter Teil, III. B. 3. b).

[418] Unter dem Begriff „Rundfunk" sind Fernsehen und Radio zu verstehen; wobei das Fernsehen einen noch größeren Stellenwert wegen der „Kraft" der Bilder und des darauf zurückführenden Konsumverhaltens besitzt, als das Radio.

[419] Vgl. Lorenz, Das Drittsendungsrecht der Kirchen, 42 m.w.N.

[420] Als Beispiele seien die karitativen und sozialen Dienste in Krankenhäusern, Kinder - und Altersheimen, die kirchlichen Einrichtungen im schulischen (Religionsunterricht), universitären (Theologische Fakultäten) und im weitesten Sinne kulturellen Bereich (Kirchenmusik). Die Kirchen zählen in unserer Gesellschaft zu den maßgeblichen Bildungs- und Kulturtägern.

Doch aus der bereits schon kurz skizzierten enormen gesellschaftlichen Bedeutung der Kirche resultiert wiederum, als Kehrseite der obigen Argumentation, eine besondere gesellschaftliche Verantwortung, die auch in einer entsprechenden Berücksichtigung im Rundfunk sich widerspiegeln muß.

Ausgehend von dem kirchlichen Verkündigungsauftrag ist festzuhalten, daß in diesem das Proprium der christlichen Botschaft liegt und es daher gerechtfertigt erscheint, die rechtliche Stellung der Kirchen nach der geltenden Rechts- und Verfassungsordnung auch und gerade im Hinblick auf das Medienwesen dort am stärksten in Erscheinung treten zu lassen, wo diese Verkündigungstätigkeit am unmittelbarsten betroffen ist[421].

Bei der Abwägung ist dem Verhältnismäßigkeitsgrundsatz, der sich an der besonderen Bedeutung und Stellung der Rundfunkfreiheit zu orientieren hat, dadurch Rechnung getragen, daß nicht allen Religionsgemeinschaften in gleicher Weise Sendezeiten einzuräumen sind. Daraus folgt, daß zum aktuellen Zeitpunkt - trotz der Zunahme von anderen religiösen Gruppierungen[422] - nur die Katholische und Evangelische Kirche von dem kirchlichen Drittsendungsrecht erfaßt sind.

Die Einbeziehung der jüdischen Gemeinden dagegen erscheint unabhängig von gesellschaftlicher und religiöser Bedeutung durch die historischen Ereignissen und den daraus resultierenden Verpflichtungen gerechtfertigt[423].

Die Beschränkung auf diese drei Religionsgemeinschaften, die sich nicht rechtlich oder dogmatisch ableiten läßt, gründet sich auf dem noch bestehenden gesellschaftlichen Konsens und der historisch gewachsenen Anschauung, wonach den beiden „Großkirchen" eine noch überragende Rolle im kirchlichen Bereich zukommt[424]. Doch gerade diese auf gesellschaftlichen Umständen, wie Mitgliederzahl, Organisationsgrad und anderen Kriterien basierende Qualifizierung ist immer wieder zu hinterfragen und zu überprüfen. Denn das tradierte Bild der Gesellschaft im kirchlichen Bereich unterliegt - wie bereits dargestellt - seit einiger Zeit nicht zu unterschätzenden Veränderungen, die u.a. mit einem Bedeutungsverlust der beiden „Großkirchen" und einem damit

---

421 Vgl. Herzog, Kirche und Massenmedien in HdbStKirchR, 1975,Bd II., 418.

422 Vgl. Zweiter Teil IV. C. a).

423 Vgl. Ring, Kommentar zum Medienrecht 1997, § 42 RStV RN 7.

424 Ebenda.

verbundenen Prozeß der Fragmentisierung in viele kleine unabhängige religiöse, spirituelle Gruppierungen einhergehen[425].

Die Konsequenz aus diesen gesellschaftlichen Veränderungen mündet in Bezug auf die Einräumung der kirchlichen Drittsendungen in der Frage, ob die gesellschaftlichen Verhältnisse sich so wesentlich geändert haben, daß sie Anlaß zur Korrektur der Verfassung geben. Eine solche Veränderung müßte der Gestalt sein, daß die beiden Volkskirchen einen so starken Mitglieder- und Bedeutungsverlust zu verzeichnen hätten, und der Gegenstand der staatskirchenrechtlichen Normen eindeutig wegfallen und obsolet werden würde und dies zu einer Neubewertung des grundrechtlichen Normengefüges und Zusammenspiels führen müßte.

Da das Verfassungsrecht und die Verfassungswirklichkeit in einem Korrespondenzverhältnis zu einander stehen, können Veränderungen im gesellschaftlichen Bereich Rückwirkungen auf die Auslegung der Verfassungsnormen haben. Allerdings dürfen die bestehenden Grenzen einer solchen Beeinflussung auf die Verfassungsnormen dabei nicht übersehen werden, so daß nur vorübergehende Zeitströmungen oder nur graduelle Veränderungen noch kein Grund für einen Verfassungswandel darzustellen vermögen[426]. Von dieser veränderten Verfassungswirklichkeit kann jedoch im Hinblick auf die gesellschaftlichen Veränderungen im kirchlichen Bereich zum heutigen Zeitpunkt noch nicht ausgegangen werden, da der Evangelischen und Katholischen Kirche immer noch eine tatsächliche Sonderstellung im Vergleich zu den anderen religiösen und weltanschaulichen Gruppierungen zukommt und sie in der heutigen Gesellschaft aufgrund ihrer sozialen und kulturellen Aktivitäten[427] weiterhin eine überragende Rolle einnehmen.

Die Ausweitung der bestehenden kirchlichen Rechtspositionen auf andere Religionsgemeinschaften ist zwar gerichtlich noch nicht eingeklagt worden, aber die Tatsache, daß das ZDF auf „freiwilliger Basis" einmal im Jahr einen

[425] Hinsichtlich des Hinterfragens der aktuellen kirchlichen Stellung in der Gesellschaft und die damit verbundenen rechtlichen Konsequenzen auch Ring, Kommentar zum Medienrecht, § 42 RStV RN 4.

[426] Vgl. Maurer, Die verfassungsrechtliche Grundlage des Religionsunterrichts, in Festschrift für Zacher, 1998, 577, 589 f. vor dem Hintergrund der Diskussion um die Stellung des Religionsunterrichts in den neuen Bundesländern, wo nur noch eine Minderheit von Schülern den Religionsunterricht besucht.

[427] Den beiden Kirchen kommt auch als Arbeitgeber eine bedeutende gesellschaftliche Bedeutung zu, da sie mit über 1 Millionen Angestellten der zweitgrößte Arbeitgeber nach dem Staat sind.

orthodoxen Gottesdienst ausstrahlt, zeigt den Bedeutungszuwachs anderer religiöser Gruppen neben den beiden „Großkirchen“ und die Relevanz dieser Entwicklung. Die Sendezeit für die orthodoxen Gottesdienste wird abwechselnd von der Evangelischen und Katholischen Kirche aus ihrem eigenen Sendezeitkontingent zur Verfügung gestellt[428]. Allerdings bahnt sich diesbezüglich ein Konflikt an, da die Katholische Kirche dieses Angebot der Zurverfügungstellung ihrer Sendezeit überdenken möchte. Eine juristische Klärung dieser Frage ist bisher noch nicht erfolgt.

Am Beispiel des Hörfunks, der über größere Sendezeit-Kapazitäten als das Fernsehen verfügt, wird deutlich, daß die Berücksichtigung von Gottesdiensten anderer Religionsgemeinschaften schon seit vielen Jahren praktiziert wird[429] und trotz der Unterschiede zum Fernsehen, eine Geltendmachung und Übertragung auf den Fernsehbereich nicht ausgeschlossen erscheint.

Unter Zugrundelegung der oben dargestellten Abwägungsüberlegungen ist die Beschränkung der ZDF-Regelung, wonach Sendezeit nur denjenigen Religionsgemeinschaften des öffentlichen Rechts gewährt wird, die über das ganze Bundesgebiet verbreitet sind[430], als verhältnismäßig anzusehen. Zum einen wäre bei der Vielzahl der im Bundesgebiet bestehenden christlich orientierten Religionsgemeinschaften, die häufig nur regional oder lokal organisiert sind, eine Zurverfügungstellung von jeweils eigenen Sendezeiten für die Rundfunkanstalten organisatorisch nicht mehr durchführbar und zum anderen würde die Gewährung von Sendezeit an diese kleineren Religionsgemeinschaften zur Folge haben, daß die Ausgewogenheit des Programms insoweit gefährdet wäre, als diese kleineren Gruppen, im Vergleich mit anderen größeren Religionsgemeinschaften in ungerechtfertigter Weise bevorzugt würden[431]. Eine Ausweitung auf weitere Religionsgemeinschaften würde daher im Rahmen dieser Abwägung und gerade

---

[428] Vgl. Die Gottesdienstübertragungen im ZDF - Informationsbroschüre der Rundfunkbeauftragten des Rates der EKD, Johanna Haberer, 1998, 2.

[429] Vgl. Schwarzkopf, Kirche in den öffentlich-rechtlichen Rundfunkanstalten, in FUNK-Korrespondenz Nr.46 vom 15.11.1985, 3, 4; der u.a. darauf verweist, daß bereits 1985 beim WDR maronitische, bulgarisch-othodoxe, äthiopisch-orthodoxe und serbisch-othodoxe Gottesdienste übertragen wurde Ferner wurde auch eine neun-stündige Live-Übertragung eines byzantinischen Nachtgottesdienstes ausgestrahlt.

[430] § 11 Abs.3 S.2 ZDF-StaatsV.

[431] Vgl. Fuhr, Kommentar zum ZDF-Staatsvertrag, 164.

im Hinblick auf die Bedeutung des Grundrechts der Rundfunkfreiheit als unverhältnismäßig anzusehen sein[432].

Im Zusammenhang mit den rundfunkrechtlichen Vorgaben ist noch darauf hinzuweisen, daß auch durch den Grundversorgungsauftrag die Hereinnahme von Verkündigungssendungen in das Programm gerechtfertigt ist, da für viele Rezipienten, wie z.B. solche die wegen Krankheit und Alter nicht an den Gottesdiensten teilnehmen können, nur über den Rundfunk eine Teilhabe am religiösen Leben möglich ist[433]; auch wenn dieses Faktum nicht unmittelbar eine Verpflichtung zur Drittsendung zur Folge hat, wird darin die rundfunkrechtliche Notwendigkeit der Verkündigungssendungen erkennbar und ihre Bedeutung für ein dem Grundversorgungsauftrag genügenden Programm deutlich[434].

Auch die Tatsache, daß der Rundfunkveranstalter nicht strafrechtliche Verstöße oder Verletzungen der Programmgrundsätze bei den seiner Inhaltsverantwortung entzogenen Drittsendungen zu dulden hat[435], läßt die kirchlichen Drittsendungen trotz ihrer die Programmfreiheit beschränkenden Ausgestaltung als verhältnismäßig erscheinen.

(2) Zwischenergebnis:
Sofern die Einräumung der Sendezeit für die Kirchen sich auf die Verkündigungssendungen bezieht, ist die vom einfachen Gesetzgeber vorgenommene Konkretisierung seines bestehenden Gestaltungsspielraums[436] aufgrund der durchgeführten Abwägung als verfassungskonform anzusehen. Die dadurch tangierte Programmgestaltungsfreiheit des Rundfunkveranstalters hat bei den Verkündigungssendungen der Evangelischen und Katholischen Kirche

---

[432] So auch Ring, Kommentar zum Medienrecht, § 42 RStV RN 7; Ricker/Schiwy, Rundfunkverfassungsrecht, 396 im Zusammenhang mit dem privaten Rundfunk, was aber ebenso für den öffentlich-rechtlichen Rundfunk übertragbar ist. - Der ZDF-Staatsvertrag, der sich in § 11 Abs.3 S.1, bei den Drittsendezeiten auf die Evangelische Kirche, die Katholische Kirche und die jüdischen Gemeinden „beschränkt" hat, sieht in S.2 dieser Regelung vor: „*Andere über das gesamte Bundesgebiet verbreitete Religionsgemeinschaften des öffentlichen Rechts können angemessen berücksichtigt werden.*" Dies erscheint noch als verhältnismäßig vertretbar, da es sich zum einen um eine „Kann-Vorschrift" handelt und zum anderen von einer „angemessenen Berücksichtigung" und nicht von einer Drittsendung die Rede ist.

[433] Vgl. Link, HdbStKirchR, Bd.2, 1995, 251, 275.

[434] Vgl. Ricker/Schiwy, Rundfunkverfassungsrecht, 396.

[435] Vgl. Zweiter Teil, III. A. 2. b).

[436] Vgl. Zweiter Teil I. B.

zurückzutreten, da sonst die Rundfunkordnung in einer nicht verfassungskonformen Art und Weise ausgestaltet wäre[437].

(3) Keine Reduzierung des gesetzgeberischen Ermessens auf Null

Soweit sich aus der oben durchgeführten Abwägung eine verfassungskonforme Ausgestaltung ergibt, wonach die Rundfunkanstalten den Kirchen das Recht zur Ausstrahlung von Verkündigungssendungen einzuräumen haben, stellt sich die Frage, ob der Gestaltungsspielraum des einfachen Gesetzgebers - im Falle der Verkündigungssendungen - auf die durch die Kirchen eigengestaltete Drittsendeform beschränkt bzw. reduziert ist[438] bzw. einer der Fälle gegeben ist, bei denen der an der Funktionsfähigkeit der Medienordnung orientierte Gestaltungsspielraum, eine Reduzierung auf Null erfahren hat[439]. Dies muß jedoch aufgrund der sehr hohen Anforderungen, die an die Annahme einer Reduzierung des gesetzgeberischen Ermessens auf Null zu stellen sind[440] im vorliegenden Fall abgelehnt werden. Denn eine derartige Reduzierung, die einem subjektiven Recht auf bestimmte gesetzliche Maßnahmen entspricht, wird nur in extremen Konstellationen evidenter Nicht-Beachtung der Pflichten aus objektiv-rechtlichen Grundrechtsgehalten angenommen. Im Bereich des gesetzgeberischen Ermessens wird der Gesetzgeber in der Regel auch lediglich zum generellen

---

437 Eine andere Auffassung vertritt Wiechmann in § 9 SWR-Kommentar RN 52, der der Programmgestaltungsfreiheit des Rundfunkveranstalters gegenüber der Drittsenderechtsposition der Kirchen u.a. deshalb grundsätzlich den Vorrang einräumt, weil der Rundfunkveranstalter seiner Verpflichtung, die gesellschaftlich-relevanten Kräfte zu Wort kommen zu lassen auch anders als über die Einräumung von eigengestalteten Sendezeiten nachkommen könne, indem er z.B. diese Gruppen sich in Diskussionssendungen, in Berichten oder in Interviews sich äußern und sich damit selbst darstellen läßt. Dabei verkennt Wiechmann jedoch die Spezifika der kirchlichen Verkündigungssendungen, die von ihm unter § 9 SWR-Kommentar RN 55 auch anerkannt werden.

438 So auch von der Tendenz Link, HdbStKirchR, Bd.2, 1995, S.251, 274 f.; der die Einräumung von kirchlichen Drittsendezeiten nicht einschränkungslos dem gesetzgeberischen Ermessen unterliegen sieht und aufgrund von Art. 4 GG eine solche Schranke des Ermessens bzw. eine Pflicht der Rundfunkanstalten zur Einräumung besonderer Sendezeiten erblickt.

439 So Hoffmann-Riem in Benda, Handbuch des Verfassungsrechts, § 7 RN 39 bei der Frage des Rechts auf Nutzung eines Massenmediums bzw. auf Zulassung als Rundfunkveranstalter.

440 Vgl. Stern, Das Staatsrecht der Bundesrepublik Deutschland, Band III/1, 1988, 993 f. m.w.N.; ebenso Hain/Schlette/Schmitz, Ermessen und Ermessensreduktion, in AöR 1997, 33, 57 ff. , die im Bereich des verwaltungsrechtlichen Ermessens auf die restriktive Handhabung der Figur der Ermessensreduktion auf Null hinweisen und Mindestmaßkriterien für deren Anwendung aufstellen.

Tätigwerden verpflichtet, dagegen ist eine Verpflichtung zu einer konkreten Ausgestaltung bzw. des „Wie" seines Handelns, nur höchst selten anzunehmen[441].

Der dem Gesetzgeber zur Ausgestaltung der Rundfunkordnung vorgegebene weite Gestaltungsspielraum[442] besitzt als Grenzen die Sicherstellung der Aufgabe des Rundfunks, die in seiner meinungsbildenen Funktion besteht[443]. Um dieser freien und unabhängigen Informations- und Meinungsbildung zu entsprechen, muß die Ausgestaltung des Rundfunks neben der Staatsfreiheit auch den Programmpluralismus sicherstellen[444]. Aus dieser zwingenden normativen Vorgabe für die Ausgestaltung der Rundfunkordnung ergibt sich, daß der objektive Grundrechtsgehalt zwar verlangt, daß *„die in Betracht kommenden Kräfte im Gesamtprogramm zu Wort kommen können"*[445], daß der Gesetzgeber aber genauso durch ein entsprechendes rundfunkrechtliches Ordnungsmodell sicherstellen muß, *„ daß der Rundfunk nicht einer oder einzelnen gesellschaftlichen Gruppen ausgeliefert wird"*[446]. Auch wenn eine verfassungsrechtliche Vorgabe, wonach kirchliche Drittsendungen einzuräumen wären, keine diesbezügliche Auslieferung des Rundfunks an die Kirchen bedeuten würde, bietet der objektive Grundrechtsgehalt des Art.5 Abs.1 S.2 GG, der in seiner Auslegung durch das Bundesverfassungsgericht den gesetzgeberischen Ausgestaltungsspielraum maßgeblich mitbestimmt, keine Grundlage für eine derartige Reduzierung des gesetzgeberischen Spielraums[447]. Gerade im Zusammenhang mit der Staatsfreiheit des Rundfunks und dem Manipulationsverbot werden aus der Verfassung und der Rechtsprechung des Bundesverfassungsgerichts Grenzen gezogen und im Bezug auf die Beteiligung aller gesellschaftlich relevanten Gruppen ausfüllungsbedürftige Gebote fixiert[448].

Ebenso kann aus Art.4 und Art.140 GG, die die Grundlage für die kirchlichen Rechtspositionen und den damit verbundenen kirchlichen Verkündigungsauftrag darstellen, nicht auf die Beeinträchtigung eines objektiven Grundrechtsgehalts

---

441 Vgl. Stern, Das Staatsrecht der Bundesrepublik Deutschland, Band III/1, 1988, 994.

442 Vgl. Ricker/Schiwy, Rundfunkverfassungsrecht, 169.

443 Vgl. BVerfGE 57, 295, 320; 73, 118, 152; Benda, Die Vorgaben des Bundesverfassungsgerichts für eine private Rundfunkordnung, 5, 10; Zweiter Teil I. B.

444 Vgl. Ricker/Schiwy, Rundfunkverfassungsrecht, 169 m.w.N.

445 Vgl. BVErfGE 57,295, 325.

446 Ebenda.

447 Vgl. Zweiter Teil III. B. 1.b).

448 Vgl. Hoffmann-Riem, Rundfunkfreiheit durch Rundfunkorganisation, 21.

geschlossen werden, die zu einer Reduzierung des gesetzgeberischen Gestaltungsspielraums führt. Denn ein solcher „äußerster und extremer Fall" von Beeinträchtigung objektiver Grundrechtsgehalte ist bei der Einräumung von Verkündigungssendungen nicht gegeben, weil kirchliche Öffentlichkeit sich im Medienzeitalter zwar vor allem in bzw. durch die Medien verwirklicht, jedoch nicht in der für eine vollständige Reduzierung des gesetzgeberischen Gestaltungsspielraum erforderlichen ausschließlichen Abhängigkeit vom Rundfunk erfolgt[449].

Aufgrund der Tatsache, daß Art.4 GG ein Element der objektiven Ordnung[450] und eine wertentscheidende Grundsatznorm darstellt[451], scheitern subjektive Rechte auf gesetzgeberische grundrechtliche Werterfüllung. Denn in solchen Fällen, wo es sich um bloße Wertorientierungen handelt und der objektiv-rechtliche Gehalt der Grundrechtsbestimmung nicht derart präzisiert werden kann, daß die Rechtsfolge hinreichend bestimmt und konkretisierbar festgelegt werden kann, würde der Gestaltungsspielraum des Gesetzgebers in unzulässiger Weise beschränkt werden[452]. Zumal das Bundesverfassungsgericht bisher keinen Anlaß hatte - außer den dargestellten Beschränkungen - die Grenzen des organisationsbezogenen Gestaltungsraums genau abzustecken[453].

c) Abwägung bei „sonstigen religiösen Sendungen"

Wie im Rahmen der Abwägung bei den Verkündigungssendungen schon dargestellt, wird als Eingriffsnorm von einer landesrechtlichen Regelung ausgegangen, die auch für „sonstige religiöse Sendungen" die Bereitstellung von Drittsendezeiten vorsieht[454]. Dieses sehr weite Verständnis religiöser Sendungen ist jedoch auch vor dem Hintergrund zu bewerten, daß die Kirchen im öffentlich-rechtlichen Rundfunk - bis auf die reinen Verkündigungssendungen - auf eigengestaltete Drittsendungen verzichtet haben und statt dessen mit den kirchlichen Fachredaktionen der Rundfunkanstalten zusammenarbeiten. Dies ändert jedoch nichts an der rechtlichen Beurteilung eines Drittsenderechtes und seiner rechtlichen Ausgestaltung, die hier vorgenommen werden soll.

---

[449] Vgl. Zweiter Teil IV. C. 3. b) (2) (cc).

[450] Vgl. Jarass/Pieroth, GG - Kommentar, Art.4 RN 4.

[451] Vgl. BVerwGE 93, 323, 340.

[452] Vgl. Stern, Das Staatsrecht der Bundesrepublik Deutschland, Band III/1, 1988, 993.

[453] Vgl. Hoffmann-Riem, Rundfunkfreiheit durch Rundfunkorganisation, 19.

[454] Vgl. z.B. § 15 Abs.2 NDR-StV; § 10 Abs.3 ORB-G; § 8 Abs.3 WDR-G.

(1) Abwägung

(AA) GEEIGNETHEIT

Auch bei „sonstigen religiösen Sendungen“ gilt, daß sie wie die Verkündigungssendungen eine geeignetes Mittel zur Realisierung des kirchlichen Öffentlichkeitsauftrages darstellen.

(BB) ERFORDERLICHKEIT

Bei der Prüfung der Erforderlichkeit stellt sich die Frage, ob es beim Sendetyp der „sonstigen religiösen Sendungen“ inhaltlich erforderlich ist, den Kirchen eigengestaltete Drittsendezeiten zu gewähren oder ob redaktionelle Sendungen als ausreichend anzusehen sind.

Bei „sonstigen religiösen Sendungen“, die Fragen aus dem kirchlichen, karitativen oder seelsorgerischen Bereich behandeln[455], kann auch die Vermittlung im Rahmen von redaktionellen Sendungen ausreichend sein, da hier mehr der Informationscharakter der Beiträge im Vordergrund steht und Elemente wie z.B. der liturgische Rahmen bei Gottesdiensten grundsätzlich nicht gegeben sind, die wiederum eine höchstmögliche Authentizität der Übermittlung erforderlich machen würden.

Allerdings kann es sonstige religiöse Beiträge geben, die aufgrund ihres unmittelbaren Bekenntnisbezuges eine Eigengestaltung und -verantwortung erforderlich machen, wie z.B. geistliche Beiträgen zu kirchlichen Feiertagen, die wegen ihres engen Bezugs zur Verkündigung gerade auf die unmittelbare Vermittlung durch die Kirchen angewiesen sind und von daher eine eigengestaltete Drittsendung erfordern.

Zwischen den eigengestalteten Drittsendungen auf der einen und einer Berücksichtigung im Gesamtprogramm auf der anderen Seite muß es jedoch eine Möglichkeit geben, die der Rechtsstellung der Kirchen angemessener gerecht wird[456]. Zumal dazu die im Rahmen der Programmgrundsätze gestellten Anforderungen von einem „*Mindestmaß von inhaltlicher Ausgewogenheit, Sachlichkeit und gegenseitiger Achtung*“[457] nicht ausreichen, um den kirchlichen Beiträgen gerecht zu werden.

---

[455] Vgl. Zweiter Teil III .A. 3. a) (2).

[456] Vgl. dazu das Lösungsmodell abgestufter Mitgestaltung der Kirchen bei redaktionellen Sendungen unter Zweiter Teil VI. C.

[457] BVerfGE 12, 205, 263; 57, 295, 325; 73, 118, 153.

(cc) Verhältnismäßigkeit

Im Rahmen der Verhältnismäßigkeitsprüfung ist zunächst zu klären, um welchen Sendetypus es sich bei dem konkreten Beitrag handelt. Die größten Schwierigkeiten bestehen bei der Abgrenzung von einer „sonstigen religiösen Sendung" zu den beiden „Extremen" der reinen Verkündigungssendung und den Sendungen über Fragen der öffentlichen Verantwortung der Kirchen. Obwohl in Einzelfällen fließende und nicht zu kategoriesierende Übergänge bestehen, bedarf diese Zweiteilung einer Zwischengruppe, weil dadurch die rechtliche bzw. organisationsrechtliche Möglichkeit geschaffen wird, differenzierter auf die Verschiedenartigkeit der Sendetypen einzugehen und der unterschiedlichen Abwägungssituation in Bezug auf die Grundrechtspositionen besser entsprochen werden kann.

Bei der Zuordnung des Sendetyps ist zu berücksichtigen, daß nicht jede kirchliche Äußerung und nicht jeder Beitrag mit kirchlicher Urheberschaft von Art. 4 Abs.1 und 2 GG erfaßt wird. Eine Gleichstellung der „inneren bzw. eigenen Angelegenheiten " der Kirchen nach Art.140 GG i.V.m Art.137 Abs.3 WRV mit dem Schutzbereich des Art.4 GG[458] erscheint nicht sachgerecht und führt in der Abgrenzungsfrage nicht weiter[459]. Daraus folgt, daß im rechtlichen Sinne eine kirchliche Sendung nicht mit einer religösen Sendung gleichgestellt werden kann. Weitere Abgrenzungs-Kriterien im Rahmen einer einzelfallbezogenen Bewertung der jeweiligen Sendung stellen Zielsetzung, Inhalt, Motivation, Gelegenheit und Anlaß dar[460].

Entscheidend ist, daß der kirchliche Beitrag einen Ausdruck des religiösen Bekenntnisses darstellt, weil er sonst nicht von diesem Sendetyp erfaßt wird. Im Rahmen dieser Bewertung muß jeweils der Grundrechtsbezug des einzelnen kirchlichen Beitrags zu Art.4 Abs.1,2 GG berücksichtigt werden. Mit der Konsequenz, daß je näher der Beitrag sich am Schutzbereich des Art.4 GG befindet, desto größer muß die diesbezügliche kirchliche Einfluß und Gestaltungsmöglichkeit sein[461].

---

[458] Vgl. Herzog, HdbStKirchR, 1975, Bd.2, S.417, 427.

[459] Vgl. Zweiter Teil III. B. 3 a).

[460] Vgl. Schlaich, HdbStKirchR, 1975, Bd.2, 261, 267.

[461] So auch Lorenz, Das Drittsendungsrecht der Kirchen, 34; Link/Pahlke, Kirchliche Sendezeiten in Rundfunk und Fernsehen, in AöR, Bd.108,1983, 248, 272 f.; Schlaich, HdbStKirchR, 1975, Bd.2, 261, 266 f.

Wird dagegen bei dem Beitrag eine solche Nähe zum unmittelbaren Bekenntnis nicht ermittelt, dann gewinnen die rundfunkrechtlichen Vorgaben und die Programmgestaltungsfreiheit des Veranstalters an Bedeutung. In diesem Fall ist neben der veränderten Stellung der Kirchen auch dem rundfunkrechtlich geschützten Interesse einer weitestgehenden Programmgestaltungsfreiheit des Rundfunkveranstalters gerecht zu werden. Ausfluß dieser Programmgestaltungsfreiheit ist es u.a., auch bei religiösen Fragen eine journalistische Vermittlung zu ermöglichen. Unter dem Gesichtspunkt der Zielsetzung und des Schutzguts der Rundfunkfreiheit besteht eine Anforderung des Rundfunks darin, durch die journalistische und kommunikationsgerechte Gestaltung eine „offene", aktualitätsbezogene Form der Aufbereitung zu ermöglichen[462], um den freien Meinungsbildungsprozeß zu gewährleisten. Das bedeutet aber, daß dieser Zielsetzung nur dann entsprochen werden kann, wenn eine redaktionelle Unabhängigkeit und Programmverantwortung besteht. Aus diesem Grund ist der öffentlich-rechtliche Rundfunk darauf gerichtet, auf der Grundlage eines relativ autonomen Journalismus die für relevant erachteten Meinungen der verschiedenen pluralistischen Strömungen und Gruppen im Gesamtprogramm zu vermitteln[463].

Dies hat in diesem Fall zur Folge, daß eine Einbeziehung unter das kirchliche Drittsendungsrecht aufgrund der Priorisierung der journalistischen Unabhängigkeit und Vermittlung verfassungsrechtlich nicht gerechtfertigt ist, und die Programmfreiheit des Rundfunkveranstalters für diese „sonstige religiöse Sendungen" nicht zurückzutreten hat und das Drittsendeformat nicht zu gewähren ist, sondern daß diese Sendungen statt dessen im redaktionellen Gesamtprogramm zu plazieren sind.

Bei der Auslegung und Zuordnung des sehr weit gefaßten Begriffs der „sonstigen religiösen Sendung" ist aufgrund der gesellschaftlichen Veränderung[464] und des hohen Werts des Art.5 Abs.1 S.2 GG eine eher restriktive Auslegung anzuwenden[465]. Diese restriktive Handhabung scheint auch deshalb angebracht zu sein, weil eine alleinige Bestimmung nach dem kirchlichen Selbstverständnis

---

[462] Vgl. Link/Pahlke, Kirchliche Sendezeiten in Rundfunk und Fernsehen, in AöR 1983, 248, 273.

[463] Vgl. Neumann/Wesener, Rundfunkfreiheit, in DVBl. 1984, 914, 916.

[464] Vgl. Zweiter Teil IV.C.3. a)

[465] Unter dieser Prämisse ist die Regelung des § 11 Abs.3 S.1 ZDF-StV zu weit; wonach den Kirchen Sendezeiten einzuräumen sind *„für gottesdienstliche Handlungen und Feierlichkeiten sowie sonstiger religiöser Sendungen, auch solcher über Fragen ihrer öffentlichen Verantwortung"* - Siehe dazu ausführlich Zweiter Teil, V. C.

nicht „greifbar“ ist und einen zu weiten Rahmen abstecken würde, der die Organisation des Rundfunks wegen der Vielzahl der dann als kirchlich-religiös gewerteten Beiträge praktisch unmöglich machen würde. Eine zu schematische Zuordnung zu Art.4 GG und damit eine Herausnahme aus dem Anwendungsbereich des Art.5 GG mit den entsprechenden rechtlichen Konsequenzen würde jedoch der Intention und Motivation der kirchlichen Beiträge nicht gerecht werden, die zugleich geistliches Wort und ein Wort zur Sache sein wollen[466], womit der Umstand der „Motivüberlagerung“ bei kirchlichem Äußerungen angesprochen wird.

Bei den „sonstigen religiösen Sendungen“, die nicht die Sendeform der eigengestalteten Drittsendung bedürfen, besteht die Möglichkeit im Rahmen der redaktionellen Sendungen auf Sendeformate, wie z.B. Dokumentationen mit Originalaufnahmen unter Umständen in unkommentierter Gestaltung, Interviews oder Diskussionsveranstaltungen mit Kirchenvertretern, zurückzugreifen, die der Verpflichtung der Rundfunkanstalten die Kirchen zu Wort kommen zu lassen in angemessener Weise entsprechen. Im Rahmen dieser Sendungen müssen die Kirchen die Möglichkeit haben, bei entsprechenden Beiträgen unverkürzt und direkt zu Wort kommen können, allerdings ohne die für Drittsendungen charakteristische Eigengestaltung. Um dieses organisatorisch bewerkstelligen und gewährleisten zu können, wird im folgenden ein entsprechendes Mitgestaltungsmodell dargestellt werden[467].

(2) Zwischenergebnis:

Bei „sonstigen religiösen Sendungen“ ist zunächst eine Zuordnung zu einem Sendetypus vorzunehmen. Auf der Grundlage dieser Einteilung wird dann der Beitrag entweder in der Form der eigengestalteten Drittsendung oder im Rahmen der redaktionellen Sendungen untergebracht, wobei im letzteren Fall eine größtmögliche Mitwirkung, Beratung und einvernehmliche Lösung mit Redakteuren auf organisationsrechtlicher Ebene gewährleistet sein muß[468]. Bei diesem Sendetyp muß aufgrund seines großen inhaltlichen Spektrums eine Einzelfallentscheidung über die jeweilige Nähe zum religiösen Verkündigungsbereich getroffen werden. Das bedeutet, je näher sich die entsprechende Sendung inhaltlich am Verkündigungsbereich befindet, desto mehr

---

[466] Vgl. Link/Pahlke, Kirchliche Sendezeiten in Rundfunk und Fernsehen, in AöR 1983, 248, 272 f. m.w.N.

[467] Vgl. Zweiter Teil VI. C.

[468] Vgl. dazu das Lösungsmodell abgestufter Mitgestaltung der Kirchen bei redaktionellen Sendungen unter Zweiter Teil VI. C.

Mitgestaltung ist den Kirchen dabei einzuräumen. Konkret hat dies zur Folge, daß es durchaus „sonstige religiöse Sendungen“ geben kann, die zwar keine reinen Verkündigungssendungen sind, aber aufgrund ihres engen Bezuges zum Verkündigungsbereich in der Form der Drittsendung darzustellen sind, was jedoch aufgrund der gebotenen restriktiven Auslegung, den Ausnahmefall darstellen sollte.

d) Abwägung von Sendungen zu Fragen der öffentlichen Verantwortung der Kirchen

Auch bei diesem Sendetyp gilt, daß seine verfassungsrechtliche Überprüfung sich auf diejenigen landesrechtlichen Normen bezieht, die von dem gewährten Drittsenderecht Sendungen zu Fragen der öffentlichen Verantwortung der Kirchen mit umfaßt sehen[469].

(1) Abwägung

(AA) GEEIGNETHEIT

Die Frage nach der Geeignetheit kirchlicher Beiträge im Fernsehen als eigengestaltete Drittsendzeiten auszustrahlen bedarf einer differenzierten Analyse. In dem Fall, in dem über die kirchliche Ereignisse, Entwicklungen und Einrichtungen berichtet wird, muß eine journalistische Aufbereitung und Distanz gegeben sein, um ein Höchstmaß an Unabhängigkeit und Sachlichkeit zu gewährleisten und um damit auch eine gewisse Akzeptanz bei den Zuschauern zu erreichen. Im Falle der ausschließlichen kirchlichen Selbstdarstellung würde genau diese journalistische Distanz fehlen. Wenn jedoch kirchliche Stellungnahmen und Positionen zu gesellschafts-politischen Themen vermittelt werden, sind auch kirchliche Drittsendezeiten geeignet, diese kirchliche Selbstdarstellung zu vermitteln.

(BB) ERFORDERLICHKEIT

Auch hier stellt sich die Frage, ob dieser Sendetyp inhaltlich erfordert, den Kirchen eigengestaltete Drittsendezeiten zu gewähren oder ob redaktionelle Sendungen als ausreichend anzusehen sind.

Bei gesellschafts-politischen Beiträgen sind Drittsendezeiten nicht erforderlich, da die Selbstdarstellung auch im Rahmen von redaktionellen Sendungen möglich ist; da durch Interviews oder Diskussionsveranstaltungen unter Teilnahme kirchlicher Vertreter eine ausreichende Selbstdarstellung und ein unmittelbares Zu-Wort-kommen möglich ist. Somit sind bei diesen Sendungen keine eigengestalteten kirchlichen Drittsendezeiten erforderlich; jedoch muß die besondere Stellung und

---

[469] Vgl. § 11 Abs.3 ZDF-StV.

das spezifische Anliegen der Kirchen angemessen berücksichtigt werden. Daraus ergibt sich die Erforderlichkeit einer Gewährleistung des kirchlichen Interesses im Rahmen der redaktionellen Sendungen,da eine kirchliche Mitgestaltung aus Gründen der theologisch-religiösen Fachkenntnisse und des entsprechenden religiösen Kontextes geboten erscheint.

(CC) VERHÄLTNISMÄßIGKEIT

Trotz der fehlenden Erforderlichkeit dieses Sendetyps wird im folgenden eine Überprüfung anhand des Verhältnismäßigkeitsgrundsatzes durchgeführt, um das konkrete Spannungsfeld aufzuzeigen und die daraus abzuleitenden rechtlichen Konsequenzen darzustellen.

Die Kirchen sind im Zusammenhang mit diesem Sendetypus als gesellschaftlicher Faktor angesprochen und in diesem Fall aufgerufen, von ihrem spezifischen Standpunkt aus ihren Sachbeitrag zu leisten. Die Kirchen nehmen wie alle großen Massenverbände der demokratischen Gesellschaft an dem allgemeinen Prozess der öffentlichen Meinungsbildung teil. Diese Teilnahme ist nicht als Ausfluss ihres Propriums zu sehen, wie dies z.B. beim Verkündigungsauftrag der Fall ist. Jedoch ist ihre Rechtsposition im Zusammenhang mit der Teilnahme am öffentlichen Meinungsbildungsprozeß, die sie als anerkannte gesellschaftlich-relevante Gruppe[470] besitzt und damit von der Verfassung aufgerufen ist, sich zu den allgemein interessierenden Fragen der staatlichen und gesellschaftlichen Entwicklung zu äußern, mindestens in der gleichen Intensität und dem gleichen Umfang sicherzustellen, wie dies bei den anderen gesellschaftlichen Massenverbänden der Fall ist[471]. Das Interesse der Kirchen, das mit dem „Öffentlichkeitsanspruch“ [472] beschrieben wird, stützt sich demzufolge bei diesem Sendetypus nicht auf Art.4 GG i.V.m. Art 140 GG. Statt dessen kann hier nur ein Anspruch auf Berücksichtigung im Hinblick auf ein „Zu-Wort-Kommen“ im Gesamtprogramm des Rundfunkveranstalters aus Art. 5 Abs.1 GG eingeräumt werden[473].

Gegen eine Berücksichtigung dieser kirchlichen Sendungen in der Gestalt von Drittsendungen spricht vor allem die Anforderung an das Medium „Rundfunk“, die darin besteht, daß durch die journalistische und kommunikationsgerechte

---

[470] Vgl. Zweiter Teil, III. B. 1. b) (1).

[471] Vgl. Herzog, HdbStKirchR, 1975, Bd.2, 417, 419.

[472] Vgl. Zweiter Teil III. B. 3. b).

[473] Vgl. Zweiter Teil III. B. 1. b) (2) und Zweiter Teil VI. D. 2. Exkurs: Anspruch auf Berücksichtigung im allgemeinen Programm.

Gestaltung eine „offene“, aktualitätsbezogene Form der Aufbereitung ermöglicht werden soll[474]. Das bedeutet aber, daß dieser Anforderung nur dann entsprochen werden kann, wenn bei der Programmgestaltung in hohem Maße die redaktionelle Unabhängigkeit und somit die Programmverantwortung des Rundfunkveranstalters besteht. Der Anspruch und die Aufgabe der Redaktionen, auch der Kirchenfunkredaktionen, der sich von demjenigen der Kirchen unterscheidet, besteht u.a. darin, die Wirklichkeit mit der erforderlichen journalistischen Distanz zu transportieren, während der Anspruch der Kirchen dagegen darin besteht, neben der Selbstdarstellung die besonderen Inhalte ihres christlichen Sendungsauftrages zu vermitteln[475].

Allerdings muß Art.4 GG, der ein wichtiges Element der objektiven Ordnung [476] darstellt und eine wertentscheidende Grundsatznorm ist[477], auch bei diesen kirchlichen Beiträgen berücksichtigt werden; jedoch nicht mit der Konsequenz, daß derartige kirchliche Beiträge als von den Kirchen eigengestaltete Drittsendung vermittelt werden müssen. An dieser Stelle kommt auch die oben beschriebene gesellschaftliche Veränderung zum Tragen, die die Stellung der Kirchen zumindest hinsichtlich ihrer gesamtgesellschaftlichen Bedeutung hinterfragt und der im Rahmen dieser Abwägung durch das Infragestellen der bisherigen Regelungen zu den Drittsendezeiten Rechnung zu tragen ist.

Auch wenn die Reichweite des kirchlichen Selbstverständnisses bei der Bestimmung kirchlicher Rechtspositionen und grundrechtlicher Schutzbereiche aufgrund der gesellschaftlichen Veränderungen eher zurückhaltend behandelt werden muß, ist im Zusammenhang mit Sendungen über Fragen der öffentlichen Verantwortung darauf hinzuweisen, daß kirchliche Äußerungen zu gesellschaftspolitischen Inhalten einen fundamentalen Bestandteil kirchlicher Identität darstellen[478].

(2) Zwischenergebnis:

Die Einräumung von kirchlichen Drittsenderechten ist im Hinblick auf Sendungen über Fragen der öffentlichen Verantwortung ein unverhältnismäßiges, zur Erreichung des Zwecks einer Sicherung der Meinungsvielfalt nicht

---

[474] Vgl. Link/Pahlke, Kirchliche Sendezeiten in Rundfunk und Fernsehen, in AöR 1983, 248, 273.

[475] Vgl. Weiß, Kirche und Radio, 103.

[476] Vgl. Jarass/Pieroth, GG - Kommentar, Art.4 RN 4.

[477] Vgl. BVerwGE 93, 323, 340.

[478] Vgl. EKD-Denkschrift, Aufgaben für soziale Ordnung der Evangelischen Kirche in Deutschland“, 1970, 7 f.

erforderliches Mittel. Somit lassen sich bei den Sendungen über Fragen der öffentlichen Verantwortung der Kirchen aufgrund der Abwägung der widerstreitenden verfassungsrechtlich geschützten Interessen - auf der einen Seite der Sicherung der Meinungsvielfalt, worauf in diesem Fall der kirchliche Beitrag sich zu gründen hat und auf der anderen Seite der Programmgestaltungsfreiheit des Rundfunkveranstalters - keine eigengestalteten kirchlichen Drittsenderechte begründen. Statt dessen stellt die Einräumung von redaktionell gestalteten Sendezeiten des Rundfunkveranstalters einen interessensgerechten Ausgleich dar.

4. Ergebnis

Nachdem ein unmittelbarer verfassungsrechtlicher Anspruch der Kirchen auf Einräumung von eigenen Sendezeiten aus den Grundrechten nicht abzuleiten ist, hat die Abwägung zwischen der Rundfunkfreiheit im besonderen der Programmgestaltungsfreiheit auf der einen und dem verfassungsrechtlichen Öffentlichkeitsauftrag der Kirchen auf der anderen Seite ergeben, daß es bei Verkündigungssendungen gerechtfertigt ist, einen Zusammenhang zwischen dem Sendeinhalt der Verkündigung und der Sendeform herzustellen, in der Gestalt von kirchlichen Drittsendungen. Wenn also kirchlich-religiöse Inhalte aus dem Bereich der Verkündigungssendungen, z.B. von Gottesdiensten, im Programm vermittelt werden, besteht aufgrund der Gewichtung der beiden widerstreitenden Güter eine sachangemessene Konkretisierung des kirchlichen Äußerns notwendigerweise in der Form der Drittsendung. In diesem Fall entzieht sich also der kirchliche Beitrag der medialen Vermittlung.

Für die Sendeinhalte der „sonstigen religiösen Sendungen“ gilt dies nur insoweit, als die kirchlich-religiösen Inhalte eine so große Nähe zum Schutzbereich des Art.4 GG aufweisen, daß diese bei der Abwägung gegenüber der Rundfunkfreiheit ebenfalls eine unverkürzte Vermittlung - ohne die journalistische Auf- und Verarbeitung der Redakteure der Rundfunkanstalt - in Form der Drittsendung für gerechtfertigt erscheinen läßt. In den anderen Fällen der „sonstigen religiösen Sendungen“ und der „Sendungen über Fragen der öffentlichen Verantwortung der Kirchen“ scheidet die Sendeform der eigengestalteten Drittsendung aufgrund der sich als gewichtiger herausstellenden Grundrechtsposition der Rundfunkveranstalter aus. Statt dessen können diese Beiträge in vom Rundfunkveranstalter durch Redakteure gestalteten und verantworteten Programmen berücksichtigt werden.

V. Situation der Zusammenarbeit mit den Kirchen im öffentlich-rechtlichen Rundfunk

A. Historie und Darstellung der Kirchenfunkredaktionen

Das Verhältnis zwischen Kirche und Rundfunk ist vor allem im Zusammenhang mit den Kirchenfunkredaktionen von einigen Kontroversen geprägt. Hauptkonflikt dabei ist die Frage, wie groß die kirchliche Einflußnahme auf die Kirchenfunkredaktionen, die ausschließlich mit Mitarbeitern der jeweiligen Landesrundfunkanstalt besetzt sind, sein darf.

In der Regel sind in den Kirchenfunkredaktionen der ARD und des ZDF evangelische und katholische Redakteure in paritätischem Verhältnis tätig, wobei zwei getrennte Kirchenfunkredaktionen der Evangelischen und der Katholischen Kirche bestehen.

Zu Beginn der Zusammenarbeit von Kirche und Rundfunk - unmittelbar nach dem Ende des Zweiten Weltkrieges - war das Verhältnis dadurch gekennzeichnet, daß die Kirchen sich gleichsam als Miteigentümer des Rundfunks ansahen[479]. Dies hatte zur Folge, daß die Kirchen neben ihren bestehenden eigengestalteten Sendezeiten auch die Kirchenfunkredaktionen als Plattform für ihre Selbstdarstellung nutzten, so daß eine Identität zwischen den jeweiligen Redakteuren der Kirchenfunkredaktionen und den kirchlichen Interessen bestand. Vor diesem Hintergrund waren die Konflikte vorprogrammiert, als im Rahmen von Sendungen der Kirchenfunkredaktionen Kritik an der Kirche geäußert wurde[480]. Das damals fehlende eigenständige redaktionelle und journalistische Profil der Kirchenfunkredaktionen, die letztendlich nur für die organisatorische Abwicklung der von den Kirchen inhaltlich vorgegebenen und gestalteten Sendungen zuständig waren und im wesentlichen „Hilfskräfte". bei der Realisierung kirchlicher Verkündigungssendungen waren[481], änderte sich jedoch im Laufe der Zeit, da sich eigene, von den Kirchen unabhängige Redaktionen entwickelten. Ein Grund für diese Entwicklung ist das immer mehr zunehmende Selbstbewußtsein der Rundfunkanstalten, die in ihrem Selbstverständnis, als unabhängiges, von Einzelinteressen losgelöstes Medium nicht zuletzt auch durch das Bundesverfassungsgericht und seine rundfunkrechtliche Rechtsprechung darin bestärkt und unterstützt wurden. Auch die damit verbundene zunehmende

---

479 Vgl. Weiß, Kirche und Radio, 99.

480 So u.a. als 1958 im SDR eine Sendereihe mit dem Titel „Kritik an der Kirche" gestartet wurde.

481 Vgl. Weiß, Kirche und Radio, 99 ff.

Bedeutung der informativen Programmarbeit führte dazu, daß die Kirchenfunkredaktionen immer mehr an Eigenständigkeit gewannen[482].

Ein weiterer Grund dieser Entwicklung ist in der Liberalisierung der kirchlichen Publizistik zu sehen, die auch und gerade kirchenkritische Redakteure dazu brachte, ihre kirchenkritische Meinung zu kommunizieren und in Sendungen mit einzubringen[483]. Das heutige Programm der Kirchenfunkredaktionen zeigt, wie sehr sich der Kirchenfunk mittlerweile zu einem kritischen Partner und Gegenüber der Kirchen entwickelt hat[484].

Inhaltlich senden die Kirchenfunkredaktionen aktuelle Informationen aus Religion, Theologie, Kirche und Gesellschaft und bieten Kurzberichte, Magazine, Features, Dokumentationen und Gespräche an, wobei sie dabei über eigene feste Sendeplätze verfügen[485]. Daneben sind sie als Fachredaktionen in allen anderen aktuellen Programmen mit Kommentaren und Kurzberichten sowie als Ansprech- und Gesprächspartner bei kirchlichen Themen vertreten[486].

Es sei nochmals darauf hingewiesen, daß die Mitarbeiter der Kirchenfunkredaktionen Mitarbeiter der jeweiligen Rundfunkanstalt sind und personal - und weisungsrechtlich ausschließlich dem Intendanten unterstehen[487].

B. ARD

1. Allgemeine organisatorische Rahmenbedingungen und Entwicklungen bei der ARD

Auf der Seite der ARD stellt ein Gremium, das sich „Koordinations - Konferenz für kirchliche Sendungen" nennt, den Gegenpart zu den kirchlichen Beauftragten dar, der auf evangelischer Seite von der Rundfunkbeauftragten der EKD repräsentiert wird[488]. Im Rahmen dieser Konferenz - die unter dem Vorsitz des

482 Vgl. Weiß, Kirche und Radio, 102.

483 So aus einem persönlichen Gespräch mit Herrn Tummler (Geschäftsführer von Eikon) vom August 1997.

484 Vgl. Weiß, Kirche und Radio, 100.

485 Dazu aus Media Perspektiven - Basisdaten 1997: Unter der Überschrift „Programmleistung der ARD 1996" - ohne Vormittagsprogram ARD/ZDF und Vorabendprogramm - hat die Programmgattung „Religion" einen Anteil von 0,8 %; beim Gemeinsamen Vormittagsprogramm beläuft sich der Anteil auf 1,1 %. Nach der Programmstruktur fielen auf kirchliche Sendungen bei der ARD 1995 0,2 %; 1996 0,1 % - beim ZDF 1995 0,5 %; 1996 0,5 %.

486 Vgl. Weiß, Kirche und Radio, 103.

487 vgl. Herrmann, Rundfunkrecht, § 11 IV. 3.; Zweiter Teil III. A. 2.

488 Zu den kirchlichen Senderbeauftragten vgl. Erster Teil III. A. 1. c) und 2.b).

ARD-Fernsehdirektors, der als nebenamtlicher Koordinator fungiert[489] - werden viermal im Jahr Tagungen anberaumt, um die Programmplanung für das Gemeinschaftsprogramm der ARD zu besprechen und die Themen für die kirchlichen Sendeplätze im ARD-Programm zu bestimmen[490]. Bisher sind in dieser Konferenz die in der ARD für die kirchlichen Sendungen verantwortlichen Kirchenfunkredakteure und die kirchlichen Beauftragten (je 4 bis 5 evangelische und katholische Vertreter) vertreten. Um eine Verbesserung der Zusammenarbeit zu erreichen, wurde seitens der ARD der Vorschlag einer Verkleinerung dieser Konferenz unterbreitet, wonach in Zukunft nur noch insgesamt 5 Teilnehmer über die Programmplanung der kirchlichen Sendeplätze entscheiden sollen. Die 5 Teilnehmer sollen sich wie folgt zusammensetzen: 3 Redakteure aus den Kirchenfunkredaktionen und 2 journalistische Mitarbeiter der Kirchen. Den kirchlichen Vertretern soll rechtzeitig der Vorschlag der ARD zur zukünftigen Themenplanung zugesandt werden. Eine konkrete Ausgestaltung des Verfahrens besteht jedoch bis zum heutigen Tag noch nicht[491].

Bei der ARD befinden sich die Gottesdienstübertragungen und das „Wort zum Sonntag“ im eigenen Verantwortungs- und Gestaltungsbereich der kirchlichen Senderbeauftragten.
Der folgende Fall beschreibt die aktuelle Entwicklung im Hinblick auf die Zusammenarbeit der Kirchen mit der ARD. Die kirchliche Sendereihe „Gott und die Welt“, die von der Fachredaktion der Rundfunkanstalten verantwortet und gestaltet wird, hat aufgrund einer Veränderung des Programmschemas bei der ARD einen konfliktgeladenen Dauerstreit zwischen den Kirchen und der ARD ausgelöst. Diese Änderung des Programmschemas hat dazu geführt, daß die Sendereihe „Gott und die Welt“ auf einen Sendeplatz verschoben worden ist, der bisher von einer Verkündigungssendung beansprucht wurde. Ausgelöst durch diese Kollision haben die beiden Kirchen auf die 13 kirchlichen Sendeplätze, die durch die Sendereihe „Gott und die Welt“ verdrängt wurden, im Jahre 1992 in einer vertraglichen Vereinbarung für zunächst 5 Jahre verzichtet. Im Gegenzug wurde eine Zusammenarbeit der ARD und der kirchlichen Beauftragten vertraglich festgelegt[492], worin gegenseitige Konsultationen und eine gemeinsame Weiterentwicklung des Programms und seiner bisherigen Sendeformen und -inhalte vereinbart wurden. Nach Ablauf der Laufzeit dieser Vereinbarung kam es

---

489 Vgl. Boelte/Honal, Kirche und Fernsehen, 18.

490 Vgl. Schwarzkopf, Kirche in den öffentlich-rechtlichen Rundfunkanstalten, in FUNK-Korrespondenz Nr.46 vom 15.11.1985, 3, 5.

491 So Frau Haberer, Rundfunkbeauftragte der EKD, in einem persönlichen Gespräch, Juni 1998.

492 Vereinbarung ziwchen der ARD und den Kirchen vom 19.11.1992.

nun bei der Überprüfung des darin vereinbarten Verfahrens zu dem bereits angesprochenen Konflikt. Die Kirchen sehen ihre Absicht und ihr Ziel, verbunden mit dem Verzicht auf die 13 eigenen Sendezeiten, eine größere Einflußmöglichkeit auf die im redaktionellen Programm gestalteten kirchlichen Sendungen mehr Einfluß ausüben zu können, als nicht erreicht an und streben neue Modelle für eine mitgestaltende und kooperative Zusammenarbeit bei kirchlichen Programmbeiträgen im redaktionellen Programm an. Allerdings gibt es bei den Kirchen Überlegungen, die ARD-Sendeplätze, auf die ebenfalls verzichtet worden ist, wieder ganz in die kirchliche Verantwortlichkeit zurückzufordern.

2. SDR

Bereits Mitte der 50 iger Jahre ist eine Übereinkunft zwischen dem kirchlichen Beauftragten und dem Kirchenfunk im SDR zustande gekommen, wonach „*die Kirchen in den Sendungen, bei denen es sich um eine direkte Verkündigung der biblischen Botschaft handelt, eine Mitverantwortung übernehmen müssen, deren Ausmaß sich gewohnheitsrechtlich oder durch Abmachungen verschieden entwickelt hat.*“ [493]

Ferner wird bei Änderungen der kirchlichen Sendezeiten eine einvernehmliche Regelung angestrebt. Eine weitere Regelung sieht vor, daß bei der Herstellung kirchlicher Sendungen, die Planung und Realisierung der Sendungen unter der Mitwirkung der kirchlichen Beauftragten im Sender zusammen mit der Redaktion zu erfolgen hat. Insbesondere kommt den Kirchen das Recht zu, die inhaltliche Planung maßgebend zu bestimmen und die Produktionen nach Form und Inhalt zu überprüfen und abzunehmen. Für sonstige Sendungen der kirchlichen Fachredaktionen gilt die Verantwortung und die umfassende Zuständigkeit des SDR. Die Kirchen haben hierbei eine bloße Unterstützungsfunktion, ohne die Möglichkeit der Mitgestaltung und Mitsprache[494].

C. ZDF

Beim ZDF besteht eine strikte Trennung der Verantwortlichkeiten bei Verkündigungssendungen und den sonstigen religiösen Beiträgen. Bei Verkündigungssendungen liegt die alleinige Verantwortung bei der Kirche,

---

[493] Aufgeführt in Bieber, Möglichkeiten christlicher Aussagen im Rundfunk, in RuF 1955, 298, der noch hinuzufügt, daß von den 18 Sendungen, die vom Kirchenfunk des SDR bearbeitet werden, 7 in die Verantwortung des jeweiligen Geistlichen zusammen mit dem Rundfunkbeauftragten und 11 in die Zuständigkeit des Kirchenfunks gefallen sind.

[494] Ebenda.

wahrgenommen durch den kirchlichen Senderbeauftragten. Einige Sendungen der kirchlichen Fachredaktion erfolgen ohne die Mitgestaltung der Kirche.

1. Rechtlicher Rahmen

Rechtliche Grundlage für die kirchlichen Beiträge ist § 11 Abs.3 ZDF-Staatsvertrag:

„Den Evangelischen Kirchen, der Katholischen Kirche und den Jüdischen Gemeinden sind auf Wunsch angemessene Sendezeiten für die Übertragung gottesdienstlicher Handlungen und Feierlichkeiten sowie sonstiger religiöser Sendungen, auch solcher über Fragen ihrer öffentlichen Verantwortung, zu gewähren. Andere über das gesamte Bundesgebiet verbreitete Religionsgemeinschaften des öffentlichen Rechts können angemessen berücksichtigt werden." §12 Abs.2 ZDF-Staatsvertrag regelt dabei die Verantwortlichkeiten dieser Sendungen wie folgt:*„Für Inhalt und Gestaltung der Sendungen nach §§ 10 und 11 dieses Staatsvertrages ist derjenige verantwortlich, dem die Sendezeit zugebilligt worden ist."*

2. Historie und aktuelle Praxis

a) Historie und Entwicklung

Durch die Errichtung von zwei Fachredaktionen „ Kirche und Leben" für die Katholische und Evangelische Kirche sind die gesetzlichen organisatorischen Rahmenbedingungen, die den Kirchen nach § 11 Abs.3 ZDF-Staatsvertrag angemessene Sendezeiten zusprechen, vom ZDF konkretisiert worden. Die beiden Redaktionen sind personell und in Bezug auf ihre inhaltliche Arbeit grundsätzlich getrennt und jeweils unabhängig voneinander tätig, wobei es im Rahmen von übergreifenden Themen vereinzelt zu einer Form der Zusammenarbeit gekommen ist. Die entsprechenden Fachredaktionen in den Landesrundfunkanstalten der ARD sind im Unterschied zum ZDF dagegen jeweils als gemeinsame Redaktion beider großer Kirchen installiert. Die Redaktionsmitarbeiter sind Angestellte des ZDF und als solche in den Organisationsaufbau der öffentlich-rechtlichen Sendeanstalt eingebunden und genießen keinen Sonderstatus im Vergleich zu den anderen Redakteuren des ZDF.

Diese organisatorische Ausgestaltung wird als „integratives Modell" bezeichnet und stellt de facto einen Verzicht der Kirchen auf ein eigengestaltetes Drittsenderecht dar, der bis auf die Verkündigungssendungen auch von beiden Kirchen so praktiziert wird.

So hat die Evangelische Kirche beim ZDF auf ihre Befugnis, der Rundfunkanstalt kirchliche Eigenproduktionen zur Ausstrahlung zu überstellen - mit Ausnahme der Verkündigungssendungen in der Form der Gottesdienstübertragungen - bisher

bewußt verzichtet[495]. Das bedeutet, daß die Kirchen nur die Gottesdienste voll eigenverantwortlich gestaltet und realisiert haben und bei den übrigen kirchlich-religiösen Sendungen im Rahmen des redaktionellen Programms sich dagegen auf eine *„kritische Begleitung"*[496] beschränkt haben, obwohl ihnen nach dem ZDF-Staatsvertrag[497] auch für die anderen beiden Sendetypen eigene Sendezeiten zur Verfügung stehen würden. Als ein Grund für diesen Verzicht wird die Kostenfrage genannt[498], da durch die personelle und inhaltliche Integrierung der kirchlichen Beiträge in die öffentlich-rechtliche Rundfunkanstalt und in deren Gesamtprogramm die diesbezüglichen Kosten in voller Höhe von der Rundfunkanstalt übernommen werden. Doch mit dem teilweisen Verzicht der Kirchen auf eigengestaltete und damit eigenverantwortete Drittsendungen ist kein grundsätzlicher Verzicht auf die kirchlichen Einfluß - und Mitgestaltungsmöglichkeiten beabsichtigt worden. Vielmehr werden im Rahmen der redaktionellen kirchlichen Sendungen Mitgestaltungsmöglichkeiten wahrgenommen, wie etwa die Besetzung des Leiters der kirchlichen Fachredaktion, die im Einvernehmen mit den Kirchen vorgenommen wird[499]. Praktisch bedeutete dies im Fall der Katholischen Kirche, daß der Leiter der Publizistischen Kommission der Deutschen Bischofskonferenz dem Intendanten des ZDF einen entsprechenden Personalvorschlag unterbreitete, dem der Intendant bisher auch in allen Fällen zugestimmte.

Weitere Regelungen zu Fragen der Zusammenarbeit wurden bis 1992 von beiden Seiten - der Katholischen Kirche und dem ZDF - nicht konkreter geklärt oder festgesetzt. Als Rahmen wurde von einer Zusammenarbeit des kirchlichen Senderbeauftragten und der kirchlichen Fachredaktion ausgegangen, wobei die redaktionelle und inhaltliche Verantwortung der Beiträge von dem Leiter der Redaktion wahrgenommen wurde. Eine nähere Differenzierung nach den verschiedenen Sendetypen wurde dabei nicht vorgenommen. Diese „schwammige Kooperationsbeschreibung, die keine klare Zuständigkeiten zuordnet"[500], führte

---

495 Vgl. Link/Pahlke, Kirchliche Sendezeiten in Rundfunk und Fernsehen, in AöR 1983, 248, 280 m.w.N.

496 So Frau Haberer, Rundfunkbeauftragte der EKD, in einem persönlichen Gespräch, Juni 1998.

497 § 11 Abs.3 ZDF-StaatsV.

498 Als Informationsquelle sind persönliche Gespräche mit Redakteuren und verantwortlichen kirchlichen Mitarbeitern nennen, die vertaulich zu behandeln sind.

499 Vgl. Protokollvermerk zum Gespräch zwischen dem Intendanten des ZDF und dem Vorsitzenden der Deutschen Bischofskonferenz vom 9. Januar 1992.

500 Als Informationsquelle sind persönliche Gespräche mit Redakteuren und verantwortlichen kirchlichen Mitarbeitern nennen, die vertaulich zu behandeln sind.

mit zunehmender Dauer zu starken Konflikten über die jeweiligen Zuständigkeiten zwischen der Katholischen Kirche in der Person des kirchlichen Senderbeauftragten und dem ZDF bzw. der kirchlichen Fachredaktion. Die Praxis hinsichtlich der Zusammenarbeit zwischen dem kirchlichen Senderbeauftragten und der kirchlichen Fachredaktion sah im konkreten Fall vor, daß im Rahmen einer „einvernehmlichen Abstimmung" des Programms dieses gemeinsam abgenommen wurde, was bedeutete, daß der kirchliche Senderbeauftragte bei der sogenannten Rohschnittabnahme teilnahm. In diesem Zusammenhang und verbunden mit der von der Kirche vertretenen Auffassung, daß die Kirche aufgrund des § 12 Abs.2 ZDF-Staatsvertrag nicht nur für den Inhalt der kirchlichen Sendungen, sondern auch für deren Form und Gestaltung verantwortlich sei, verschärfte sich der Konflikt[501].

b) Katholische Kirche - Vereinbarungen bei den Verfahrensregeln zu kirchlichen Beiträgen

Diese beschriebene Konfliktsituation führte bei der Katholischen Kirche zu mehreren Gesprächen zwischen dem Intendanten, dem Vorsitzenden der Deutschen Bischofskonferenz, dem Programmdirektor und dem Vorsitzenden der Publizistischen Kommission. 1992 wurden Vereinbarungen getroffen, die die praktischen Verfahrensregeln zwischen der Kirche und der Redaktion „Kirche und Leben" neu festlegen sollten. Im folgenden werden nun diese Verfahrensregelungen im einzelnen dargestellt.

(1) Regelungen zu Verkündigungssendungen[502]

Die Verkündigungssendungen werden zwar aufgrund des Verzichts der Kirchen auf eigene Drittsendungen von der Redaktion „Kirche und Leben" realisiert, aber hinsichtlich des Inhalts und der Gestaltung vom kirchlichen Senderbeauftragten verantwortet. Konkret bedeutet dies eine Arbeitsteilung, wonach die inhaltlich-liturgische Vorbereitung und eine redaktionelle Begleitung durch den kirchlichen Senderbeauftragten vorgenommen wird, die technische und produktionelle Durchführung und Sendeleitung erfolgt durch das ZDF, so daß das Schwergewicht der inhaltlichen Arbeit und Verantwortung bei der Person des kirchlichen Senderbeauftragten liegt. Der Vereinbarungstext spricht in diesem Zusammenhang von einer *„Letztverantwortung des kirchlichen Beauftragten für*

---

[501] Ebenda.

[502] Vgl. Protokollvermerk zum Gespräch zwischen dem Intendanten des ZDF und dem Vorsitzenden der Deutschen Bischofskonferenz vom 9. Januar 1992 und Ergebnisprotokoll des Gesprächs Katholische Kirche - ZDF (Redaktion Kirche und Leben/ Katholisch) vom 8.Juli 1992 in Mainz.

die Gottesdienstübertragung". Neben der technischen Realisierung der Gottesdienstübertragungen soll die Fachredaktion die technischen Vorstellungen und Wünsche des kirchlichen Senderbeauftragten vermitteln und die Regie entsprechend anweisen.

Die Festlegung des Übertragungsortes der Gottesdienste erfolgt in Absprache mit dem kirchlichen Senderbeauftragten und der Fachredaktion. Falls eine Kommentierung des Gottesdienstes erforderlich sein sollte, wird sie von der Fachredaktion und dem kirchlichen Senderbeauftragten abwechselnd wahrgenommen. Auch bei geistlichen Beiträgen zu kirchlichen Feiertagen wird der Kirche eine inhaltliche und gestalterische Verantwortung zugestanden. Dabei soll das Thema und der entsprechende Autor in der Regel vom Beauftragten vorgeschlagen und dies soll dann anschließend mit der Fachredaktion einvernehmlich abgestimmt werden. Auch das Konzeptionsgespräch mit dem Autor wird gemeinsam geführt. Der Programmbeitrag kann vom kirchlichen Beauftragten vor der Ausstrahlung (Rohschnitt) überprüft werden. Für den Fall, daß bei der Bewertung des Beitrag unterschiedliche Auffassungen bestehen, können zur Klärung „weitere Gesprächspartner hinzugezogen werden".

(2) Regelungen zu „sonstigen religiösen Sendungen" und zu „Sendungen über Fragen der öffentlichen Verantwortung der Kirche"[503]

Die Themenplanung dieser kirchlichen Sendungen erfolgt in der Fachredaktion, wobei es darüber zu einem Gespräch zwischen der Redaktion und dem kirchlichen Senderbeauftragten in mindestens monatlichen Abständen zu kommen hat. Allerdings dienen diese Arbeitsgespräche mehr der Information über aktuelle Vorgänge und Entwicklungen, der kritischen Rückschau auf ausgestrahlte Sendungen, der Planung neuer Programmbeiträge und konzeptioneller Fragen als daß in ihnen eine Mitsprache des kirchlichen Senderbeauftragten in Form einer Abstimmung erfolgen würde. Bei der Themenplanung „sonstiger religiöser Sendungen" ist dem kirchlichen Senderbeauftragten nur ein Vorschlagsrecht und kein Vetorecht eingeräumt worden. Für den Fall, daß bei der Themenplanung unüberbrückbare Meinungsverschiedenheiten auftreten, ist der Programmdirektor des ZDF einzuschalten. Ferner ist eine gegenseitige Informationspflicht über Kontakte mit anderen Redaktionen des ZDF, die kirchliche Programmvorhaben zum Ziel haben, vorgesehen.

---

[503] Ebenda.

(3) Regelungen zur Reform des Programmschemas[504]

Für den Fall, daß die festgelegten Sendeplätze der Kirchen im Programmschema des ZDF von den Programmverantwortlichen des ZDF verändert werden, muß eine solche Programmschemareform mit dem kirchlichen Senderbeauftragten und den Verantwortlichen der Zentralstelle Medien der Katholischen Kirche abgesprochen werden, bevor sie realisiert werden kann. Inwieweit in der vorherigen Absprache auch ein Mitbestimmungsrecht in der Form eines Vetorechtes beinhaltet ist oder es sich dabei um eine bloße Information durch das ZDF handelt, ist nicht eindeutig feststellbar. Allerdings ist für den Fall, daß es im Rahmen der „Absprachen" zu Unstimmigkeiten kommen sollte, ein sogenanntes „Spitzengespräch" zwischen dem Vorsitzenden der Deutschen Bischofskonferenz und dem Intendanten des ZDF vorgesehen, was dafür spricht, daß zumindest ein gewisses Einvernehmen bei einer Umgestaltung der kirchlichen Sendeplätze erzielt werden muß. Die Tatsache, daß bei einem nicht erzielten Konsens wegen der Veränderung der kirchlichen Sendeplätze der Konflikt eskalierte, zeigt die Bedeutung einer solchen Veränderung für beide Seiten.

c) Evangelische Kirche - Vereinbarungen bei den Verfahrensregeln zu kirchlichen Beiträgen

Die Zusammenarbeit zwischen der evangelischen Fachredaktion und den evangelischen Rundfunkbeauftragten gestaltete sich dagegen unproblematisch, u.a. deshalb weil die evangelischen Senderbeauftragten ein anderes Verständnis ihrer Aufgaben und Kompetenzen besitzen. Danach wird eine klare Grenzziehung der Aufgabenzuteilungen befürwortet und die Notwendigkeit der journalistischen Unabhängigkeit der Kirchenfunkredaktionen grundsätzlich akzeptiert und befürwortet[505]. Das hat zur Folge, daß die kirchlichen Einfluß- und Mitgestaltungsmöglichkeiten wesentlich zurückhaltender ausgelegt und gehandhabt werden, wie der Umstand belegt, daß noch nie eine Abnahme der kirchlichen Beiträge im Stadium des Rohschnitts durch die Rundfunkbeauftragten stattgefunden hat. Die Aufgabe der evangelischen Rundfunkbeauftragten und der sie unterstützenden Pfarrer wird von den Kirchen als Vermittler zwischen den Kirchengemeinden, der Fernsehanstalt und den Zuschauern verstanden[506].

---

504 Als Informationsquelle sind persönliche Gespräche mit Redakteuren und verantwortlichen kirchlichen Mitarbeitern nennen, die vertaulich zu behandeln sind.

505 So Frau Haberer, Rundfunkbeauftragte der EKD, in einem persönlichen Gespräch, Juni 1998.

506 Vgl. Die Gottesdienstübertragungen im ZDF - Informationsbroschüre der Rundfunkbeauftragten des Rates der EKD, Johanna Haberer, 1998, 2, 7.

Im Konkreten gestaltet sich die Aufgabenzuteilung bei Gottesdienstübertragungen im Sinne von Verkündigungssendungen seitens der Evangelischen Kirche zur Zeit so, daß die Rundfunkbeauftragten die umfassende inhaltliche Arbeit leisten. Dazu gehört zur Vorbereitung u.a. die Recherche nach einer als Übertragungsort geeigneten Gemeinde, die Sicherstellung der Zusammenarbeit der Gemeinde mit dem Produktionsbüro des ZDF und die Redigierung der von der Gemeinde vorgelegten Texte unter theologischen und publizistischen Gesichtspunkten[507].

Der Kirchenfunkredaktion wird nach Einschätzung der Evangelischen Kirche die Funktion beibemessen, gegenüber den kirchlichen Beauftragten als Anwalt des Zuschauers aufzutreten und dadurch dessen Lebenswelt zu vertreten, in der die christlichen Grundbegriffe häufig nicht präsent sind. Die Kirchenfunkredaktionen sind vor allem für die technische und gestalterische Umsetzung der Gottesdienstübertragungen zuständig und dabei mit der Weisungsbefugnis gegenüber denjenigen Mitarbeitern des ZDF ausgestattet, die die produktionstechnische Realisierung betreiben. Ferner werden von den Redakteuren des Kirchenfunks die Vorfilme zu den Gottesdienstübertragungen gestaltet, die einen Einblick in die Lebenswelt der Gemeinde geben und u.a. die Geschichte der Kirche vermitteln. Nicht zuletzt durch die Kirchenfunkredaktionen wird der kirchliche Sendeplatz innerhalb der Rundfunkanstalt vertreten und „verteidigt"[508].

d) Kirchliche Programmplätze und Sendungen im ZDF und deren Entwicklung

Regelmäßige Beiträge der Redaktion „Kirche und Leben" der Katholischen Kirche sind beim ZDF zur Zeit Sendungen wie „37°", „Feiertagsakzente", „Tagebuch", „Blickpunkt Religion und Gesellschaft", Dokumentationen und Gottesdienste [509].

Aufgrund von Änderungen des Programmschemas 1992/1993 wurden kirchliche Programmplätze im Abendprogramm gestrichen. Trotz dieser Streichung der Programmbeiträge der Kirchenredaktion hat die Zahl der kirchenorientierten Sendungen in den verschiedenen Redaktionen zugenommen. Dabei handelte es sich u.a. um Pfarrer-Serien oder einzelne Krimi-Sendungen mit Glaubensthemen.

---

507 Ebenda.

508 Vgl. Die Gottesdienstübertragungen im ZDF - Informationsbroschüre der Rundfunkbeauftragten des Rates der EKD, Johanna Haberer, 1998, 2, 8.

508 Ebenda.

509 Aus einer Zusammenstellung der Redaktion „Kirche und Leben" der Katholischen Kirche von 1997. Für die evangelische Redaktion bestehen die identischen Termine.

Die Resonanz auf die Gottesdienstübertragungen im Sonntagvormittagsprogramm ist sehr groß, wie die Tatsache beweist, daß sie mit über 20% Marktanteile genau so hoch sind, wie die Nachrichten-Sendung des ZDF „heute". Der kirchliche Senderbeauftragte der Katholischen Kirche beim ZDF drückte sich in Bezug auf die Perspektiven kirchlicher Programmplätze so aus: *„Die allgemeine Offenheit für religiöse und kirchliche Themen und die Bereitschaft, Vertreter der Katholischen Kirche für Diskussionssendungen und Interviews anzusprechen, wird sich sicher fortsetzen."* [510].

D. Situation bei der „Deutsche - Welle - TV"

Das Fernsehprogramm Deutsche - Welle - TV, das über Satellit sein Programm in alle Welt verbreitet, hat 1997 eine neue Fernsehreihe in sein Programm aufgenommen, in der es unter dem Titel „Glaubenssachen - Die Kirchensendung" über die Rolle der Katholischen und Evangelischen Kirche in Deutschland informiert. Dabei sollen in Gesprächen, Berichten und Diskussionssendungen einmal im Monat über 30 Minuten kirchlich-religiöse Themen behandelt werden. Als verantwortlich für die Inhalte dieser Fernsehreihe sollen die Rundfunkbeauftragten der beiden Kirchen zeichnen. Wohingegen die produktionstechnische und redaktionelle Betreuung bei dem Rundfunksender Deutsche - Welle - TV liegen soll[511].

E. Bewertung der getroffenen Regelungen und der aktuellen Situation

1. Katholische Kirche

Die zwischen dem kirchlichen Senderbeauftragten und der Fachredaktion „Kirche und Leben" getroffenen Vereinbarungen zu den Verfahrensregelungen hinsichtlich ihrer Zusammenarbeit zeichnen sich dadurch aus, daß in ihnen eine klare Kompetenzaufteilung und eine grundsätzliche Differenzierung der verschiedenen Sendetypen aufgenommen wurden. Im Vergleich zu dem zuvor bestehenden Modus vivendi bedeuten diese Kompetenzaufteilung und diese Differenzierungen in der Konsequenz eine Entmachtung des kirchlichen Beauftragten und eine Einschränkung seiner Einflußmöglichkeiten auf die reinen Verkündigungssendungen. Allerdings wird bei Eskalationen im Konfliktfalle nicht die kirchliche Einflußnahme beschnitten, sondern auf andere Entscheidungsebenen verlagert. Doch damit bleibt ein Rückgang der konkreten

---

[510] Vgl. Ergänzende Information vom kirchlichen Senderbeauftragten Dr. Eckhard Bieger, Religiöse Rede im Fernsehen vom 14.2.1993 zur Sitzung der Publizistischen Kommission der Deutschen Bischofskonferenz vom 3.2.1993.

[511] Vgl. „Kirchen erhalten eigenen Sendeplatz bei Deutsche - Welle - TV" in epd medien Nr.51 vom 5.Juli 1997.

Mitgestaltungsmöglichkeiten des kirchlichen Senderbeauftragten bestehen. Bei einer derartigen Verlagerung ist ferner zu berücksichtigen, daß im konkreten Konfliktfall davon auszugehen ist, daß die Hemmschwelle einen Einzelfall zur Eskalation zu bringen, nicht zu unterschätzen ist. Aus dieser Überlegung heraus bedeutet diese Vereinbarung letztendlich eine Einschränkung der tatsächlichen kirchlichen Einflußmöglichkeiten. Mit dieser Vereinbarung kann der kirchliche Senderbeauftragte kirchliche Beiträge mit Ausnahme der Verkündigungssendungen und mit der Ausnahme ein Eskalationsverfahrens einzuleiten nicht mehr verändern oder gar eigenverantwortlich gestalten, da ihm ein Vetorecht nicht zusteht.

Konfliktpotentiale sind auch nach dieser Vereinbarung bei den Schnittstellen der kirchlichen Fachredaktion und den politischen Fachredaktionen gegeben, wenn es um Ereignisse, wie z.B. der Trauerfeier zum Tode von Alfred Herrhausen, dem Begräbnis von Mutter Teresa in Kalkutta oder dem Papst-Besuch in Kuba geht. Auch wenn an dieser Stelle der kirchliche Senderbeauftragte nicht unmittelbar betroffen zu sein scheint, ergibt sich aus der grundsätzlichen Aufteilung bei derartigen Ereignissen, sofern diese einen liturgischen Inhaltsbereich aufweisen, daß dafür der kirchliche Senderbeauftragte verantwortlich ist und ansonsten für die journalistischen Inhalte die entsprechenden Fachredaktionen zuständig sind. Am Beispiel dieser Fälle wird deutlich, daß sich kirchlich relevante Sendetypen nicht immer klar und eindeutig abgrenzen lassen und vordergründig gesellschaftspolitische Ereignisse einen religiös- bzw. kirchlich-relevanten Bestandteil besitzen. Ein weiterer Fall, der nicht in ausreichendem Maße geregelt wurde und der sich in der Vergangenheit als Konfliktfall darstellte ist die Zuständigkeit für die Kommentierung von Gottesdienstübertragungen.

Als Mittel zur Konfliktbewältigung sind zwar Ansätze eines Eskalationsverfahrens in der Vereinbarung zu sehen, wenn z.B. bei der Bewertung eines geistlichen Beitrags zu kirchlichen Feiertagen unterschiedliche Auffassungen bestehen, dann können zur Klärung *„weitere Gesprächspartner hinzugezogen werden“*. Oder falls im Zusammenhang mit Änderungen des Programmschemas kirchliche Sendezeiten betroffen sind und darüber keine Einigkeit erzielt werden kann, sind sogenannte „Spitzengespräche“ zwischen dem Vorsitzenden der Deutschen Bischofskonferenz und dem Intendanten des ZDF vorgesehen. Allerdings handelt es sich dabei nur um Ansätze, die entsprechend weiter ausgestaltet und vertraglich oder einfach gesetzlich verankert werden müssen, um die angestrebte Rechtssicherheit und erwünschte Konfliktbewältigung leisten zu können.

Trotz der in der Vereinbarung gewählten Formulierung der *„Letztverantwortung des kirchlichen Beauftragten für die Gottesdienstübertragung"* liegt diese auch bei Verkündigungssendungen beim Intendanten, da die Vermittlung aller kirchlicher Beiträge im Rahmen des von der Rundfunkanstalt verantworteten Gesamtprogramms erfolgt und der hier verwendete Begriff der „Letztverantwortung" nicht im rechtlichen Sinne der ausschließlichen und abschließenden Letztentscheidung zu verstehen ist. Dies ergibt sich auch aus der „Erst-recht-Schlußfolgerung", wonach diese auch bei Verkündigungssendungen, die von den Kirchen inhaltlich und redaktionell gestaltet werden, zu gelten hat. Wenn schon bei den von den Kirchen eigengestalteten Drittsendungen die Letztverantwortung des Intendanten unberührt bleibt[512], dann muß diese erst recht für Sendungen gelten, die ins Gesamtprogramm des Rundfunkveranstalters integriert sind und die von Redaktionen des Rundfunkveranstalters zumindest mitgestaltet und mitrealisiert werden.

Im Fall der Themenplanung bei „sonstigen religiösen Sendungen", wo dem kirchlichen Senderbeauftragten nur ein Vorschlagsrecht und kein Vetorecht eingeräumt worden ist, kann dies im Einzelfall dann kritisch werden, wenn auch diese Sendungen eine besondere Nähe zum Schutzbereich des Art.4 GG aufweisen und ein stärkeres Mitspracherecht geboten erscheint; jedoch sollte durch dieses Mitspracherecht die journalistische Unabhängigkeit nicht allzu sehr eingeschränkt werden. Ferner sollte an dieser Stelle auch die Möglichkeit eines Eskalationsverfahrens eröffnet werden und nicht nur die Einschaltung des Programmdirektors erfolgen, wie dies die Vereinbarung vorsieht.

Jegliche Form der Mitbestimmung bei Personalfragen der kirchlichen Fachredaktionen durch die Kirchen ist abzulehnen[513]. So werden im Rahmen der redaktionellen kirchlichen Sendungen Mitgestaltungsmöglichkeiten wahrgenommen, wie etwa die Besetzung des Leiters der kirchlichen Fachredaktion, die im Einvernehmen mit den Kirchen vorgenommen wurde[514]. Praktisch bedeutete dies im Fall der Katholischen Kirche, daß der Leiter der Publizistischen Kommission der Deutschen Bischofskonferenz dem Intendanten des ZDF einen entsprechenden Personalvorschlag unterbreitete, dem der Intendant dann zustimmen konnte, was bisher auch in allen Fällen so geschehen ist. Diese Absprache bedeutet ein Verstoß des Grundsatzes der Unabhängigkeit

---

[512] Vgl. Zweiter Teil, III. A. 3.

[513] Begründung für die ablehnende Haltung bei einer kirchlichen Mitbestimmung bei Personalfragen der kirchlichen Fachredaktionen vgl. Zweiter Teil VI. C. 1. b).

[514] Vgl. Protokoll des Gesprächs zwischen Vertretern der Kirchen und des ZDF vom 10.7.1962.

des Rundfunkveranstalters in Personalfragen und hat mit der gebotenen Informationspflicht wenig zu tun.

2. Evangelische Kirche

Die Zusammenarbeit mit der Evangelischer Kirche zeigt deren größeres Verständnis für die Belange der Redakteure und deren journalistische Unabhängigkeit. Allerdings ist deren Aufgabenzuordnung wegen ihrer fehlenden Eindeutigkeit nicht geeignet, Konflikte zu vermeiden und läßt vielmehr eine systematische und nachvollziehbare Kompetenzzuteilung vermissen.

F. Ergebnis und Konsequenzen

Die Analyse der konkreten Situation im öffentlich-rechtlichen Rundfunk hat gezeigt, daß aufgrund unklarer Aufgabenabgrenzungen und fehlender eindeutiger Kompetenzzuordnungen ein dringender Handlungsbedarf besteht, um weitere Konflikte zu vermeiden. Der bisherige für alle Beteiligten unbefriedigende Zustand bedarf einer Klärung, um die für die tägliche Arbeit zwingend erforderliche Rechtssicherheit herzustellen.

Des weiteren ist die dringend erforderliche Aufnahme von ausgestalteten Eskalationsverfahren bei Unstimmigkeiten in die Vereinbarungen nicht aufgenommen worden, zwar wurde die Notwendigkeit erkannt, wie die in den Ansätzen stecken gebliebenen Eskalationsverfahren zeigen. Denn gerade im Konfliktfalle darf es so wenig wie möglich unklare und offene Verfahrensregelungen zur Streitbeilegung geben, da ansonsten sich der Konflikt auf die Auslegung der Verfahrensregelungen verlagert, und eine inhaltliche Einigung nur sehr schwer möglich ist. Ferner ist, wie das Beispiel der Verwendung der Begrifflichkeit der „Letztverantwortung“ zeigt, bei der Ausgestaltung der Kompetenzen und Verfahren darauf zu achten, daß diese im Einklang mit der geltenden Rechtslage stehen.

Allein der Umstand, daß die Katholische Kirche und das ZDF die dargestellte Vereinbarung zur Lösung der bestehenden Kompetenzkonflikte getroffen haben, zeigt den auch von den Betroffenen gesehenen Handlungsbedarf. Hinzu kommt die Tatsache, daß zur Zeit[515] durch das Entscheidungsgremium der „Koordinations - Konferenz für kirchliche Sendungen“ ein Arbeitsauftrag für die Erstellung neuer Organisationsformen der Zusammenarbeit zwischen den kirchlichen Senderbeauftragten und der den Kirchenredaktionen erteilt wurde[516],

---

[515] Stand Juli 1998.

[516] So Frau Haberer, Rundfunkbeauftragte der EKD, in einem persönlichen Gespräch, Juni 1998.

welcher die Relevanz und Dringlichkeit einer neuen Konzeption der kirchlichen Mitgestaltung und Mitarbeit deutlich macht.

VI. Lösungsvorschlag für kirchliche Mitgestaltungsrechte

A. Notwendigkeit eines Lösungsmodells

1. Allgemeines

Die von den Kirchen eingeforderte Neugestaltung und Weiterentwicklung ihrer Zusammenarbeit mit den Rundfunkanstalten[517] stellt aufgrund der zahlreichen negativen Erfahrungen aus der praktischen Arbeit in der Vergangenheit[518] den wichtigsten Rechtfertigungsgrund für das hier vorgestellte Lösungsmodell dar. Als wesentliches Kriterium für die angestrebte Neugestaltung wird eine stabile rechtliche Grundlage gesehen, die bereits im Vorfeld von den bestehenden systemimanenten Konfliktsituationen eine weitere Eskalation zu verhindern hilft.

An dieser Stelle ist nochmals auf das in der Zusammenarbeit liegende Konfliktpotential einzugehen, um die Notwendigkeit der Schaffung einer institutionalisierten Mitgestaltung zu verdeutlichen. Das Verhältnis zwischen den Redakteuren der Kirchenfunkredaktionen und den kirchlichen Beauftragten ist naturgemäß ein Spannungsverhältnis, welches häufig von gegenseitigen Mißtrauen geprägt ist, sich in den Kompetenzbereich des jeweils anderen in unberechtigter Weise einzumischen[519]. Sicherlich spielt bei der Lösung derartiger Konflikte der jeweilige persönliche Kontakt eine entscheidende Rolle für das Gelingen oder das Scheitern der Zusammenarbeit; allerdings ist eine sichere Rechtsgrundlage mit möglichst klaren Kompetenzzuordnungen als wichtige Basis für die Funktionsfähigkeit der Kooperation nicht hoch genug zu bewerten[520].

---

[517] Vgl. kirchliche Stellungnahmen zu vergleichbaren Ansätzen einer Mitgestaltung unter Zweiter Teil VI. B.

[518] Vgl. Schwarzkopf, Kirche in den öffentlich-rechtlichen Rundfunkanstalten, in FUNK-Korrespondenz Nr.46 vom 15.11.1985, 3, 5 , der für die Quantität der Konflikte die anschauliche Anzahl nennt, wonach es in den insgesamt 14 Sendungen des WR-Magazins „Blickfeld" (Kirchenmagazin von der Kirchenfunkredaktion des WDR erstellt) des Beobachtungszeitraums 43 Beiträge gegeben habe, von denen 40 als Konfliktstoffe einzustufen gewesen seien.

[519] Vgl. Schwarzkopf, Kirche in den öffentlich-rechtlichen Rundfunkanstalten, in FUNK-Korrespondenz Nr.46 vom 15.11.1985, 3, 7.

[520] So auch die Evangelische Kirche in der unveröffentlichten Stellungnahme „ Damit alle eins seien oder es ist dir gesagt Mensch, was gut ist" vom 12.1.1995: *„Klare Verhältnisse sind nicht das Ergebnis, sondern die Voraussetzung einer intensiven und gedeihlichen Zusammenarbeit zwischen den kirchlichen Rundfunkbeauftragten und den Redakteuren der Rundfunkanstalten. Solange beide Seiten in jedem - noch so gut gemeinten - Angebot der anderen einen Übergriff befürchten, wird sich die Zusammenarbeit auf das Unvermeidliche beschränken."*

Als weiterer Rechtfertigungsgrund ist die Vernachlässigung der kirchlichen Programme gerade auch im öffentlich-rechtlichen Rundfunk zu sehen. So wurden in einer Studie die Kirchen als *„mediale Kellerkinder"* im Fernseh- und Hörfunkprogramm des MDR bezeichnet[521]. Ein Grund für diese Entwicklung und damit verbunden auch der Handlungsbedarf einer derartigen rechtlichen Absicherung kirchlicher Mitgestaltung ist in einer seit Jahren andauernden und sich beschleunigenden Entwicklung begründet, wonach auch die öffentlich-rechtlichen Rundfunkveranstalter sich immer mehr an den Kriterien der Massenattraktivität und Quotenträchtigkeit bei der Auswahl und Gestaltung ihrer Programme orientieren[522].

Die bisherige, meist sehr pauschale und zu vage rechtliche Zuordnung, wonach nicht nur Verkündigungssendungen, sondern auch „sonstige religiöse Sendungen" und „solche über Fragen ihrer öffentlichen Verantwortung" den Drittsendezeiten zugeordnet werden[523], wird dem vielfältigen und differenzierten Spektrum religiöser Beiträge nicht gerecht und läßt ihnen keine Entwicklungsmöglichkeiten und Veränderungsspielräume. Diese Situation führte vor allem auch zu einer Verunsicherung bei den Kirchen im Hinblick auf die ihnen eingeräumten Rechtspositionen im Rundfunk, was an ihrem teilweisen Verzicht auf die ihnen zustehenden eigenen Sendezeiten deutlich wird[524]. Auch vor dem Hintergrund des teilweisen Verzichts der Kirchen auf eigengestaltete Sendezeiten ergibt sich ein Handlungsbedarf, diese jahrzehntelange Praxis zu analysieren und eine entsprechende rechtliche Grundlage zu schaffen, die allen Beteiligten die Möglichkeit gibt, in Kenntnis ihrer jeweiligen rechtlichen Möglichkeiten sicherer zu agieren.

Zuletzt ist noch darauf hinzuweisen, daß die Fixierung im Hinblick auf die rechtliche Zuordnung der kirchlichen Beiträge entweder in der Form von

---

521 Vgl. „Studie: MDR vernachlässigt wichtige Bereiche der Gesellschaftspolitik" in epd medien Nr.54 v.16.7.1997, 19. So werden nach der Studie die vom Deutschen Gewerkschaftsbund Thüringen in Auftrag gegeben wurde die Kirchen in *„lediglich 2,6 % von 1.574 untersuchten Hörfunkbeiträgen und bei 4,2 % der Fernsehbeiträge als „Akteure" ermittelt. Diese Form der Programmgestaltung widerspreche nicht nur der im Staatsvertrag verankerten Forderung nach „objektiver und umfassender Information", sondern begünstige auch „ein eher unpolitisches Verhalten der Nutzer", heißt es weiter in der Studie."*

522 Vgl. Dritter Teil I. D.2.; so auch Boelte/Honal, Kirche und Fernsehen, 18, 20 wonach bei der ARD vor dem Hintergrund von Publikumserwartungen und Quotenergebnissen attraktive Sendeplätze den Kirchen „weggenommen" wurden.

523 Vgl. § 11 Abs.3 ZDF-Staatsvertrag.

524 Zu den Hintergründen des Verzichts vgl. Zweiter Teil V. B. 2.

eigengestalteten Drittsendezeiten oder redaktionellen Sendungen ohne institutionalisierte Mitgestaltungsmöglichkeiten, dem Anspruch nach sendeform- und genreübergreifenden religiösen Beiträgen nicht gerecht werden kann[525]. Die Nutzung aller Fernsehgenres für die Artikulation religiöser Beiträge hätte zur Folge, daß das bisherige Konzept religiöser Programmarbeit verändert werden müßte[526]. Das hier entwickelte Modell schafft die Möglichkeit auf die sendeformübergreifende Verschiedenartigkeit der religiösen Beiträge flexibel und differenziert einzugehen, ohne zu starre Zuordnungen vornehmen zu müssen.

2. Grundsätzliche Vorteile von Mitbestimmungsmodellen

Die Mitbestimmungsmodelle im unternehmerischen bzw. betrieblichen Kontext lassen sich zwar nur bedingt auf das hier zu behandelnde Mitgestaltungsmodell anwenden, jedoch sind einige Elemente in ihrer Grundaussage von so allgemeingültiger Bedeutung, daß sie auch für die Ausgestaltung kirchlicher Mitgestaltungsrechte von Interesse sind.

Indem die deutsche Mitbestimmung die repräsentative Mitwirkung der Beschäftigten an Entscheidungen des Arbeitgebers auf eine gesetzliche Grundlage gestellt hat, wurde das Verhältnis zwischen Arbeitgebern und Arbeitnehmern von Konflikten entlastet und dadurch eine vertrauensvolle Zusammenarbeit ermöglicht[527]. Ferner wird die durch die Mitbestimmung begründete Beteiligung an der Aushandlung von Kompromissen zwischen Arbeitgebern und Belegschaften als eine Art von demokratischer Verantwortung durch die Beteiligten übernommen[528] und das Entstehen von kooperativen Unternehmenskulturen gefördert[529]. Diese Effekte der Mitbestimmung führen - so das Ergebnis der Mitbestimmungsstudie - damit mittelbar auch zu einer wirtschaftlichen Verbesserung des entsprechenden Unternehmens.

---

[525] Vgl. Bieger, Religiöse Rede im Fernsehen, 413 ff. der in seiner Analyse der verschiedenen Sendeformen des Fernsehens zu dem Ergebnis kommt, daß alle möglichen Sendeformen die religiöse Rede realisieren können und diese nicht per se bestimmten Gattungen und Formen zugeordnet werden kann.

[526] Vgl. Bieger, Religiöse Rede im Fernsehen, 416 f., der allerdings die Veränderung - nach Auffassung des Verfassers zu Unrecht - nicht in organisatorische Maßnahmen sieht, sondern in der entsprechenden „Inspiration der Autoren, Regisseure, Kameraleute etc.".

[527] Vgl. Vgl. Studie: Mitbestimmung und neue Unternehmenskulturen - Bilanz und Perspektiven, 1998, 34.

[528] Vgl. Vgl. Studie: Mitbestimmung und neue Unternehmenskulturen - Bilanz und Perspektiven, 1998, 35.

[529] Vgl. Vgl. Studie: Mitbestimmung und neue Unternehmenskulturen - Bilanz und Perspektiven, 1998, 8.

Vor dem Hintergrund einer institutionalisierten Mitgestaltung im Rundfunk ist der finanzielle Gewinn sicherlich nicht das ausschlaggebende Kriterium, jedoch können aus der Mitbestimmung abgeleitete Effekte, wie die Schaffung einer vertrauensvollen Zusammenarbeit auch als wichtige Grundlage für die Situation im Rundfunk angesehen werden. So könnte die Zusammenarbeit der kirchlichen Senderbeauftragten mit den anderen Fachredaktionen, durch die positiven Effekte der Mitgestaltung - wie die Förderung einer kooperativen Unternehmskultur und die Steigerung der Motivation - eine grundsätzliche Verbesserung gerade auch in den Bereichen zur Folge haben, die nicht von der institutionalisierten Mitgestaltung erfaßt sind.

Ferner lassen sich Mitgestaltungsmodelle auch mit dem Stichwort des „Demokratischen Diskurs" charakterisieren, da beide Parteien aufgrund der Mitgestaltungsverfahren zum permanenten gegenseitigen Austausch der eigenen Positionen gezwungen werden und diesen mit dem Ziel verfolgen, aus den zum Teil zuwiderlaufenden Interessen, einen für beide tragfähigen Kompromiss zu finden. Vor dem Hintergrund dieser Verfahren lassen sich Ansätze von demokratischen Entscheidungsfindungsprozessen erkennen. Die beiden Gruppen mit ihren unterschiedlichen Interessen werden durch derartige Mitbestimungs- bzw. Mitgestaltungsformen gezwungen, ihre gegensätzlichen Standpunkte im Gespräch zu klären und einer Lösung zuzuführen. Dies führt zu einer größeren Akzeptanz des Ergebnisses, einer permanenten Überprüfung der jeweiligen Standpunkte und damit verbunden zu ausgewogeneren Ergebnissen. Bei ebenbürtigen Ausgangspositionen im Sinne einer „Waffengleichheit" kommt dem Zwang zum Diskurs eine ausgleichschaffende und auf demokratische Grundwerte angelegte Bedeutung zu. Diese Konstellation kann vor dem Hintergrund der Verknüpfung und gegenseitigen Nutzung der Kompetenzen des jeweils anderen auch Synergieeffekte schaffen. So können die Kirchen von den Redakteuren der Rundfunkanstalten journalistisches Know-How vermittelt bekommen und umgekehrt wird den Journalisten ein nicht selten für sie neuer Blickwinkel vermittelt, der auf der spezifischen Wahrnehmung der Kirchen basiert. Ferner können die Redakteure den Blickwinkel und die Lebenswelt eines Zuschauers wahrnehmen, dem die christlichen Grundbegriffe zum Teil nicht gegenwärtig sind[530].

530 Vgl. Die Gottesdienstübertragungen im ZDF - Informationsbroschüre der Rundfunkbeauftragten des Rates der EKD, Johanna Haberer, 1998, 8.

B. Einschätzung der Kirchen zu vergleichbaren Ansätzen der Mitgestaltung

1.Kirchliche Stellungnahme

a) Evangelische Kirche

Seitens der Evangelischen Kirche wird der bestehende Zustand der Zusammenarbeit mit den Rundfunkanstalten als sehr unbefriedigend bezeichnet[531]. Überlegungen zur Entwicklung von alternativen Möglichkeiten der Kooperation wurden zuletzt ausgelöst durch den vertraglichen Verzicht der Kirchen auf die 13 ihnen zustehenden Sendeplätze bei der ARD[532], mit dem die Kirchen im Gegenzug eine größere Einflußmöglichkeit auf den Inhalt und die Gestaltung der kirchlich-religiösen Programmbeiträge intendiert hatten. Nachdem jedoch sich diese Hoffnung bis zum heutigen Tag, aus Sicht der Kirchen nicht erfüllt hat und daraus ein Dauerkonflikt erwachsen ist, ist man auf der Suche nach neuen Modellen, die die kirchliche Mitgestaltung zu regeln vermögen[533]. Neben dem Wunsch nach der Beendigung des Konfliktes besteht der Bedarf nach einem institutionalisierten Mitgestaltungsverfahren, welches den Kirchen und den Rundfunkanstalten ermöglicht, auf einer festen und eindeutigen Grundlage zu arbeiten.

Im Gegensatz zu den Verkündigungssendungen, für die die eigengestaltete Drittsendung als unverzichtbar angesehen wird, soll durch die kirchliche Mitgestaltung im Rahmen des redaktionellen Programms auch eine Möglichkeit der kritischen Überprüfung kirchlicher Positionen geschaffen werden. Eine kritische und konstruktive Zusammenarbeit beider Partner wird von der Evangelischen Kirche als Chance begriffen, einen *„demokratischen Dialog"* mit den Rundfunkanstalten, vor allem in der Person der Kirchenfunkredakteure, zu führen und damit auch einen Beitrag zum Erhalt der gesellschaftlichen Relevanz der Kirchen zu leisten. Eine dafür erforderliche Grundlage biete ein entsprechend ausgestaltetes Mitgestaltungsmodell, da die Kirchen durch ein auf Diskurs und Dialog angelegtes Kooperationsmodell lernen müssen, mit ihren Überzeugungen und Positionen andere zu überzeugen[534].

b) Katholische Kirche

Die Katholische Kirche besitzt eine sehr realistische Einschätzung über das was für sie im Fernsehbereich machbar und durchsetzbar ist, wie dies in der folgenden kirchlichen Äußerung deutlich wird: *„Es wäre ein Mißverständnis, anzunehmen,*

---

531 So Frau Haberer, Rundfunkbeauftragte der EKD, in einem persönlichen Gespräch, Juni 1998.

532 Vgl. Dritter Teil V. A. 1.

533 So Frau Haberer, Rundfunkbeauftragte der EKD, in einem persönlichen Gespräch, Juni 1998.

534 Ebenda.

daß alle Sendeplätze, die von der Thematik her religiös bzw. kirchlich besetzt werden, auch kirchlich verantwortet sein müßten. Die Redaktionen tun gut daran, sich von den jeweiligen kirchlichen Beauftragten (theologisch und kirchenkundlich sowie in Fragen der Besetzung mit Experten und Gesprächsteilnehmern) beraten zu lassen. Aber eine Verpflichtung läßt sich hierzu nicht statuieren."[535]

Der in dem hier entwickelten Lösungsmodell aufgegriffene Gedanke, eine stärkere und eindeutigere Differenzierung bei den verschiedenen Sendetypen vorzunehmen und entsprechend angepaßte unterschiedliche Mitgestaltungsmöglichkeiten der Kirchen aufzuzeigen, findet in dieser kirchlichen Stellungnahme seine Bestätigung: *„Die Redaktionen helfen bei der Gestaltung der kircheneigenen, d.h. von ihr voll verantworteten Verkündigungssendungen mit. Ein kirchlicher Alleinverantwortungsanspruch ist weder durch die Praxisentwicklung noch durch die einschlägigen Gesetzestexte gerechtfertigt. In hohem Maße wünschenswert und dem „Geist" und der Intention zumindest des diesbezüglichen Textes im ZDF-Staatsvetrag entsprechend wäre eine Zwischenform der Zusammenarbeit von Redaktionen und Beauftragten, nämlich eine engere Kooperation, d.h. Mitsprache und auch (inhaltliche) Mitverantwortung der Beauftragten - etwa als „theologische Beratung" ausgewiesen - bei einer bestimmten Kategorie von redaktionellen Beiträgen. Diese Kooperation könnte sich auf Themenwahl und Gestaltung, Auswahl von Experten und Gesprächspartnern sowie auf bestimmte Sendeformen beziehen. Insgesamt ergäbe sich eine jeweils abgestufte Verantwortlichkeit der Kirche einerseits und der Anstalt andererseits. (in den letztjährigen Vereinbarungen mit dem ZDF wurde dies ansatzweise verwirklicht). Demnach kämem als Verhandlungsmaterie folgende Problemklärungen in Frage:*

a) Maß und Praxis der kirchlichen Verantwortung in „Verkündigungsbeiträgen",

b) Maß und Praxis der kirchlichen Mitarbeit bei redaktionell verantworteten Beiträgen,

c) Formen und Möglichkeiten gemeinsam verantworteter Beiträge"[536].

Diese Stellungnahme ist allerdings vor dem Hintergrund zu sehen, daß die Kirchen im öffentlich-rechtlichen Rundfunk teilweise auf ihre Drittsenderechte und damit auf eigengestaltete Drittsendezeiten verzichtet haben. Dies hat jedoch keine Bedeutung für die rein rechtliche Beurteilung der Situation.

---

[535] Sitzungsprotokoll der Publizistischen Kommission der Deutschen Bischofskonferenz vom 3.2.1993.

[536] Stellungnahme der Katholischen Kirche aus Sitzungsprotokoll der Publizistischen Kommission der Deutschen Bischofskonferenz vom 3.2.1993.

Es gibt auch Überlegungen die „Kooperationen" zwischen kirchlichen Beauftragten und anderen Fachredaktionen der Rundfunkanstalten (Jugend, Aktuelles, Soziales etc.) auszuweiten, um den legitimen kirchlichen Anspruch auf anwaltschaftliche Präsenz im Gesamtangebot der öffentlich-rechtlichen Rundfunkprogramme einzulösen[537].

2. Beurteilung der kirchlichen Ausführungen

Im Rahmen des Art.5 Abs.1 S.2 GG ist die gesetzliche Grundlage für eine Berücksichtigung im Gesamtprogramm gegeben[538]. Allerdings sind die Mitgestaltungsmöglichkeiten aufgrund der fehlenden Ausstrahlungswirkung des Art.4 GG bei den gesellschafts-politischen Sendungen zurückhaltend zu handhaben. Bisher besteht nur eine Zusammenarbeit mit den kirchlichen Fachredaktionen; wohingegen eine weitergehende Kooperation mit anderen Fachredaktionen - wie etwa den Politikredaktionen - bisher noch nicht stattgefunden hat. Von daher können diese Stellungnahmen als Angebot der Kirchen an die Rundfunkanstalten verstanden werden, die Zusammenarbeit auszubauen. Diese Zusammenarbeit mit anderen Fachredaktionen könnte jedoch nicht in der Form von Mitgestaltungsrechten erfolgen[539], da sonst die Gefahr der Aushöhlung der Programmgestaltungshoheit und -freiheit der Rundfunkanstalten gegeben wäre. Ferner würden daraufhin auch andere Gruppen sich darauf berufen und im Rahmen des Gleichbehandlungsgrundsatzes Mitgestaltungsrechte einfordern.

C. Lösungsmodell

1. Die einzelnen Mitgestaltungsmöglichkeiten

a) Grundsätzliches

Zielsetzung des Lösungsmodell ist es, im Rahmen der abgestuften Mitgestaltung der Kirchen durch organisationsrechtliche Regelungen eine Mitwirkung der Kirchen bei redaktionellen Sendungen des Rundfunkveranstalters sicherzustellen. Das bedeutet, daß sich das Lösungsmodell an der Maßgabe orientiert, eine kirchliche Mitgestaltung im Rahmen des redaktionellen Programms[540] unter

---

537 Vgl. Stellungnahme der Katholischen Kirche aus Sitzungsprotokoll der Publizistischen Kommission der Deutschen Bischofskonferenz v.3.2.1993 und Vgl. Schwarzkopf, Kirche in den öffentlich-rechtlichen Rundfunkanstalten, in FUNK-Korrespondenz Nr.46 vom 15.11.1985, 3, 7.

538 Vgl. Anspruch auf Berücksichtigung im allgemeinen Programm Zweiter Teil VI. D. 4.

539 Vgl. Zweiter Teil VI. C. 1.f).

540 Beispiele für die Darstellung kirchlicher Beiträge im redaktionellen Rahmen sind u.a. Dokumentationen mit Originalzitaten, Interviews, Diskussionsveranstaltungen mit Vertretern der Kirchen, kirchliche Kommentare mit namentlicher Nennung der Verfasser, Serien-Produktionen mit religiösen Glaubensthemen und Kulturmagazine mit kirchenrelevanten Inhalten.

Wahrung der rundfunkrechtlichen Vorgaben und unter Ausschöpfung der verfassungsrechtlich zulässigen Möglichkeiten zu erreichen. Als Elemente der Mitgestaltung werden dabei die Probleme eines kirchlichen Letztentscheidungsrechtes hinsichtlich der Programmgestaltung und die Probleme zu kirchlichen Mitbestimmungsrechten bei Personalfragen der kirchlichen Fachredaktionen dargestellt. Des weiteren werden Fragen zu einem kirchlichen Veto- und Initiativrecht, einem Mitspracherecht bei der Gestaltung der Themen für das Programm der kirchlichen Fachredaktionen und die Aufnahme eines Eskalations- und Schlichtungsverfahrens diskutiert und auf ihre Vereinbarkeit mit den rundfunkrechtlichen Vorgaben und den zwingenden Organisationsprinzipien des Rundfunks überprüft.

In dem Lösungsmodell wird von der bestehenden Lage ausgegangen, wonach die Kirchen - bis auf die Gottesdienstübertragungen - auf eigengestaltete Drittsendungen verzichtet haben[541]. Dieser teilweise Verzicht der Kirchen auf eigengestaltete Sendungen hat zur Folge, daß die Kirchenfunkredaktionen fast alle kirchlichen Programmbeiträge organisatorisch abwickeln und darüber hinaus beratend und begutachtend mitwirken, so u.a. indem sie die Studiozeiten planen und die Regisseure besorgen. Gründe für diese Entwicklung sind vor allem die defensive Haltung, die die Kirchen im Hinblick auf die Inanspruchnahme ihrer rechtlichen Beteiligungsmöglichkeiten eingenommen haben und ihre damit verbundene konfliktfeindliche Grundeinstellung. Sicherlich dürfte auch der finanzielle Aspekt eine Rolle spielen, denn obwohl die kirchlichen Drittsendezeiten im öffentlich-rechtlichen Rundfunk von den Rundfunkanstalten finanziert werden, wäre eine größere kirchliche Eigenbeteiligung bis hin zur Übernahme der eigenverantwortlichen Gestaltung - unter vollständiger Ausschöpfung der gesetzlichen Grundlagen - mit einer größeren finanziellen Belastung allein für den Mehraufwand und einem größeren Bedarf an kirchlichem Personal verbunden.

Der Aufbau der öffentlich-rechtlichen Rundfunkanstalten mit den kirchlichen Fachredaktionen ermöglicht den Kirchen über die kirchlichen Senderbeauftragten grundsätzlich in ausreichendem Maße und Umfang Beteiligungs- und Mitsprachemöglichkeiten bei der Programgestaltung kirchlicher Beiträge, allerdings muß diese Mitgestaltung im Vergleich zur bestehenden Situation klarer gefaßt und verankert und vor allem institutionalisiert werden. Wie dieses Zusammenspiel im Konkreten ausgestaltet werden kann und welche Probleme und Abgrenzungsschwierigkeiten dabei entstehen, wird in den Darstellungen der

[541] Vgl. Zweiter Teil II. A.3. und Dritter Teil II. A. 3.

bestehenden vertraglichen und tatsächlichen Situation im öffentlich-rechtlichen[542] und im privaten Rundfunk[543] deutlich. Somit greift das Lösungsmodell die bestehenden Gegebenheiten auf und entwickelt sie weiter, indem es einen institutionalisierten Rahmen für neue Formen der Zusammenarbeit schafft.

Kriterien für das Lösungsmodell sind zum einen der Umstand, daß die dabei entwickelten Verfahren den Akteuren einen gewissen Handlungsspielraum belassen müssen, da eine „Überegulierung" der Verfahrens- und Zuständigkeitsregelungen sich innovationshemmend für die Entwicklung neuer Sendekonzepte auswirken würde, die gerade vor dem Hintergrund der sich stark verändernden Medienlandschaft sowohl für die Rundfunkveranstalter als auch für die Kirchen von großer Bedeutung sind. Jedoch muß der Gesichtspunkt der praktischen Umsetzbarkeit dabei Berücksichtigung finden.

b) Letztentscheidungsrecht und Vetorechte

Grundsätzlich muß die Programmverantwortung und Letztentscheidung bei den Redaktionen bzw. dem Intendanten verbleiben[544]. Allerdings besteht dieses Letztentscheidungsrecht bei Verkündigungssendungen in den bereits aufgezeigten Grenzen des „Vetorechts des Intendanten bei einem evidentem Rechtsverstoß"[545]. Für die übrigen kirchlichen Beiträge, für die aufgrund der Abwägung[546] nicht das Recht auf eine eigene kirchliche Drittsendezeit besteht und die im Gesamtprogramm des Rundfunkveranstalters auszustrahlen sind, muß jedoch der Entscheidungsfindungsprozeß auf der Grundlage einer abgestuften kirchlichen Mitgestaltung erfolgen, was u.a. durch Mitgestaltungsmöglichkeiten wie kirchliche Initiativrechte bei der Themenauswahl und der Themenausgestaltung zu realisieren ist. Ein weiterer Ansatz für die kirchliche Mitgestaltung ist bei der Auswahl[547] der Themen und Kommentatoren zu sehen, woraus z.B. ein Initiativ- oder Vorschlagsrecht mit einer anschließenden Entscheidung in beiderseitigem Einvernehmen entwickelt werden könnte. Hierbei ist das Problem der

[542] Vgl. Zweiter Teil V.

[543] Vgl. Dritter Teil V.

[544] Vgl. dazu ausführlich Zweiter Teil, III. A. 2.a) und b).

[545] Vgl. Zweiter Teil III. A. 2. a).

[546] Vgl. Zweiter Teil IV. C. 3 c) und d).

[547] In der Auswahl der Themen und der Kommentatoren liegt bekanntermaßen schon selbst ein gesteigerter Gehalt an notwendiger Eigenmeinung zugrunde, so daß eine Mitgestaltungsmöglichkeit bei einer derartigen Auswahl nicht zu unterschätzen ist, so auch Lerche, Landesbericht, 59.

Abgrenzung zur journalistischen Unabhängigkeit der kirchlichen Fachredaktionen zu berücksichtigen.

Ein kirchliches Vetorecht, mit dem Beiträge und Themen aufgrund der Intervention der Kirchen verhindert werden könnten, würde jedoch den Verantwortungs - und Kompetenzbereich des Rundfunkveranstalters, der vom Intendanten wahrgenommen wird[548] und sein damit verbundenes Letztentscheidungsrecht in unzulässiger Weise beschränken. Zumal dadurch die vom Intendanten zu gewährleistende journalistische Unabhängigkeit im Rahmen des redaktionellen Gesamtprogramms nicht mehr gewährleistet wäre.

Somit hat im Gesamtprogramm - das ein vom Rundfunkveranstalter zu gestaltendes und zu verantwortendes Gesamtprogramms darstellt - das inhaltliche Letztentscheidungsrecht schon aufgrund der entsprechenden Verantwortung gegenüber Dritten[549] beim Rundfunkveranstalter, in der Person des Intendanten ohne Einschränkung durch ein kirchliches Vetorecht zu verbleiben. Aufgrund dieser rundfunkrechtlichen Vorgaben scheidet ein kirchliches Letztentscheidungs - oder Vetorecht als Mitgestaltungsmöglichkeit aus.

c) Kirchliche Mitbestimmungsrechte bei der Personalplanung der kirchlichen Fachredaktionen

Da die Kirchen in den Redakteuren des Kirchenfunks zuweilen immer noch „ihre eigenen Leute“ sehen und bei kirchenkritischen Beiträgen entsprechend reagieren, legen sie großen Wert darauf, vor der Einstellung eines Redakteurs von Kirchenfunkredaktionen konsultiert zu werden. Wenn der Kandidat des Senders nicht die Zustimmung der Kirche findet, kommt es zwangsläufig zum Konflikt[550]. Die rechtliche Frage, die sich daran anschließt, lautet, ob ein Mitspracherecht der Kirchen bei der Besetzung der Redakteure der kirchlichen Fachredaktionen besteht oder ob es statt dessen ausreichend wäre, sich bei beabsichtigten Stellenbesetzungen der Kirchenfunkredakteure gegenseitig zu informieren, ohne daraus Mitsprache- oder gar Vetorechte abzuleiten ?

Die Redaktionsmitarbeiter der Kirchenfunkredaktionen sind als Mitarbeiter der Rundfunkanstalt in den Organisationsaufbau der öffentlich-rechtlichen Sendeanstalt eingebunden und aufgrund von privatrechtlichen Verträgen[551] tätig.

---

[548] Vgl. Zweiter Teil III. A. 2.b).

[549] Vgl. Zweiter Teil III. A. 2. b).

[550] Vgl. Weiß, Kirche und Radio, 104.

[551] Vgl. Herrmann, Rundfunkrecht, § 12 RN 2 f.

Somit unterliegen sie u.a. gewissen Loyalitätspflichten gegenüber der Rundfunkanstalt, wonach sie bei der Programmgestaltung und -produktion keine eigen- oder drittnützigen Überlegungen zu berücksichtigen haben[552]. Aus diesem Grund genießen sie im Vergleich zu den Mitarbeitern der übrigen Redaktionen des Rundfunkveranstalters keinen Sonderstatus.

Da die ausschließliche Personalhoheit aller Redakteure des Rundfunksenders zum Zwecke der Gewährleistung der journalistischen bzw. programmlichen Unabhängigkeit des Rundfunkprogramms beim Intendanten liegt[553], hat dies zur Folge, daß auch die Personaleinstellung bei den kirchlichen Fachredaktionen ausschließlich beim Intendanten zu liegen hat. Eine gegenseitige Information zwischen Intendanten und Kirchen über die Personaleinstellungen kann von daher nur einen symbolischen Charakter besitzen und Ausdruck eines partnerschaftlichen Verhältnisses darstellen, aber keinerlei kirchliche Mitspracherechte beinhalten. Dies ergibt sich auch aus der Programmfreiheit, die den Kern der Rundfunkfreiheit darstellt, wonach jede fremde Einflußnahme auf Auswahl, Inhalt und Ausgestaltung der Programme unzulässig ist[554]. Von der grundrechtlichen Garantie der Rundfunkfreiheit sind außerdem alle Voraussetzungen erfaßt, die für die Funktion des Rundfunks erforderlich sind[555], wozu auch die ungehinderte Auswahl der Personen, die das Programm gestalten, zu zählen ist[556]. Daraus abgeleitet ergibt sich im Rahmen der Anstaltsleitung des Intendanten, als einem der Kernbereiche seiner Zuständigkeiten, die Personalauswahl[557], in welcher eine herausragende Bedeutung für die Programmgestaltung gesehen wird, da die Qualität des Programms in erster Linie von der Qualifikation derjenigen Personen abhängt, die das Programm unmittelbar gestalten[558]. Aus diesem Grund wird in der Personalpolitik auch eine vorweggenommene Programmpolitik gesehen.

Zu diesem Thema ist beim SDR ein Konflikt aufgetreten, bei dem dem SDR vorgeworfen wurde, den Kirchen „Mitspracherechte" bei der Einstellung der Redakteure der kirchlichen Fachredaktionen eingeräumt zu haben. Der SDR wies

---

552 Vgl. Herrmann, Rundfunkrecht, § 12 RN 32 ff.

553 Vgl. Herrmann, Rundfunkrecht, § 11 RN 68 ff.

554 Vgl. BVerfGE 59, 231, 258.

555 Vgl. BVerfGE 59, 231, 259; 66, 116, 134.

556 Vgl. BVerfGE 59, 231, 257 ff.; 64, 256, 260.

557 Vgl. Hesse, Rundfunkrecht, 111.

558 Vgl. BVerfGE 59, 231, 259.

diese Vorwürfe zurück und verwies auf seine „Verantwortung und umfassenden Zuständigkeit" für alle redaktionellen Sendungen religiösen Inhalts im Zusammenhang mit den entsprechenden Fachredaktionen[559].

Zusammenfassend ist festzuhalten, daß es keine Mitgestaltung der Kirchen über eine Integrierung von kirchlichen und gegenüber der Kirche weisungsgebundenen Mitarbeitern in den Redaktionen der Rundfunkanstalt geben kann. Deshalb besteht die klare Vorgabe, daß die Mitarbeiter der kirchlichen Fachredaktionen der öffentlich-rechtlichen Rundfunkanstalten nur diesen allein personalrechtlich zuzuordnen sind. Die kirchliche Mitgestaltung kann also nur über „externe" kirchliche Mitarbeiter wie den kirchlichen Senderbeauftragten erfolgen[560]. Jedoch scheiden bei personalrechtlichen Entscheidungen im Zusammenhang mit Kirchenfunkredakteuren kirchlichliche Mitgestaltungsmöglichkeiten aufgrund der rundfunkrechtlichen Vorgaben aus.

d) Eskalations- und Schlichtungsverfahren

Der Sinn und Zweck eines Eskalations- und Schlichtungsverfahren liegt vor allem darin, daß für beide Seiten ein konkretes Druckmittel besteht, das zu einer „Waffengleichheit" führt. Im vorliegenden Zusammenhang ist weniger die sonstige Funktion von Schlichtungsverfahren, die in der Zeitersparnis gegenüber dem ordentlichen Rechtsweg gegeben ist, gefragt. Zumal der ordentliche Rechtsweg bei den hier in Betracht kommenden Konflikten zwischen Kirchen und den Rundfunkveranstaltern im Zweifel, wie die Vergangenheit gezeigt hat, auch keine sinnvolle und von beiden Seiten erstrebenswerte Instanz darstellen würde. Trotzdem ist der Zeitfaktor nicht zu vernachlässigen, da bei der Ausstrahlung von Beiträgen häufig ein gewisser Zeitdruck besteht, der in dem Erfordernis nach Aktualität zu bestimmten gesellschaftspolitischen und kirchlichen Themen begründet ist. Auch gerade vor dem Hintergrund, daß die Kirchen - u.a. auch aus ihrem Selbstverständnis heraus - sich sehr schwer tun, ihre Rechtspositionen und ganz allgemein rechtliche Fragen gerichtlich einer

---

559 Vgl. Südwestpresse vom 14.9.1993 „Südfunk: Keine neuen Rechte für Kirchen im Sender"; Stuttgarter Zeitung vom 14.3.1993 „Kritik an Vereinbarung zwischen SDR und Bischöfen".

560 Die Rundfunkfreiheit erstreckt sich nach BVerfGE 59, 231 ff. auch auf das Recht und die Verpflichtung der Rundfunkanstalten, bei der Auswahl, Einstellung und Beschäftigung programmgestaltender Mitarbeiter, dem Gebot der Vielfalt im Hinblick auf die zu vermittelnden Programminhalte Rechnung zu tragen. Das bedeutet für den vorliegenden Fall auch, daß sie auch die Verantwortung und Weisungsmöglichkeit gegenüber den programmgestaltenden Mitarbeitern haben muß, um dieser Sicherstellung der Meinungsvielfalt entsprechend zu verfahren und ihr gerecht zu werden.

Lösung zuzuführen[561], scheint ein solches Verfahren dringend erforderlich, um die bestehenden und bevorstehenden Konflikte zu klären.

Des weiteren erfüllt das Eskaltationsverfahren, das verschiedene Stufen bis hin zur Intendanten- bzw. Bischofsebene vorsieht, auch eine Präventivfunktion im Hinblick auf eine Beilegung von Meinungsverschiedenheiten bereits auf der unteren Arbeitsebene. Es dürfte nicht im Interesse der einzelnen Redakteure und kirchlichen Beauftragten liegen, allzu häufig die jeweils oberen und obersten Entscheidungsebenen mit Meinungsstreitigkeiten auf ihrer Arbeitsebene zu konfrontieren. Als weiteres Druckmittel im Sinne einer Präventivfunktion, die auch eine unnötige und all zu häufige Inanspruchnahme dieses Verfahrens zu verhindern hilft, ist die Tatsache zu sehen, daß ein solches Verfahren unter Einschaltung eines Schlichters entsprechende Kosten verursacht, die im Zweifel von beiden Parteien möglichst vermieden werden. Als weiterer Punkt, in dem ein Vorteil eines solchen Verfahrens gegenüber Gerichtsverfahren gesehen werden kann, ist die absolute Vertraulichkeit der Auseinandersetzung, sofern dies gewünscht wird.

Ansätze eines solchen Eskaltions- bzw. Schlichtungsverfahrens bestehen bei verschiedenen Vereinbarungen und Absprachen mit öffentlich-rechtlichen und privaten Rundfunkveranstaltern[562]. Im folgenden wird ein Eskalations - bzw. Schlichtungsverfahren dargestellt, das vertraglich aufgenommen werden soll.

Eine grundsätzliche Vorüberlegung bei der Vereinbarung eines Eskalationsverfahrens sollte darin bestehen, die Eröffnung eines solchen Verfahrens an ganz bestimmte Voraussetzungen zu knüpfen bzw. es nur in bestimmten Fällen zur Anwendung kommen zu lassen, um eine gewisse Beliebigkeit und zu weite Anwendung aus Gründen der Praktikabilität zu vermeiden. Hinsichtlich der konkreten Voraussetzungen für die Eröffnung eines solchen Verfahrens werden Bereiche wie die Themenfindung, die Zuordnung bzw. Qualifizierung von einzelnen Beiträgen zu den entsprechenden Sendestypen, gestalterische Umsetzung genannt. Eine konkrete abschließende Auflistung von Einzelfällen, die zur Eröffnung des Verfahrens berechtigen, erscheint nicht

[561] Die Rundfunkbeauftragte der EKD, Haberer spricht in diesem Zusammenhang von einer „defensiven Grundhaltung" der Kirchen gegenüber der Geltendmachung ihrer Rechtspositionen.

[562] So Absprachen beim ZDF und beim SDR vgl. Zweiter Teil V. und eine Vertragsvereinbarung zwischen den Kirchen und einem privaten Rundfunkanbieter hinsichtlich kirchlicher Beiträge in einem Regionalprogramm, in der es u.a. heißt: *„Falls in einem solchen Konfliktfalle die Meinungsverschiedenheiten vor Ort nicht ausgeräumt werden können, soll eine Lösung auf Redakteursleiter-Ebene gesucht werden.*

praktikabel und würde der Vielzahl und dem innovativen und kreativem Moment der einzelnen Beiträge nicht gerecht werden.

Für die einzelnen Eskalationsstufen im öffentlich-rechtlichen Rundfunk ist an folgenden Aufbau gedacht:
Der erste Einigungsversuch soll auf der Ebene des zuständigen Redakteurs des Senders und dem kirchlichen Senderbeauftragten angestrebt werden.
Auf der zweiten Stufe ist ein Einigungsversuch auf der Ebene des Chefredakteurs bzw. Abteilungsleiters der entsprechenden Programmabteilung und dem Leiter der Zentralstelle Medien (Katholische Kirche) bzw. des Leiters des GEP (Evangelische Kirche) anzustreben.
Auf der dritten und letzten Stufe ist eine Einigung zwischen dem Intendanten und dem Vorsitzenden der Deutschen Bischofskonferenz bzw. der EKD herbeizuführen[563].

Wenn auf diesen drei Stufen keine Einigung erzielt worden ist, wird eine verbindliche Entscheidung durch eine von beiden Parteien akzeptierte und vorher vereinbarte Schlichtungsstelle getroffen. Der Schlichter kann entweder von den beiden Parteien vorher vereinbart werden oder - um weiteres Konfliktpotential zu vermeiden - durch die Deutsche Institution für Schiedsgerichtsbarkeit[564] für beide verbindlich ausgewählt und bestimmt werden. Als Schlichter, die unabhängig, unparteisch und kompetent sein müssen, bieten sich z.B. Direktoren der Landesmedienanstalten, Personen aus Politik oder Kultur an, die im Idealfall sowohl im Rundfunkbereich als auch im kirchlichen Umfeld und Kontext eine gewisse Sachkenntnis mitbringen.

Bei der konkreten Ausgestaltung des Schlichtungsverfahrens kann auf die Regelungen der Deutschen Institution für Schiedsgerichtsbarkeit zurückgegriffen werden, die aufgrund langjähriger Erfahrungen in der Praxis ein derartiges Verfahren in Form einer Schiedsordnung zusammengestellt hat[565].

---

563 Vgl. ZDF-Regelung unter Zweiter Teil V. C. 2. b).

564 Dabei handelt es sich um einen eingetragenen Verein mit Sitz in Bonn, der seit vielen Jahren Erfahrungen in allen Bereichen der Wirtschaft, auch im Medienbereich, als unabhängige Institution sammeln konnte.

565 Diese Schiedsgerichtsordnung vom 1.1.1992 ist als Anhang in Schwab/Walter, Schiedsgerichtsbarkeit, 1995 enthalten. Aufgrund der Neuregelungen des schiedsrichterlichen Verfahrens (§§ 1025 ff. ZPO) wurden Änderungen der Schiedsgerichtsordnung erforderlich, die zu einer Neufassung der Schiedsgerichtsordnung (Stand 1.7.1998) - Die ICC-Schiedsgerichtsordnung 1998; DIS-Materialien II, 1998 - geführt haben, jedoch noch nicht in der Kommentarliteratur berücksichtigt wurden.

An dieser Stelle soll ein weiteres Modell[566] angesprochen werden, bei dem bestimmten Themenbereichen die entsprechenden Entscheidungsebenen zugeordnet werden. Danach kooperieren auf der Arbeitsebene die Fachredaktionen und der kirchliche Beauftragte im Hinblick auf die Konzeption und Realisierung der kirchlichen Beiträge. Geht es dagegen um Grundsätze über Sendezeiten und Inhalte, Programmformen, Veränderungen der Absprachen, Aufsichtsfunktionen oder Beratungen im medienfachlichen Bereich, dann finden sich auf Seiten des Rundfunksenders die Geschäftsleitung in der Person der Direktoren und die Medienreferenten der Kirchenleitungen zusammen. Für den Fall von Meinungsverschiedenheiten über Grundsatzfragen findet ein sogenanntes „Spitzengespräch" zwischen dem Intendanten und den Bischöfen statt.

Die Zuordnung von Themenbereichen zu den entsprechenden Entscheidungsebenen erscheint jedoch zu statisch und ist zu wenig am konkreten einzelnen Konfliktfall ausgerichtet. Eine klare Abgrenzung ist nur sehr schwer möglich, da aus jedem Einzelfall eine Grundsatzfrage erwachsen bzw. gemacht werden kann, und die Gefahr besteht, daß mehr über die entsprechende Zuordnung und Zuständigkeit gestritten als über die inhaltliche Klärung der strittigen Sachfragen diskutiert und verhandelt wird. Der Faktor „Zeit", der bei Fragen, ob ein Beitrag ausgestrahlt wird oder nicht, eine nicht unerhebliche Rolle spielt, kann bei diesem letzten Modell aufgrund der unklaren Zuordnung und Zuständigkeit ebenfalls nicht in dem erforderlichen Maße berücksichtigt werden.

Ein Ausschluß des ordentlichen Rechtsweges bei der Anwendung des hier vorgeschlagenen Eskalations- und Schlichtungsverfahrens ist, trotz der Tatsache, daß dadurch der Druck auf die Parteien erhöht würde und die Entscheidung eines Schlichters dann eine endgültige und abschließende Entscheidung darstellen würde, was eine größere Autorität und Akzeptanz des Schlichters zur Folge hätte, jedoch abzulehnen. Zum einen läßt sich nicht abschätzen, ob nicht die eine oder andere Frage aufgrund ihrer grundlegenden Bedeutung für das Rundfunk - und Kirchenrecht nicht einer gerichtlichen bzw. verfassungsgerichtlichen Überprüfung vorbehalten bleiben sollte und zum anderen kann eine Verschärfung der bestehenden Konflikte eine gerichtliche Entscheidung zwingend erforderlich machen. Es bleibt den Parteien jedoch unbenommen, für einzelne Fragestellungen und Konfliktbereiche einen solchen Ausschluß des ordentlichen Rechtsweges zu vereinbaren. Allerdings ist ein solcher Ausschluß erst nach einer gewissen „Erprobungsphase" mit dem hier vorgeschlagenen Mitgestaltungsmodell zu

[566] Dieses Modell war beim SDR in der Diskussion.

empfehlen, um das Konfliktpotential und die Erfahrungswerte im Zusammenhang mit diesem Modell besser abschätzen zu können.

Zusammenfassend ist festzustellen, daß die Institutionalisierung eines Schlichtungsverfahrens, vor dem Hintergrund, daß sich die Konflikte verschärfen[567] die Medienlandschaft sich weiter grundlegend verändert[568] und der „persönliche Draht“ in den Führungspositionen in der Zukunft nicht in dem Maße weiter funktioniert, wie dies bisher der Fall gewesen zu sein scheint, von großer Dringlichkeit ist und realisiert werden sollte. Ferner stellt das Verfahren unter dem Gesichtspunkt der Präventivfunktion eine hilfreiche Möglichkeit dar, zukünftige Konflikte zu verhindern oder zumindest zu entschärfen. Die konkrete Bedeutung dieses Verfahrens wird bei seiner Anwendung im Rahmen des folgenden förmlichen Verfahrens zur Einbringung von Themenvorschlägen deutlich gemacht.

e) Verfahren zur Einbringung von Themenvorschlägen in das redaktionelle Programm durch die Kirchen

Da der Themenfindung und -auswahl im Rahmen der kirchlichen Mitgestaltungsmöglichkeiten bei den kirchlichen Sendebeiträgen eine zentrale Bedeutung zukommt, ist die Aufnahme eines Initiativrechts der Kirchen im Rahmen eines formalisierten Verfahrens zur Einbringung und Auswahl der Sendeinhalte und -themen, an das ein Eskalations- und Schlichtungsverfahren gekoppelt ist, in Erwägung zu ziehen.

Gegen ein solches Verfahren wird vorgebracht, daß es zwar jedem grundsätzlich frei stehen müsse, sich mit Themenvorschlägen für die Programmgestaltung an den Rundfunkveranstalter zu wenden, jedoch ausschließlich die Redakteure nach journalistischen Maßstäben zu entscheiden hätten, ob daraus ein Thema gemacht werden kann[569]. Eine solche pauschale Ablehnung von derartigen Mitgestaltungsmöglichkeiten wird nicht geteilt, vielmehr sollte auf der Grundlage einer Abstufung die kirchliche Mitgestaltung differenziert werden. Im Rahmen des redaktionellen Programms würde ein zu stark formalisiertes Verfahren sicherlich eine zu massive Beschränkung der Programmgestaltungsfreiheit des Rundfunkveranstalters darstellen. Aus diesem Grund ist einem solchen Initiativrecht zuzustimmen, welches auf der Grundannahme einer partnerschaftlichen Zusammenarbeit basiert und welches auch dafür sorgt, daß die

---

567 Vgl. Zweiter Teil VI. A. 1.

568 Vgl. Dritter Teil I. D.

569 So auch Wiechmann, SWR-Kommentar, § 9 RN 54.

fachlich-theologische Kompetenz der kirchlichen Senderbeauftragten in ausreichendem Maße im redaktionellen Gesamtprogramm Berücksichtigung findet.

Ein darüber hinaus gehendes Vetorecht der Kirchen, das ihnen die Möglichkeit geben würde, von der Redaktion eingebrachte Themenvorschläge zu verhindern, ist aufgrund des bestehenden Letztentscheidungsrechts des Intendanten nicht zulässig[570]. Stattdessen soll für beide Seiten die Möglichkeit bestehen, das oben dargestellte Eskalations- bzw. Schlichtungsverfahren bei Meinungsunstimmigkeiten auch im Zusammenhang mit der Themenauswahl und -findung einleiten zu können. Als Voraussetzung für ein solches Verfahren soll gelten, daß wenn mehr als 50 % der kirchlichen Vorschläge von den Redaktionen in einem Zeitraum von 3 Monaten abgelehnt werden, für die Kirchen das Eskalations- und Schlichtungsverfahren eröffnet werden soll.

Auch wenn diese Anwendungsvoraussetzungen sehr weit und allgemein gefaßt sind und die angegebenen Zahlen nur einen Näherungswert darstellen, soll damit eine Vorgehensweise verhindert werden, die bei jedem einzelnen abgelehnten kirchlichen Beitrag das Eskalationsverfahren auszulösen vermag. Praktisch bedeutet dies, daß im Rahmen der Vorbesprechungen wie z.Bsp. der „Koordinations - Konferenz für kirchliche Sendungen"[571] in der ARD für die kirchlichen Beiträge eine bestimmte Ablehnungsquote durch die Redaktionen erreicht sein muß, bevor die Kirchen das Verfahren auslösen können. Eine Ausnahme von dieser Anwendungsvoraussetzung soll für den Fall gelten, daß ein von den Kirchen vorgeschlagener Beitrag eine so grundsätzliche Bedeutung besitzt, die es rechtfertigt, bereits ohne die entsprechende Ablehnungsquote ausnahmsweise das Verfahren in Anspruch zu nehmen.

Umgekehrt soll den Redakteuren des Rundfunkveranstalters das Eskalations- und Schlichtungsverfahren für diejenigen Fälle offen stehen, in denen eine Vielzahl der kirchlichen Themenvorschlägen sich offensichtlich entweder schwer in das Gesamtprogramm integrieren läßt oder aufgrund technischer, personeller oder finanzieller Gründe nur für den Sender in unzumutbarer Weise realisieren läßt.

Eine automatische Kopplung dieses Eskalations- und Schlichtungsverfahrens bei jeglicher Meinungsverschiedenheit wird abgelehnt, weil dies in der täglichen Arbeit nicht praktikabel und durchführbar ist. Doch auch ohne einen solches

570 Vgl. Zweiter Teil VI. C. 1.b).

571 Vgl. Zweiter Teil V. B. 1.

Automatismus stellt ein derartiges Verfahren für beide Seiten ein nicht zu unterschätzendes Druckmittel dar, eine einvernehmliche Lösung bei der Themenwahl zu finden.

Im Zusammenhang mit der Themenauswahl und der Einflußnahme und Mitgestaltung der Kirchen wird die konkrete Bedeutung des Eskalations- und Schiedsgerichtsverfahrens in seiner konsensschaffenden Funktion deutlich.

f) Kirchliche Beratungstätigkeit bei anderen Fachredaktionen

Eine Konsultation des kirchlichen Beauftragten sollte auch für diejenigen Fälle erfolgen, in denen kirchlich-religiöse Themen - z.B. aus dem Bereich der öffentlichen Verantwortung der Kirchen - außerhalb der von den Kirchenfunkredaktionen verantworteten Sendungen behandelt werden[572]. Dies gilt u.a. für Politik- und Kultur - Fachredaktionen, die damit den kirchlichen Beauftragten bei kirchlich-religiösen Fachthemen aufgrund der Konsultation die Möglichkeit geben sollten, Fachkenntnisse anzubieten und kirchliche Grundpositionen einzubringen. Mit der vorherigen Konsultation ist jedoch nicht die Herstellung eines beiderseitigen Einvernehmens oder die Aufnahme eines formalisierten Verfahrens zu verstehen, das im Rahmen der kirchlichen Sendungen bei den Kirchenfunkredaktionen zur Anwendung kommen soll. Es handelt sich dabei vielmehr - auf der Grundlage eines gegenseitigen Interesses - um die bessere Nutzung von bestehendem Fachwissen. Allerdings sollte die vorherige Konsultation durch die entsprechenden Fachredaktionen explizit vereinbart werden.

Im Rahmen der „Koordinations - Konferenz für kirchliche Sendungen“[573] sollte jedoch in regelmäßigem Turnus über Programmänderungen derjenigen Fachredaktionen diskutiert werden, die möglicherweise einen Bezug zu kirchlich-religiösen Themen besitzen. Dadurch wird den Kirchen auf der Grundlage ihrer Beratungstätigkeit die Möglichkeit eröffnet, schon im Vorfeld, das bedeutet im Rahmen der Konzeption der Programme, konkrete Unterstützung und Beratung anzubieten und vorzunehmen. Die kirchlichen Senderbeauftragten würden dann als eine Art „senderinterne Berater“ für religiöse Fragen und Themen in der jeweiligen Rundfunkanstalt auftreten. Diese Funktion setzt aber voraus, daß die Kompetenzen und Aufgaben der kirchlichen Senderbeauftragten in ihren Kernbereichen eindeutig geklärt und institutionalisiert sind, weil ansonsten diese

---

572 Vgl. Schwarzkopf, Kirche in den öffentlich-rechtlichen Rundfunkanstalten, in FUNK-Korrespondenz Nr.46 vom 15.11.1985, 3, 7.

573 Vgl. Zweiter Teil V. B. 1.

Beratungstätigkeit der Kirchen außerhalb der Kirchenredaktionen als Versuche gewertet werden könnten, den kirchlichen Kompetenzbereich auf diese Weise auszudehnen.

Bei einer erfolgreichen Beratungstätigkeit der Kirchen würden auch die Redaktionen einen inhaltlichen Kompetenzzuwachs erfahren, ohne daß es zu einer, aus ihrer Sicht „negativen Beeinflussung“ ihrer journalistischen Unabhängigkeit durch die kirchlichen Senderbeauftragten kommen würde. Ferner könnte auf diese Weise sichergestellt werden, daß die kirchlichen Grundpositionen den verantwortlichen Redakteuren zumindest zur Kenntnis gelangt sind. Auch in diesem Zusammenhang zeigt sich die Bedeutung und Funktion des bereits angesprochenen „demokratischen Dialogs“[574], der weniger an institutionalisierten Verfahren und Regelungen ausgerichtet ist, als vielmehr auf die Kraft der Argumente und der Überzeugung baut.

2. Verankerung der kirchlichen Mitgestaltung in den landesrechtlichen und rundfunkstaatsvertraglichen Regelungen

Die Kirchen und die Rundfunkveranstalter müssen verpflichtet werden, im Rahmen der Realisierung kirchlicher Sendebeiträge organisationsrechtliche Fragestellungen, wie z.B. die Mitgestaltung bei der Konzeption und Produktion interessensgerechter Ausgestaltungen zu finden. Dabei sollten die einfachgesetzlichen Vorgaben nicht zu konkret und detailliert sein, da den beiden Beteiligten noch genügend Ausgestaltungsspielraum verbleiben sollte.

Als Mindestanforderung erscheint es aus Gründen der Rechtssicherheit erforderlich, folgende Punkte als obligatorische Vertragsbestandteile entsprechend der hier dargestellten Aufstellung vorzugeben:

- die Differenzierung nach den verschiedenen Sendetypen und deren entsprechende rechtliche Zuordnung;
- die Aufnahme eine Eskalations- und Schlichtungsverfahrens;
- kirchliche Mitgestaltung bei Themenauswahl muß abgesichert sein, wobei die konkrete organisationsrechtliche Ausgestaltung offen bleiben kann; das bedeutet aber, daß dem Rundfunkveranstalter eine Verpflichtung zur Einräumung von Mitgestaltungsmöglichkeiten im Rahmen von redaktionellen Sendungen mit kirchlich-religiösen Inhalten, entsprechend der beiden Sendetypen auferlegt werden muß,
- vorherige Konsultationen bei kirchlichen Sendeinhalten außerhalb des Programms der Kirchfunkredaktionen;

---

[574] Vgl.Zweiter Teil VI. C.1.

Durch die Aufnahme unbestimmter Rechtsbegriffe in die einfach - gesetzlichen Regelungen wie z.B. „angemessene Anzahl oder Dauer“ können bei der Regelung über die Anzahl derjenigen Beiträge, die von Eskalations- und Schiedsgerichtsverfahren und dem Verfahren zur Themeneinbringung erfaßt werden sollen, sich verändernde Parametern wie u.a. die Quantität der Religionsgemeinschaften, die im Programm zu berücksichtigen sind, die sonstige Berücksichtigung der Kirchen im Gesamtprogramm, die Veränderung der Rundfunklandschaft oder die finanzielle Situation der Rundfunkanstalten bei der konkreten Ausgestaltung der einfachgesetzlichen Vorgaben entsprechend berücksichtigt werden. Eine darüber hinausgehende Konkretisierung der einfach - gesetzlichen Vorgaben erscheint nicht sinnvoll, da dadurch zum einen die praktische Umsetzbarkeit gefährdet wäre und dem Gestaltungsspielraum der Akteure zu wenig Platz gelassen werden würde.

3. Zuordnung der Mitgestaltungsmöglichkeiten auf die verschiedenen Sendetypen

Obwohl eine zu ausdifferenzierte Zuordnung die Gefahr in sich birgt, in der praktischen Umsetzung nur schwer vermittelbar und handhabbar zu sein, erfordert der rechtliche Ansatz, eine derartige abgestufte Zuordnung vorzunehmen, und ein Minimum an entsprechenden Anhaltspunkten vorzugeben.

a) Verkündigunssendungen

Aufgrund der durchgeführten Güterabwägung[575] sind den Kirchen bei Verkündigungssendungen eigengestaltete Drittsendungen zuzugestehen, so daß sich die Frage einer Mitgestaltung bei diesem Sendungstypus nicht stellt. Nur für den Fall eines gänzlichen Verzichts auf Drittsendezeiten, ist den Kirchen eine maximale kirchliche Mitgestaltung im Rahmen der bestehenden rundfunkrechtlichen Grenzen und Verantwortlichkeiten des Rundfunkveranstalters einzuräumen.

Bei bestimmten Meinungsverschiedenheiten im Zusammenhang mit den Verkündigungssendungen, denen eine grundsätzliche Bedeutung für die Zusammenarbeit der Kirchen und der Rundfunkveranstalter zuzusprechen ist, sollte das hier dargestellte Eskalations - und Schlichtungsverfahren ebenfalls zur Anwendung kommen, um vor allem die Funktion des Druckmittels im Hinblick auf eine Einigung zu erfüllen. So ist zukünftiger Problembereich heute schon vorauszusehen, wenn an die zu erwartende Neugestaltung kirchlicher Verkündigungssendungen gedacht wird. Diese Neugestaltung ist nicht nur beim

[575] Vgl. Zweiter Teil IV. C. 3. b).

privaten Rundfunkfunk abzusehen, der zwar in diesem Zusammenhang eine größere Toleranz besitzt, aber auch eine größere Erwartungshaltung gegenüber innovativen und experimentierfreudigen neuen Sendeformaten erwarten läßt, sondern auch im öffentlich-rechtlichen Rundfunk[576].

b) Sonstige religiöse Sendungen

Bei diesem Sendetypus gilt das Eskalations- und Schlichtungsverfahren bei Meinungsverschiedenheiten für alle entsprechenden Sendungen. Das bedeutet, daß bei Konflikten im Rahmen aller Sendungen, die dem Sendetypus der „sonstigen religiösen Sendungen" zuzuordnen sind, das Eskalations- und Schlichtungsverfahren unter den dafür geltenden Voraussetzungen anzuwenden ist. Dies gilt auch im Zusammenhang mit dem förmlichen Verfahren zur Einbringung von Themenvorschlägen in das redaktionelle Programm.

c) Sendungen über Fragen der öffentlichen Verantwortung

Bei diesem dritten Sendetypus ist den Kirchen aufgrund der größeren Distanz zum religiösen Kernbereich aus Art. 4 und 140 GG und der damit verbundenen teilweisen Gleichstellung mit den anderen gesellschaftlich relevanten Gruppen[577], weniger inhaltliche Mitgestaltung einzuräumen und statt dessen eine Beratungsfunktion zuzusprechen. Im Rahmen des Spektrum der Mitgestaltungsmöglichkeiten hat dies eine Einschränkung derjenigen Rechte und Einflußmöglichkeiten zur Folge, die bei den „sonstigen religiösen Sendungen" noch uneingeschränkt zugestanden wurden.

Konkret bedeutet dies, daß nur bei einer bestimmten Anzahl der Sendungen dieses Sendungstypus den Kirchen die inhaltliche Mitgestaltung in der Form des Verfahrens zur Einbringung von Themenvorschlägen und die Anwendbarkeit des Eskalations- und Schlichtungsverfahrens einzuräumen ist. Als Orientierungspunkt wird hierbei eine Größenordnung von 50 % der Sendungen angegeben, bei denen die Kirchen die gleichen Mitgestaltungsrechte eingeräumt bekommen, wie dies bei den „sonstigen religiösen Sendungen" der Fall ist. Diese Anzahl sollte in einem regelmäßigen Zeitraum von 1-2 Jahren von den jeweils höchsten Entscheidungsträgern der Kirchen und der Rundfunkanstalten überprüft und gegebenenfalls an die sich ändernden Rahmenbedingungen angepaßt werden.

---

[576] So die Konzeptionen der Evangelischen Kirche aus einem persönlichen Gespräch mit Frau Haberer, Rundfunkbeauftragte der EKD, Juni 1998.

[577] Vgl. Güterabwägung bei „Sendungen über Fragen der öffentlichen Verantwortung der Kirchen" unter Zweiter Teil IV. C. 3. d).

Für die anderen 50 % der Sendungen kommt den Kirchen dagegen eine reine Beratungsfunktion zu, die keine institutionalisierten Mitgestaltungsmöglichkeiten vorsieht und die ihnen auch nicht die Möglichkeit einräumt, bei abweichenden Auffassungen das Eskalations- und Schlichtungsverfahren einzuleiten. Eine solche Beratungsfunktion beinhaltet also nicht die aktive Komponente, selber Themenvorschläge zu unterbreiten, sondern beschränkt sich auf fachliche Unterstützung der Beiträge, wenn seitens der Redakteure eine solche Beratung angefordert bzw. gewünscht wird. Allerdings werden alle Beiträge, die gesendet werden, den Kirchen vorher zur Kenntnisnahme vorgelegt, so daß für die Kirchen die Möglichkeit besteht, ohne eine organisationsrechtliche Durchsetzungsmöglichkeit, die eigenen Standpunkte zu den einzelnen Beiträgen zu kommunizieren und dadurch z.B. auf fachliche Unstimmigkeiten hinzuweisen.

d) Für alle kirchlichen Sendungen geltende Verfahren und Grundsätze

Für alle kirchlichen Sendetypen gilt der Grundsatz des Letztentscheidungsrecht des Rundfunkveranstalters[578]. Die Möglichkeit der Konsultation und Beratung durch die Kirchen auch bei der Behandlung derartiger kirchlich-religiöser Inhalte außerhalb der kirchlichen Fachredaktionen, so z.B. in den politischen Fachredaktionen bleibt von diesem vorgeschlagenen Mitgestaltungsmodell unberührt, ist aber im Sinne einer konstruktiven und fachlichen Partnerschaft zwischen Kirchen und Rundfunkveranstalter erstrebens- und wünschenswert; wobei eine Institutionalisierung einer derartigen Beratung nicht für sinnvoll und auch nicht für gerechtfertigt angesehen wird.

D. Das Lösungsmodell vor dem verfassungsrechtlichen Hintergrund

1. Allgemeines

Das hier vorgeschlagene Lösungsmodell, das ein „Mehr“ zu der bestehenden Situation der Kirchen im Hinblick auf die redaktionellen Sendungen darstellt, befindet sich im Spannungsfeld zwischen den Interessen der Rundfunkveranstalter und der Kirchen. Daraus sind folgende zwei Fragen abzuleiten:

Stellen die im Lösungsmodell abgebildeten kirchlichen Mitgestaltungsrechte eine unzulässige Einschränkung oder Verletzung der Programmgestaltungsfreiheit des Rundfunkveranstalters dar ?

Ist mit den im Lösungsvorschlag dargestellten Mitgestaltungsmöglichkeiten der Kirchen der verfassungsrechtlichen Vorgabe, sie „angemessen zu Wort kommen“ zu lassen in ausreichendem Maße Rechnung getragen worden ?

---

[578] Vgl. Zweiter Teil VI. C. 1. b).

Im Hinblick auf die erste Frage ist festzustellen, daß das Letztentscheidungsrecht auch bei redaktionellen Sendungen beim Rundfunkveranstalter verbleibt, so daß seine Programmgestaltungsfreiheit[579] in ausreichendem Maße gewährleistet ist. Die Gewährleistung der Programmgestaltungsfreiheit wird auch dadurch belegt, daß den Kirchen im Rahmen der Themenauswahl kein unmittelbares Vetorecht zugestanden wird, sondern sie statt dessen die Möglichkeit eingeräumt bekommen, über das Eskalations- und Schiedsgerichtsverfahren ihren Positionen Geltung zu verschaffen. Somit verbleibt die Verantwortung hinsichtlich der Auswahl bei Themen und Kommentatoren also im Sinne eines „Letztentscheidungsrechts“ in der Intendantenverantwortung und die Sendebeiträge der Kirchenfunkabteilungen stehen unter der unmittelbaren Verantwortung des Intendanten und sind als Sendungsbeiträge der jeweiligen Rundfunkanstalt über kirchliche und theologische Vorgänge, Fragen und Ereignisse zu werten[580]. Das bedeutet, daß auch in dem Fall, in dem die Rundfunkanstalt in ihren redaktionell gestalteten Sendungen die Kirchen zu Wort kommen läßt, der Intendant in vollem Umfang für diese Beiträge verantwortlich bleibt[581]. Auch die Tatsache, daß den Kirchen keinerlei Mitgestaltungsrechte in bezug auf die Besetzung der Kirchenfunkredakteure eingeräumt wird, macht deutlich, daß die Programmgestaltungsfreiheit, die auch in der Personalauswahl durch den Rundfunkveranstalter ihren Niederschlag findet, unberührt bleibt. Aufgrund dieser Ausführungen stellt das Lösungsmodell keine ungerechtfertigte Beschränkung der Programmgestaltungsfreiheit dar.

Hinsichtlich der zweiten Fragestellung, die auf das „angemessene zu Wort kommen“ der Kirchen zielt, ist auf die Möglichkeiten der Kirchen bei der Themenauswahl im Rahmen mitgestalten zu können und als „ultima ratio“ auf das Eskalations- und Schiedsgerichtsverfahren zurückgreifen zu können, zu verweisen, welches ihre Einflußmöglichkeit auf die Programmmitgestaltung stärkt und aufwertet. Im übrigen können die Kirchen bei

---

[579] Vgl. Zweiter Teil, IV. A.

[580] Vgl. Vogt, Kirche und Fernsehanstalten, 88.

[581] Vgl. Wiechmann, SWR-StaatsV-Kommentierung, § 9 RN 60; so auch VG Stuttgart NJW 1983,467 , das im Rahmen einer redaktionellen wahlkampfbezogenen Sendung die redaktionelle Programmgestaltungsfreiheit und die damit verbundene alleinige Verantwortlichkeit für die Sendung dem Rundfunkveranstalter zusprach, der nur 4 von insgesamt 14 Wahlkandidaten zu einer Diskussionsveranstaltung einlud. Ein Antrag eines nicht eingeladenen Kandidaten auf Einräumung von Sendezeit wurde vom VG abgelehnt, u.a. mit der Begründung, daß die redaktionelle Sendung primär der Information der Öffentlichkeit und nicht der Darstellung eines einzelnen Kandidaten diene.

Verkündigungssendungen - wie bereits ausgeführt - auf eigengestaltete Drittsendungen zurückgreifen.

Des weiteren stehen die bestehenden landesrechtlichen Regelungen und Lösungen, die den Kirchen Mitspracherechte im Hinblick auf die Kirchenfunkredaktionen - in personeller und sachlicher Hinsicht - einräumen, nicht im Widerspruch[582]. Das bedeutet, daß die den Kirchen - z. B. im Zusammenhang mit Sendungen gesellschafts-politischen Inhalts - im medialen Programm zustehende Berücksichtigungspflicht zu konkretisieren und zu institutionalisieren ist[583], was mit dem hier entwickelten Lösungsmodell intendiert ist.

Die hier beschriebene Lösung abgestufter Mitgestaltungsmöglichkeiten entspricht - vor allem auch aufgrund der dargestellten Grundrechtskonstellation[584] - den zulässigen und gebotenen Vorgaben, wonach die Bindung der Rundfunkanstalten an das kirchliche Eigenverständnis in dem Maße an Gewicht gewinnt, je näher die im Programm darzustellenden kirchlichen Angelegenheiten dem Schutzbereich des Art. 4 GG zuzuordnen sind [585]. Die Tatsache, daß das Lösungsmodell eine Abstufung der kirchlichen Mitgestaltungsrechte in der Form vorsieht, daß die Intensität der kirchlichen Mitgestaltung von den religiösen Beiträgen hin zu denjenigen Beiträgen, die sich mehr im öffentlichen und gesellschafts-politischen Verantwortungsbereich befinden abnimmt, macht seine Ausrichtung an den grundrechtlichen Gewichtungen und Wertaussagen deutlich. Das Lösungsmodell schafft den verfassungsrechtlich erforderlichen Ausgleich zwischen der Programmgestaltungsfreiheit des Rundfunkveranstalters und der Verwirklichung des kirchlichen Öffentlichkeitsauftrages.

2.Lösungsmodell im Widerspruch zum Integrationsrundfunk?

Auch widerspricht die kirchliche Mitgestaltung nicht der Intention des öffentlich-rechtlichen Integrationsrundfunks, wonach ein möglichst breites Meinungsspektrum im Gesamtprogramm zu verwirklichen ist. Wenn schon der Eigengestaltung von Sendungen - wie z.B. im Rahmen von Drittsendungen - aufgrund des Integrationsgedanken des öffentlich-rechtlichen Rundfunks ein

[582] Vgl. Link/Pahlke, Kirchliche Sendezeiten in Rundfunk und Fernsehen, in AöR 1983, 248, 281 zu § 15 NDR-.StV alt, der den Kirchen Drittsendezeiten einräumt.

[583] So auch Link/Pahlke, Kirchliche Sendezeiten in Rundfunk und Fernsehen, in AöR 1983, 248, 263 m.w.N.

[584] Vgl. Zweiter Teil IV. C.

[585] Vgl. Link/Pahlke, Kirchen und privater Rundfunk, 1985, 18.

breiterer Raum zur Verfügung zu stellen ist[586], dann muß dies erst recht für Mitgestaltungsrechte im Rahmen des Gesamtprogramms gelten, da diese Mitgestaltungsrechte ein Minus zur kirchlichen Drittsendung im Hinblick auf die Eingriffsintensität gegenüber der Programmgestaltungsfreiheit des Rundfunkveranstalters darstellen. Dies gilt dann, wenn derartige Sendungen inhaltlich in das Gesamtprogramm integriert werden und nicht der Programmverantwortung des Intendanten entzogen sind[587]. Demnach können den Kirchen unter Beibehaltung der Gestaltungs- und Verantwortungshoheit des Rundfunkveranstalters Mitgestaltungsrechte unter bestimmten Voraussetzungen eingeräumt werden.

Die vielfältigen Möglichkeiten, die redaktionell gestaltete Sendungen für die Mitgestaltung Dritter bieten, zeigen sich auch daran, daß eine Vielzahl von Sendebeiträgen von rundfunkexternen Dritten übernommen und von den Rundfunkanstalten angekauft werden. Aber auch sehr viele sonstige vom Intendanten verantwortete Sendungen werden mit Komponenten der Eigengestaltung durch Dritte gefüllt, wie dies u.a. bei Interviews, unmittelbaren Übertragungen von Drittäußerungen oder anderen Formen mit unmittelbaren Stellungnahmen der Fall ist[588]. Aufgrund dieser Situation setzt die hier vertretene Form der Mitgestaltung an und billigt den Kirchen eine Mitsprachemöglichkeit bei der Auswahl und Gestaltung solcher Beitragsformen zu. Dies läßt sich wiederum mit der medialen Funktion des Rundfunks - im öffentlich-rechtlichen Bereich auch als Integrationsrundfunk zu verstehen- rechtfertigen, wonach gerade der Rundfunk ein Forum für die verschiedenen Meinungen und Gruppen bieten soll, allerdings unter der Voraussetzung, daß diese Sendungen im Gesamtprogramm inhaltlich integriert werden und der Gesamtverantwortung des Intendanten unterstehen[589].

Bei den „sonstigen religiösen Sendungen", die nicht als kirchliche Drittsendungen gestaltet sind, rechtfertigt auch das Gebot der weltanschaulichen Neutralität des Staates[590], den Kirchen Mitgestaltungsrechte im Rahmen der redaktionellen Sendungen einzuräumen. Denn wo die Kirche sich selbst darstellen soll, muß sie

---

[586] Vgl Lerche, Landesbericht, 65.

[587] Vgl. Link/Pahlke, Kirchliche Sendezeiten in Rundfunk und Fernsehen, in AöR 1983, 248, 261.

[588] Vgl. Lerche, Landesbericht, 65.

[589] Vgl. Lerche, Landesbericht, 65, 66 der die Möglichkeit einer Ausweitung auf „echte Fensterprogramme" im Integrationsrundfunk in der Spielart eines „Koordinierungsmodells" sieht.

[590] Vgl. Jarass/Pieroth, GG - Kommentar, 1997, Art.4 RN 4a m.w.N.

auf die Vermittlung der ihr eigenen Orientierungen bestehen, was in diesem Fall zur Folge hat, daß für die Kirchen die Möglichkeit bestehen muß, in Mitverantwortung die kirchlichen Programmbeiträge gestalten zu können[591].

Ferner können die Mitgestaltungsrechte als eine Form der Konkretisierung des für das mediale Programm geltenden Grundsatzes angesehen werden, wonach in Angelegenheiten von öffentlichem Interesse die verschiedenen vorhandenen wesentlichen Auffassungen fair und angemessen zu berücksichtigen sind; wie sich aus den meisten Regelungen der Rundfunkgesetze ergibt[592]. Hinzu kommen Sorgfaltsanforderungen, wonach jeder berichterstattende Sendebeitrag sich an möglichst großer Sachlichkeit und Wahrheitstreue zu orientieren hat[593]. Dies gilt nicht nur für das Gesamtprogramm, sondern auch für die einzelnen Programmsparten[594]. Als eine Konkretisierung dieser Anforderungen kann das Lösungsmodell in denjenigen Fällen, in denen die Drittsendung - aufgrund der bereits dargelegten Gründe[595] - nicht gerechtfertigt ist, deshalb angesehen werden, weil bestimmte Meinungsäußerungen selbst unverfälscht und daher unter Umständen in ihrer tatsächlichen Kraßheit, authentisch zu Wort kommen müssen und nicht schon in ihrer eigenen Substanz durch journalistische Vermittlung neutralisiert werden dürfen, damit die Meinungsäußerung der betreffenden Meinungsgruppe sachgerecht widergegeben wird[596].

3. Rechtfertigung der kirchlichen Privilegierung[597]

Eine weitere entscheidende Frage, die sich im Rahmen der verfassungsrechtlichen Überprüfung des Lösungsmodells stellt, besteht darin, warum gerade den Kirchen Mitgestaltungsrechte eingeräumt werden sollen und den anderen gesellschaftlich-relevanten Gruppen, die sich ebenfalls auf das Meinungsvielfaltsgebot aus Art.5 Abs.1 S.2 GG berufen können, ein solches Mitgestaltungsrecht verwehrt bleiben soll. Diese aufgrund des Lösungsmodells ausdrückliche geforderte Pflicht des Rundfunkveranstalters, im Rahmen von redaktionellen Sendungen den Kirchen

---

[591] Vgl. Forster, Kirchliche Präsenz im Rundfunk, in Essener Gespräche Bd.13, 1978, 9, 25 und Zweiter Teil IV. C. 3. b) (1) (bb).

[592] Vgl. § 5 Abs.IV S.2 WDR-G

[593] Vgl. Grundsätze der Satzungen der Rundfunkanstalten z.B. § 3 Abs.1 S.4 SFB-S und für den privaten Rundfunk § 41 Abs.3 RStV

[594] Vgl. Lerche, Landesbericht, 62 m.w.N.

[595] Vgl. Zweiter Teil IV. C. 3. c) und d).

[596] Ebenda.

[597] Vgl, Zweiter Teil III. B. 3. c).

bestimmte Mitgestaltungsrechte einzuräumen, ist u.a mit dem „Anders-Sein" der Kirchen, was auch in ihrem Sonderstatus aus Art.140 GG hervorgeht, zu rechtfertigen. Hinzu kommt, daß die „religiöse Dimension" des Lebens vom Programmauftrag miterfaßt ist[598] und daraus sich ergibt, daß dem kirchlichen Eigenverständnis bei der Behandlung und Vermittlung kirchlich-religiöser Themen in besonderem Maße Rechnung zu tragen ist. Ferner wird dadurch die Achtung des Staates gegenüber dem kirchlichen Selbstverständnis zum Ausdruck gebracht und „ *die besondere Bedeutung der Kirchen für Staat und Gesellschaft* " anerkannt[599]. Eine gegenüber den anderen gesellschaftlich relevanten Gruppen privilegierte Berücksichtigung der Kirchen im Rahmen der redaktionellen Sendungen ist ferner daraus abzuleiten, daß kirchliche Sendungen - und zwar auch solche, bei denen die Kirchen zu gesellschafts - politischen Fragen Stellung nehmen - aufgrund ihrer vielfältigen kulturellen Inhalte dem Gebot der Kulturtradierung und - verbreitung durch den Rundfunk Rechnung tragen[600]. Ganz davon abgesehen, daß Kirche und kirchliches Leben für sich gesehen schon ein Bestandteil der Kultur darstellen. Dem Argument einer nicht gerechtfertigten Privilegierung der Kirchen im Zusammenhang mit redaktionellen Sendungen muß entgegengehalten werden, daß sie vor allem auch ein gesamtgesellschaftliches Interesse verfolgen entsprechend ihres „Engagements ohne Eigennutz"[601]. In diesem Zusammenhang ist auch auf die bereits angesprochene Überlagerung der religösen und gesellschafts-politischen Motivschichten hinzuweisen[602], die, wenn man ihr gerecht werden will, dazu führen muß, daß der geistlich-religiöse Kontext des kirchlichen Wortes zu berücksichtigen ist.

Hinzu kommt der Gesichtspunkt, daß die Art der Darstellung der Sendungen aufgrund von kommunikationswissenschaftlichen Erkenntnissen eine nicht zu unterschätzende Wirkung auf die Rezipienten besitzt[603]. Eine Mitgestaltung der Kirchen erscheint dann gerechtfertigt, wenn ein besonderes rechtlich garantiertes Interesse bei der Vermittlung besteht, wie dies bei der Vermittlung kirchlicher Themen auch im gesellschafts-politischen Bereich aufgrund der

---

598 Vgl. Link/Pahlke, Kirchliche Sendezeiten in Rundfunk und Fernsehen, in AöR 1983, 248, 264 m.w.N.

599 BVerfGE 42, 312, 331.

600 Vgl. Schneider, Rundfunkvielfalt und Gruppenrelevanz im Kulturstaat, in RuF 1982 425, 440 ff.

601 Vgl. Erster Teil, I. / II.

602 Vgl. Zweiter Teil III. 2.

603 Vgl. Lerche, Landesbericht, 63.

Ausstrahlungswirkung des Art.4 GG der Fall ist. Hinzu kommt, daß Art.4 GG ein wichtiges Element der objektiven Ordnung[604] und eine wertentscheidende Grundsatznorm darstellt[605], die eine derartige Priviligierung in der Form der kirchlichen Mitgestaltungsrechte rechtfertigt[606].

4. Exkurs: Anspruch auf Berücksichtigung im allgemeinen Programm?

Grundsätzlich begründet die Verpflichtung des Rundfunkveranstalters zu redaktionellen Programmteilen über kirchliche Angelegenheiten keinen Rechtsanspruch der Kirchen über die allgemeine Beachtung der Programmgrundsätze hinaus. Daher haben redaktionelle Beiträge lediglich einen die Kirchen betreffenden Rechtsreflex[607].

Doch im Hinblick auf die beiden Gruppen von „sonstigen religiösen Sendungen" und „Sendungen über Fragen der öffentlichen Verantwortung der Kirchen", die sich gerade nicht in einer Berichterstattung über die Kirchen erschöpfen und damit nicht ausschließlich von der umfassenden programmlichen Informationspflicht des Rundfunkveranstalters erfaßt werden, kann nicht von einem bloßen Rechtsreflex ausgegangen werden. Statt dessen muß hier aufgrund der oben dargestellten Rechtspositionen der Kirchen[608] davon ausgegangen werden, daß für denjenigen Fall, in dem die Rundfunkanstalt in ihren Redaktionen Themen aus den kirchlich-religiösen Bereichen darstellt, der Rundfunkveranstalter den Kirchen die hier aufgeführten Mitgestaltungsrechte als „Minus" zu dem Recht auf eigengestaltete Sendezeit zu gewähren hat. Ein allgemeiner Rechtsanspruch der Kirchen auf Ausstrahlung von konkreten kirchlich-religiösen Berichten im medialen, redaktionellen Gesamtprogramm besteht jedoch nicht.

Es besteht auch kein allgemeiner Anspruch gesellschaftlich-relevanter Gruppen auf Berücksichtigung ihrer Belange in den Rundfunkprogrammen[609], da die

---

604 Vgl. Jarass/Pieroth, GG - Kommentar, 1997, Art.4 RN 4.

605 Vgl. BVerwGE 93, 323, 340.

606 Vgl. Zweiter Teil IV. C.

607 Vgl. Dehnen, Zur Verfassungsmäßigkeit des sogenannten Drittsendungsrechtes der Kirchen im öffentlich-rechtlichen und privatrechtlichen Rundfunk, DVBl. vom 1.1.1986,17, 19.

608 Vgl. Zweiter Teil III.B.

609 Vgl. Steiner, Die Klagebefugnis gesellschaftlich-relevanter Gruppen auf Berücksichtigung ihrer Belange im Programm, 85, 89.

Pluralität im Programm vorrangig durch die pluralistisch besetzten Kontrollorgane, wie den Rundfunkrat, gesichert wird[610].

Allerdings besteht vor dem Hintergrund des hier dargestellten Mitgestaltungsmodells im Rahmen des „förmlichen Verfahrens zur Einbringung von Themenvorschlägen in das redaktionelle Programm"[611] für die Kirchen die Möglichkeit, mittelbar Einfluß auf das Programm zu nehmen. Entweder der kirchliche Beauftragte und der Kirchenfunk-Redakteur können sich auf ein Thema einvernehmlich verständigen oder für den Fall, daß keine Einigung erzielt werden kann, wird eine Einigung im Verlauf des Eskalationsverfahrens zu erlangen versucht oder es kommt zu einen unabhängigen Schlichterspruch. Da das Eskaltions- und Schlichtungsverfahren von beiden Parteien, also auch von den Kirchen, eröffnet werden kann, besteht hier eine Möglichkeit, eigene Interessen anzusprechen und den Versuch zu unternehmen, diese teilweise zu verwirklichen. Das Eskalations- und Schiedsverfahren stellt auch unter dem Gesichtspunkt eines Druckmittels, einen Kompromiß zu schließen, für beide Seiten eine Möglichkeit dar, mittelbar eigene Interessen zumindest teilweise durchzusetzen.

Eine einfachrechtliche Einräumung von Berücksichtigungsansprüchen bzw. entsprechenden Klagerechten erscheint nach einer Auffassung verfassungsrechtlich durchaus gerechtfertigt zu sein, da diese Einräumung eine Verstärkung des Vielfaltsprinzips darstellen und damit die Rundfunkfreiheit stärken würde. Jedoch würde ein solcher Berücksichtigungsanspruch nicht auf konkrete Inhalte oder eine besondere Gestaltung von Beiträgen gerichtet sein, sondern würde auf die Einhaltung des objektiven Rundfunkrechts bei der Programmgestaltung zielen[612]. Dieses Beteiligungsrecht ist jedoch abzulehnen, da dies der „dienenden Funktion" der Rundfunkfreiheit, die auf die

---

610 Vgl. Steiner, Die Klagebefugnis gesellschaftlich-relevanter Gruppen auf Berücksichtigung ihrer Belange im Programm, 85, 95.

611 Vgl. Zweiter Teil VI. C. 1.e).

612 Vgl. Ladeur, Grundrechtskonflikte in der „dualen Rundfunkordnung", in AfP 2, 98, 141, 143, der dies damit begründet, daß die Beteiligung der Gruppen weder objektivrechtlich noch subjektivrechtlich der Durchsetzung von Eigeninteressen der jeweiligen Gruppen diene, sondern das pluralistische Modell vielmehr darauf setze, daß die organisatorische Verknüpfung unterschiedlicher Interessen für einen offenen Rundfunkprozeß funktionalisierte werden könne. So auch: Steiner, Die Klagebefugnis gesellschaftlich-relevanter Gruppen auf Berücksichtigung ihrer Belange im Programm, 85,95; OVG Lüneburg, in JZ 1979, 24 m Anm. Rupp.

Gruppenbeteiligung im Allgemeininteresse fundiert ist, widerspricht und deren Verknüpfung mit dem Eigeninteresse der Gruppen zu verwerfen ist[613].

5. Die „Angemessenheit" der Sendezeit

(a) Allgemeines

In allen maßgeblichen Regelungen ist vorgesehen, daß den Kirchen eine „angemessene Sendezeit" zur Verfügung zu stellen ist[614]. Hinsichtlich der Auslegung der „Angemessenheit" gibt es bestimmte Vorgaben. Danach besteht bei der Übertragung von Gottesdiensten eine gewisse Festlegung auf bestimmte Sendezeiten, die sich mit dem für Gottesdienste üblichen Sonntagvormittag-Termin deckt, zumal es sich dabei meistens um Live-Übertragungen handelt. Ansonsten könnte die Gottesdienstübertragung nur schwer der Funktion nachkommen, Menschen, die aufgrund von Alter oder Krankheit nicht selbst an Gottesdiensten teilnehmen können, über die Rundfunkausstrahlung am religiösen Leben teilhaben zu lassen[615].

Bezugspunkte für die Angemessenheit sind sowohl die Sendezeiten (zeitlicher Umfang) als auch die Sendeplätze (Plazierung im Programm - Zeiten mit einer nicht nur marginalen Einschaltquote). In diesem Zusammenhang ist auf die Regelung des § 23 Abs.2 Sachs.-Anh.PRG zu verweisen, die von angemessenen Sendezeiten und -plätzen spricht. Allerdings orientiert sich die „Angemessenheit" auch an der Bedeutung der Religionsgemeinschaft im Verhältnis zur Bedeutung anderer Religionsgemeinschaften[616].

Die Frage stellt sich, ob und wie sich der Gedanke der „Angemessenheit", der im Zusammenhang mit der Einräumung für Drittsendezeiten zum Tragen kommt, auch auf die Mitgestaltung im Rahmen von redaktionellen Sendungen einarbeiten läßt. Eine Mitberücksichtigung im Rahmen des redaktionellen Programms ist aufgrund der Programmgestaltungshoheit und des Letztentscheidungsrechts des Intendanten bzw. der Redakteure nicht zulässig, da dies sonst einem Anspruch auf konkrete Berücksichtigung im redaktionellen Programm gleichkäme, der jedoch auszuschließen ist[617]. Somit stellt das Eskalations- und Schiedsverfahren ein Korrektiv gegen eine grobe Mißachtung der Grundsätze einer

---

613 Vgl. BVerfGE 60, 53 ff.; BVerwG, in JZ 1985, 957.

614 Vgl. Zweiter Teil II. C.

615 Vgl. Link, HdbStKichR, Bd.2, 1995, 251, 275.

616 Vgl. Fuhr, Kommentar zum ZDF-Staatsvertrag, 164 und Zweiter Teil, IV.C. 3.b) (1) (cc).

617 Vgl. Zweiter Teil VI. D. 4.

verfassungskonformen Berücksichtigung dar und kann eine Kompromißlösung quasi erzwingen.

(b) Öffentlich-rechtlicher Rundfunk

Nach einem Sitzungsprotokoll der Publizistischen Kommission der Deutschen Bischofskonferenz vom 3.2.1993 *„dürfte die Angemessenheit gemäß jahrzehntelanger Praxiserfahrung nicht nur das Maß an Bedeutung der Kirche für die Gesellschaft betreffen, sondern auch bzw. eher an den finanziellen, redaktionellen und personellen Möglichkeiten auf beiden Seiten orientiert sein."*

Die von den Kirchen selbst vorgenommene Bestimmung des Inhalts ihres Verkündigungsauftrages nach ihrem Selbstverständnis führt dazu, daß keine eindeutige Abgrenzung durchgeführt werden kann. Aus Gründen der Rechtsklarheit und Rechtssicherheit kann an dieser Stelle das kirchliche Selbstverständnis nur zur Auslegung der einzelnen Sendetypen herangezogen werden[618]. Die Bestimmung und Zuordnung muß allerdings dann durch den Gesetzgeber vorgenommen werden[619]. Gesetzlich nicht geregelt ist dagegen die zeitliche Plazierung der kirchlichen Sendungen, obwohl davon sehr stark die Wirkung und Rezeption dieser Sendungen abhängt[620].

---

[618] Vgl. Zweiter Teil IV. C.

[619] Andere Auffassung Link, HdbStKirchR, Bd.2, 1995, 285, 307.

[620] Vgl. Hesse, Rundfunkrecht, 199.

DRITTER TEIL

KIRCHLICHE BEITRÄGE IM PRIVATRECHTLICHEN RUNDFUNK

I. Verfassungsrechtliche Vorgaben für den privaten Rundfunk und aktuelle Situation

A. Funktion des privaten Rundfunks im dualen System

Bei der Ausgestaltung der Rundfunkordnung für den privaten Rundfunk waren sowohl wesentliche Aspekte der Verfassung in Bezug auf die Rundfunkfreiheit als auch wirtschaftliche Interessen der Medienunternehmen zu berücksichtigen.

Vor dem Hintergrund dieses Spannungsfeldes folgte die Gesetzgebung im Rundfunkbereich dabei zunächst unterschiedlichen rundfunkpolitischen Grundpositionen; wobei die einen den privaten Rundfunk - entsprechend dem Pressebereich - stärker am Außenpluralismus ausrichten wollten und die anderen die privaten Rundfunkveranstalter eher unter dem Gesichtspunkt der öffentlichen Aufgabe des gesamten Rundfunks in gewissem Umfang zu binnenpluraler Programmgestaltung verpflichten wollten[621].

Die letztere Position verfolgte auch das Bundesverfassungsgericht[622], das eine dem freien Spiel der Kräfte folgende reine Marktsteuerung vor dem Hintergrund seines funktionalen Verständnisses der Rundfunkfreiheit ablehnte[623]. Vom ökonomischen Blickwinkel aus betrachtet beruht dieser Ansatz auf der Annahme, daß Rundfunkmärkte generell mit Marktversagen behaftet sind[624]. Denn auch die Privatrundfunkfreiheit besitzt eine dienende öffentliche Funktion, wie auch aus den Regelungen des § 25 Abs.1 und 2 RStV deutlich wird, wenn dort einerseits von breiter pluraler Selbstartikulation und Meinungsverbreitung die Rede ist und

---

[621] Vgl. Pelny, Die Gestaltung des privaten Rundfunks durch die Gesetzgebung im Rahmen der Rechtsprechung des Bundesverfassungsgerichts, 17, 18.

[622] Es gibt kaum ein anderes Feld der gesellschaftlichen Entwicklung, in das das Bundesverfassungsgericht so stark gestaltend und richtungsweisend eingegriffen hat, wie das des privaten Rundfunks.

[623] Vgl. BVerfGE 57, 295, 319 ff.; 83, 283, 295 ff.; 87, 181, 197 ff.; 90, 60, 87 ff.; Pelny, Die Gestaltung des privaten Rundfunks durch die Gesetzgebung im Rahmen der Rechtsprechung des Bundesverfassungsgerichts, 17.

[624] Vgl. Kübler, Die verfassungsrechtliche Verbürgung der Vielfalt in der Bundesrepublik Deutschland, 21.

andererseits von einer dadurch beeinflußten *„Bildung der öffentlichen Meinung"* als besonderem Schutzgut gesprochen wird.

Daraus folgt, daß auch die privaten Rundfunkveranstalter eine selbständige publizistische Vermittlerfunktion - im Sinne von Medium und Faktor des Rundfunks - zu erfüllen haben[625].

Grundlegende Funktion des privaten Rundfunks ist neben dem bestehenden öffentlich-rechtlichen Rundfunk, eine insgesamte Verbesserung der Rundfunkversorgung zu gewährleisten[626]. Dafür wäre jedoch nicht die damalige Änderung der Rundfunkstruktur hin zum dualen System erforderlich gewesen, sondern diese Funktion ließe sich auch unter Beibehaltung des ausschließlich öffentlich-rechtlichen Systems realisieren [627]. Somit ist für die Einführung des privaten Rundfunks als ausschlaggebend anzusehen, auch im Rundfunkbereich einen Wettbewerb als tragendes Element einer freiheitlichen Gesellschafts- und Wirtschaftsordnung zu etablieren, womit vor allem eine größere Vielfalt der Rundfunkanbieter und als mittelbare Folge, positive Effekte für den Prozeß der öffentlichen Meinungsbildung erreicht werden sollten[628]. Mit dem Nebeneinander von öffentlich-rechtlichem und privatem Rundfunk war ein publizistischer Wettbewerb angestrebt worden, der sich insgesamt belebend auf das Gesamtangebot auswirken sollte[629].

B. Vielfaltssicherungen

I. Verfassungsrechtliche Anforderungen

Die Gewährleistung der Rundfunkfreiheit, die die Gesetzgebung zur Regelung des Rundfunks durch formelles Gesetz verpflichtet, erfordert eine *„positive Ordnung"* der elektronischen Massenkommunikation, *„die sicherstellt, daß die Vielfalt der bestehenden Meinungen im Rundfunk in möglichster Breite und Vollständigkeit Ausdruck findet und daß auf diese Weise umfassende Information geboten wird"*[630].

---

625 Vgl. Stock, Konzentrationskontrolle in Deutschland nach der Neufassung des Rundfunkstaatsvertrags (1996) 5, 6.

626 Vgl. BVerfGE 74, 297, 331.

627 Vgl. Hesse, Rundfunkrecht, 159.

628 Vgl. Hesse, Rundfunkrecht, 159 f. m.w.N.

629 Vgl. BVerfGE 74, 297, 332.

630 Vgl. BVerfGE 74, 297, 324; 83, 238, 296.

Als weiteres rundfunkpolitisches Ziel läßt sich die Verbreitung kulturell verantwortlicher Programmgüter feststellen[631]. Die Aufgabe des Gesetzgebers besteht also nicht nur darin, die die Rundfunkfreiheit bedrohende Bildung von Monopolen und Oligopolen zu verhindern, sondern er muß sicherstellen, daß alle gesellschaftlich relevanten Kräfte im Gesamtprogramm zum Ausdruck kommen können, und zwar auch dann, wenn sie im wirtschaftlichen Konkurrenzkampf vom Markt der Meinungen verdrängt werden würden[632].

Ein wesentlicher Aspekt jeder Organisation von Rundfunk ist die Frage, wie der Zugang zur Programmveranstaltung geregelt wird. Durch diese wird entschieden, welche verschiedenen, in der Gesellschaft vorhandenen Meinungen über das Medium des Rundfunks an der öffentlichen Meinungsbildung teilnehmen und auf diese einwirken. Die Landesmediengesetze versuchen dem u.a. dadurch gerecht zu werden, daß die Herstellung der Meinungsvielfalt als Zielwert vorgegeben und mit organisatorischen Absicherungen versehen wird.

Unter den verschiedenen Zugangsregelungen[633] ist neben den Konzentrationsregelungen (wie z.B. das Verbot mehrfacher Programmveranstaltung oder dem Verbot der Verflechtung von Presse und Rundfunk), die Zugangsregelung der Vielfaltssicherung als besonders wichtig anzuusehen, weil hierdurch die Programmgestaltung unmittelbar beeinflußt wird und vor allem sichergestellt wird, daß die verschiedenen Meinungen über den Rundfunk am Kommunikationsprozeß teilnehmen können.

Bei dem Begriff der Meinungsvielfalt gibt es keine eindeutige und klare Bestimmung. Je nachdem welches Eigeninteresse vorherrscht, kann die Vielfalt die schiere Programmenge als solche sein, nach dem Grundsatz „Vielzahl gleich Vielfalt"[634] oder man faßt darunter den Wechsel von Angeboten bzw. eine entsprechende Angebotsbreite auf, wie dies von den öffentlich-rechtlichen Anstalten vertreten wird[635]. Negativ formuliert ist Vielfalt dann nicht gegeben, wenn „vorherrschende Meinungsmacht" vorliegt und entsprechende

[631] Vgl. Kübler, Die verfassungsrechtliche Verbürgung der Vielfalt in der Bundesrepublik Deutschland, 21, 25 f.

[632] Vgl. Hoffmann-Riem, Medienfreiheit und der außenplurale Rundfunk in AöR 109, 1984, 304, 326 f.

[633] Vgl. Hesse, Rundfunkrecht, S.183 - 190, m.w.H.

[634] So die vorherrschende Position unter den Privatsendern.

[635] Vgl. Hallenberger, Dimensionen des Begriffs „Vielfalt", 10, 12 f.

vielfaltssichernde Maßnahmen nach §26 ff RStV gegenüber der ansonsten unbegrenzten Veranstaltung von Programmen notwendig werden[636].

2. „Grundversorgung" in Abgrenzung zum „Grundstandard an gleichgewichtiger Vielfalt"

a) „Grundversorgung"

In der dualen Rundfunkordnung stellt die Grundversorgung eine Aufgabe der öffentlich-rechtlichen Rundfunkanstalten dar, die sie auch deshalb verwirklichen können, weil ihre terrestrischen Programme fast die gesamte Bevölkerung erreichen können[637]. Mit der Grundversorgung soll ein inhaltlich umfassendes Programmangebot geleistet werden, womit die essentielle Funktion des Rundfunks für die demokratische Ordnung und für das kulturelle Leben umfaßt ist[638]. Die Erfüllung des Grundversorgungsauftrages stellt eine wesentliche Legitimation des öffentlich-rechtlichen Rundfunks und damit verbunden seiner Gebührenfinanzierung im dualen System dar[639].

Der Begriff der Grundversorgung bezeichnet dabei weder eine Mindestversorgung, die vom öffentlich-rechtlichen Rundfunk verlangt wird, noch schreibt er eine Aufgabenzuordnung vor, wonach der öffentlich-rechtliche Rundfunk für den informierenden und bildenden Bereich und der private Rundfunk für den unterhaltenden Teil des Programmangebots zuständig wäre. Angesichts der schnellen Entwicklung im Rundfunkbereich, vor allem auch in der Rundfunktechnik, ist der Begriff der Grundversorgung als *„gegenständlich und zeitlich offen und dynamisch"* bezeichnet worden, der allein an die Funktion, die der Rundfunk im Rahmen des von Art.5 Abs.1 S.2 GG geschützten Kommunikationsprozesses zu erfüllen hat, gebunden ist[640].

b) „Grundstandard an gleichgewichtiger Vielfalt"

Bei der Einführung des privaten Rundfunks war die Frage nach einer Gewährleistung der Vielfalt ein zentraler Streitpunkt, der durch das Urteil des Bundesverfassungsgerichts zum Niedersächsischen Landesrundfunkgesetz ein Ende gefunden hat. Darin wurde für den privaten Rundfunk ein „Grundstandard

---

[636] Vgl. Stock, Konzentrationskontrolle in Deutschland nach der Neufassung des Rundfunkstaatsvertrags (1996) 5.

[637] Vgl. BVerfGE 35, 202, 222 m.w.N.

[638] Ebenda.

[639] Vgl. BVerfGE 73, 118, 157 f.; 83, 238, 298.

[640] Vgl. BVerfGE 83, 238, 299.

von gleichgewichtiger Vielfalt“[641] festgeschrieben. Bei diesem Mindeststandard kann es sich allerdings nur um einen „Zielwert“[642] handeln, der den Landesmedienanstalten bei ihrer Prüfung als Leitlinie dienen soll. Die im Vergleich zum öffentlich-rechtlichen Rundfunk geringeren Anforderungen werden mit dem gleichzeitigen Fortbestand des öffentlich-rechtlichen Rundfunk und seines Grundversorgungsauftrages begründet[643], der durch einen Standard an optimaler, effektiver Vielfalt gekennzeichnet ist; insofern besteht ein funktionaler Zusammenhang zwischen den beiden Bestandteilen des dualen Systems.

Diesen „Grundstandard an gleichgewichtiger Vielfalt“ hat das Bundesverfassungsgericht auch und gerade vor dem Hintergrund einer immer weitergehenden technischen Entwicklung, sich verändernder wirtschaftlicher Bedingungen der Veranstaltung und Verbreitung privater Rundfunkprogramme und vor dem Hintergrund der Entstehung eines europäischen oder sogar über Europa hinausreichenden Rundfunkmarktes und dem damit erhöhten ausländischen Angebot, bestimmt[644]. Damit wird deutlich gemacht, daß es sich bei der Festlegung der Anforderungen an den privaten Rundfunk zu Beginn des dualen Systems nicht um Kriterien und Vorgaben handelt, die nur zu dieser speziellen Anfangsphase ihre Gültigkeit besaßen, sondern auch für die heutige Situation volle Geltung besitzen.

---

[641] BVerfGE 73, 118, 159: „*Bei dieser Sachlage kann es nur darauf ankommen, daß die Vorkehrungen, welche der Gesetzgeber zu treffen hat, dazu bestimmt und geeignet sind, ein möglichst hohes Maß gleichgewichtiger Vielfalt im privaten Rundfunk zu erreiche und zu sichern. - Die Kontrolle bedarf daher eines eindeutigeren, auf erhebliche und damit klar erkennbare und belegbare Mängel konzentrierten Maßstabes. Ein solcher kann nur ein Grundstandard gleichgewichtiger Vielfalt sein. - .....; er verpflichtet aber nach wie vor die wesentlichen Voraussetzungen von Meinungsvielfalt, die gegen konkrete und ernsthafte Gefährdungen zu schützen sind: die Möglichkeit für alle Meinungsrichtungen, auch diejenigen von Minderheiten, im privaten Rundfunk zum Ausdruck zu gelangen, und den Ausschluß einseitigen, in hohem Maße ungleichgewichtigen Einflusses einzelner Veranstalter oder Programme auf die Bildung der öffentlichen Meinung, namentlich die Verhinderung des Entstehens vorherrschender Meinungsmacht. Werden diese Anforderungen nicht eingehalten,* so ist *in jedem Falle die Grenze eines Verstoßes gegen Art. 5 Abs. 1 Satz 2 GG überschritten. Aufgabe des Gesetzgebers ist es, die strikte Durchsetzung dieses Grundstandards durch materielle, organisatorische und Verfahrensregeln sicherzustellen.* (vgl. BVerfGE 57, 295, 320).

[642] Vgl. BVerfGE 73, 118, 156.

[643] BVerfGE 73, 118, 158/159: „*Solange und soweit jedoch die Wahrnehmung der genannten Aufgaben jedenfalls durch den öffentlich-rechtlichen Rundfunk wirksam sichergestellt ist, erscheint es gerechtfertigt, an die Breite des Programmangebotes und die Sicherung gleichgewichtiger Vielfalt im privaten Rundfunk nicht gleich hohe Anforderungen zu stellenwie im öffentlich-rechtlichen Rundfunk.*“

[644] Vgl. BVerfGE 73, 118, 154 f.

Die Auslegung dieses unbestimmten Begriffes vom „Grundstandard an gleichgewichtiger Vielfalt“ muß vor dem Hintergrund erfolgen, daß der private Rundfunk einen immer größeren Teil des gesamten Rundfunkbereiches ausfüllt[645] und eine weiter Verschiebung zuungunsten des öffentlich-rechtlichen Rundfunks nicht auszuschließen ist[646].

Diese im Vergleich zum öffentlich-rechtlichen Rundfunk geringeren Anforderungen an die Breite des Programmangebots und die Sicherung gleichgewichtiger Vielfalt im privaten Rundfunk gelten allerdings nur solange, soweit die Wahrnehmung der Aufgaben des öffentlich-rechtlichen Rundfunks wirksam sichergestellt wird[647].

c) Konsequenzen für kirchliche Beiträge

Die oben dargestellten geringeren Vielfaltsanforderungen an den privaten Rundfunk haben für kirchliche Beiträge und deren rechtliche Positionierung gegenüber dem privaten Veranstalter zur Folge, daß die Rundfunkfreiheit und im speziellen die Programmgestaltungsfreiheit des privaten Veranstalters ein größeres Gewicht gegenüber Dritten haben, die sich unter Berufung auf das Vielfaltsgebot im Programm mit ihren Beiträgen verwirklicht sehen wollen. Aus diesem Grund muß ein Drittsendeanspruch, der schon gegenüber dem öffentlich-rechtlichen Rundfunkveranstalter und dessen umfassenderen Grundversorgungsauftrages fraglich ist gegenüber dem privaten Veranstalter „erst-recht“ ausscheiden[648]. Auch der Grundstandard kann jedoch kirchliche Beiträge im Rahmen von redaktionellen Sendungen - in der Form von Interviews oder kirchlicher Äußerungen, eingebettet in Dokumentationen, Reportagen oder Diskussionsveranstaltungen - senden[649].

Eine andere Auffassung sieht einen verfassungsrechtlichen Anspruch der Kirchen auf Einräumung Drittsendezeiten für Verkündigungssendungen und „sonstige religiöse Sendungen“ auch im privaten Rundfunk[650]. Dieser gegen die privaten Rundfunkveranstalter gerichtete Anspruch liege begründet in dem kirchlichen

645 Vgl. Dritter Teil I. D.

646 Vgl. BVerfGE 73, 118, 159. Wonach sich gleichgewichtige Meinungsvielfalt nicht als meßbar, exakt zu bestimmende Größe verstehen, da sie der veränderten Situation der Gegenwart und der absehbaren Zukunft zu einem Teil der landesrechtlichen Ordnung entzogen.

647 Vgl. BVerfGE 73, 118, 158 f.

648 Vgl. Link, HdbStKirchR, Bd.2, 1995, 251, 282.

649 Vgl. Link, Kirche und Neue Medien, ZevKR 1989 / 34, 117, 141.

650 Vgl. Lorenz, Das Drittsendungsrecht der Kirchen, 39, 43, 45.

Öffentlichkeitsauftrag und ihrer verfassungsrechtlichen Privilegierung gegenüber den anderen gesellschaftlichen Gruppen. Im Rahmen seiner gesetzlich vorgegebenen Gestaltungsaufgabe der Rundfunkordnung habe der Staat als diesbezüglicher Treuhänder der Rundfunkfreiheit diesen kirchlichen Drittsendeanspruch in verfassungskonformer Weise zu vollziehen[651].

C. Differenzierung nach binnen- und außenpluralistischem Modell

1. Gesetzliche Ausgestaltung des Binnenpluralismus

In den Landesmediengesetzen von Bremen, Hamburg, Nordrhein-Westfalen und Schleswig-Holstein wird von jedem privaten Vollprogramm Binnenpluralität verlangt, ohne daß bei einer ausreichenden Zahl konkurrierender Programme die Möglichkeit besteht, zu externer Vielfalt überzugehen[652]. In Nordrhein-Westfalen und Schleswig-Holstein besteht als zusätzliche organisatorische Sicherung die Anforderung, nur Veranstaltergemeinschaften mit einer bestimmten internen Struktur zuzulassen.

Im Integrationsmodell soll die erwünschte publizistische Vielfalt in jedem Vollprogramm erreicht werden. Das Medium soll zur Verbreitung all der Tatsacheninformationen und Meinungen dienen, die zur Orientierung der Zuschauer erwünscht wird. Der so organisierte Rundfunk soll die vielfältigen Informationen treuhänderisch aufbereiten und für eine chancengleiche Verbreitung sorgen. Die publizistische Vielfalt des Programms soll demnach aufgrund der binnenpluralistischen Organisationsform gewährleistet werden[653].

2. Gesetzliche Ausgestaltung des Außenpluralismus

In einigen Mediengesetzen wird als Endzustand ein Außenpluralismus angestrebt, der durch eine Konkurrenzsituation zwischen in ihrer Tendenz unterschiedlicher Programme gekennzeichnet ist und der Situation im Pressebereich vergleichbar ist.

Die materielle Verpflichtung zur Ausgewogenheit ist in einem solchen außenpluralen Zustand dann auf die Gesamtheit der Programme oder auf die Gesamtheit der im Geltungsbereich des Grundgesetzes veranstalteten privaten Programme bezogen[654]. Im marktorientierten Markt- oder auch

---

[651] Hinsichtlich der Begründung der dazu hier vertretenen ablehnenden Meinung wird auf den Zweiten Teil III. B. und Dritter Teil III. A. verwiesen.

[652] Vgl. Hesse, Rundfunkrecht, 192 m.w.N.

[653] Vgl. Hoffmann-Riem in Benda, Handbuch des Verfassungsrechts, § 7 RN 52 f.

[654] Vgl. Hesse, Rundfunkrecht, 190.

Konkurrenzmodell wird die Vermittlung publizistischer Inhalte der Funktionsweise ökonomischer Marktprozesse anvertraut, die zu Außenpluralität im Sinne einer Vielfalt der Programme und der Veranstalter führen solle, wie dies im Pressebereich durch eine Vielzahl an Zeitungen gegeben ist. Unüberwindbare Informationsdefizite sollen bei Verwirklichung des Modells nicht zu erwarten sein, da eine mögliche Marktlücke erkannt und geschlossen werde. Ökonomisch motivierte Konkurrenz werde publizistische Konkurrenz auslösen und dadurch eine optimale Befriedigung der Kommunikationsbedürfnisse ermöglichen[655].

Unter welchen Bedingungen ein derartiges außenplurales Modell tatsächlich verwirklicht ist wird vom Bundesverfassungsgericht beispielhaft anhand des Rundfunkgesetzes für Schleswig-Holstein aufgezeigt, danach gilt die Ausgewogenheit der Programme dann erreicht und die Pflicht zur internen Vielfalt für jedes einzelne Programm entfällt, wenn neben den öffentlich-rechtlichen Programmen mindestens vier tägliche, im Geltungsbereich des Grundgesetzes veranstaltete Vollprogramme empfangbar sind, die derselben Programmart - Fernsehen oder Hörfunk - angehören und in derselben Technik verbreitet werden. Da die bloße Anzahl der Programme noch kein ausreichendes Indiz für das Bestehen der Ausgewogenheit darstellt, wird die vorgegebene Anzahl unter den Vorbehalt der Landesmedienanstalt gestellt, die eine Ausgewogenheit - trotz der vier Programme - zu prüfen hat[656]. Als Hintergrund dieses Vorbehaltes ist die Gefahr zu sehen, daß die entsprechende Anzahl der Programme aufgrund der Gleichheit bzw. Ähnlichkeit der Programme nicht zur Vielfalt beiträgt[657].

Ein grundlegendes Problem und eine dem Außenpluralismus immanente Schwäche ist der Umstand, daß die gesellschaftlichen Gruppen, die in ihrer Gesamtheit die Meinungsvielfalt ausmachen, in einem außenpluralistischen System selbst als Rundfunkveranstalter tätig werden müssen. Die Kirchen gehören als homogene Gruppe zu den organisationsfähigen Richtungen[658], die unter diesem Gesichtspunkt durchaus dazu in der Lage wären, als selbständige Rundfunkveranstalter aufzutreten. Ein Problem stellen jedoch diejenigen Interessen und Richtungen dar, die aufgrund einer fehlenden Organisationsstruktur nicht als Rundfunkveranstalter auftreten und sich Gehör

---

655 Vgl. Hoffmann-Riem in Benda, Handbuch des Verfassungsrechts, § 7 RN 50 f.

656 Vgl. BVerfGE 73, 118, 164.

657 Vgl. Ricker/Müller-Malm, Die Vielfaltsanforderungen an den privaten Rundfunk nach dem 4. Rundfunkurteil, in ZUM 4/1987, 208, 217.

658 Vgl. Zweiter Teil III. B. 1. b) (1).

verschaffen können[659]. Für diejenigen Gruppen und Meinungsträger, die - wie die Kirchen - Drittsendezeiten in Anspruch nehmen, könnte sich von daher im tatsächlichen außenpluralen System die Situation ergeben, daß sie zur Wahrnehmung ihrer programmlichen Berücksichtigung auf die Durchführung eigener Rundfunkveranstaltung verwiesen werden[660]. Jedoch ist die dafür erforderliche Grundannahme eines tatsächlich bestehenden Außenpluralismus zur Zeit aufgrund der gerade gegenteiligen Konzentrationsentwicklung nicht gegeben und auch nicht in naher Zukunft absehbar und soll deshalb im Rahmen dieser Untersuchung nicht weiter vertieft werden. Eine Darstellung beider Modelle erscheint jedoch gerechtfertigt, um modelltypische und - immanente Besonderheiten aufzuzeigen, die für die Argumentation des hier vertretenen Ergebnisses von Bedeutung sind.

D. Darstellung und Bewertung der aktuellen Situation

1. Konzentrationsentwicklungen im privaten Rundfunkbereich

Diejenigen Mediengesetze, die ein außenplurales Modell bei der Gestaltung des privaten Rundfunks angeben, gehen dabei von einem Endzustand aus. Die aktuelle Entwicklung des privaten Rundfunkbereiches macht jedoch deutlich, daß auf absehbare Zeit ein derartiger angestrebter Außenpluralismus nicht zu erwarten ist[661] und statt dessen eine Situation vorzufinden ist, die eine Mischform zwischen binnen- und außenpluralen Voraussetzungen und Merkmalen in sich trägt[662].

In diesem System ist dann entsprechend der Vorgabe des Bundesverfassungsgerichtes nicht gewährleistet,„*daß das Gesamtangebot der inländischen Programme der bestehenden Meinungsvielfalt auch tatsächlich im wesentlichen entspricht*“[663]. Denn die dafür erforderliche Konkurrenz zwischen in

---

[659] Vgl. Schmidt, Rundfunkvielfalt, 86 f.

[660] Vgl. Dehnen, Zur Verfassungsmäßigkeit des sogenannten Drittsendungsrechtes der Kirchen im öffentlich-rechtlichen und privatrechtlichen Rundfunk, DVBl. vom 1.1.1986,17, 22, der eine gleichrangige Einräumung von Drittsendezeiten neben der Selbstveranstaltungsbefugnis ablehnt, denn das Recht, auf Programme anderer Veranstalter zuzugreifen, hätte deswegen auf diejenige Ausnahmelage beschränkt werden müssen, in der die Landesmedienanstalt feststellt, daß die Kirchen nicht mehr zu Wort kommen können, obwohl sie dies wollen. Da die Kirchen jedoch bisher auf die Rolle als eigenständiger Rundfunkveranstalter bewußt und ausdrücklich verzichtet hätten, könnten sie auch kein Drittsenderecht beanspruchen.

[661] Vgl. Bericht zur Lage des Fernsehens, 8.

[662] Vgl. Schmidt, Rundfunkvielfalt, 88, der die Verwirklichung eines Außenpluralismus ebenfalls nicht erwartet und statt dessen einen „unechten Außenpluralismus“ unterschiedlicher Teilprogramme mit je eigener Tendenz sieht.

[663] Vgl. BVerfGE 57, 295, 325.

ihrer Tendenz unterschiedlichen Programme ist unter Zugrundelegung der aktuellen Situation der Medienlandschaft nicht gegeben. Es ist auch zum aktuellen Zeitpunkt nicht zu erwarten, daß sich die verfassungsgeforderte Vielfalt als Ergebnis des nunmehr über 12 Jahren andauernden freien Wettbewerbs selbsttätig einstellen wird[664].Vielmehr scheint die massive Konzentrationsentwicklung eine außenplurale Vielfalt unmöglich zu machen.

Ein Indiz für diese Tendenz sind die verschiedenartigen vielfaltssichernden Maßnahmen im neuen Rundfunkstaatsvertrag 1997, wie z.B. die Schaffung der Kommission zur Ermittlung der Konzentration im Medienbereich (KEK) oder die Regelungen der §§ 30 - 32 RStV (Sendezeit für unabhängige Dritte, Programmbeirat) mit denen versucht wird, der Konzentrationsentwicklung zu begegnen.

Dieser Konzentrationsprozeß ist geprägt von den zwei großen privaten Konsortien, Bertelsmann[665] und der Kirch-Gruppe[666], die den privaten Rundfunksektor maßgeblich bestimmen[667]. Aber auch länderübergreifende Fusionspläne im bundesdeutschen TV-Markt gewinnen immer deutlicher an Konturen und stellen eine weitere Dimension im Konzentrationsprozeß dar[668]. Diese Konzentrationsentwicklung und der zunehmende Konkurrenzkampf forcieren ferner den wirtschaftlichen und finanziellen Druck auf die privaten Rundfunksender, von denen nur drei Unternehmen schwarze Zahlen schreiben und die übrigen Verluste in Höhe von mehreren 100 Mio DM machen[669].

---

664 Aus diesem Grund verlangt das BVerfG in E 57, 295, 322 f. im Rahmen der Rundfunkfreiheit aus Art.5 Abs.1 S.2 GG Vorkehrungen zur Sicherstellung der Meinungsvielfalt, solange *„nicht mit hinreichender Sicherheit erwartet werden kann, daß das Programmangebot in seiner Gesamtheit kraft der Eigengesetzlichkeit des Wettbewerbs den Anforderungen der Rundfunkfreiheit entsprechen werde."*

665 Vgl. Hachmeister/Rager, Wer beherrscht die Medien?, 26 ff.

666 Vgl. Vgl. Hachmeister/Rager, Wer beherrscht die Medien?, 129 ff.

667 Bertelsmann hat Beteiligungen an RTL, RTL 2, VOX, Super RTL und Premiere; die Kirch - Gruppe besitzt Beteiligungen bei SAT 1, Pro 7, DSF, Kabelkanal und Premiere - Quelle: Medienspiegel Nr. 1 vom 3.1. 1994 (Stand 1994) - bis zum heutigen Tag haben sich die entsprechenden Anteile an den Sendern zwar zum Teil verändert, aber nicht die Beteiligung als solche; von der Tendenz haben die beiden Unternehmen ihren Einfluß auf dem privaten Rundfunkbereich eher noch ausgebaut.
Vgl. auch Süddeutsche Zeitung vom 13./14.6. 1998, 21.

668 Vgl. „Etwas Großes - Kirch, Murdoch und Berlusconi wollen Europas TV-Markt neu ordnen" in Wirtschaftswoche Nr.34 vom 13.8.1998, 54 f.

669 Vgl. Süddeutsche Zeitung vom 13./14.6. 1998, 21.

Da sich der Meinungspluralismus in den privaten Programmen jedoch nur dann widerspiegeln kann, wenn nicht einzelne Veranstalter oder Programme einen „*einseitigen in hohem Maße ungleichgewichtigen Einfluß*" auf den öffentlichen Kommunikationsprozeß ausüben[670], stellt die Medienkonzentration eine ernsthafte Gefährdung der Meinungsvielfalt dar. Zumal die Konzentration und die Verflechtungen nicht nur im Bereich der Rundfunkveranstalter untereinander bestehen, sondern auch zwischen dem Rundfunk und den Print- und Programmlieferanten[671]. Aufgrund dieser Situation ist nicht davon auszugehen, daß eine Trennung von Presse und Fernsehen im Sinne des Gebots der „publizistischen Gewaltenteilung" - die sich aus Art. 5 und Art. 20 GG ableiten läßt - weiterhin in der erforderlichen Ausprägung besteht, um einen publizistischen Wettbewerb zwischen den beiden großen Medien aufrecht zu erhalten[672].

Hinzu kommt, daß ein neuer Konzentrationsschub im privaten Rundfunk zu erwarten ist, da der neue Rundfunkstaatsvertrag selbst den bisherigen beherrschenden Unternehmen weitere Beteiligungen und gar Fusionen erlaubt, wie das Beispiel des Zusammengehens von CLT und der 100% Bertelsmann-Tochter Ufa zeigt[673]. Der neue Rundfunkstaatsvertrage[674] ermöglicht und begünstigt, aufgrund seiner weitgehenden Deregulierung des Privatfunks, die weiteren Wachstumsbestrebungen, Beteiligungs- und Fusionswünsche der beiden großen Medienunternehmen und damit den Trend hin zu einer oligopolistischen Struktur des Fernsehmarktes[675].

Auch wenn für die These, Vielfalt der Programme basiere auf einer Vielzahl von Anbietern, die Erfahrungen der Markwirtschaft sprechen, wonach die Anbieter nach einer Produktdifferenzierung streben, um sich am Markt zu behaupten, so bleibt jedoch aufgrund der aufgezeigten Entwicklungen mehr als fraglich, ob diese Differenzierung am Produkt „Programm" gerade dort ansetzt, wo sie

[670] Vgl. BVerfGE 73, 118, 160.

[671] Vgl. Bericht zur Lage des Fernsehens, 28.

[672] Vgl. Herrmann, Rundfunkrecht, § 7 RN 108 ff. m.w.N.

[673] Vgl. Röper, Wirtschaftliche Folgen des neuen Rundfunkstaatsvertrags, 79.

[674] Der neue Rundfunkstaatsvertrag ist am 1.1.1997 in Kraft getreten.

[675] Vgl. Bericht zur Lage des Fernsehens, 7 f.; Röper, Wirtschaftliche Folgen des neuen Rundfunkstaatsvertrags, 79, wobei als Motiv der Politik zu der Novellierung der Bestimmungen des Rundfunkstaatsvertrages angegeben wird, daß den deutschen Medienunternehmen im Inland ein Wachstum ermöglicht werden müsse, um im internationalen Wettbewerb standhalten zu können.

gesellschaftlich und unter dem Gesichtspunkt der Meinungsvielfalt erwünscht ist, nämlich im Informationsbereich[676]. Tatsache ist dagegen, daß die mit der Einführung des privaten Rundfunks prognostizierte Vielfalt weit hinter den Erwartungen zurückgeblieben ist[677], und die Vermehrung der Programme keine größere Auswahlmöglichkeit in der ganzen Breite der Programmformen und -inhalte mit sich brachte[678]. Zusammenfassend läßt sich die aktuelle Situation so beschreiben, daß es zwar eine beträchtliche Vielzahl von Programmen gibt[679] zugleich aber eine hohe Konzentration bei den Anbietern dieser Programme[680].

2. Entwicklung der Marktanteile und Konvergenz zwischen privatem und öffentlich-rechtlichem Fernsehen

Die Entwicklung der Marktanteile zeigt eine Verschiebung der Rundfunklandschaft zuungunsten des öffentlich-rechtlichen Rundfunks. Für den Beobachtungszeitraum von 1990 bis einschließlich 1993 ist ein starker Rückgang der Marktanteile der öffentlich-rechtlichen Veranstalter und ein entsprechender Zuwachs des privaten Rundfunks zu verzeichnen gewesen[681]. Dieser Trend hat sich bis zum Jahr 1997 in etwas abgeschwächter Form weiterentwickelt und seit diesem Zeitpunkt läßt sich eine leichte Stabilisierung des öffentlich-rechtlichen Rundfunks im Hinblick auf die Marktanteile verzeichnen.

Die Aussage, wonach eine Vielzahl von Programmanbietern und damit auch Programmen gleichzeitig auch eine Vielfalt zur Folge hätte, muß bereits vor dem Hintergrund des Verhältnisses zwischen den privaten und öffentlich-rechtlichen Rundfunkprogrammen als widerlegt gelten. Im öffentlich-rechtlichen Rundfunk ist eine Anpassung des Programms an die private Programmqualität und -struktur zu verzeichnen[682]. Zu erklären ist diese Entwicklung mit einer strukturellen

[676] Vgl. Röper, Konzentration und Vielfalt im deutschen Rundfunk, 70, 72.

[677] Vgl. Bericht zur Lage des Fernsehens, 15.

[678] Vgl. Bericht zur Lage des Fernsehens, 28.

[679] Die Bundesrepublik weist korrespondierend zum Rang ihrer Wirtschaftskraft in Europa mit etwa 30 analogen, deutsch-sprachigen, die höchste Zahl an Fernsehprogrammen aus.

[680] Vgl. Röper, Konzentration und Vielfalt im deutschen Rundfunk, 70.

[681] Vgl. Bericht zur Lage des Fernsehens, 30 f. m.w.N., wonach der Anteil von ARD, ZDF und den Dritten etwa 67 % betragen hat und die von RTL, SAT 1 und PRO 7 bei 23 % lag; wogegen 1993 die öffentlich-rechtlichen ungefähr 42 % und die drei oben aufgeführten privaten Veranstalter auch etwa auf 43 % Marktanteile kamen.

[682] Vgl. Süddeutsche Zeitung vom 5./6. 9. 1998, „ARD und ZDF passen sich Privaten an", S..23; zu diesem Ergebnis kam eine Studie des Bonner Instituts für Medienanalysen *Medien Tenor*, die Kriterien wie Vielfalt, umfassende Darstellung und Professionalität in den Mittelpunkt stellte.

Ökonomisierung des gesamten Fernsehsystems, die mit der Zulassung des kommerziellen, privaten Rundfunks eingeleitet worden ist. Beide Sendertypen, private und öffentlich-rechtliche, agieren und konkurieren auf vielen Teilmärkten scheinbar als gleiche, trotz unterschiedlicher und ungleicher Ausgangsbedingungen. So etwa auf dem Werbemarkt[683] und dem Programmarkt bzw. der Rechtebeschaffung, wodurch beide Sendertypen in hohem Maße dem letztlich entscheidenden Erfolgskriterium, der Zuschauerquote, unterliegen[684]. Aufgrund dieser Entwicklungen ist von einer sich weiter entwickelnden Konvergenz zwischen beiden Bereichen - dem privaten und dem öffentlich-rechtlichen - auszugehen[685], die die jeweiligen rechtlichen Rahmenbedingungen und Unterschiede verschwimmen läßt. Daran anknüpfend stellt sich die Frage, ob aufgrund des sich weiter verändernden Umfeldes, das von ausschließlich kommerziellen Interessen und ökonomischer Konkurrenz geprägt ist, der öffentlich-rechtliche Rundfunk seine Aufgaben im Sinne der Grundversorgung weiterhin erfüllen kann. Diese Frage wird jedoch im Rahmen dieser Arbeit nicht vertieft.

3. Konsequenzen für die kirchliche Rundfunkarbeit

Vom Diktat der Einschaltquote sind vor allem kulturelle Sendungen bedroht. Programme über Wissenschaft, Kunst und Religion werden wegen ihrer geringen Zuschauerzahlen als Minderheitsprogramme stigmatisiert[686]. Dies hat zur Folge, daß ihre Berechtigung, ein bestimmtes Quantum an Sendezeit, günstige Sendeplätzen und finanzieller Unterstützung in Anspruch zu nehmen, immer wieder und vermehrt in Frage gestellt wird. Das führt ferner dazu, daß derartige Sendungen in den Hauptsendezeiten kaum noch vorkommen, sondern auf zeitlich unattraktive Programmplätze verdrängt werden[687].

Diese Entwicklung ist nicht nur im privaten Rundfunkbereich festzustellen, sondern auch im öffentlich-rechtlichen, obwohl die kulturellen Sendungen des öffentlich-rechtlichen Rundfunk mit seiner überwiegenden

---

[683] Auch die öffentlich-rechtlichen finanzieren sich im Rahmen der Mischfinanzierung zwischen 20-30 % aus Werbeeinnahmen.

[684] Vgl. Hallenberger, Dimensionen des Begriffs „Vielfalt“, 10, 13.

[685] Vgl. Bericht zur Lage des Fernsehens, 29 f.

[686] Vgl. Bericht zur Lage des Fernsehens, 18.

[687] Vgl. Bericht zur Lage des Fernsehens, 28.

Gebührenfinanzierung[688] einen charakteristischen Bestandteil des Grundversorgungsauftrages darstellen.

Diese Entwicklung gibt Anlaß, eine Gefährdung der kirchlichen Bedeutung im Rundfunk zu befürchten, da gerade kirchliche Programmbeiträge sich in dem angesprochenen Inhaltsspektrum von Kultur, Wissenschaft und besonders Religion bewegen. Hinzu kommt, daß gerade auch die Kirchen in den Bereichen Information, Bildung und Beratung im Vergleich zu den anderen gesellschaftlichen Organisationen und Verbänden, wie den Gewerkschaften und den Wirtschaftsverbänden hinsichtlich ihrer Präsenz einen vergleichsweise geringen Sendeanteil besitzen[689].

Eine weitere Konsequenz für die Kirchen ergibt sich daraus, daß - unter Beibehaltung des gegenwärtigen kirchlichen Engagements - die Ausweitung der Programmangebote dazu führt, daß im Verhältnis zum Gesamtangebot die Zahl kirchlicher Programmbeiträge zurückgegangen ist. Die Konkurrenz mit massenattraktiven Programmen, die zahlenmäßig stark zugenommen haben, hat schon in den letzten Jahren bei kirchlich-religiösen Sendungen zu erheblichen Verlusten der Einschaltquote geführt. Als Folge dieser Entwicklung wird es immer schwieriger, Menschen über den engeren Kreis der kirchlich Interessierten hinaus mit den kirchlich-religiösen Themen zu erreichen[690].

Die Finanzierung des privaten Rundfunks ausschließlich aus Werbeeinnahmen und der sich daraus ergebende Zwang zu hohen Einschaltquoten lassen eine breite und umfassende Information nicht erwarten[691] - davon erfaßt sind auch die kirchlichen Beiträge, die aufgrund ihrer grundsätzlichen Programminhalte und -struktur nicht als massenattraktives Programm anzusehen sind. Eine derartige Kommerzialisierung von Information und Kommunikation drängt die gemeinschafts- und meinungsbildende Funktion von Kommunikation und ihre

---

688 Gebührenanteil zwischen 70 -80 % - Werbeeinnahmen-Anteil zwischen 20 - 30 %.

689 Vgl. Hamm, Fernsehen auf dem Prüfstand, 66 wonach nach einer Untersuchung des EMNID-Instituts die kirchlichen Akteure bei ARD,ZDF,WDR, RTL und SAT 1 nur eine jeweils einmalige Präsenz besaßen, wohingegen die Gewerkschaften bei der ARD sechsmal und die sonstigen Verbände ebenfalls sechsmal präsent waren. Dieser Größenvergleich trifft in etwas abgeschwächter Form auch bei den übrigen Sendern zu.

690 Vgl. Gemeinsame Erklärung des Rates der Evangelischen Kirche in Deutschland und der Deutschen Bischofskonferenz: Chancen und Risiken der Mediengesellschaft, 32.

691 Vgl. BVerfGE 73, 118, 155; Benda, Die Vorgaben des Bundesverfassungsgerichts für eine private Rundfunkordnung, 5, 11.

kulturelle Bedeutung immer mehr in den Hintergrund, was sich auch negativ für die auf Kommunikation angewiesenen Kirchen auswirkt[692].

II. Aktuelle Regelungssituation im Hinblick auf kirchliche Beiträge im privaten Rundfunk

A. Allgemeines

Die Gewährleistung der Meinungsvielfalt, die sich aufgrund der wirtschaftlichen Interessen und Konzentrationstendenzen im privaten Rundfunk vielfältiger Gefährdungen ausgesetzt sieht, ist abweichend zum öffentlich-rechtlichen Rundfunk geregelt.

Doch auch beim privaten Rundfunk besteht das Gebot, inhaltlich die Vielfalt der Meinungen im wesentlichen zum Ausdruck zu bringen und die bedeutsamen politischen, weltanschaulichen und gesellschaftlichen Gruppen in den Vollprogrammen angemessen zu Wort kommen zu lassen und auch Minderheitsauffassungen zu berücksichtigen[693]; jedoch verändern sich je nach dem Grad des bestehenden Außenpluralismus die Bezugsgrößen. Ist die Grenze zum Außenpluralismus überschritten, gelten diese Anforderungen und das damit verbundene Ausgewogenheitsprinzip grundsätzlich nur noch für alle Programme gemeinsam[694]. Voraussetzung dafür ist das Bestehen einer gesicherten externen Meinungsvielfalt bei den privaten Rundfunkprogrammen. Das würde im Falle des Bestehens eines außenpluralistischen Systems bedeuten, daß der kirchliche Anspruch des angemessenen Zu-Wort-Kommens nicht mehr an jeden einzelnen privaten Rundfunkveranstalter zu richten wäre, sondern nur noch an alle zusammen. Der beim privaten Rundfunk geltende „Grundstandard an gleichgewichtiger Vielfalt“ würde jedoch weiterhin gegenüber jedem einzelnen privaten Rundfunkveranstalter Geltung besitzen[695].

---

[692] Vgl. Gemeinsame Erklärung des Rates der Evangelischen Kirche in Deutschland und der Deutschen Bischofskonferenz: Chancen und Risiken der Mediengesellschaft, 33.

[693] § 25 Abs.1 RStV.

[694] So § 14 Abs.2 Thür.-PRG und § 14 Abs.2 Hess.-PRG: *„Im binnenpluralen Rundfunk hat jedes Programm, im außenpluralen Rundfunk hat die Gesamtheit der Programme diesen Vielfaltsanforderungen zu entsprechen.“*

[695] Vgl. Dritter Teil I B. 2. (b).

B. Sicherung der Meinungsvielfalt im Programm des privaten Rundfunkveranstalters

Im Rahmen der „Grundsätze der Meinungsvielfalt"[696], der „Ausgewogenheit des Gesamtangebots, Meinungsvielfalt"[697] oder der „Vielfalt"[698] werden die Grundsätze der Verpflichtung zur Sicherung der Meinungsvielfalt in den jeweiligen Landesgesetzen aufgeführt.

Ausgefeilter und differenzierter sind die rechtlichen Vorgaben gegen die Meinungsdominanz im privaten Rundfunk, dies ergibt sich aus den Regelungen des Rundfunkstaatsvertrages (RStV) vom 1.1.1997. Unter der Überschrift im III. Abschnitt „Vorschriften für den privaten Rundfunk" enthalten die Vorschriften der §§ 25-34 detaillierte Regelungen zu vielfaltssichernden Maßnahmen, wie die Einräumung von Sendezeit für unabhängige Dritte und die Errichtung eines Programmbeirats und deren Absicherung durch eine diesbezügliche Aufsicht der Landesmedienanstalten.

C. Programmgrundsätze

Die beim öffentlich-rechtlichen Rundfunk getroffenen Ausführungen zu den Programmgrundsätzen[699] gelten auch im wesentlichen für den privaten Rundfunk und die im Rundfunkstaatsvertrag enthaltenen Programmgrundsätze entsprechen denen aus den rundfunkrechtlichen Landesbestimmungen[700].

D. Besondere Sendezeiten

In § 42 Abs.1 RStV sind *„für die bundesweiten Programme den beiden großen Kirchen und den Jüdischen Gemeinden auf Wunsch angemessene Sendezeiten zur Übertragung religiöser Sendungen einzuräumen"*. Die einzelnen landesrechtlichen Regelungen räumen den Kirchen ohne Ausnahme eigene Drittsendezeiten ein.

Unterschiedliche Ausgestaltungen bestehen jedoch in dem Kreis der Berechtigten solcher Drittsendezeiten und der Reichweite bzw. dem Gegenstand des für die

---

696 § 15 Abs." Nr.1-4 Bad.-Württ. LMG; § 7 Abs.1 und 2 Hamb. -MG; § 12 Abs.2 und 3 NW-LRG.

697 Art.4 Bay.- MG; § 20 Abs.1 und 2 Nieders.-LRG; § 10 Abs.1 Saarl.-LRG; § 22 Abs.1 Schlesw.-Holst.-LRG; § 17 Abs.1 Meckl.-Vorp.-RG; §§ 2 Abs.2, 15 Abs.1 Sächs.-PRG; § 16 Abs.1 Sachs.-Anh.-PRG; § 14 Abs.1 Thür.-PRG.

698 § 18 Brem.-LMG; § 14 Abs.1 Hess.-PRG; § 12 Abs.1 Rheinl.-Pfälz.-LRG.

699 Vgl. Zweiter Teil II. B. 2.

700 § 41 RStV.

Drittsendezeiten eingeräumtem Sendetypus. Im Bezug auf den Kreis der Anspruchsberechtigten ist die Regelung des § 24 Abs. 2 Brem. LMG am weitesten, wonach *„für gemeinnützige Organisationen, die mit ihren Sendebeiträgen in besonderem Maße Interessen der Allgemeinheit vertreten, in jedem Programm ein Anteil von höchstens 5% der wöchentlichen Sendezeit offenzuhalten ist"*. Bei dieser Regelung könnte aufgrund der fehlenden praktischen Umsetzung einer derart weiten Gestaltung die Gefahr einer Aushöhlung des Drittsendungsrechts bestehen. Andere Landesmediengesetze zählen auch weitere Religionsgemeinschaften des öffentlichen Rechts, die in dem jeweiligen Bundesland verbreitet sind, zu dem Kreis der Drittsendezeitberechtigten; wobei diese Erweiterung teils als „Kann-Bestimmung"[701] und teils obligatorisch hinsichtlich dieser weiteren Religionsgemeinschaften gefaßt ist[702].

Aufgrund der spezifischen bayerischen Konstruktion können nach Art.26 Abs.1 Nr.5 Bay.MG öffentlich-rechtliche Religions- und Weltanschauungsgemeinschaften den Medienbetriebsgesellschaften Rundfunkprogramme und -sendungen anbieten[703]. Nach dem nordrhein-westfälischen Landesrundfunk-Gesetz hat jeder Veranstalter eines landesweiten Vollprogramms den beiden Kirchen und den Jüdischen Gemeinden Sendezeiten einzuräumen, wenn diese nicht bereits selbst als Veranstalter eines landesweiten Rundfunkprogramms zugelassen sind[704]. Die übrigen landesrechtlichen Regelungen beschränken sich - wie die Regelung des § 42 RStV - auf die beiden großen Kirchen und die Jüdischen Gemeinden[705].

Hinsichtlich des inhaltlichen Umfangs der besonderen Sendezeiten räumen die meisten Regelungen den Kirchen diese zur *„Übertragung religiöser Sendungen"*

---

701 § 31 Abs.2 Hamb. MG; § 21 Abs.1 Rheinl.-Pfälz.LRG.

702 § 29 Abs.2 Nieders. LRG, § 33 Abs.2 Schlesw.-Holst.LRG; § 26 Abs.2 Meckl.-Vorp.RG;

§ 22 Abs.2 Sächs.PRG; § 23 Abs.2 Sachs.-Anh. PRG.

703 Für bundesweit verbreiteten privaten Rundfunk verweist Art.26 Abs.4 Bay. MG auf den Rundfunkstaatsvertrag und die dortige Regelung zu Drittsendungen.

704 § 29 Abs.2 Nieders. LRG; für bundesweit verbreitete Programme gilt § 19 Abs.8 LRG, der inhaltlich dem § 42 RStV entspricht..

705 § 62 Abs.2 Bad.-Württ.LMG; § 30 Abs.1 Hess. PRG; § 14 Abs.3 Saarl.LRG; § 26 Abs.1 Thür.PRG.

[706] *oder für „die Übertragung gottesdienstlicher Handlungen und Feierlichkeiten, sowie sonstiger religiöser Sendungen"* ein[707] .

In einigen Landesgesetzen werden die „sonstigen religiösen Sendungen" bzw. diejenigen „ religiöse Beiträge, die im Rahmen des kirchlichen Verkündigungsauftrages liegen als „Kann"-Vorschrift gefaßt[708].

Die Regelung des § 42 Abs.1 RStV beschränkt sich hinsichtlich des Umfangs auf die *„Übertragung religiöser Sendungen"*, wobei die amtliche Begründung diesen weiten Begriff dahingehend einschränkt, daß sie darunter nur solche Übertragungen versteht, *„die in unmittelbarem Zusammenhang mit der Ausübung des jeweiligen Bekenntnisses oder mit dem Verkündigungsauftrag stehen"*[709].

III. Kirchliche Rechtspositionen bei Drittsendezeiten

A. Allgemeines

Die bereits im Rahmen des öffentlich-rechtlichen Rundfunks durchgeführte Prüfung von Grundrechten im Hinblick auf deren Tauglichkeit als verfassungsrechtliche Grundlage für kirchliche Drittsendungen, kam zu dem Ergebnis, daß keine grundrechtlichen Anspruchsgrundlagen bestehen[710].

Trotz und gerade wegen der bestehenden Unterschiede in der rundfunk - und damit auch verfassungsrechtlichen Stellung des öffentlich-rechtlichen im Vergleich zum privaten Rundfunk kann es für die Kirchen gegenüber privaten Rundfunkveranstaltern ebenfalls keine unmittelbar aus dem Verfassungsrecht abgeleitete Ansprüche auf Einräumung von Drittsendungen geben. Vielmehr läßt sich argumentieren, wenn schon im öffentlich-rechtlichen Kontext keine kirchlichen grundrechtlichen Ansprüche auf eigene Sendezeiten bestehen, dann kann dies erst recht nicht im privaten Rundfunkbereich der Fall sein, der aufgrund der verfassungsrechtlichen Vorgaben im dualen System eine größere rechtliche

[706] § 31 Abs.2 Hamb. MG; § 30 Abs.1 Hess. PRG; § 21 Abs.1 Rheinl.-Pfälz.LRG; § 26 Abs.1 Thür.PRG.

[707] § 62 Abs.2 Bad.-Württ.LMG; § 29 Abs.2 Nieders. LRG; § 19 Abs.4 Nordrh.-Westf. LRG; § 14 Abs.3 Saarl.LRG; § 23 Abs.2 Sachs.-Anh.PRG.

[708] § 33 Abs.2 Schlesw.-Holst.LRG; § 26 Abs.2 Meckl.-Vorp.RG; § 22 Abs.2 Sächs.PRG.

[709] In Ring, Kommentar zum Medienrecht, § 42 RStV; Redelfs, Evangelische Kirche und Privater Rundfunk, 45, legt den § 42 dahingehend aus, daß dieser sich ausschließlich auf Verkündigungssendungen beschränke und demzufolge kirchliche Anliegen, die sich auf den gesellschaftspolitischen Bereich der kirchlichen Rundfunkpolitik beziehen, ausgeschlossen werden.

[710] Vgl. Zweiter Teil III. B.

Unabhängigkeit und stärkere Orientierung an wirtschaftlichen Kriterien bei seiner Programmgestaltung genießt, was u.a. durch die an ihn gestellten geringeren Vielfaltsanforderungen zum Ausdruck gebracht wird[711]. Diese Gesichtspunkte gilt es bei der Überprüfung der einfachgesetzlichen Einräumung von Drittsendezeiten gegenüber privaten Rundfunkveranstaltern und der Übertragung des abgestuften Mitgestaltungsmodells auf den privaten Rundfunk zu berücksichtigen.

B. Einfluss der neuen Regelung zur Sendezeit für unabhängige Dritte nach § 31 RStV auf das kirchliche Drittsenderecht

1. Darstellung und Hintergrund der Regelung

Aufgrund der aktuellen Diskussion über weitere rechtliche Möglichkeiten der Kirchen mit eigenen Beiträgen am privaten Rundfunk teilnehmen zu können, hat sich die Frage des Verhältnisses der Regelung des §42 RStV, der die kirchlichen Drittsendezeiten regelt zu dem neu in den Rundfunkstaatsvertrag aufgenommenen „Sendezeit für unabhängige Dritte" gemäß §31 RStV gestellt.

Die Regelungen zur Sendezeit für unabhängige Dritte stellen notwendige und für alle betroffenen Kreise gleichmäßig geltende Regelungen zur Ausgestaltung der positiven Rundfunkordnung dar; diese Ausgestaltung ist dem Gesetzgeber von Verfassungs wegen aufgegeben[712]. Der §31 RStV stellt nach § 30 RStV eine der beiden vielfaltssichernden Maßnahmen dar, die in Betracht kommen, wenn ein Unternehmen mit seinen Programmen die Grenze der vorherrschenden Meinungsmacht nach §26 RStV (Sicherung der Meinungsvielfalt im Fernsehen) erreicht bzw. überschritten hat. Insoweit stellt diese Regelung ein Instrument vorbeugender und punktuell ansetzender obligatorischer Vielfaltsgewährung dar[713]. Die Einräumung einer Sendezeit für unabhängige Dritte ist eine der Möglichkeiten, mit denen ein solches Unternehmen, das eine unzulässige Meinungsmacht besitzt, den Widerruf von Zulassungen vermeiden kann[714]. Entsprechend dem Grundgedanken der präventiven Vielfaltssicherung und Konzentrationsvermeidung des §26 Abs.5 RStV bestimmt der §31 Abs.1 RStV, daß das Fensterprogramm einen zusätzlichen Beitrag zur Vielfalt im Programm

---

[711] Vgl. Dritter Teil I. B. 2.b).

[712] Vgl. Ring, Kommentar zum Medienrecht § 31RStV RN 18; umfassender Überblick zur Regelung des § 31 RStV vgl. Schellenberg, Rundfunk-Konzentrationsbekämpfung zur Sicherung des Pluralismus im Rechtsvergleich, 49 ff.

[713] Vgl. Stock, Medienmarkt und Medienmacht, 49, der in dieser Regelung *„den womöglich einzigen wirklich ins Gewicht fallenden Beitrag des neugefaßten Staatsvertrages zur Konzentrationskontrolle"* sieht.

[714] Vgl. Vorläufige Gemeinsame Richtlinie der Landesmedienanstalten über die Sendezeit für unabhängige Dritte nach §31 RStV mit Beschluß der DLM vom 3.2.1997.

des Hauptprogrammveranstalters leisten muß. Der Struktur privater Programme entsprechend, die vorwiegend den Unterhaltungsbereich pflegen, sieht die Bestimmung einen solchen Beitrag in den Bereichen Kultur, Bildung und Information vor[715]. Damit dieses Ziel erreicht werden kann, hat die Gestaltung des Fensterprogramms in redaktioneller Unabhängigkeit vom Hauptprogramm zu erfolgen.

Ein weiteres wesentliches Spezifikum des §31 RStV ist in Abs.4 enthalten, der das Auswahlverfahren für den Fensterprogrammveranstalter regelt, wonach zwischen der letztentscheidenden Landesmedienanstalt und dem entsprechenden Hauptprogrammveranstalter die Anträge derjenigen Veranstalter, die sich als unabhängige Dritte bewerben, mit dem Ziel erörtert werden, eine einvernehmliche Auswahl zu treffen. Diesem Verfahren kommt deshalb eine besondere Bedeutung zu, weil sich hier ein Interessensausgleich vollziehen kann zwischen einem möglichen Bestreben des Hauptprogrammveranstalters, sein Programmschema und seine „Programmfarbe" möglichst weitgehend zu erhalten und dem normleitenden Interesse, die programmliche Vielfalt zu schaffen und zu steigern; dies geschieht auch dadurch, daß die Inhalte, die eher kleineren Gruppen von Zuschauern entgegenkommen, angemessen berücksichtigt werden. Die Ausgestaltung in Form eines einvernehmlichen Verfahrens macht die unterschiedlichen Positionen und Interessen der „Beteiligten" sehr anschaulich.

2. Kommt es bei einer kirchlichen Betätigung auf der Grundlage des §31 RStV zu einer Kollision mit dem Recht der kirchlichen Drittsendezeiten ?

Entscheidend für die Beantwortung dieser Frage ist zum einen die Tatsache, daß der Fensterveranstalter mit seinem Programmbeitrag einen zusätzlichen Beitrag zur Vielfalt im Programm des jeweilig ausstrahlenden Hauptprogrammveranstalters zu leisten hat, was sich aus dem Regelungsziel des §31 RStV ergibt. Dieser Normzweck läßt sich aus der systematischen Stellung des §31 RStV bestimmen, danach ist die Einräumung der Sendezeit für unabhängige Dritte in dem Abschnitt „Sicherung der Meinungsvielfalt" aufgeführt und stellt eine Präzisierung des §26 RStV dar, der in seinem Abs. 5 S.1 explizit auf den §31 RStV verweist. Ebenso ergibt sich der Regelungszweck auch aus dem unmittelbar davor aufgeführten §30 RStV, der unter der Überschrift „Vielfaltssichernde Maßnahmen" auf den §31 RStV als einer solche Maßnahme ausdrücklich verweist. Und schließlich führt der §31 RStV in seinem Abs.1 eine

---

[715] In diesem Zusammenhang sieht Stock, Medienmarkt und Medienmacht, 56, eine der wenigen positiven Möglichkeiten dieser Regelung, wonach in Sachen Kultur- und Mittelstandsförderung und Innovationsoffenheit sich diesbeüglich *„ein paar Pluspunkte ergeben könnten"*.

konkrete Bestimmung des Normzweckes auf[716]. Weiterhin ist für die Beantwortung der Frage von Bedeutung, daß die redaktionelle Unabhängigkeit des Fensterveranstalters gegenüber dem Hauptprogramm gewahrt sein muß.

a) Kollision mit medienrechtlichen Ansprüchen

Eine Kollision könnte sich vor allem mit dem §42 RStV ergeben, der den Kirchen angemessene Sendezeiten zur Übertragung religiöser Sendungen einräumt[717]. Danach besteht für religiöse Sendungen eine separate und unmittelbar den Kirchen zustehende einfachgesetzliche Anspruchsgrundlage für Sendezeiten, die eine Ausgestaltung und Modifizierung durch die mit RTL und SAT 1 abgeschlossenen Rahmenverträge erhalten hat.

Sollten nun die Kirchen sowohl unter Bezugnahme auf §42 RStV als auch unter Berufung auf §31 RStV Programmbeiträge mit religiösem Inhalt[718] geltend machen, wäre dies unter dem Gesichtspunkt des Normzwecks des § 31 RStV, der verlangt, daß zusätzliche Beiträge zur Meinungsvielfalt erbracht werden müssen, nicht unproblematisch. Da nun aber bereits auf der Grundlage des §42 RStV religiöse Sendungen in das Programm aufgenommen worden sind, würde es an dem erforderlichen zusätzlichen Vielfaltselement des §31 RStV fehlen [719]. Hinzu käme, daß im Rahmen des Zulassungsverfahrens nach §31 Abs.4 S.2 und S.4 RStV, die zuständige Landesmedienanstalt überprüfen müßte, ob der unabhängige Dritte überhaupt zusätzliche Beiträge zur Meinungsvielfalt erbringen kann; dabei würde ein Verweis auf die bereits geschaffene Möglichkeit und Inanspruchnahme des §42 RStV zu einer Ablehnung führen.

Dem Argument, daß die beiden Regelungen unterschiedliche Zielsetzungen bzw. Normzwecke besitzen (§42 RStV: Religiöse Sendungen; §31 RStV: Erweiterung des Meinungsspektrums) und von daher eine gleichzeitige Wahrnehmung auf der Grundlage beider Regelungen gerechtfertigt sei, kann nicht gefolgt werden, da dem §42 RStV zumindest auch - neben der kirchenspezifischen Privilegierung -

---

[716] § 31 Abs.1, S.1 RStV: *„Ein Fensterprogramm, das aufgrund der Verpflichtung zur Einräumung von Sendezeit nach den vorstehenden Bestimmungen ausgestrahlt wird, muß unter Wahrung der Programmautonomie des Hauptveranstalters einen zusätzlichen Beitrag zur Vielfalt in dessen Programm, insbesondere in den Bereichen Kultur, Bildung und Information, leisten.“*

[717] Vgl. Dritter Teil, II. D.

[718] An dieser Stelle soll nicht die Diskussion geführt werden, welche inhaltliche Reichweite religiöse Sendungen der Kirchen besitzen und ob eine Bestimmung und Abgrenzung der Begrifflichkeit eines religiösen Inhalts überhaupt von jemand anderem als den Kirchen vorgenommen werden ; vgl. dazu Zweiter Teil III. A. 3. und Zweiter Teil IV. C

[719] So auch Schardt, „Senderecht als unabhängiger Dritter“, 5.

das Regelungsziel[720] der Sicherung der Meinungsvielfalt zuzuordnen ist und daher von einer derartiger Verschiedenartigkeit der Regelungsziele nicht ausgegangen werden kann. Eine systemwidrige Dopplung wäre dann gegeben, wenn zwei Regelungen aus dem Rundfunkstaatsvertrag mit dem gleichen Normzweck - Sicherung der Meinungsvielfalt - eine „Doppelbetätigung" der Kirchen zulassen würden, was die Staatsvertragsverfasser sicherlich nicht beabsichtigen, denn sonst hätten sie diesbezüglich eine klarstellende Regelung aufgenommen.

Die Ablehnung einer Inanspruchnahme beider Regelungen für kirchliche Sendungen liegt in der historischen Entwicklung des Rundfunkstaatsvertrages begründet. Das kirchliche Drittsendungsrecht aus §42 RStV- zuvor im RStV von 1991 unter §24 RStV aufgeführt- ist vor dem Senderecht für unabhängige Dritte abschließend geregelt worden, unabhängig von speziellen Voraussetzungen oder Konstellationen die beim verpflichteten Rundfunkveranstalter bestehen müssen, bevor eine Einräumung der Sendezeit aus §31 RStV greift. Von daher kann eine gleichrangig daneben bestehende Regelung für kirchliche Programmbetätigung nicht intendiert sein.

Aus den unterschiedlichen Regelungen hinsichtlich der Kostentragung - §42 RStV sieht vor, daß die Rundfunkveranstalter die Erstattung ihrer Selbstkosten verlangen können; wohingegen §31 RStV eine Verpflichtung des Hauptprogrammveranstalters vorschreibt, dem Fensterprogrammveranstalter eine ausreichende Finanzierung seines Programms zu ermöglichen - läßt sich ebenfalls eine Doppelbetätigung der Kirchen verneinen. Denn unter Berufung auf den §31 RStV könnten die Kirchen dann ihre Programmbeiträge kostenfrei im Hauptprogramm unterbringen, was eine unzulässige und systemwidrige Umgehung der Kostentragungsregelung des §42 RStV darstellen würde[721].

Ein weiteres gewichtiges Argument gegen eine Inanspruchnahme des §31 RStV durch die Kirchen liegt in der in §31 Abs.1 S.2 RStV geforderten redaktionellen Unabhängigkeit des Fensterprogramms zum Hauptprogramm. Das bedeutet, daß der als „Unabhängiger Dritte" Tätige eine eigene programmliche Autonomie besitzen muß. Da nun aber genau mit den zwei Rundfunkveranstaltern - nämlich RTL und SAT 1 - , bei denen die Voraussetzungen des §31 RStV bzw. des §26

[720] Zu den Regelungszielen des § 42 RStV vgl. Zweiter Teil IV. B. 2.

[721] Diese Argumentation geht von der bestehenden staatsvertraglichen Regelung aus, ohne auf die unter - Vierter Teil - geführte Diskussion zur Verfassungsmäßigkeit einer solchen Kostentragungsregelung einzugehen.

RStV vorliegen und die damit zur Einräumung einer Sendezeit für unabhängige Dritte verpflichtet sind, die Kirchen zur Realisierung des Drittsendungsrechtes aus §42 RStV Rahmenverträge geschlossen haben, ist die erforderliche Unabhängigkeit sehr fraglich. In den Rahmenverträgen haben die Vertragspartner „eine partnerschaftliche Zusammenarbeit" und eine programmliche Abstimmung bei der „über den Programmtyp, die Sendezeit und das Programmumfeld Einvernehmen hergestellt werden soll" vereinbart. Aufgrund dieser vereinbarten kooperativen Zusammenarbeit hinsichtlich der Programmlieferung, scheint das Unabhängigkeitserfordernis zwischen den Kirchen als Gestalter des Fensterprogramms und den Rundfunkveranstaltern als Hauptprogrammveranstalter nicht gegeben [722].

Die Argumente, die für eine gleichzeitige Inanspruchnahme des §31 RStV und des §42 RStV sprechen, bestehen zum einen darin, daß die beiden Vorschriften systematisch in unterschiedlichen Abschnitten angesiedelt sind und verschiedene Tatbestandsvoraussetzungen besitzen. Zum anderen schließt der Wortlaut des §31 RStV eine gleichzeitige Inanspruchnahme des §42 RStV durch die Kirchen nicht aus. Die Tatsache, daß die Landesmedienanstalt aus einem Dreiervorschlag des Hauptprogrammveranstalters denjenigen Bewerber auswählt, dessen Programm den größtmöglichen Beitrag zur Programmvielfalt erwarten läßt, könnte gegen eine rigide Ablehnung des §31 RStV für die Kirchen sprechen, da dann im Einzelfall von den Landesmedienanstalten eine Entscheidung entsprechend dem Regelungszweck getroffen werden könnte und das Fehlen eines zusätzlichen Beitrages zur Meinungsvielfalt dann eine Ablehnung als Fensterprogrammveranstalter zur Folge haben würde.

Jedoch überzeugen die ablehnenden Argumente hinsichtlich einer „Doppelbetätigung" aufgrund ihrer engen Orientierung am - hier vertretenen - Normzweck und der oben dargestellten Systematik mehr, so daß von einer Kollision mit §42 RStV auszugehen ist. Auch wird diese Position den praktischen Anforderungen und Gegebenheiten besser gerecht und berücksichtigt insbesondere die zu den Rahmenverträgen auftretenden Widersprüche und Systemwidrigkeiten und kommt damit zu einem interessensgerechteren Ergebnis.

b) Anrechnung der unter § 31 RStV in Anspruch genommenen Sendezeiten unter der Annahme der Zulassung als unabhängige Dritte ?.

Eine „Doppelbetätigung" der Kirchen als Programmanbieter nach §31 RStV und §42 RStV würde zu einer erheblichen Rechtsunsicherheit hinsichtlich des zu

[722] So auch Schardt, , „Senderecht als unabhängiger Dritter", 5.

erbringenden Zeitkontingentes führen. Auch ist fraglich, ob nicht die nach §42 RStV eingebrachten Programmbeiträge auf das Zeitkontingent nach §31 Abs.2 RStV angerechnet werden müssen. Da es sich bei den kirchlichen Beiträgen im Regelfall um inhaltlich vergleichbare oder sogar gleiche Programme handelt, und die Kirchen in beiden Fällen die Festlegung der religiösen Inhalte und deren Umfang selbst vornehmen, erscheint eine Anrechnung bzw. Verrechnung beider Programmkontingente für geboten. Denn wenn es schon trotz der oben aufgeführten abschlägigen Gründe zu einer Zulassung der Kirchen als unabhängige Dritte kommen sollte, dann sind im Sinne eines Interessensausgleichs zugunsten der privaten Rundfunkveranstalter zumindest die bereits erbrachten Programmkontingente jeweils anzurechnen. Die Inanspruchnahme der privaten Rundfunkveranstalter durch kirchliche Programmbeiträge wäre ohne eine entsprechende Anrechnung nicht mehr von dem Normzweck der Meinungsvielfaltssicherung gedeckt, statt dessen ist von einer Übererfüllung der Verpflichtungen der privaten Sender zur Präsentation religiöser Inhalte im Senderprogramm auszugehen. Von daher erscheint die Anrechnung der aufgrund der Rahmenvereinbarung erbrachten Programmleistungen auf das Sendezeitkontingent gemäß §31 Abs.2 RStV geboten.

c) Praktische Relevanz und Konsequenzen bei der Zulassung der Kirchen als „Unabhängige Dritte“

Die Katholische Kirche hat erst mal davon abgesehen, im Rahmen dieser Vorschrift eigene Beiträge einzubringen. Sie will zunächst nicht selbst Veranstalter von „Fensterprogrammen“ im Sinne des §31 RStV sein. Statt dessen unterstützt sie die kirchliche Zulieferung im Rahmen der bestehenden rechtlichen und tatsächlichen Möglichkeiten. Es ist zu erwarten, da für das Auswahlverfahren nach §31 Abs.4 RStV, basierend auf einem Dreiervorschlag des Sendeunternehmens, der Abschluß einer Vereinbarung zwischen dem Sender und dem unabhängigen Dritten erforderlich wird; und die Sender sich den oben ausgeführten Argumenten anschließen werden und zumindest eine Anrechnung auf das Sendezeitkontingent des unabhängigen Dritten auf die gewährte Sendezeit nach § 42 RStV verlangen werden. So daß also de facto die bereits bestehenden Vereinbarungen in Form der Rahmenverträge integriert werden würden und die Frage nach dem Nutzen für die Kirchen zu stellen wäre.

Im Rahmen der ersten Ausschreibungen zu den Fensterprogrammen für „Unabhängige Dritte“ - zu denen nach der gesetzlichen Lage aus §26 RStV zum heutigen Zeitpunkt RTL und SAT 1 verpflichtet sind - ist eine bisher seltsam anmutende Situation entstanden, wonach ehemalige Unternehmensmitarbeiter

sich mit genau der vorher im Unternehmen wahrgenommen Tätigkeit selbständig gemacht haben und sich nun mit den gleichen Sendeinhalten als „Unabhängige Dritte“ bei ihren ehemaligen Arbeitgebern bewarben[723]. Ob dies der Intention des Rundfunkstaatsvertrages so entspricht, bleibt abzuwarten und wird an dieser Stelle stark bezweifelt[724]. Nach der Auffassung der Kirchen könnten kirchennahe Produktionsfirmen den §31RStV in Anspruch nehmen. Zwei kirchliche Konsortien (katholische und evangelische Produktionsfirmen) haben sich um eine Lizenz nach §31 RStV beworben, allerdings bisher ohne Erfolg. Die Kirchen selber haben bisher noch bei keiner Lizenzausschreibung teilgenommen.

IV. Kirchliche Drittsendezeiten und Rundfunkfreiheit

A. Grundrechtliche Rechtspositionen privater Rundfunkveranstalter

1. Fragestellung

Neben dem Art.5 Abs.1 S.2 GG können den privaten Rundfunkveranstaltern - im Gegensatz zu den öffentlich-rechtlichen Rundfunkveranstaltern - noch weitere Grundrechte zustehen. Aufgrund dieser Ausgangssituation stellt sich bei der Prüfung der Grundrechte die Frage, ob die Rechtsposition der privaten Rundfunkveranstalter durch die mögliche Inanspruchnahme weiterer Grundrechte, eine Aufwertung gegenüber der kirchlichen Rechtsposition in Bezug auf kirchliche Drittsendungen erfährt; und wenn ja, welche Konsequenzen dies für die kirchlichen Drittsendungen und das Modell der abgestuften Mitgestaltung im privaten Rundfunk besitzt ?

2. Einzelne Grundrechte

a) Art.5 Abs.1 S.2 GG

Die Schutzfunktion des Art.5 Abs.1 S.2 GG erstreckt sich in gleicher Weise auf den öffentlich-rechtlichen und den privaten Rundfunk[725]. Somit können auch private Rundfunkveranstalter Träger des Grundrechts der Rundfunkfreiheit sein[726], nachdem das Bundesverfassungsgericht festgestellt hatte, daß die Rundfunkfreiheit unabhängig von der öffentlich-rechtlichen oder privaten Rechtsform und unabhängig von der Betätigung in kommerzieller oder

---

[723] Vgl. Bericht in der Süddeutschen Zeitung vom 4.2.1998, 25.

[724] So auch das Ergebnis der Teilnehmer des „Panel 4 - Dritter Rundfunkstaatsvertrag, eine vorläufige Bilanz - im Rahmen der Münchner Medientage 1997, wonach „ gegenwärtig noch kein klares Bild über die unabhängigen Dritten und ihre Unabhängigkeit bestehe“.

[725] Vgl. BVerfG in NJW 1998, 2659 f.

[726] Vgl. Jarass, GG-Kommentar, 1997, Art.5 RN 33 f.; Pieroth/Schlink, Staatsrecht II, 1997, RN 576.

nichtkommerzieller Art und Weise, jedem zusteht, der Rundfunk veranstaltet[727]. Das bedeutet, daß der Art.5 Abs.1 S.2 GG unter besonderer Berücksichtigung seiner spezifischen Ausprägungen für den privaten Rundfunk in der nachfolgenden Güterabwägung im Rahmen der verfassungsrechtlichen Rechtfertigung der kirchlichen Drittsendezeiten zur Anwendung gelangt.

b) Art.12 Abs.1 GG

Vom Schutzbereich der Berufsfreiheit des Art. 12 Abs.1 GG[728] ist auch die Freiheit des privaten Rundfunkveranstalters hinsichtlich der unternehmerischen Veranstaltung von Rundfunksendungen erfaßt[729], da die Tätigkeit des Rundfunkveranstalters zumindest auch die Gewährleistung einer Lebensgrundlage zum Ziel hat. Dies gilt insbesondere auch deshalb, weil die privaten Rundfunkveranstalter wie ein normales Wirtschaftsunternehmen auf Gewinnerzielung zur Fortsetzung ihres Geschäftsbetriebs angewiesen sind.

Bei der Anwendung der Berufsfreiheit für Rundfunkunternehmen stellt sich die Frage nach dem Verhältnis von Art.5 Abs.1 GG zu Art.12 Abs.1 GG, wobei dies vor allem für die Reichweite des Grundrechts relevant ist. Nach einer Auffassung wird Idealkonkurrenz angenommen[730], wogegen eine andere Meinung den Art.5 GG als eine den Art.12 GG verdrängende Spezialregelung ansieht[731]. Im Hinblick auf die Reichweite der Berufsfreiheit gilt, daß sie zum einen dem Gesetzesvorbehalt des Art.12 Abs.1 S.2 GG unterliegt und sich, wie dies für alle verfassungsrechtlichen Güterabwägungen gilt, von dem Übermaßverbot ausgehend von der sogenannten „Dreistufenlehre“ des Bundesverfassungsgerichts zu richten hat[732].

Zum anderen muß hinsichtlich der Schranken der Berufsfreiheit im Zusammenhang mit einem Rundfunkveranstalter stets der Grundsatz gelten, daß

---

[727] BVerfGE, EuGRZ 1997, 125.

[728] Das Schutzgut des Art.12 GG bezeichnet die Freiheit, eine Erwerbszwecken dienende Tätigkeit, insbesondere ein Gewerbe, zu betreiben, soweit diese Erwerbstätigkeit ihrem Wesen und ihrer Art nach in gleicher Weise von juristischen wie von einer natürlichen Person ausgeübt werden kann; so BVerfGE 21, 261, 266; 30, 292, 312.

[729] Vgl. Bethge, Die verfassungsrechtliche Problematik der Zulassung von Rundfunkveranstaltern im Privatrecht , 94 ; Link/Pahlke, Kirche und privater Rundfunk, 32 m.w.N.; Lorenz, Das Drittsendungsrecht der Kirchen, 59.

[730] Vgl. Darstellung bei Ricker/Schiwy, Rundfunkverfassungsrecht, 141 m.w.N.

[731] Vgl. Herzog in Maunz/Dürig, GG-Kommentar, Art.5 Abs.1,2 RN 142.

[732] Vgl. BVerfGE 7, 377, 405 ff.

eine Orientierung nach dem Sinn und Zweck der Rundfunkfreiheit zu erfolgen hat[733] und dadurch die Reichweite des Art.12 Abs.1 GG durch die verfassungsrechtlich vorgegebenen Strukturprinzipien des Rundfunks, auf den sich die Berufstätigkeit bezieht, mitbestimmt wird[734]. Aufgrund dieser weitgehenden Beschränkbarkeit der durch die rundfunkrechtlichen Spezifika geprägten Berufsfreiheit zeigt sich, daß die Rundfunkveranstalter insoweit keinen weitergehenden Grundrechtsschutz daraus ableiten können, als ihnen aufgrund von Art.5 Abs.1 GG bereits zugestanden ist. Eine Verstärkung ihrer rundfunkrechtlich geschützten Position ist somit aus Art.12 Abs.1 GG nicht gegeben.

c) Art.14 GG

Auch auf das Grundrecht der Eigentumsgarantie Art.14 GG können sich die privaten Rundfunkveranstalter als juristische Personen aufgrund des Art.19 Abs.3 GG[735] berufen, da sie wegen der unternehmerischen Initiative der hinter ihnen stehenden Gesellschafter auch in Ausübung ihrer grundrechtlich verbürgten Eigentumsrechte tätig werden[736].

Fraglich ist, ob im Zusammenhang mit der Verpflichtung zur Einräumung von Drittsendezeiten die Möglichkeit der freien Verfügung über die Rundfunksendezeiten überhaupt dem Eigentumsbegriff aus Art. 14 GG unterliegt. Diese Frage stellt sich nur bei der Einräumung von Drittsendezeiten und nicht bei Mitgestaltungsrechten nach dem hier entwickelten Lösungsmodell, da die Mitgestaltungsrechte ausschließlich im Rahmen von redaktionellen Sendungen, die dem Letztentscheidungsrecht des jeweiligen Rundfunkveranstalters unterliegen, ausgeübt werden. Es handelt sich demnach nicht um eine externe Einwirkung auf das Programm, sondern um eine Mitgestaltung, die nicht zu einer wesentlichen Behinderung über die Verfügbarkeit der Sendezeit führt.

---

733 Vgl. Ricker/Schiwy, Rundfunkverfassungsrecht, 141.

734 Vgl. Lorenz, Das Drittsendungsrecht der Kirchen, 59 m.w.N.

735 Nach BVerfGE 61, 82, 101, ist eine Einbeziehung der privaten Rundfunkanstalten in den Schutzbereich von Grundrechten nur dann möglich, wenn deren Bildung und Betätigung Ausdruck der freien Entfaltung der privaten natürlichen Personen ist und wenn der „Durchgriff" auf die hinter ihnen stehenden Menschen es als sinnvoll und erforderlich erscheinen läßt.

736 Vgl. Ricker/Schiwy, Rundfunkverfassungsrecht, 144; offengelassen von Link/Pahlke, Kirche und privater Rundfunk, 34.

Der Schutzbereich des Art.14 GG erfaßt grundsätzlich neben dem Eigentum an körperlichen Gegenständen alle vermögenswerten Güter und Rechte[737]. Dabei ist auch geschützt, sein Eigentum zu verwenden, zu verbrauchen und zu veräußern[738]. Die Frage der Verfügbarkeit hat für die privaten Rundfunkveranstalter eine entscheidende betriebliche und kommerzielle Bedeutung, da sie aufgrund der nahezu ausschließlichen Finanzierung über Werbeeinnahmen auf die Verfügbarkeit bzw. den Verkauf von Sendezeiten zu Werbezwecken angewiesen sind. Somit handelt es sich bei der Sendezeit um ein vermögenswertes Gut, das vom Schutzbereich des Art.14 GG erfaßt wird.

Allerdings besteht diese schützenswerte Eigentumsposition nur im Rahmen des gesetzlich vorgegeben und bestimmten Inhalts[739]. Für den vorliegenden Fall bedeutet dies, daß die grundrechtlich geschützte Verfügbarkeit über Sendezeiten mit den gesetzlich normierten Pflichten zur Sicherung der Ausgewogenheit und Pluralität[740] und vor allem auch mit den eingeräumten Drittsendezeiten für Kirchen, Parteien oder für amtliche Verlautbarungen belastet ist[741]. Somit können die privaten Rundfunkveranstalter aufgrund der gesetzlichen Regelungen mit ihrer Rundfunkkonzession kein „unbelastetes“ - den kirchlichen Sendezeitanspruch aussparendes - Eigentum erwerben[742]. Auch hier zeigt sich die Überlagerung der rundfunkrechtlichen Regelungsstrukturen aus Art.5 GG im Hinblick auf andere Grundrechte, wie in diesem Fall die grundrechtliche Eigentumsposition[743]. Diese Überlagerung ist immer dann relevant, wenn die dienende Funktion der Rundfunkfreiheit, die der Herstellung eines allgemeinen Meinungsmarktes verhelfen soll, unmittelbar berührt ist[744].

---

737 Vgl. BVerfGE 53, 257, 290; Bryde in v.Münch, GG-Kommentar, Art.14 RN 11.

738 Vgl. Pieroth/Schlink, Staatsrecht II, 1997, RN 914.

739 BVerfGE 70, 191, 199; 74, 264, 280.

740 Vgl. §§ 25 - 34 RStV, § 15 Nr.1-4 Bad.-Württ. LMG, § 12 Abs.1 Rheinl.-Pfälz.-LRG, Dritter Teil II. B.

741 Vgl. § 42 Abs.1 RStV, § 62 Abs.2 Bad.-Württ. LMG, Dritter Teil II. D.

742 Vgl. Link/Pahlke, Kirche und privater Rundfunk, 34; Lorenz, Das Drittsenderecht der Kirchen, 60.

743 Vgl. Billstein, Rundfunksendezeiten für amtlich Verlautbarungen, 58.

744 Vgl. Ricker/Schiwy, Rundfunkverfassungsrecht, 145.

Somit erfährt die Rechtsposition des privaten Rundfunkveranstalters gegenüber dem Anspruch der Kirchen auf Gewährung von eigengestalteten Sendezeiten auch durch Art.14 GG keine Verstärkung[745].

d) Art.4 GG[746]

Private Rundfunkveranstalter können auch als juristische Person hinsichtlich der Religionsfreiheit nach Art.4 GG grundrechtsberechtigt sein, für den Fall, daß dieses Grundrecht nach Art.19 Abs.3 GG seinem Wesen nach auf sie anwendbar ist[747]. Soweit nun private Rundfunkveranstalter selbst Träger der Religionsfreiheit sind[748], werden auch die Programme, die von ihnen gestaltet und verantwortet sind, vom Schutz des Art.4 GG erfaßt[749].

Schutzgut der Religionsfreiheit ist neben der positiv bezeichneten Freiheit des Glaubens, Bekennens und Handelns[750] auch deren Negation, die sogenannte negative Religionsfreiheit[751]. Zu deren Schutzbereich gehört die Freiheit, nicht zu glauben, einen Glauben oder eine Weltanschauung nicht zu bekennen, das bedeutet sie zu verschweigen, sowie sich von Akten der Religionsausübung fernzuhalten[752].

Sollten die Kirchen selbst oder auch sonstige Veranstalter als Rundfunkveranstalter auftreten, wird ihre Programmtätigkeit dann von der positiven Religionsfreiheit erfaßt werden, wenn ihren Programmen eine erkennbare Tendenz bei der Behandlung von religiösen und weltanschaulichen

---

745 Vgl. Dehnen, Zur Verfassungsmäßigkeit des sogenannten Drittsendungsrechtes der Kirchen im öffentlich-rechtlichen und privatrechtlichen Rundfunk, DVBl 1986,17, 23.

746 Die kollektive Religions- und Weltanschauungsfreiheit ist gegenüber Art.9 GG die speziellere Regelung, so daß auf eine konkrete Prüfung des Art.9 GG verzichtet wird, vgl. dazu Herzog in in Maunz/Dürig, GG-Kommentar, Art. 4 RN 95 ff.

747 Vgl. Pieroth/Schlink, Staatsrecht II, 1997, RN 142 und unter RN 150 ff. die Darstellung der unterschiedlichen Ansätze hinsichtlich der wesensmäßigen Anwendbarkeit, wie das Erfordernis des „personalen Substrats" durch das BVerfG oder die „grundrechtstypische Gefährdungslage" nach dem Schrifttum. Eine tiefergehende Diskussion und Bewertung soll hier jedoch nicht vorgenommen werden.

748 So Jarass/Pieroth, GG-Kommentar, Art.4 RN 28, der privatrechtlich organisierten juristischen Personen die Trägerschaft der kollektiven Glaubensfreiheit zuspricht.

749 Vgl. Link/Pahlke, Kirche und privater Rundfunk, 34.

750 Vgl. Zweiter Teil III. B. 2. a).

751 Vgl. Pieroth/Schlink, Staatsrecht II, 1997, RN 516 f.

752 Ebenda; Herzog in Maunz/Dürig, GG-Kommentar, Art. 4 RN 54 ff.

Fragestellungen zu eigen ist. Sofern das Programm von Rundfunkveranstaltern im Bezug auf diese Fragen gerade durch Zurückhaltung und Abstinenz gekennzeichnet ist, kommt die negative Komponente der Religionsfreiheit zum Tragen[753]. Unabhängig vom Verhältnis der Religions- zur Rundfunkfreiheit[754] scheidet jedoch eine Verstärkung der Rechtsposition von privaten Rundfunkveranstaltern gegenüber Drittsendezeiten aus der negativen Komponente des Art.4 GG aus. Die negative Religionsfreiheit beschränkt sich auf das persönlichen Recht des konkreten Grundrechtsträgers, die aktive und positive Ausübung des Grundrechts der Religionsfreiheit nicht zu tun und sich von ihr fernzuhalten[755]. Das bedeutet, daß aus dem Recht der Nichtausübung dieses Grundrechts nicht ein Recht abgeleitet werden kann, die positive Religionsausübung anderer zu verhindern[756]. Ferner würde eine Annahme der negativen Religionsfreiheit schon dem verfassungsrechtlich verbürgten „Zu-Wort-kommen" der Kirchen im Rahmen des Gesamtprogramms im binnenpluralen Rundfunk als gesellschaftlich-relevanter Gruppe[757] zuwider laufen und damit ein wesentliches Strukturprinzip der Rundfunkfreiheit verletzen[758].

Auch unter dem Gesichtspunkt der positiven Religionsfreiheit kommt man zu keinem anderen Ergebnis, da die Behandlung religiöser Anschauungen im allgemeinen Programm dem Gebot der redlichen Vermittlung kirchlicher Auffassungen und der Verpflichtung, sich einseitiger, verzerrender und lediglich kirchliche Minderheiten berücksichtigender Darstellung zu enthalten, unterworfen

---

[753] Vgl. Link/Pahlke, Kirche und privater Rundfunk, 35.

[754] Vgl. Zweiter Teil III. B. 2. c); nahezu unstreitig ist die Spezialität des Art. 4 GG gegenüber der Meinungsäußerungsfreiheit aus Art.5 Abs.1 S.1 GG, vgl. dazu Ricker/Schiwy, Rundfunkverfassungsrecht, 138 m.w.N.. Link/Pahlke, Kirche und privater Rundfunk, 35f., läßt die Religions- Rundfunkfreiheit selbständig nebeneinander zur Anwendung kommen, und verlangt sie gleichzeitig auch in ihrer gemeinsamen Orientierung an der religiösen Dimension des Rundfunkauftrags einander verhältnismäßig zuzuordnen.

[755] Vgl. Link/Pahlke, Kirche und privater Rundfunk, 36 m.w.N.

[756] Vgl. Herzog in Maunz/Dürig, GG-Kommentar, Art.4 RN 60.

[757] Vgl. BVerfGE 73, 118, 153.

[758] Vgl. vom Ergebnis her auch Link/Pahlke, Kirche und privater Rundfunk, 36 und Lorenz, Das Drittsendungsrecht der Kirchen, 60, wobei Lorenz aufgrund seiner Begründung, wonach das kirchliche Drittsenderecht eine immanente Schranke und damit eine rundfunkrechtliche Obliegenheit der Rundfuunkfreiheit darstelle, im Zusammenhang mit Art.4 GG eine Tendenzfreiheit in weltanschaulicher Hinsicht auf verfassungsrechtlicher Basis für ausgeschlossen hält und dies dadurch auch nicht durch Art.4 GG begründet sieht.

ist[759]. Vor diesem Hintergrund ist ein rundfunkrechtlicher Rahmen für die Darstellung kirchlicher Beiträge vorgegeben, der nicht durch Abwehransprüche aus Art.4 GG verletzt werden kann.

Im außenpluralen Rundfunksystem[760] scheidet eine Verstärkung der rechtlichen Position des privaten Senders durch Art.4 GG ebenfalls aus, da der private Rundfunkveranstalter hinsichtlich der in Betracht kommenden negativen Komponente bei einer Zurverfügungstellung von Drittsendezeiten nicht in der negativen Religionsfreiheit verletzt würde[761]. Denn der Rundfunkveranstalter würde in einem solchen Fall keine inhaltliche Verantwortung des Drittsendebeitrags übernehmen[762] und durch eine entsprechende Kenntlichmachung z.B. im Abspann auch zum Ausdruck bringen können, daß er sich ausdrücklich nicht mit dem Drittsendebeitrag identifiziert.

Eine Verstärkung der Rechtsposition der privaten Rundfunkveranstalter kann somit auch nicht aus Art.4 GG abgeleitet werden.

e) Art.2 Abs.1 GG

Auch aus der allgemeinen Handlungsfreiheit nach Art.2 Abs.1 GG läßt sich keine Verstärkung der Rechtsposition der privaten Rundfunkveranstalter ableiten, da Art.5 Abs.1 S.2 GG als Spezialregelung im Bereich der Kommunikationsgrundrechte die unter Art.2 Abs.1 GG fallende wirtschaftliche Freiheit der privaten Rundfunkveranstalter ausschließt[763].

Selbst wenn man nicht von einer die allgemeine Handlungsfreiheit ausschließenden Spezialität der Rundfunkfreiheit ausgehen sollte, werden die in den einfachgesetzlichen Regelungen aufgeführten kirchlichen Sendezeiten[764] von

---

[759] Vgl. Link/Pahlke, Kirchliche Sendezeiten in Rundfunk und Fernsehen, in AöR 1983, 248, 264 m.w.N.; a.A. Dehnen, Zur Verfassungsmäßigkeit des sogenannten Drittsendungsrechtes der Kirchen im öffentlich-rechtlichen und privatrechtlichen Rundfunk, DVBl. 1986, 17, 23.

[760] Zur Differenzierung von binnen- und außenpluralem System im privaten Rundfunk vgl. Dritter Teil I. B. 1. c).

[761] Vgl. Lorenz, Das Drittsendungsrecht der Kirchen, 61.

[762] Seine Verantwortung würde sich auf eine allgemeine Überprüfung hinsichtlich der Einhaltung von strafrechtlichen Normen beschränken - vgl. dazu Zweiter Teil, III. A. 2.

[763] Vgl. Bethge, Die verfassungsrechtliche Problematik der Zulassung von Rundfunkveranstaltern im Privatrecht, 121 f.

[764] Vgl. z.B. § 42 Abs.1 RStV.

der Schrankenregelung des Art.2 Abs.1 GG im Rahmen der „verfassungsmäßigen Ordnung" erfaßt und gerechtfertigt[765].

3. Ergebnis

Auch beim privaten Rundfunk verbleibt als allein zu berücksichtigende Grundrechtsnorm für die privaten Rundfunkveranstalter im Rahmen der Abwägung über die Einräumung kirchlicher Drittsendezeiten die Rundfunkfreiheit nach Art.5 Abs.1 S.2 GG. Durch die Grundrechtsnormen der Art. 12 Abs.1 GG, Art.14 GG und Art.2 Abs.1 GG erfährt die Rechtsposition der privaten Rundfunkveranstalter keine zusätzliche Verstärkung.

B. Eingriff

Als Eingriffsnorm wird von §42 Abs.1 RStV ausgegangen, wonach den Kirchen auf Wunsch angemessene Sendezeiten zur Übertragung religiöser Sendungen einzuräumen sind. Auf der Grundlage der hier vorgenommenen Unterteilung in drei inhaltliche Sendungstypen - Verkündigungssendungen, sonstige religiöse Sendungen und Sendungen über Fragen der öffentlichen Verantwortung -, wird im Rahmen einer Abwägung überprüft, ob und für welche Inhalte kirchlicher Beiträge die Drittsendeform gerechtfertigt ist.

Auch beim privaten Rundfunk gilt die für den öffentlich-rechtlichen Rundfunk bereits getroffene Feststellung[766], wonach aufgrund der einschränkenden Wirkung von Drittsendezeiten auf die Programmfreiheit es sich bei Drittsendezeiten nicht um eine bloße Ausgestaltungsregelung, im Sinne einer immanenten Schranke der Rundfunkfreiheit handeln kann, sondern um eine dem Schutz anderer Rechtsgüter dienende Schranke[767]. Wesentlicher Grund für die Annahme eines Eingriffes in die Rundfunkfreiheit ist der Umstand, daß die Programmgestaltungsfreiheit im Fall des privaten Rundfunkveranstalters, in Abweichung zum öffentlich-rechtlichen Rundfunk, erhebliche kommerzielle Bedeutung besitzt, da die Privatsender auf die Schaffung eines werbeattraktives Programmumfeldes angewiesen sind, um die Werbefinanzierung sicherzustellen. Dieser Zielsetzung der Privatsender laufen nun die Drittsendungen zuwider, da diese im Fall der Kirchen eine sicherlich davon abweichende Zielsetzung mit ihren kirchlichen Sendebeiträgen verfolgen. Das bedeutet, daß in diesem Fall die Drittsendungen einen noch größeren Eingriffscharakter besitzen, als dies im öffentlich-rechtlichen Rundfunk der Fall ist, der grundsätzlich eher auf das Kriterium der

765 Vgl. Link/Pahlke, Kirche und privater Rundfunk, 37.

766 Vgl. Zweiter Teil IV. B. .2.

767 So auch Ricker/Schiwy, Rundfunkverfassungsrecht, 395.

Werbeattraktivität zu verzichten mag, da er auf seine Gebühreneinnahmen zurückgreifen kann.

Nach einer anderen Auffassung wird dagegen argumentiert, daß die kirchliche Drittsendezeiten einen unmittelbaren Ausfluß des Vielfaltspostulats darstellen, so daß deren Einräumung der Verwirklichung einer grundrechtlichen Direktive des Art.5 Abs.1 S.2 GG diene und deshalb aufgrund der gebotenen Sicherung der Meinungsvielfalt bereits eine immanente Schranke der Rundfunkfreiheit bilde[768].

Ferner ist die diesbezügliche Grundannahme, wonach das Vielfaltsgebot und das Drittsendungsrecht kongruent wären und so aus dem Vielfaltsgebot das kirchliche Drittsendungsrecht abgeleitet werden kann, abzulehnen. Sicherlich gibt es Überschneidungen, aber von einer juristischen Identität, die dazu führt, daß das Drittsendungsrecht unmittelbar daraus ableitbar wäre, kann nicht ausgegangen werden[769]. Auch wenn Drittsendezeiten einen Beitrag zu einer interessensgerechten Ausgestaltung und Konkretisierung des Ausgewogenheits- und Pluralismusgebots - im Sinne des Normziels der Rundfunkfreiheit - darstellen und unter diesem Gesichtspunkt für Rechtsklarheit bei der Bestimmung eines effektiven „Zu-Wort-Kommens" beitragen[770], so liegt doch der Schwerpunkt der Legitimation kirchlicher Drittsendungsrechte auf der rechtlichen Sonderstellung der Kirchen, die im Art.4 und Art 140 GG begründet ist[771].

Hinzu kommt der Umstand, daß wenn schon beim öffentlich-rechtlichen Rundfunk ein verfassungsrechtlicher Anspruch aus dem dort geltenden Vielfaltsgebot im Zusammenhang mit dem Grundversorgungsauftrag abgelehnt worden ist, dann muß dies erst recht für den beim privaten Rundfunk geltenden „Grundstandard gleichgewichtiger Vielfalt" gelten, weil die dort bestehenden Vielfaltsanforderungen geringer sind als die entsprechenden Vielfaltsanforderungen des öffentlich-rechtlichen Rundfunks[772].

---

[768] Vgl. Link/Pahlke, Kirche und privater Rundfunk, 32.

[769] Vgl. Bethge, Besprechung von Lorenz, Drittsendungsrecht der Kirchen, insbesondere im privaten Rundfunk, in DVBl. 1989, 579.

[770] Der Gesichtspunkt der auch vielfaltssichernden Funktion der Drittsenderechte ist auch bei der Anwendung der für den öffentlich-rechtlichen Rundfunk gefunden Lösung auf den privaten Rundfunk von Bedeutung; siehe dazu Dritter Teil, V. B. 1. a).

[771] Vgl. Zweiter Teil IV. B. 2.

[772] Vgl. Dritter Teil I. B.; A.A. Lorenz, Das Drittsendungsrecht der Kirchen, 49.

C. Verfassungsrechtliche Rechtfertigung

1. Allgemeines

Die privaten Rundfunkveranstalter haben in den einzelnen Grundrechten - wie vorherige Prüfung ergab - keine wesentliche Verstärkung ihrer grundrechtlichen Rechtspositionen für die Einräumung von kirchlichen Drittsendungen für Verkündigungssendungen erfahren.

Aber auch die kirchliche Rechtsposition im Hinblick auf die Einräumung von Drittsendezeiten hat sich im Vergleich mit dem öffentlich-rechtlichen Rundfunk nicht verändert, so daß im folgenden zwischen den Rechten des privaten Veranstalters, der sich auf die Rundfunkfreiheit mit den entsprechenden verfassungsrechtlichen Vorgaben beruft[773] und den Rechten der Kirchen aus Art.4, 140 GG abzuwägen ist; wobei im Zusammenhang damit vor allem die Spezifika des privaten Rundfunkbereiches, wie die kommerzielle Ausrichtung aufgrund der ausschließlichen Finanzierung aus Werbeeinnahmen und die geringeren Vielfaltsanforderungen im Sinne des „Grundstandards an gleichgewichtiger Vielfalt“[774], erörtert werden.

Auf der Grundlage der mittelbaren Drittwirkung von Grundrechten[775] gelangt das Grundrecht des freien religiösen Bekenntnisses auch gegenüber Dritten, wie z.B. den privaten Rundfunkunternehmern in das einfache Gesetzesrecht auf dem Umweg über die Auslegung wertausfüllender und wertausfüllungsbedürftiger Generalklauseln und unbestimmter Rechtsbegriffe zur Geltung[776]. Eine vertiefte Behandlung der Frage der Drittwirkung der Grundrechte wird hier nicht vorgenommen, da im Fall der kirchlichen Drittsendezeiten keine unmittelbaren Grundrechtsanprüche der Kirchen bestehen[777].

2. Abwägung bei Verkündigungssendungen

a) Spezifika des privaten Rundfunks

Die Geeignetheit und die Erforderlichkeit der Verkündigungssendungen sind sowohl beim privaten als auch beim öffentlich-rechtlichen Rundfunk gegeben[778]. Zusätzliche und weitere Argumente aufgrund einer im Gegensatz zum öffentlich-

---

[773] Vgl. Dritter Teil I A./B.

[774] Vgl. Dritter Teil I.B.2.

[775] Vgl. Pieroth/Schlink, Staatsrecht II, 1997, RN 173 ff.

[776] Vgl. Herzog in Maunz/Dürig, GG-Kommentar, Art.4 RN 88 und Art.5 RN 28 ff.

[777] Vgl. Zweiter Teil III. B. 4.

[778] Vgl. Ricker/Schiwy, Rundfunkverfassungsrecht, 396.

rechtlichen Rundfunk veränderten verfassungsrechtlichen und tatsächlichen (wie z.B. den kommerziellen Bedingungen) Ausgangsbedingungen haben bei diesen beiden Prüfungspunkten keine Relevanz.

Bei der Verhältnismäßigkeitsprüfung ist als einer der entscheidenden Unterschiede zum öffentlich-rechtlichen Rundfunk die Werbefinanzierung zu nennen und im Rahmen der Grundrechtsposition der privaten Rundfunkveranstalter über Art.5 Abs.1 S.2 GG zu berücksichtigen. Somit stellt sich die Frage, ob diese veränderten Rahmenbedingungen zu einer im Vergleich zum öffentlich-rechtlichen Rundfunk abweichenden Beurteilung der Verhältnismäßigkeit der kirchlichen Drittsendungen im privaten Rundfunk führt.

Die oben genannten Spezifika des privaten Rundfunks sind insofern von Bedeutung, als die privaten Rundfunkveranstalter aufgrund ihrer ausschließlichen Werbefinanzierung nicht auf Gebühreneinnahmen zurückgreifen können und sich ihr Interesse von daher an einem für werbetreibende Firmen interessanten und massenattraktiven Programmangebot ausrichtet[779]. Aufgrund des Charakters der Eigengestaltung bei den Drittsendungen durch die Drittsendungeberechtigten ist in diesen Fällen die Programmdisposition des Rundfunkveranstalters erheblich eingeschränkt. Dies könnte dazu führen, daß ihm insoweit Teile seiner Programmherrschaft weggenommen[780] werden würden, was widerum Konsequenzen auf die Werbeattraktivität des Programmumfeldes haben könnte[781].

Dagegen ist jedoch festzustellen, daß kirchliche Sendungen durchaus ein werbeattraktives Programmumfeld darstellen können. Zum einen ist das Programmumfeld kirchlicher Beiträge gerade auch für die Werbewirtschaft für bestimmte Produkte aufgrund einer ganz speziellen Zuschauergruppe dieser kirchlichen Sendungen, sehr interessant. Zum anderen wird z.B. in der kirchlichen Verkündigungssendung „So gesehen“ dem privaten Rundfunkveranstalter aufgrund der rundfunkstaatsvertraglichen Werbevorschriften nach § 44 RStV und der Kürze des kirchlichen Beitrags von jeweils 5-Minuten ermöglicht, zusätzliche Werbung davor und danach auszustrahlen und auf diese Weise kann er das kirchliche Programm komplett finanzieren.

---

779 Vgl. BVerfGE 73, 118, 155 f.; 83, 238, 297.

780 Vgl. Ricker/Schiwy, Rundfunkverfassungsrecht, 394.

781 Einen unverhältnismäßigen Entzug der Programmdispositionsfreiheit des privaten Rundfunkveranstalters durch die Einräumung kirchlicher Drittsendungen wird von Ricker/Schiwy, Rundfunkverfassungsrecht, 396 gesehen.

Im Hinblick auf die erhebliche Einschränkung der Programmgestaltungsfreiheit ist zu berücksichtigen, daß aufgrund des geringen Anteils kirchlich-religiöser Beiträge am Gesamtprogramm der privaten Rundfunkveranstalter - Programmanteil kirchlicher Sendungen bei RTL 0,0%, SAT 1 0,1% (entspricht 531 Minuten) und PRO 7 0,0% im Zeitraum des Jahres 1996 [782] - die kirchlichen Sendezeiten keine Gefahr darzustellen, die das private Rundfunkmodell in seiner Existenz oder in seiner Grundstruktur in Gefahr brächten[783].

Hinzu kommt, daß die reinen Verkündigungssendungen (Gottesdienstübertragungen in der herkömmlichen Art und Weise) im privaten Rundfunk bisher so gut wie keine Bedeutung hatten, da die unmittelbare zeitliche Konkurrenz zu den an den festen Sonntagsterminen gebundenen Übertragungen in Fernsehen und Hörfunk der öffentlich-rechtlichen Anstalten eine derartig starke Konkurrenz darstellen, daß ein Konkurrieren unter kommerziellen Erwägungen nicht rentabel wäre. Aufgrund der bereits angesprochenen Veränderung der Medienlandschaft[784] besteht die Gefahr, daß derartige kirchliche Beiträge als kommerziell unrentable Sendeformate unterdrückt und verhindert werden, weil sie finanziell nichts einbringen. Allerdings werden für den privaten Rundfunk alternative Gestaltungen von Gottesdienstübertragungen, die sich dem Gesamtprofil der privaten Rundfunkprogramme mehr annähern, von den Kirchen bereits entwickelt.

Trotz der geringeren Anforderungen an die Vielfaltsanforderungen an den privaten Rundfunk[785] erscheint es angemessen, die Verkündigungssendungen dem „Grundstandard an gleichgewichtiger Vielfalt“ zuzurechnen, da ansonsten die Gefahr des Leerlaufens der kirchlichen Rechtspositionen besteht, die den Kirchen im öffentlich-rechtlichen Rundfunk zugestanden werden[786]. Diese Gefahr ist vor allem in der Tatsache begründet, die sich in einer Gesamtbetrachtung des bundesdeutschen Rundfunks zeigt, wonach eine Verschiebung der Marktanteile zugunsten der privaten Anbieter und zu Lasten der öffentlich-rechtlichen Anstalten[787] und ein damit verbundener fortschreitender Konzentrationsprozeß zu

---

[782] Vgl. Media Perspektiven - Basisdaten 1997, 26.

[783] Vgl. Link/Pahlke, Kirche und privater Rundfunk, 52 f. , die zu diesem Ergebnis für das außenpluralistische Modell gelangen, allerdings ohne nähere Begründung.

[784] Vgl. Dritter Teil I. D.

[785] Vgl. Dritter Teil I. B. 2. b).

[786] Vgl. Dritter Teil I. D.3.

[787] Vgl. Dritter Teil I. D 2.

verzeichnen ist[788]. Der zwischen dem öffentlich-rechtlichen und privatem Rundfunk bestehende funktionale Zusammenhang, der die geringeren Vielfaltsanforderungen des privaten von der Existenz des öffentlich-rechtlichen Rundfunks abhängig macht, führt aufgrund der aufgezeigten Verschiebung im Rahmen dieser Güterabwägung dazu, daß die Berücksichtigung der Verkündigungssendungen als kirchliche Drittsendungen als verhältnismäßig anzusehen ist.

Ein wesentlicher Grund, warum die Einräumung der kirchlichen Drittsenderechte im privaten und öffentlich-rechtlichen Rundfunk nicht unterschiedlich zu bewerten sind, liegt darin, daß die kirchlichen Drittsenderechte vor allem über die verfassungsrechtliche Sonderstellung der Kirchen[789] und weniger aus dem rundfunkrechtlichen Vielfaltsgebot legitimiert werden[790]. Ein wesentlicher Unterschied zwischen dem öffentlich-rechtlichen und dem privaten Rundfunk besteht jedoch gerade in den unterschiedlichen Vielfaltsanforderungen[791], so daß sich dieser Unterschied nicht auf die Behandlung der kirchlichen Drittsendezeiten auswirkt.

b) Kreis der Drittsendungsberechtigten und Verhältnismäßigkeitsmaßstab

Im Hinblick auf die Frage des Umfangs der Drittsendungsberechtigten erscheint die Erweiterung des Drittsendezeitanspruchs in einigen landesrechtlichen Bestimmungen auf „alle dort landesweit verbreiteten Religionsgemeinschaften"[792] unter dem Gesichtspunkt der Verhältnismäßigkeit nicht unproblematisch. Zum einen wegen der unüberschaubaren Anzahl von Religionsgemeinschaften und den praktischen Konsequenzen für den gewährenden Rundfunkveranstalter, der im Rahmen des chancengleichen Zugangs allen Anspruchsberechtigten diskriminierungsfrei Drittsendezeiten zur Verfügung stellen müßte. Senderechte für alle Religionsgemeinschaften würden von daher eine unzumutbare Beeinträchtigung für die privaten Rundfunkveranstalter bedeuten[793]. Allerdings ist auch der Ausschluß der anderen Religionsgemeinschaften, denen die

---

[788] Vgl. Dritter Teil I. D.1.

[789] Vgl. Zweiter Teil III. B. 3. c).

[790] Vgl. Zweiter Teil IV. B. 2.

[791] Vgl. Dritter Teil I B.

[792] Siehe dazu Dritter Teil, II. A. 3., wonach Mecklenburg-Vorpommern, Rheinland-Pfalz und Schleswig-Holstein den Kreis der Anspruchsberechtigten auf alle landesweit verbreiteten Religionsgemeinschaften ausgedehnt haben.

[793] Vgl. Birkert, Landesmediengesetz Baden-Württemberg - Kommentar, 1993, § 62 RN 3.

Rundfunkveranstalter auf freiwilliger Basis Sendezeit einräumen können[794], im Hinblick auf die Verpflichtung des Staates zur religiösen Neutralität[795] nicht unproblematisch, da der Staat keine Privilegierung einzelner Religionsgemeinschaften vornehmen darf, damit die Einhaltung des Gleichbehandlungsgrundsatzes gewährleistet wird[796].

Eine solche Erweiterung ist im Rahmen der Verhältnismäßigkeit und gerade im Hinblick auf die Bedeutung des Grundrechts der Rundfunkfreiheit als unverhältnismäßig anzusehen, weil sie zu einer Handlungsunfähigkeit und unzumutbaren Beschränkung der Programmgestaltungsfreiheit der Rundfunkveranstalter führen würde[797]. Eine Beschränkung auf die beiden großen Kirchen aufgrund deren gesellschaftlicher Bedeutung[798] und auf die Jüdischen Gemeinden wegen der historischen Verantwortung erscheint als angemessen und verhältnismäßig[799]. Ebenso ist es staatskirchenrechtlich anerkannt, daß bestimmte Differenzierungen im Sinne von Priveligierungen zulässig sind, wie dies bei der Besetzung der Gremien der öffentlich-rechtlichen Rundfunkanstalten durch mehrheitlich Repräsentanten der beiden großen Kirchen und der israelitischen Gemeinden der Fall ist[800]. Allerdings muß an dieser Stelle betont werden, daß dies keine unveränderbare und festgeschriebene Beurteilung sein muß. Gerade vor dem Hintergrund der Veränderung und Segmentierung auch des kirchlich-religiösen Lebensbereichs und seiner veränderten Stellung in der heutigen Gesellschaft ist eine eher zurückhaltende Handhabung allgemein kirchlicher privilegierter Rechtspositionen angebracht[801].

c) Zwischenergebnis

Demnach besteht auch im privaten Rundfunk eine verfassungsrechtliche Zulässigkeit von eigengestalteten kirchlichen Drittsendungen bei

---

794 So z.B. § 31 Abs.2 Hamb. MG; § 21 Abs.1 Rheinl.-Pfälz.LRG .

795 Auch die Rundfunkanstalten sind an das Gebot des Staates zur religiös-weltanschaulichen Neutralität gebunden, vgl. Link/Pahlke, Kirchliche Sendezeiten in Rundfunk und Fernsehen, AöR 108 (1983), 248, 260.

796 Vgl. Birkert, Landesmediengesetz Baden-Württemberg - Kommentar, 1993, § 62 RN 3.

797 Vgl. Ring, Kommentar zum Medienrecht, § 42 RStV RN 7; Ricker/Schiwy, Rundfunkverfassungsrecht, 396.

798 Vgl. Zweiter Teil III. B. 1. b) (1) (dd).

799 Vgl. Ring, Kommentar zum Medienrecht, § 42 RStV RN 7.

800 Vgl. BVerfGE 19, 1,8; Maunz in Maunz/Dürig, GG-Kommentar, 5.Aufl., Art.140 RN 48 ff.

801 Vgl. Ring, Kommentar zum Medienrecht, § 42 RStV RN 7.

Verkündigungsinhalten. Private Anbieter sind von Verfassungs wegen - wie dies auch aufgrund der hier durchgeführten Prüfung[802] im öffentlich-rechtlichen Rundfunk der Fall ist - trotz der Spezifika der Werbefinanzierung und der geringeren Vielfaltsanforderungen nicht zur Ausstrahlung solcher Verkündigungssendungen verpflichtet; wenn sie es aber tun, dann führt eine sachangemessene Konkretisierung des kirchlichen Kommunikationsbeitrags notwendig zu der Form der Drittsendung[803].

Um auf der Grundlage der Verschiebung der Medienlandschaft zugunsten des privaten Rundfunks den Öffentlichkeitsanspruch der Kirchen aufrecht zu erhalten, ist die einfachgesetzliche Einräumung von eigengestalteten Sendezeiten für Verkündigungssendungen als verhältnismäßig anzusehen und gerechtfertigt; ansonsten würde sich die kirchliche Präsenz im Fall eines weiteren Bedeutungsverlustes des öffentlich-rechtlichen Rundfunks nur noch in einer „Nische" der Rundfunklandschaft wiederfinden.

Da bei dieser Abwägung nicht von dem idealtypischen Zustand der Rundfunklandschaft ausgegangen wird, wonach ein außenplurales System besteht, wird auch nicht auf die Frage eingegangen, inwieweit sich der Umstand, daß die Kirchen selbst als Rundfunkveranstalter auftreten, auf die Einräumung von kirchlichen Drittsendezeiten bei privaten - nicht-kirchlichen Rundfunkveranstaltern - auswirkt.

3. Sonstige religiöse Sendungen und Sendungen über Fragen der öffentlichen Verantwortung der Kirchen

Da beim privaten Rundfunk keine unterschiedliche Sichtweise im Vergleich zum öffentlich-rechtlichen Rundfunk besteht, kommt man auch bei diesen beiden Sendetypen zu dem Ergebnis, daß eine Einräumung von Drittsendungen zwar geeignet, aber im Fall der Sendungen über Fragen der öffentlichen Verantwortung der Kirchen nicht erforderlich ist[804].

Im Hinblick auf einen binnenpluralen Rundfunk stellt sich die Gewährleistung der Programmfreiheit in gleicher Weise dar. Eine Beschränkung der Rundfunkfreiheit rechtfertigt sich hier nicht nur durch die konkrete Beeinträchtigung verfassungsunmittelbarer, konkret höherwertiger Rechtsgüter, sondern auch aus

[802] Vgl. Zweiter Teil III. B

[803] Vgl. Link, HdbStKirchR, Bd.2, 1995, 251, 282

[804] Vgl. Zweiter Teil IV. C. 3. c) (1) (aa), (bb) und d) (1) (aa), (bb).

der Verpflichtung zur Ausgewogenheit, die in stärkerem Maße die Rücksichtnahme auf abweichende Positionen erfordert[805].

Da inhaltliche Programmbindungen nur eingeschränkt zulässig sind, können nur grundlegende Verfassungswerte wie z.B. die Würde des Menschen die Rundfunkfreiheit einschränken. Für andere Verfassungsgüter gilt dies nicht in gleichem Maße, denn sie sind im außenpluralen, privaten Rundfunk stets in Ausgleich zur Programmfreiheit des Rundfunks zu bringen. Diese dürfen nur zum Schutz konkret höherwertiger Verfassungsgüter eingeschränkt werden und sind damit deutlich restriktiver zu interpretieren, als dies beim öffentlich-rechtlichen Integrationsfunk der Fall ist.

Trotzdem ist - aufgrund der im Rahmen der „Güterabwägung bei Verkündigungssendungen" bereits vorgetragenen Gründe, wie der Verschiebung der Gewichte zugunsten des privaten Rundfunks -, die kirchliche Drittsendung „Sonstige religiöse Sendungen" als verhältnismäßig anzusehen, sofern sie eine bestimmte Nähe zum Schutzbereich des Art.4 GG aufweist[806].

Ebenso wie bei der Güterabwägung im öffentlich-rechtlichen Rundfunk, ist die Einräumung von kirchlichen Drittsendezeiten bei „Sendungen über Fragen der öffentlichen Verantwortung der Kirchen" auch im privaten Rundfunk als unverhältnismäßig anzusehen, da es im privaten Rundfunk zumindest keine Besserstellung der kirchlichen Positionen und Gewichte gibt, die eine zugunsten der Kirchen abweichende Gewichtung rechtfertigen würden und eine Einräumung von kirchlichen Drittsendezeiten bei diesem Sendungstyp vorsehen würden.

4. Ergebnis

Die Abwägung im Hinblick auf die Einräumung von kirchlichen Drittsendungen führt beim privaten Rundfunk aufgrund der Tatsache, daß die privaten Rundfunkveranstalter keine Verstärkung ihrer Rechtspositionen durch die Grundrechte aus Art. 5 Abs.1 S.2, 12 Abs.1, 14, 4 und 2 Abs.1 GG in Bezug auf kirchliche Drittsendungen erfahren und dem Umstand, daß die geringeren Vielfaltsanforderungen des privaten Rundfunks keine Auswirkungen auf die vor allem in der verfassungsrechtlichen Sonderstellung der Kirchen legitimierten kirchlichen Drittsendezeiten besitzen, zu keinem abweichenden Ergebnis im Vergleich zum öffentlich-rechtlichen Rundfunk. Somit ist die Einräumung von

---

805 Vgl. Degenhart in Bonner Kommentar, Art.5 Abs.1 und 2 RN 621m.w.N.

806 So auch Lorenz, Das Drittsendungsrecht der Kirchen, 34; Link/Pahlke, Kirchliche Sendezeiten in Rundfunk und Fernsehen, in AöR, Bd.108,1983, 248, 272 f.; Schlaich, HdbStKirchR, 1975, Bd.2, 261, 266 f.

kirchlichen Drittsendezeiten bei Verkündigungssendungen und bei bestimmten „Sonstigen religiösen Sendungen“ als verhältnismäßig und im Fall der „Sendungen über Fragen der öffentlichen Verantwortung der Kirchen“ als unverhältnismäßig anzusehen.

D. Verantwortlichkeiten bei Drittsendungen

Grundsätzlich sind die Verantwortlichkeiten des privaten Rundfunkveranstalters und deren Umfang und Reichweite im Verhältnis zu dem Drittsendeberechtigten, wie im öffentlich-rechtlichen Rundfunk zu bewerten[807], das bedeutet, daß derjenige dem Sendezeit zur Verfügung gestellt wurde, selbst für Inhalt und Gestaltung verantwortlich ist und deshalb bei zivil- oder strafrechtlichen Verstößen selbst haftet.

Das Prüfungsrecht des privaten Rundfunkveranstalters beschränkt sich - wie beim Intendanten - darauf, ob eine Senderecht besteht. Weitere inhaltlich Vorgaben dagegen sind ausgeschlossen[808].

V. Die Verträge der Kirchen mit RTL und SAT 1

A. Inhalt und Regelungsgehalt der Verträge

1. Allgemeines

Während evangelikale Gruppen schon zu Beginn der 80 iger Jahre im kabelgebundenen Eureka-TV als Programmzulieferer in Erscheinung traten, wurden seitens der Evangelischen Kirche von Anfang an nur mit den beiden großen nationalen Privatfernsehveranstaltern RTL und SAT 1 über eigene kirchliche Programmbeiträge verhandelt[809]. Anfang 1988 starteten die Evangelische und Katholische Kirche bei RTL mit einer fünfminütigen Bildmeditation im Sonntagabend-Programm und ab 1989 dann im Programm von SAT 1. Die diesen beiden Programmen zugrunde liegenden Rahmenverträge stellen eine Konkretisierung und Ausgestaltung der rundfunkstaatsvertraglichen und landesmedienrechtlichen Bestimmungen dar.

Aufgrund der rundfunkstaatsvertraglichen Vorgaben, wonach die privaten Rundfunkveranstalter den Kirchen eigene Sendezeiten nach § 42 RStV einzuräumen haben, könnte man auch von einem Kontrahierungszwang der Rundfunkveranstalter hinsichtlich der Realisierung von Drittsendezeiten für die anspruchsberechtigten Kirchen sprechen. Diese Verpflichtung besteht primär

---

[807] Vgl. Zweiter Teil III. A. 2. b).

[808] Vgl. Birkert, Landesmediengesetz Baden-Württemberg - Kommentar, 1993, § 62 RN 8.

[809] Vgl. Redelfs, Evangelische Kirche und Privater Rundfunk, 131.

hinsichtlich der Tatsache „daß“ kirchliche Drittsendezeiten einzuräumen sind. Im Hinblick auf das „wie“ bzw. der konkreten Ausgestaltung dieses Drittsenderechts wird als unbestimmter Rechtsbegriff lediglich das Kriterium der „Angemessenheit“ vorgegeben.

Die Verträge sind darauf gerichtet, der Evangelischen und der Katholischen Kirche im Rahmen einer partnerschaftlichen Zusammenarbeit mit den Sendern RTL und SAT1 die Möglichkeit zu geben, in den jeweiligen Programmen die christliche Botschaft sowie christliche Wertvorstellungen zur Geltung zu bringen[810]. Die weiteren Bestimmungen der Verträge beinhalten eine nähere Eingrenzung des Charakters und Inhalts der kirchlichen Sendungen und Vorschriften über die Realisierung der entsprechenden Programme. Dabei wird neben der Gesamtverantwortung des Rundfunkveranstalters, den Kirchen die inhaltliche Verantwortung für Sendungen, die die Vermittlung der christlichen Botschaft zum Ziel haben, eingeräumt.

In den Verträgen sind Verweise auf Zusatzvereinbarungen enthalten, in denen nähere Einzelheiten geregelt sind. Bis zum heutigen Tag ist jedoch keine derartige Zusatzvereinbarung abgeschlossen worden, sondern es existieren lediglich einseitige Entwürfe.

Im Gegensatz zu der Praxis des öffentlich - rechtlichen Rundfunks haben die Kirchen im privaten Rundfunk nicht - auch nicht nur teilweise - auf das ihnen zustehende Recht auf eigene Sendezeiten verzichtet, was mit Kostenvorteile verbunden wäre, da nur bei Drittsendungen die Kostentragungsregel, die eine kirchliche Beteiligung vorsieht, greifen würde und im Rahmen des redaktionellen Gesamtprogramms nicht zur Anwendung kommen würde[811].

Im Zusammenhang mit den Verkündigungssendungen im privaten Rundfunk ist jedoch zu berücksichtigen, daß Gottesdienste bisher sehr selten bei privaten Rundfunkveranstaltern ausgestrahlt worden sind. So hat RTL bisher insgesamt 3-4 Gottesdienste übertragen und dabei versucht, publikumsattraktive Veranstaltungen wie einen Gottesdienst aus Taizé ins Programm zu nehmen. Doch die im Fall von Gottesdienstübertragungen große Konkurrenz zu den

---

[810] Vgl. § 1 Abs.1 „Grundsätzliches“ des Rahmenvertrages der Kirchen mit SAT 1: „SAT 1 und die Evangelische und die Römisch-Katholische Kirche vereinbaren partnerschaftliche Zusammenarbeit. Im Rahmen dieser Zusammenarbeit haben die Kirchen die Möglichkeit, die christliche Botschaft sowie christliche Wertvorstellungen im Gesamtprogramm zur Geltung zu bringen.“.

[811] Vgl. Vierter Teil.

öffentlich-rechtlichen Rundfunkprogrammen und die festgeschriebene Sendezeit - sofern der dem Gottesdienst angemessene Sendeplatz am Sonntag-Vormittag eingehalten werden soll - und der Umstand, daß Gottesdienste als schwer integrierbare „Exoten" in das Gesamtprogramm der privaten Sender anzusehen sind, haben dazu geführt, daß zur Zeit keine Verkündigungssendungen in der Gestalt von Gottesdiensten bei den privaten Sendern ausgestrahlt werden.

2. Hintergrund

Vertragspartner bei RTL sind auf evangelischer Seite die EKD und auf katholischer Seite der VDD (Verband der Diözesen Deutschlands).

Bei SAT 1 ist die Konstellation etwas komplizierter, dort sind neben der EKD und dem VDD auch die Diözese Rottenburg-Stuttgart und die Evangelische Landeskirche Württemberg Vertragspartner. Hintergrund der Teilnahme der beiden zusätzlichen Vertragspartner auf kirchlicher Seite ist, daß sich im Rahmen der Ausschreibung des Fernsehnetzes I in Baden-Württemberg durch die LFK (Landesanstalt für Kommunikation) Stuttgart die beiden Landeskirchen Baden-Württembergs ein wöchentliches einstündiges Spartenprogramm gefordert haben. SAT 1, das die terrestrische Zulassung eines 24 stündigen nationalen Vollprogramms auf der gleichen Frequenz beantragte, erhielt dann den Zuschlag, nachdem die Kirchen auf ein eigenes Spartenprogramm verzichtet hatten. Als Ausgleich für diesen Verzicht ist in dem Bescheid der LFK vom 7.7.1988, SAT 1 verpflichtet worden, mit den Kirchen (im speziellen den beiden Landeskirchen) entsprechende Vereinbarungen zur Einräumung religiöser Sendungen ins SAT 1 Programm abzuschließen.

3. Vertragstexte und Problemstellungen

a) Allgemeines

Auf Seiten privater Rundfunkveranstalter wird die Interessenlage und Zielvorstellung hinsichtlich der Zusammenarbeit mit den Kirchen *„als Profilierung des Senders mit wertorientierenden Programmen" bezeichnet*"[812]. Welche Bedeutung diese Wertorientierung jedoch letztendlich in der Programmpolitik des Rundfunkveranstalters tatsächlich besitzt, scheint aufgrund der Programmstrukturen und -inhalte unklar.

Die bei den privaten Rundfunkveranstaltern vorherrschende Sichtweise hinsichtlich der Auslegung und Handhabung der Verträge ergibt sich aus folgendem Zitat, wonach *„sich die Programmvorstellungen der Kirchen ohne Beeinträchtigung der Akzeptanz und der Wirtschaftlichkeit in das*

[812] So die Formulierung in einem inoffiziellen Papier von SAT 1 und den Kirchen.

Gesamtprogramm des privaten Anbieters integrieren lassen"[813]. Die Betonung der Wirtschaftlichkeit ist bei den sich ohne Rundfunkgebühren finanzierenden privaten Rundfunkveranstaltern berechtigt, muß jedoch bei der Handhabung und Umsetzung dieses Vertrages durch den Rundfunkveranstalter entsprechend berücksichtigt werden. Das damit zum Ausdruck kommende Primat der Massenattraktivität des Programms, das in dem „Quotendruck" und der damit verbundenen Werbeattraktivität des Programms begründet liegt, ist schon vom Bundesverfassungsgericht prognostiziert worden [814].
Hinsichtlich der Angemessenheit der Sendedauer gibt der Vertrag eine entsprechende Sendezeit mit 45 Minuten wöchentlich vor[815]. Statistische Erhebungen über katholische und evangelische Programmbeiträge bei SAT 1 machen deutlich, daß auch unter Einbeziehung von Wiederholungen der vertraglich „angestrebte" Wochendurchschnitt bisher nur einmal erreicht werden konnte[816].

Die Vertrag bietet in seiner Aufzählung von Sendeinhalten auch einen Ansatzpunkt für eine Unterteilung der kirchlichen Sendungen[817]. Diese Aufzählung ist in Anlehnung an die ältere Gestaltung beim ZDF erfolgt. Dieser Passus ist jedoch als eine zu weite und zu unpräzise Festlegung zu bewerten, da er keine klare und praktisch umsetzbare Differenzierung vornimmt und vor allem

---

[813] Aus der Präambel einer Vertragsvereinbarung zwischen den Kirchen und einem privaten Rundfunkanbieter hinsichtlich kirchlicher Beiträge in einem Regionalprogramm; dabei wird auf die in der Zulassungsurkunde der entsprechenden Landesmedienanstalt gewählte Formulierung hinsichtlich der Integrierung kirchlicher Programme in das Gesamtprogramm Bezug genommen.

[814] BVerfGE 73, 118, 155 f.

[815] Vgl. § 1 Abs.2 des Rahmenvertrages der Kirchen mit SAT 1:
„Verkündigungs- und andere kirchliche Sendungen sind regelmäßiger integrierter Bestandteil des Programms und grundsätzlich aller dafür in Betracht kommenden Programmsparten Den Kirchen werden dafür angemessene Sendezeiten im Programm eingeräumt. Grundsätzlich wird eine Sendezeit bis zu 45 Minuten wöchentlich für beide Kirchen zusammen angestrebt."

[816] Eine Statistik der Katholischen Fernseharbeit bei SAT 1 vom März 1998 ergab für den Zeitraum von 1989 bis 1997 folgende wöchentlichen kirchlichen Sendeminuten: 1989: 4 Min. - 1990: 5 Min. - 1991: 6 Min. - 1992: 5 Min. - 1993: 17 Min. - 1994: 37 Min. - 1995: 27 Min. - 1996: 48 Min. - 1997: 15 Min.

[817] Vgl. § 1 Abs.3 des Rahmenvertrages der Kirchen mit SAT 1:
„Die kirchlichen Beiträge beziehen Informations-, Bildungs- und Beratungssendungen, Beiträge zu Fragen der öffentlichen Verantwortung der Kirchen sowie Übertragung kirchlicher Feiern und Veranstaltungen mit ein. Dabei ist an folgende Sendeformen gedacht: Beratungssendung, Meditation, Dokumentation, Spielserie, Kinder- / Familienprogramm, kirchliche Nachrichten."

die kirchliche Verkündigungssendung mit denjenigen Sendungen gleichsetzt, die sich mit Fragen über die öffentliche Verantwortung der Kirchen beschäftigen.

b) Ausrichtung der kirchlichen Beiträge an dem konkreten Programmumfeld und dem Gesamtprogramm

Ein weiterer wichtiger Gesichtspunkt ist die Frage, inwieweit eine Einbindung und Anpassung der kirchlichen Beiträge an das Programmumfeld des jeweiligen privaten Rundfunkveranstalters gefordert wird[818]. Es gibt Indizien aus entsprechenden vertraglichen Vereinabrungen, die darauf hindeuten, daß die kirchlichen Beiträge sich an dem allgemeinen Gesamtprogramm des jeweiligen Rundfunkveranstalters und an dem konkreten Programmumfeld zu orientieren haben.

Es ist zu fragen, ob eine solche Ausrichtung sich „nur" auf die äußere Gestaltung der kirchlichen Sendungen zu beziehen hat oder ob auch eine inhaltliche Orientierung an dem Programmumfeld zu erfolgen hat. Eine Überprüfung dieser Fragestellung anhand des Vertrages ergibt, daß „ *über Programmtyp, Sendezeit und Programmumfeld Einvernehmen hergestellt werden muß"*[819]. Diese Formulierung zeigt, daß diese Kriterien von beiden Vertragsparteien als einigungsbedürftige und dispositive Punkte angesehen werden und somit keine einseitigen Vorgaben gemacht werden können.

Nach einer weiteren Vertragsformulierung gilt, daß *„unbeschadet der Gesamtverantwortung des Veranstalters die inhaltliche Verantwortung für Sendungen, die die Vermittlung der christlichen Botschaft zum Ziel haben, bei den Kirchen liegt"*[820]. Dieser Passus enthält eine eindeutige Aussage hinsichtlich der inhaltlichen Verantwortung der Kirchen. Aus der Formulierung der weiterhin unbeschadeten Geltung der Gesamtverantwortung des Veranstalters läßt sich jedoch keine konkrete Vorgabe für die einzelne kirchliche Sendung ablesen; vielmehr ist diese Gesamtverantwortung unter dem Gesichtspunkt einer

---

818 So wie dies bei dem Vertrag zwischen Radio ffn (Niedersachsen) dem Rundfunkreferat der norddeutschen Kirchen und dem katholischen Bernwardt-Verlag verlangt wird, wonach sich die kirchlichen Vertragspartner verpflichteten ihre Beiträge der Gestaltung des Gesamtprogramms und dem jeweiligen Umfeld anzupassen;
vgl. Redelfs, Evangelische Kirche und Privater Rundfunk, 140.

819 Vgl. § 1 Abs.4 des Rahmenvertrages der Kirchen mit SAT 1.

820 Vgl. § 1 Abs.5 des Rahmenvertrages der Kirchen mit SAT 1.

übergeordneten rechtlichen Verantwortung des Veranstalters vergleichbar der Intendantenverantwortung beim öffentlich-rechtlichen Rundfunk [821].

Auf der Grundlage einer systematischen Auslegung ergibt sich aus dem Vertragskontext[822], wonach die inhaltliche Verantwortung bei den Kirchen liegt, daß damit keine zwingende Anpassung der kirchlichen Beiträge an das Gepräge und Profil des Gesamtprogramms erfolgen muß. Ansonsten würde auch das Charakteristikum und der eigentliche Zweck von eigengestalteten Drittsendungen verloren gehen. Ein bestimmter Grad an inhaltlicher und gestalterischer Unabhängigkeit muß gegeben sein, weil ansonsten auch die durch die Einräumung von Drittsendezeiten geschaffene Rechtsposition ins Leere laufen würde. Dies gilt sowohl für die Anpassung bzw. Orientierung an das Gesamtprogramm des Senders als auch für die Anpassung an das konkrete Programmumfeld.

Im Rahmen des abgestuften Mitgestaltungssystems ist mit abnehmender Intensität der kirchlichen Mitgestaltung eine Zunahme der gestalterischen und inhaltlichen Ausrichtung der kirchlichen Sendebeiträge an den Vorgaben des Rundfunkveranstalters in Bezug auf Programmumfeld und Gesamtprogramm anzunehmen. Das bedeutet, daß z.B. bei einem kirchlichen Beitrag „über Fragen der öffentlichen Verantwortung" eine Vorgabe des Veranstalters, sich an dem konkreten Progammumfeld und bzw. oder dem senderspezifischen Gesamtprogramm zu orientieren, als berechtigt und zulässig anzusehen ist. Wohingegen bei einer „sonstigen religiösen Sendung", die sich noch näher am religiösen Bereich des Art.4 GG befindet, eine derartige Vorgabe zur Ausrichtung und Orientierung des kirchlichen Beitrags an das Gesamtprogramm nur in ganz engen Grenzen zulässig erscheint.

c) Programmrealisierung und Verantwortlichkeiten

(1) Vertragliche Gestaltung

Im Zusammenhang mit der Programmrealisierung sieht der Vertrag zwischen den Kirchen und SAT 1 vor, daß *„die Realisierung dieser kirchlichen Sendungen im Zusammenwirken zwischen Sender und beiden Kirchen erfolgt. Die kirchlichen Sendungen können in kürzeren und in größeren zusammenhängenden*

---

[821] Vgl. Zweiter Teil III. A. 2. b).

[822] Vgl. die folgenden Regelungen aus dem Rahmenvertrag der Kirchen mit SAT 1:
§ 2 Abs.1 „Die kirchlichen Beiträge sind grundsätzlich Bestandteil des Gesamtprogramms."
§ 1 Abs.1 „christliche Botschaft im Gesamtprogramm zur Geltung bringen"
§ 1 Abs.2 „Verkündigungs- und andere kirchliche Sendungen sind regelmäßiger integrierter Bestandteil des Programms".

Sendeeinheiten plaziert werden. Im übrigen wird über Programmtyp, Sendezeit und Programmumfeld Einvernehmen hergestellt. Die konfessionelle Aufteilung kirchlicher Beiträge wird durch die Kirchen einvernehmlich geregelt. Die Kirchen werden dazu beitragen, im Zusammenwirken mit dem Sender geeignete Programmformen zu entwickeln"[823]. In der sehr weiten Formulierung des „Zusammenwirkens" zwischen Sender und Kirchen liegt ein Hauptproblem dieser Klausel, weil hiermit keinerlei feste und klare Rechtspositionen beschrieben werden.

Gerade die Kriterien des Programmtyps, der Sendezeit und des Programmumfelds sind bei der Organisation und der betrieblichen Führung für den jeweiligen Rundfunkveranstalter von entscheidender Bedeutung, da die privaten Rundfunkveranstalter fast ausschließlich auf den „Verkauf" von Sendezeiten an Werbepartner zur Finanzierung ihres Rundfunkunternehmens angewiesen sind. Der durch diese Geschäftstätigkeit zu erzielende Erlös hängt in entscheidendem Maße von der Sendezeit, dem Programmtyp und dem sonstigen Programmumfeld ab[824]. Aufgrund dieser Ausgangslage müssen bei der konkreten Realisierung der kirchlichen Sendungen möglichst eindeutige und klare Kompetenzzuordnungen vertraglich festgeschrieben werden

Auch bei der Formulierung des „Einvernehmens" besteht die Gefahr, daß so wesentliche Kriterien wie die Sendezeit nicht entsprechend vertraglich abgesichert sind; auch hier entscheidet der Sender im Zweifel aufgrund der bestehenden Machtkonstellation nach reinen „Quoteninteressen".

Die konfessionelle Aufteilung der Sendungen erfolgt im Verhältnis 50/50 zwischen den beiden Kirchen. Wobei jedoch die Aktivitäten auf katholischer Seite wesentlich größer sind, was zur Folge hat, daß sie auch mehr Beiträge im Programm von SAT 1 unterbringt. Ein Grund dafür beruht auf der föderalen Struktur der Evangelischen Kirche[825]. Ferner schwächte das widersprüchliche Bild, das die evangelische Rundfunkpolitik als Resultat der landeskirchlichen Alleingänge bot, die medienpolitische Durchsetzungsfähigkeit der Evangelischen Kirche[826].

[823] Vgl. § 1 Abs.4 des Rahmenvertrages der Kirchen mit SAT 1.

[824] Vgl. Billstein, Rundfunksendezeiten für amtliche Verlautbarungen, 57.

[825] Vgl. Erster Teil III. A. 1.

[826] Vgl. Redelfs, Evangelische Kirche und Privater Rundfunk, 125 und Erster Teil I A./C.

In einem anderen Vertragstext wurden die Verantwortlichkeiten etwas genauer gefaßt, dort heißt es u.a., *„daß der private Rundfunkveranstalter für das gesamte Programm die Verantwortung inne habe, wozu insbesondere auch das Programmprofil und der Qualitätsstandard gehöre und insofern auch die kirchlichen Sendungen der Verantwortung des Rundfunkveranstalters unterliegen. Die kirchliche Botschaft und die kirchlichen Beiträge müßten in den kirchlichen Sendungen unverfälscht und unverkürzt zum Ausdruck kommen und insoweit sei die Verantwortung für Inhalt und Gestaltung ganz bei den Kirchen. In Fällen, in denen sich beide Verantwortungs - Prinzipien berühren oder überschneiden würden, sei der Rundfunkveranstalter im Einzelfall berechtigt, einen Beitrag zunächst abzusetzen. Falls in einem solchen Konfliktfalle die Meinungsverschiedenheiten vor Ort nicht ausgeräumt werden können, solle eine Lösung auf Redakteursleiter-Ebene gesucht werden"*[827].

Neben dem vorhandenen Problembewußtsein hinsichtlich möglicher Überschneidungen der beiden Verantwortungsbereiche wird in diesem Vertragstext auch eine Lösungsmöglichkeit angeboten, die den Ansatz eines Eskalationsverfahrens erkennen läßt, auch wenn sicherlich die Redakteursleiter-Ebene aufgrund der fehlenden Entscheidungsbefugnis - was die überredaktionellen Angelegenheiten betrifft - nicht als einzige Eskalationsstufe ausreichend erscheint. Die Eröffnung eines solchen Verfahrens ist im vorliegenden Fall ausschließlich an das Absetzen eines Beitrages durch den Rundfunkveranstalter gekoppelt. Eine Ausweitung der Anwendbarkeit des Eskalationsverfahrens scheint wegen der Vielfalt kritischer Berührungspunkte bei der Zusammenarbeit von Kirchen und Rundfunkveranstaltern zur Erstellung von kirchlichen Beiträgen dringend erforderlich.

Das Recht des Rundfunkveranstalters, Beiträge einseitig abzusetzen und damit eine Art Letztentscheidungsrecht inne zu haben, bringt eine klare Gewichtung zugunsten des Rundfunkveranstalters zum Ausdruck und ist mit dem hier gefundenen Lösungsmodell, was gerade für solche Fälle die Anwendung eines Schlichtungs- und Eskalationsverfahrens vorsieht[828], nicht vereinbar.

---

[827] So eine Vertragsvereinbarung zwischen den Kirchen und einem privaten Rundfunkanbieter hinsichtlich kirchlicher Beiträge in einem Regionalprogramm.

[828] Vgl. Zweiter Teil VI.C. 1.d).

(2) Die kirchlichen Senderbeauftragten

(AA) ALLGEMEINES UND VERTRAGLICHE VERANKERUNG

Zunächst wird der vertragliche Bezugspunkt für die Einbeziehung der kirchlichen Mitgestaltung und im Anschluß daran die Stellung der kirchlichen Beauftragten im organisatorischen Kontext der Kirchen genauer dargestellt.

Die kirchliche Mitgestaltung basiert auf der vertraglichen Vereinbarung, wonach *„unbeschadet der Gesamtverantwortung des Veranstalters die inhaltliche Verantwortung für Sendungen, die die Vermittlung der christlichen Botschaft zum Ziel haben, bei den Kirchen liegt. Sie wird von dem Beauftragten beider Kirchen wahrgenommen"*[829]. In dieser Abgrenzung der verschiedenen Verantwortlichkeiten liegt ein wesentlicher Ansatzpunkt für faktische Mitgestaltungsmöglichkeiten und -rechte. Die Gesamtverantwortung des Rundfunkveranstalters erfaßt dabei das Prüfungs- und Entscheidungsrecht, das auch als „Vetorecht bei evidentem Rechtsverstoß" bezeichnet wird[830] und entsprechend den diesbezüglichen Grundsätzen beim öffentlich-rechtlichen Rundfunk und beim privaten Rundfunk[831] Anwendung findet. Darüber hinausgehende Rechte und Pflichten im Rahmen einer Gesamtverantwortung des privaten Rundfunkveranstalters aus Art.12 oder Art. 14 GG sind nicht ersichtlich[832].

Fraglich ist, was unter der inhaltlichen Verantwortung der Kirchen zu verstehen ist und welcher Verantwortungsrahmen mit der Bezugnahme auf solche Sendungen, die die Vermittlung der christlichen Botschaft zum Ziel haben, gemeint ist. Aufgrund der systematischen Stellung der kirchlichen Verantwortung neben der Gesamtverantwortung des Rundfunkveranstalters, müßte sich im Umkehrschluß für die Kirchen derjenige Verantwortungsbereich ergeben, der nicht durch die Gesamtverantwortung abgedeckt ist. Allerdings ist zu berücksichtigen, daß es beim privaten und öffentlich-rechtlichen Rundfunk die Drittsendung in der Form, daß sämtliche dazu erforderlichen konzeptionellen und produktionstechnischen Abläufe von der Kirche als Drittem selbst durchgeführt werden, nicht gibt, sondern daß es sich dabei um „Mischformen" handelt, die rechtlich nicht klar zu fassen sind. Dies ändert jedoch nichts an der Rechtsgrundlage des § 42 RStV, der von Drittsendezeiten ausgeht. Demnach müßte die „inhaltliche Verantwortung" der Kirchen zumindest dann umfassend -

[829] Vgl. § 1 Zif.5 des Rahmenvertrages der Kirchen mit SAT 1.

[830] Vgl. Herrmann, Rundfunkrecht, § 10 RN 60; siehe dazu ausführlicher Zweiter Teil, III. A. 2. b).

[831] Vgl. Dritter Teil IV. D.

[832] Vgl. Teil, IV. A.

mit der Ausnahme des Gesamtverantwortungsbereichs - gegeben sein, wenn es sich um reine Verkündigungssendungen und religiöse Sendungen handelt, die aufgrund ihrer Nähe zum Schutzbereich des Art.4 GG vom Drittsendeanspruch erfaßt sind.

(BB) STELLUNG UND FUNKTION SENDERBEAUFTRAGTEN DER EVANGELISCHEN KIRCHE

Durch die Person und Funktion der kirchlichen Senderbeauftragten[833] werden die vertraglichen Bestimmungen der kirchlichen Mitgestaltung konkret umgesetzt. Für die Zusammenarbeit mit den privaten Rundfunkveranstaltern hat die Evangelische Kirche über ihre Landeskirchen ein eigenes Netz von Beauftragten aufgebaut. Diese Beauftragten sind zum Teil auch Leiter von Rundfunkreferaten der Evangelischen Kirche, die Beiträge für die privaten Hörfunksender produzieren.

Grundsätzlich bestehen bei der Aufgabenstellung der Beauftragten keine Unterschiede zum öffentlich-rechtlichen Rundfunk; allerdings gestaltet sich die konkrete Arbeit bei den privaten Rundfunksendern - aufgrund des Fehlens der entsprechenden Fachredaktionen - anders als beim öffentlich-rechtlichen Rundfunk. Ohne konkrete Vorgaben arbeiten die Beauftragten bei den privaten Rundfunkveranstaltern auch bei redaktionellen Sendungen die kirchlichen Beiträge in der Form zu, daß sie von der Themenfindung über die Recherche bis hin zu detaillierten, konkreten Gestaltungsvorschlägen und Konzepten alles selbst bewerkstelligen, jedoch ohne die Garantie einer Übernahme ihrer Vorschläge durch die Rundfunkveranstalter zu besitzen.

Ein weiterer Unterschied zu der Arbeit und Situation im öffentlich-rechtlichen Bereich besteht darin, daß eine ausgeprägte Bereitschaft seitens der kirchlichen Beauftragten bestehen muß, sich auf die gestalterischen und inhaltlichen Besonderheiten des jeweiligen Privatsenders einzulassen und diese bei den kirchlichen Angeboten für die Mitarbeit und die Beiträge zu berücksichtigen, um

[833] Zur aktuellen Entwicklung und Neuorganisation in der Evangelischen Kirche und der Rolle der Rundfunkbeauftragten vgl. Erster Teil III. A. 3, dort werden die kirchlichen Beauftragten für den Rundfunk mehr unter dem Gesichtspunkt ihrer innerkirchlichen Verankerung beleuchtet, während sid hier in ihrer Funktion und Zusammenarbeit mit den Rundfunkanstalten diskutiert werden.

sich dem entsprechenden Senderumfeld und dem „typischen Senderpublikum" anzupassen[834].

(CC) STELLUNG UND FUNKTION DER SENDERBEAUFTRAGTEN DER KATHOLISCHEN KIRCHE

Die kircheninterne Verankerung der Senderbeauftragten bei der Katholischen Kirche[835] erfolgt über einen Geschäftsbesorgungsvertrag vom 24.1./ 5.2.1990 zwischen dem VDD (Verband der Diözesen Deutschlands) und der APG (Allgemeine gemeinnützige Programmgesellschaft)[836], wonach der APG die Aufgabe der Koordination hinsichtlich der konzeptionellen und produktionstechnischen Realisierung im Bereich der kirchlichen Programmbeiträge zukommt, vor allem in den Fällen, in denen die Produktion von kirchlichen Produktionsgesellschaften wahrgenommen wird. Dazu ist die innerkirchliche Aufgabenfestlegung durch die Publizistische Kommission der Deutschen Bischofskonferenz zu berücksichtigen, die durch die kirchlichen Senderbeauftragten gegenüber den Rundfunkanstalten vertreten wird. Danach besteht der Kompetenzbereich des kirchlichen Senderbeauftragten in den folgenden Aufgaben[837]:

- Vertretung der katholischen Programm-Interessen gegenüber den Programmverantwortlichen des jeweiligen Rundfunkveranstalters;
- Kooperation mit den entsprechenden Redaktionen des Rundfunkveranstalters in Abstimmung mit der APG, als der für die Koordination zuständigen Stelle;
- Konzept-Erarbeitung für kirchliches Programmangebot;
- Letztverantwortung auf kirchlicher Seite für das kirchliche Programm, durch Abnahme von Drehbuchvorlagen, Ablaufplänen und fertigen Produktionen.

---

[834] Frau Haberer, Rundfunkbeauftragte der EKD bezeichnet dies - anläßlich eines persönlichen Gesprächs im Juni 1998 mit den Worten: „Wir müssen unsere Beiträge im Design der jeweiligen Sender anbieten"; vor diesem Hintergrund sind Spielfilmserien mit religiösen Inhalten und Talk-Shows in Kirchen unter der Beteiligung der Gemeinde von der Evangelischen Kirche geplant.

[835] Zu den organisatorischen Grundzügen und dem kirchlichen Senderbeauftragten der Katholischen Kirche vgl. Erster Teil III. B. 2.

[836] In dem Geschäftsbesorgungsvertrag, wird unter § 1 Abs.2 ein Bezug zu dem Rahmenvertrag hergestellt:
„Die Deutsche Bischofskonferenz hat Sendebeauftragte für die beiden Sender (SAT 1 und RTL) bestellt, die den Bischöfen gegenüber für Inhalt und Gestaltung der Sendungen, die die Vermittlung der christlichen Botschaft zum Ziel haben und nach § 1 Abs. 2 i.V.m Abs. 5 der Rahmenverträge für die Verkündigungs- und andere kirchliche Sendungen verantwortlich sind."

[837] Nach den „Grundzügen der Organisation kirchlicher Programmversorgung für die bundesweiten privaten Rundfunkanstalten (Fernsehen)" - verabschiedet von der Publizistischen Kommission der Deutschen Bischofskonferenz vom 17. 1. 1990.

(3) Die konkrete und aktuelle Praxis der Zusammenarbeit bei den jeweiligen Sendeformaten

Die vertraglichen Regelungen sehen vor, daß die Programmrealisierung folgendermaßen zu erfolgen hat:

„Die Realisierung der kirchlichen Beiträge kann in Form integrierter (a) bzw. kooperativer (b) Verfahrensweise erfolgen.

a) Bei der integrierten Verfahrensweise wird davon ausgegangen, daß die Kirchen die Beiträge inhaltlich vorbereiten und Mitwirkende bereitstellen. Die Produktion ist Sache des Veranstalters.

a) Die kooperative Vorgehensweise basiert darauf, daß der Veranstalter von den Kirchen produzierte Beiträge zur Ausstrahlung gegen Entgelt übernimmt. "[838].

Keine der beiden Verfahrensweisen ist bisher so, wie vertraglich formuliert, in der Praxis umgesetzt worden. Statt dessen ist in fast allen Fällen generell folgendes Verfahren praktiziert worden, wobei es bei den verschiedenen Sendeformaten dann eine unterschiedliche Handhabung gibt, die im Anschluß dargestellt werden wird[839]:

Zunächst erfolgt eine Einigung zwischen dem Senderbeauftragten der Kirche und dem jeweiligen Redakteur und Ansprechpartner beim Sender auf das konkrete Programm; dabei werden die meisten Programmvorschläge von den Kirchen erarbeitet. Nach erfolgter Einigung erteilt der Rundfunkveranstalter den Produktionsauftrag, der in den meisten Fällen ein kirchliches Produktionsunternehmen (so z.B. Tellux, Eikon, Immatel) aussucht, auf das die Kirchen aufgrund ihrer Ko- Finanzierung der kirchlichen Beiträge bestehen[840].

Die anschließende Abnahme der Produktion erfolgt dann durch den Rundfunkveranstalter und den Senderbeauftragten gemeinsam[841], so daß ein Beitrag nur dann gesendet wird, wenn auch beide ihn abgenommen haben.

An dieser Stelle wird hinsichtlich der verschiedenen Ebenen der Zusammenarbeit bei den unterschiedlichen Sendeformaten[842] die Zusammenarbeit zwischen dem kirchlichen Senderbeauftragten und dem Sender beispielhaft dargestellt[843]:

---

[838] Vgl § 2 des Rahmenvertrages der Kirchen mit SAT 1.

[839] Diese praktischen Erkenntnisse beziehen sich auf SAT 1 und basieren auf Aussagen des kirchlichen Senderbeauftragten der Katholischen Kirchen für SAT 1 aus einem persönlichen Gespräch, März 1998.

[840] Zur Ko-Finanzierung vgl. Vierter Teil V.

[841] Bei SAT 1ist es bisher einmal vorgekommen, daß der Senderbeauftragte der Katholischen Kirche eine Produktion abgelehnt hat; Ablehnungen durch den Sender sind bereits mehrmals erfolgt.

[842] Weitere geplante Sendeformate sind:

– Verkündigung („So gesehen")

Die Themenfindung und Vorbereitung der Sendung und redaktionelle Tätigkeit wie das Verfassen des Drehbuchs erfolgt ausschließlich durch den Senderbeauftragten. Im Anschluß daran wird eine gemeinsame Abnahme mit dem Redakteur des Senders vorgenommen und die Kirchen liefern die Sendung Sat 1 als fertiges Produkt[844].

– Lebenshilfe („Starccato")

Der Themenvorschlag erfolgt hierbei vom Sender. Die Zusamenarbeit ist in diesem Fall gekennzeichnet durch eine regelmäßige Teilnahme des Senderbeauftragten bei der Produktion und es findet eine gemeinsame Abnahme mit dem Redakteur des Senders statt.

– Religiöses Kinderprogramm („Der kleine Bibelfuchs")

In diesem Fall ist die Produktion von einem ausländischen Drittsender eingekauft und dann von Tellux (kirchliche Produktionsfirma) synchronisiert worden, wobei dies vom Sender bezahlt wurde. Die Abnahme des Films erfolgte gemeinsam mit dem Redakteur des Senders.

– Spielfilmserie („Schwarz greift ein")

Bei dieser sehr erfolgreichen Spielfilmserie wurde die redaktionelle Arbeit gemeinsam wahrgenommen, wobei durch die Kirchen eine umfassende theologische Beratung erfolgte. Die vollständige Abnahme des Drehbuchs und der fertigen Produktion wurde durch die Senderbeauftragten und den Sender vorgenommen. Bis auf die zuletzt aufgeführte Spielfilmserie sind die ersten drei Sendeformate nicht zu attraktiven Sendezeiten ausgestrahlt worden.

Zusammenfassend ist festzustellen, daß bei den Programmformaten Verkündigung, Lebenshilfe und dem Kinderprogramm die alleinige Gestaltung und Redaktion beinahe ausschließlich bei den Kirchen liegt und nur bei der Abnahme der Sender mitgewirkt hat. Bei Spielfilmen findet eine Zusammenarbeit auf der redaktionellen Gestaltungsebene und der Abnahme statt; das bedeutet, daß die Entwicklung und Produktion von Spielfilmen oder Serien ausschließlich von

---

- Präsenz der Kirchen im Frühstücksprogramm
- mögliche Einbeziehung kirchlicher Programmbestandteile bei Talk-Sendungen, in Ethik-Magazinen, Specials an kirchlichen Feiertagen - so aus einer vertraulichen Quelle.

[843] Die Darstellung beruht auf den kirchlichen Beiträgen bei SAT 1 und wurde vom dafür zuständigen Senderbeauftragten der Katholischen Kirche zur Verfügung gestellt.

[844] Vgl. „So gesehen": SAT 1 testet kirchliche Sendung in: epd Kirche und Rundfunk Nr.10/11 vom 11.2.1989, 18.

Redakteuren des Rundfunkveranstalters durchgeführt werden und den Kirchen hierbei lediglich die Funktion der Fachberatung zukommt. Daraus läßt sich ableiten, je teurer die Produktion und je massenattraktiver und damit quotenträchtiger der Beitrag ist, um so mehr nimmt der Sender Einfluß auf die redaktionelle Arbeit. Auch hier zeigt sich wieder die wirtschaftliche Grundorientierung des privaten Rundfunkveranstalters.

4. Tendenzen bei der Praxis der Vertragsausgestaltung kirchlicher Sendebeiträge

Vorläufer der Zusammenarbeit zwischen Sender und Kirchen war das Radio, dort wurde und wird ein integratives Modell praktiziert, wonach die Kirchen neben dem Moderator auch die fertig produzierten Beiträge stellen und die Kosten dafür selbst tragen. Untersuchungen haben ergeben, daß die Kirchenmagazine nicht zu einer negativen Veränderung der Zuhörerquoten führten; im Gegenteil bewirken sie eine Zunahme der Quote. Allerdings ist zu berücksichtigen, daß beim Radio wesentlich geringere Produktionskosten entstehen als dies beim Fernsehen der Fall ist, weshalb auch eine Übertragung dieses Radio - Modells auf das Fernsehen nicht sinnvoll ist.

Die Zusammenarbeit der Kirchen mit den Sendern bei der Realisierung kirchlicher Sendebeiträge, die in den Verträgen mit der weiten Formulierung des „Zusammenwirkens“ beschrieben wird, wird in der Praxis überlagert von der bestehenden unklaren rechtlichen Lage und einer „Machtkonstellation“, die die Sender in einer eindeutig stärkeren und bestimmenderen Position erscheinen lassen, wie die Tatsache belegt, daß die privaten Rundfunkveranstalter die kirchlichen Vorschläge zum Großteil abgelehnt haben[845], mit der inoffiziellen Begründung, daß kirchliche Beiträge die Senderbindung zum Stammpublikum zerstören würden[846]. Im Rahmen des Zusammenwirkens ist ferner zu berücksichtigen, daß die Kirchen - zumindest ist dies bis zum heutigen Zeitpunkt der Fall - ihre Rechtsposition nicht gerichtlich einklagen oder durchsetzen werden, sondern sie sind stattdessen auf eine wohlwollende Handhabung der unklaren und auslegungsbedürfigen Rechts- und Vertragssituation durch die Rundfunkveranstalter angewiesen.

Bei SAT 1 zeichnet sich, trotz der bisherigen und oben dargestellten Praxis, eine zunehmende Zurückdrängung der kirchlichen Sendebeiträge ab, die in dem

[845] So Frau Haberer, Rundfunkbeauftragte der EKD in einem persönlichen Gespräch, Juni 1998.

[846] So Herr Tummler, Geschäftsführer von Eikon, einer kirchlichen Produktionsgesellschaft, in einem persönlichen Gespräch, Mai 1997.

fehlendem Quoten- und damit auch Werbefinanzierungserfolgs begründet ist. Dies stellt eine Gefährdung der zukünftigen kirchlichen Berücksichtigung im Programm dar, wonach die Gefahr besteht, daß die kirchlichen Beiträge auf ein wie auch immer geartetes Mindestmaß zurückgedrängt werden. Diese Entwicklung wird auch von privaten Rundfunkveranstaltern bestätigt, wonach von den privaten Sendern den Kirchen gegenüber nur das Nötigste entgegengebracht wird, um keine Eskalation des Konflikts mit den Kirchen auszulösen[847] und die Kirchen *„aus Imagegründen wohlwollend zu behandeln"*[848].

Die wenig sichere und stabile Rechts- und Vertragslage sieht sich in diesem Fall einem immer größer werdenden „Quotendruck" ausgesetzt, der vom Bundesverfassungsgericht bereits bei seiner Beurteilung des privaten Rundfunks prognostiziert worden ist[849]. Jedoch ist zu berücksichtigen, daß das vertraglich festgeschriebene „Zusammenwirken" auch und vor allem von der jeweiligen persönlichen Zusammenarbeit abhängig ist.

Bei RTL dagegen ist seit einigen Jahren eine starke Zunahme von kirchlichen Beiträgen zu verzeichnen[850]; hervorzuheben sind dort vor allem die folgenden beiden Sendeformate: die „Bibelclips", die wöchentlich zur sogenannten „prime-time" (besonders attraktive, weil quotenträchtige und damit für Werbung besonders teure Zeit, wie z.B. von 18 bis 21 Uhr) ausgestrahlt werden; diese erreichen im Durchschnitt etwa 4 - 6 Millionen Zuschauer. Bei den „Bibelclips" handelt es sich um eine Verkündigungsreihe, die um 18.44 Uhr vor der Hauptnachrichtensendung 30 Sekunden lang ausgestrahlt wird.
Bei dem zweiten Beitrag handelt es sich um Beratungssendung „Wir kämpfen für sie", bei der als Ratgeber bzw. Moderator immer ein Pfarrer mit dabei ist und die Themen und Beiträge redaktionell mitgestaltet.

Im Programm der privaten Rundfunkveranstalter wurden keine reinen Verkündigungssendungen wie Gottesdienste von Kirchen plaziert. Begründet

---

[847] So Herr Tummler, Geschäftsführer von Eikon, einer kirchlichen Produktionsgesellschaft, in einem persönlichen Gespräch, Mai 1997.

[848] So Herr Westecker, Redakteur und Ansprechpartner der Kirchen bei SAT 1, in einem persönlichen Gespräch, Juni 1997.

[849] Vgl. BVerfGE 73, 118, 155 f.

[850] Brigitte Baetz „Jesus als Talkshow-Gast", epd medien Nr.59 vom .2.8.1997, 3f. weist auf das entspannte Verhältnis von RTL und der Katholischen Kirche hin. Äußert jedoch auch aufgrund der ihrer Meinung nach starken Anpassung der Katholischen Kirche an das RTL - Programm auch die Sorge, daß *„ die gewünschte und benötigte Publikumsnähe der Kirche nicht zur Distanz- und Kritiklosigkeit gegenüber dn kommerziellen Interessen der Privatsender führt"*.

wird dies mit deren fehlender Quotenträchtigkeit, da zum gleichen Zeitpunkt in den öffentlich-rechtlichen Fernseh- und Hörfunkprogrammen ungefähr 5-10 Übertragungen stattfinden. Im Gegenzug, so eine Vermutung aus kirchlichen Kreisen, wurde fast eine Vollfinanzierung durch Rundfunkanstalten übernommen.

Schließlich ist festzustellen, daß die kirchlichen Beiträge ihr charakteristisches Gepräge durch die Einbettung in ein bestimmtes Programmumfeld und durch die Verpflichtung, sich an das jeweilige Programmumfeld anzupassen, zu verlieren drohen[851]. Dieses Umfeld ist vornehmlich dadurch gekennzeichnet, daß es sich um ein reines Unterhaltungsprogramm handelt und sich an dem Kriterium der Massenattraktivität orientiert. Dadurch werden den Gestaltungsmöglichkeiten und dem mit den Beiträgen verbundenen und verfolgten kirchlichen Anliegen enge Grenzen gesetzt.

5. Ergebnis und Konsequenzen der Vertragsgestaltung und Vertragspraxis

Als Ergebnis der Vertragsgestaltung zwischen den Kirchen und SAT 1 und RTL ist vor allem die zu unpräzise Gestaltung des Vertrages in vielen wesentlichen Punkten, wie z.B. der Kompetenz- und Aufgabenzuordnung und der damit verbundenen fehlenden Differenzierung nach den unterschiedlichen Sendetypen, festzustellen. Diese „offene" Vertragsgestaltung verursacht ferner eine beidseitige große Unsicherheit bei der konkreten Anwendung der Regelungen. Einzelne erforderliche und wichtige Verfahren, wie ein Schlichtungsverfahren, sind nur in Ansätzen in der vertraglichen Regelung abgebildet, ohne jedoch die Vertragspartner wegen der fehlenden Konkretheit der Regelungen entsprechend zu verpflichten.

Eine wesentliche Konsequenz dieser Vertragsgestaltung ist, daß sie zu einer Handhabung und Auslegung des Vertrages führt, die ausschließlich dem Gebot der Massenattraktivität der Sendungen folgt und damit die Interessen der Sender in den Mittelpunkt stellt. Des weiteren begründen die Verträge aufgrund ihrer fehlenden Bestimmtheit keine rechtlich durchsetzbaren Positionen der Kirchen, wie u.a. die Tatsache belegt, daß bisher keine vertragliche Verpflichtung rechtlich eingefordert worden ist, auch wenn in diesem Zusammenhang die grundsätzliche

---

[851] Vgl. Vertrag zwischen Radio FFN (Niedersachsen) dem Rundfunkreferat der norddeutschen Kirchen und dem katholischen Bernwardt-Verlag, wonach sich die kirchlichen Vertragspartner verpflichteten bis zu 300 Sendeminuten pro Woche zu übernehmen und ihre Beiträge der Gestaltung des Gesamtprogramms und dem jeweiligen Umfeld anzupassen. Dafür garantierte die FFN-Redaktion, die kirchlichen Sendebeiträge nicht in einem ungünstigen Programmumfeld zu plazieren. - so aus Redelfs, Evangelische Kirche und Privater Rundfunk, 140.

kirchliche Zurückhaltung bei der gerichtlichen Geltendmachung ihrer Rechtspositionen zu berücksichtigen ist.

Aufgrund dieser Vertragsgestaltung wird bei der Ausfüllung und Praxis des Vertrages eine zu große Abhängigkeit auf das jeweilige persönliche Auskommen der jeweiligen Ansprechpartner der Sender und der Kirchen gelegt. Die Tatsache stellt einen sehr großen Unsicherheitsfaktor dar, auch wenn das persönliche Miteinander bei jeder noch so ausgestalteten organisatorischen Struktur ein nicht zu regelnder und nicht zu kontrollierender Faktor ist. Allerdings ist eine entsprechende differenzierte und präzise vertragliche Gestaltung der jeweiligen Aufgabenbereiche als zwingende Voraussetzung für eine erfolgreiche und partnerschaftliche Zusammenarbeit anzusehen.

Als weitere Voraussetzung für eine fruchtbare Kooperation sollte für die beiden Vertragspartner eine ausgestaltete Machtbalance gefordert werden. Dieser Vertrag ist jedoch gekennzeichnet von einer „Waffenungleichheit" zwischen Sender und Kirche, vor allem deshalb, weil die Kirche kein rechtliches Druckmittel besitzt eigene Positionen durchzusetzen und ihr als einzige Möglichkeit verbleibt, bei einzelnen Sendungen die Ko-Finanzierung zu versagen[852].

Zusammenfassend ist festzustellen, daß auf der Grundlage dieser Vertragsgestaltungen von einer Unvereinbarkeit des Unterhaltungsprimats der privaten Rundfunkveranstalter zu dem kirchlichen Programmseriositätsgrundsatz auszugehen ist. Ein Hauptgrund dieser Problemkonstellation liegt in der Natur des privaten Rundfunks begründet, auf die das Bundesverfassungsgericht schon zu Beginn des dualen Systems hingewiesen hat[853].

Auch das Fehlen von Fachredaktionen für kirchlich-religiöse Fragestellungen[854] führt dazu, daß sich bei den privaten Sendern eine vergleichsweise geringe Anzahl von Beiträgen mit kirchlich-religiösen Inhalten im redaktionellen Programm wiederfindet. Diese Nichteinrichtung entsprechender Fachredaktionen ist auch als Indiz dafür zu werten welche geringe Bedeutung den kirchlich-religiösen Themen im Programm der privaten Rundfunkveranstalter eingeräumt wird. Die Konsequenz dieser Feststellung ist in einer eindeutigeren und interessensgerechteren Ausgestaltung der kirchlichen Sendebeiträge im privaten Rundfunk zu sehen. Das bedeutet u.a., daß wesentliche Parameter für die

---

[852] Vierter Teil V.

[853] Vgl. BVerfGE 73, 118, 155 f.

[854] Vgl. Dritter Teil V. B. 2.

Zusammenarbeit bei kirchlichen Sendebeiträgen und deren organisationsrechtlichen Ausgestaltung vertraglich präziser gefaßt werden müssen, um, damit auch im Falle einer noch stärkeren Orientierung der privaten Rundfunkveranstalter an Gewinnoptimierung und an Quotenträchtigkeit des Programms, - was aufgrund der aktuellen Entwicklungen absehbar ist[855] - das rechtlich abgesicherte Interesse der Kirchen zu gewährleisten; das bedeutet jedoch eine stärkere Berücksichtigung ihrer Beiträge und ihrer Mitgestaltungsmöglichkeiten.

Wegen der oben dargestellten fehlenden institutionalisierten Ausgestaltung der kirchlichen Mitwirkung erfolgt die Realisierung kirchlicher Beiträge in den meisten Fällen auf der Basis der Freiwilligkeit der privaten Sender und der Überzeugungsfähigkeit der kirchlich Beauftragten[856]. Als Reaktion auf die aufgezeigten Defizite der Vereinbarungen und der unzureichenden praktischen Umsetzung ist seitens der Evangelischen Kirche geplant, in der nächsten Zeit einen neuen Vertrag mit RTL und SAT 1 abzuschließen[857].

B. Anwendbarkeit des Mitgestaltungsmodells im privaten Rundfunk

1. Allgemeine rechtliche Überlegungen

Die Anwendbarkeit des Mitgestaltungsmodells im privaten Rundfunk folgt der bereits im Zusammenhang mit verfassungsrechtlichen Rechtfertigung dargestellten Argumentation der kirchlichen Drittsendezeiten im privaten Rundfunk[858], wonach die kirchliche Privilegierung im Hinblick auf die Mitgestaltung vor allem über die verfassungsrechtliche Sonderstellung der Kirchen[859] und weniger aus dem rundfunkrechtlichen Vielfaltsgebot legitimiert wird[860]. Dem besonderen wirtschaftlich begründeten Interesse der privaten Rundfunkveranstalter, ihr Programm - mehr noch als der öffentlich-rechtliche Rundfunk - an den Bedürfnissen ihrer Zuschauerklientel zu orientieren und dem Quotengesichtspunkt Rechnung zu tragen, haben die Kirchen in der Neuentwicklung von kirchlichen Sendeformaten, wie z.B. den „Bibelclips“ bereits entsprochen und und diesem Interesse der privaten Sender durch eigene innovative Vorschläge vorgegriffen.

---

855 Vgl. Dritter Teil I. D.

856 So Frau Haberer, Rundfunkbeauftragte der EKD in einem persönlichen Gespräch, Juni 1998.

857 Ebenda

858 Vgl. Dritter Teil IV. C. 1.

859 Vgl. Zweiter Teil III. B. 3.

860 Vgl. Zweiter Teil IV. B. 2.

Ferner gibt es keine Gründe dafür, daß die kirchlichen Beiträge nicht an einem vermehrten Programmangebot anderer Veranstalter zu beteiligen sind. Es trägt im Gegenteil den fundamentalen Prinzipien der Rundfunkfreiheit Rechnung, wenn die konfessionelle Vielfalt in quantitativer und in qualitativer Hinsicht, wie z.B. durch die Anwendbarkeit des Mitgestaltungsmodells auf den privaten Rundfunk stärker als bisher im Rundfunk berücksichtigt wird[861]. Wenn eine solche Berücksichtigung im privaten Rundfunk nicht möglich wäre, würde dies zu einem Leerlaufen der kirchlichen Beteiligungsrechte führen, die durch die bereits dargestellten rechtlichen Grundlagen und Rahmenbedingungen im öffentlich-rechtlichen bestehen, wie z.B. der verfassungsrechtlich verankerte Öffentlichkeitsauftrag. Dabei muß berücksichtigt werden, daß die privaten Rundfunkveranstalter keine eigenen Kirchenredaktionen haben und deshalb sind an die Mitgestaltungsmöglichkeiten der Kirchen durch deren Senderbeauftragte spezielle und erhöhte Anforderungen zu stellen. Eine Konsequenz könnte sein, daß die Kirchen ihre Programmbeiträge weitgehend selbst herstellen und im Benehmen mit der Redaktion des Senders ins Vollprogramm einbringen[862].

Die Mitgestaltung der Kirchen und die Aufnahme von weniger massenattraktiven Beiträgen ins Gesamtprogramm führe, so wird arguentiert[863], zu einer besonderen finanziellen Belastung bzw. Gewinnminderung; aufgrund des aktuellen geringen Anteils dieser Sendungen im Gesamtprogramm ist dieses Argument jedoch gegenstandslos[864].

Auch das Ergebnis der Abwägung beim privaten Rundfunk[865] bestätigt, daß der private Rundfunk im Hinblick auf die kirchlichen Beiträge und die kirchliche Mitgestaltung ähnlich zu behandeln ist, wie der öffentlich-rechtliche Rundfunk. Im Zusammenhang mit den geringeren Vielfaltsanforderungen im privaten Rundfunk und der Tatsache, daß die kirchliche Mitgestaltung im Rahmen des redaktionellen Programms eine abweichende Behandlung zum öffentlich-rechtlichen Rundfunk erforderlich macht, findet in einer quantitativ geringeren

---

[861] Vgl. Link/Pahlke, Kirche und privater Rundfunk, 31.

[862] Vgl. Schuler, Kirche und privater Rundfunk, 17.

[863] Vgl. Ricker/Schiwy, Rundfunkverfassungsrecht, 396.

[864] Vgl. Media Perspektiven Basisdaten 1997, 22, danach betrug der Anteil von Kirchensendungen 1996 im Vergleich zum Gesamtprogramm 0,1 %, was 531 Sendeminuten entspricht.

[865] Vgl. Dritter Teil IV. C.

Anwendbarkeit der kirchlichen Mitgestaltung im privaten Rundfunk Berücksichtigung[866].

2. Spezifika der Organisation der privaten Rundfunkveranstalter

Das Fehlen von Kirchfunk -Fachredaktionen stellt einen wesentlichen organisatorischen Unterschied zu den öffentlich-rechlichen Rundfunkanstalten dar. Dies führt dazu, daß sich bei den privaten Sendern eine vergleichsweise geringe Anzahl von Beiträgen mit kirchlich-religiösen Inhalten im redaktionellen Programm wiederfindet. Eine zum öffentlich-rechtlichen Rundfunk zeitlich vergleichbare Behandlung dieser Themen ist bei maximal 1-2 Redakteuren, die pro Sender als Ansprechpartner für die kirchlichen Senderbeauftragten tätig sind, organisatorisch nicht möglich. Aus dieser Situation heraus gibt es auf evangelischer Seite Überlegungen, die kirchlichen Senderbeauftragten fest in den Sender zu etablieren und sie mit dem Aufbau einer Fachredaktion für kirchlich-religiöse Fragestellungen zu betrauen. Sie würden dann als freie Mitarbeiter tätig sein und zum Teil von den Kirchen mitfinanziert werden[867].

Diese Konzeption stößt jedoch vor dem Hintergrund des hier vertretenen Lösungsmodells auf rechtliche Bedenken. Zwingende Voraussetzung für die praktische Umsetzung des Mitgestaltungsmodells ist das Bestehen eines eigenständigen, den Grundsätzen der journalistischen Unabhängigkeit verpflichteten Redakteurs des Rundfunkveranstalters, der in der Interessenwahrnehmung des Senders einen Gegenpart zum kirchlichen Beauftragten darstellt. Nur wenn die zwei Personen in ihrer Aufgabenstellung und Zielsetzung eindeutig positioniert sind, kann es zu dem konstruktiven und erforderlichen Dialog kommen, der die Grundlage für das Mitgestaltungsmodell darstellt. Die Überlegungen der Evangelischen Kirche lösen jedoch die erforderliche eindeutige Interessentrennung auf. Auch wenn der Konzeption der Evangelischen Kirche berechtigte pragmatische Überlegungen zugrunde liegen, wird dadurch die Funktionsfähigkeit einer Zusammenarbeit über die Maßen erschwert.

3. Rechtfertigung unter dem Gesichtspunkt der Vielfaltssicherung

Die Vielfaltssicherung ist wegen der aktuellen Situation der Medienlandschaft und der Konzentrationsentwicklung dringend erforderlich[868]. Die hier gefundene

---

[866] Vgl die konkrete Anwendung des Lösungsvorschlags auf den privaten Rundfunk unter Dritter Teil V. C.

[867] So die Rundfunkbeauftragte der EKD, Haberer in einem persönlichen Gespräch, Juni 1998.

[868] Vgl. Dritter Teil I. D.

Lösung der kirchlichen Mitgestaltung stellt auch ein vielfaltssicherndes Element dar, indem sie eine rechtliche Grundlage für kirchliche Programme schafft, die gerade nicht dem Kriterium der Massenattraktivität der Programme entsprechen und von daher in besonderem Maße gefährdet sind. Auch bei einem Wegfall - aufgrund der technischen Entwicklung - der Sondersituation des Rundfunks, die durch die Knappheit der Sendefrequenzen und durch den hohen finanziellen Aufwand für die Veranstaltung von Rundfunkdarbietungen bedingt ist, kann nicht erwartet werden, daß das Programmangebot in seiner Gesamtheit kraft der Eigengesetzlichkeit des Wettbewerbs im angestrebten Außenpluralismus den Anforderungen der Rundfunkfreiheit, vor allem unter dem Gesichtspunkt der Meinungsvielfalt, entspricht[869]. Das Bundesverfassungsgericht geht sogar noch weiter, indem es ausführt, daß *„die Programme privater Anbieter die Aufgabe umfassender Information nicht in vollem Ausmaß gerecht werden können"* und begründet dies damit, daß „ *von privatem Rundfunk kein in seinem Inhalt breit angelegtes Angebot erwartet werden kann, weil die Anbieter zur Finanzierung ihrer Tätigkeit nahezu ausschließlich auf Einnahmen aus Wirtschaftswerbung angewiesen sind. Diese können nur dann ergiebiger fließen, wenn die privaten Programme hinreichend hohe Einschaltquoten erzielen. Die Anbieter stehen deshalb vor der wirtschaftlichen Notwendigkeit, möglichst massenattraktive, unter dem Gesichtspunkt der Maximierung der Zuschauer- und Hörerzahlen erfolgreiche Programme zu möglichst niedrigen Kosten zu verbreiten. Sendungen, die nur für eine geringere Zahl von Teilnehmern von Interesse sind und die oft - wie namentlich anspruchsvolle kulturelle Sendungen - einen hohen Kostenaufwand erfordern, werden in der Regel zurücktreten, wenn nicht gänzlich fehlen, obwohl erst mit ihnen die ganze Breite umfassender Information zu erreichen ist, ohne die es keine „Meinungsbildung" im Sinne der Garantie des Art.5 Abs.1 S.2 GG geben kann*"[870].

Das bedeutet, daß der Mangel an Meinungsvielfalt im privaten Rundfunk als systemimmanent angesehen wird und als Konsequenz, u.a. „vielfaltssichernden Maßnahmen" wie z.B. die §§ 30 -32 RStV ergriffen worden sind. Entsprechend den Ausführungen des Bundesverfassungsgerichts ist festzustellen, daß - ausgehend von der für den privaten Rundfunk vorherrschenden Zielgruppe - die fehlende Massenattraktivität in besonderem Maße auf die kirchlichen Sendungen zutrifft.

---

[869] Vgl. Leibholz/Rinck/Hesselberger GG-Kommentar, Art.5 RN 491.

[870] Vgl. BVerfGE 73, 118, 155 f.

Die negativen finanziellen Konsequenzen, die sich durch die fehlende Massenattraktivität kirchlich-religiöser Beiträge ergeben könnten, werden vom Bundesverfassungsgericht gesehen und in einem bestimmten Rahmen der Vielfaltssicherung ausdrücklich in Kauf genommen. Danach kann die Berücksichtigung bedeutsamer gesellschaftlicher, politischer und weltanschaulicher Gruppen, die entsprechend zu Wort kommen müssen, in gewissem Maß zu einem Verzicht auf massenattraktive Sendungen führen. Auch läßt sich wegen der Abhängigkeit der Werbeeinnahmen von Einschaltquoten nicht ausschließen, daß dies zu einer Gewinnminderung führt, die aber verfassungsrechtlich unbedenklich ist, wenn dadurch nicht die Gefahr besteht, daß der private Rundfunk gänzlich unrentabel werden kann[871]. Aufgrund des äußerst geringen Anteils kirchlicher Sendungen im Programm von privaten Veranstaltern von maximal 0,1 %[872], dürfte die vom Bundesverfassungsgericht angeführte Grenze nicht erreicht sein[873].

4. Rechtfertigung unter dem Gesichtspunkt der besonderen Stellung der Kirchen

Die Übertragung des kirchlichen Mitgestaltungsmodells auf den privaten Rundfunk stützt sich auf die allgemeinen Grundsätze des Schutzes der Religionsfreiheit und auf den öffentlichen Auftrag[874] wie er in den Rundfunkgesetzen formuliert ist[875], der auch für den privaten Rundfunk gilt.

Zentrales Argument bei einer Verschiebung der Medienlandschaft unter der Annahme des „worst case", einer überwiegend privatrechtlich bestimmten

---

871 Vgl. BVerfGE 83, 238, 318.

872 Vgl. Media Perspektiven Basisdaten 1997, 22, danach betrug der Anteil von Kirchensendungen 1996 im Vergleich zum Gesamtprogramm 0,1 %, was 531 Sendeminuten entspricht.

873 Unter der Annahme der Durchschnittsselbstkosten der ARD von ungefähr 4000,- DM je Sendeminute errechnet sich ein jährlicher Kostenfaktor für kirchliche redaktionelle Sendungen bei unterstellten 500 Sendeminuten, in Höhe von 200.000 DM. Bei jährlichen Werbeeinnahmen von SAT 1 von ungefähr 700 Mio - 1 Mrd DM dürften die Kosten für diese Sendungen nicht eine ernsthafte Bedrohung für den Veranstalter werden..

874 Dazu Hesse, Rundfunkrecht, 161 m.w.N., der zu einem zurückhaltenden Umgang mit dem Begriff des öffentlichen Auftrags rät, da dieser historisch in der Weise belastet ist, daß er unter den Nationalsozialisten zum Zwecke der Propaganda eingesetzt worden ist. Die Funktion des Begriffes erschöpfe sich darin die besondere Wirkung des Mediums anschaulich zu machen. - Nichtsdestotrotz ist er vom Gesetzgeber aufgegriffen worden und beschreibt den von den privaten Rundfunkvollprogrammen erwarteten Beitrag zur Meinungsvielfalt.
So auch Ring, Kommentar zum Medienrecht 1997, § 42 RStV RN 4.

875 In der Präambel des Rundfunkstaatsvertrages in seiner neuesten Fassung heißt es im zweiten Absatz: „Öffentlich-rechtlicher und privater Rundfunk sind der freien individuellen und öffentlichen Meinungsbildung sowie der Meinungsvielfalt verpflichtet."

Rundfunklandschaft, ist die Nichterfüllung bzw. das Leerlaufen des verfassungsrechtlich garantierten kirchlichen Öffentlichkeitsauftrags. Die Verweigerung des zentralen öffentlichkeitsschaffenden Massenmediums Rundfunks für kitchliche Drittsendungen, würde zwar nicht einer faktischen Versagung, aber einer erheblichen Behinderung des verfassungsrechtlich geschützten kirchlichen Zugangsrechtes gleichkommen. Eine faktische Versagung ist deshalb nicht anzunehmen, da die Kirchen aufgrund ihrer weiten und gesellschaftsübergreifenden Präsenz[876] - wie etwa im Rahmen der sozialen und kulturellen kirchlichen Aktivitäten- nicht wie andere Gruppen auf das öffentlichkeitsschaffende Medium des Rundfunks in dieser Ausschließlichkeit angewiesen sind, um sich der Öffentlichkeit mitzuteilen. Das bedeutet, daß eine Beschränkung im Rundfunkbereich nicht zu einer vollständigen Versagung der Öffentlichkeit führen würde. Somit würde es einer Aushöhlung der im öffentlich-rechtlichen Rundfunk erlangten Rechtspositionen gleichkommen, wenn keine rechtliche Absicherung im privaten Rundfunk gegeben wäre.

5. Die „Angemessenheit" der Sendezeit im privaten Rundfunk

Grundsätzlich gelten die beim öffentlich-rechtlichen Rundfunk gemachten Feststellungen zur Angemessenheit der Sendezeit auch für den privaten Rundfunk[877]. Im Vergleich zum öffentlich-rechtlichen Rundfunk gelten jedoch andere Rahmenbedingungen, wie u.a. die kommerzielle Ausrichtung des Programms aufgrund der Abhängigkeit von Werbeeinnahmen zeigt[878].

Vor allem in Anbetracht der Verschiebung der Rundfunklandschaft zuungunsten des öffentlich-rechtlichen Bereichs ist eine tendenzielle Gleichbehandlung angebracht, um den kirchlichen Öffentlichkeitsanspruch nicht auszuhöhlen[879]. Neben einer Berücksichtigung der jeweils aktuellen Situation des privaten Rundfunks, die über die Angemessenheit zu erfolgen hat, ist in der Kostenregelung, die eine Selbstkostenerstattung der Veranstalter vorsieht[880], ein Schutz vor einer zu weiten Handhabung durch den Drittsendeberechtigten

---

[876] Als Beispiele seien die karitativen und sozialen Dienste in Krankenhäusern, Kinder - und Altersheimen, die kirchlichen Einrichtungen im schulisch (Religionsunterricht), universitären (Theologische Fakultäten) und im weitesten Sinne kulturellen Bereich (Kirchenmusik). Die Kirchen zählen in unserer Gesellschaft zu den maßgeblichen Bildungs- und Kulturtägern.

[877] Vgl. Zweiter Teil VI. D. 5.

[878] Vgl. Dritter Teil I. A.

[879] Vgl. Dritter Teil I. D.

[880] Vgl. u.a. § 42 Abs.1 S.2 RStV.

angebracht[881]. Eine Orientierung an der in dem öffentlich-rechtlichen Rundfunk bestehenden langjährigen Praxis erscheint gerechtfertigt[882].

6. Praxis der Anrechnung der verschiedenen kirchlichen Beiträge auf kirchliche Sendezeit

Ein weiteres Problem besteht bei der Frage, welche kirchlichen Beiträge bzw. welche Sendetypen auf die kirchlichen Sendezeiten angerechnet werden können[883]. Nach der bisherigen Praxis wurde keinerlei Differenzierung bei den unterschiedlichen kirchlichen Sendeformaten gemacht und alle von den Kirchen mitgestalteten Beiträge wurden mit angerechnet. Für eine solche grundsätzliche Anrechnung jeglicher kirchlicher Beiträge spricht die Tatsache, daß dort, wo eine kirchliche Mitgestaltung besteht, egal in welcher Art und Weise und in welcher Intensität, kirchliches Selbstverständnis und Wort mit eingebracht worden ist und auch seine Anrechnung rechtfertigt. Gegen eine generelle Anrechnung von kirchlichen Beiträgen, die die Sender im Rahmen des redaktionellen Programms erbringen, spricht u.a. der Umstand, daß bei diesen Sendungen die Letztverantwortung beim Rundfunkveranstalter verbleibt.

Unter Zugrundelegung des hier vertretenen abgestuften Mitgestaltungsmodells würde eine generelle Anrechnung aller kirchlichen Beiträge nicht dem Grundgedanken der differenzierten Betrachtungsweise der kirchlichen Beiträge und der damit verbundenen unterschiedlichen rechtlichen Zuordnung entsprechen[884]. Da es jedoch in der Praxis bisher keine reinen Drittsendungen im privaten Rundfunk gab, sondern nur Mischformen, die häufig nicht eindeutig qualifizierbar waren, wird als vermittelnde Lösung eine 50 % Anrechnung der „Zweifelsfälle“ bei den redaktionellen Sendungen empfohlen, da die Anrechnung der reinen Verkündigungssendungen unproblematisch ist.

7. Konsequenzen für Ausgestaltung der Mitgestaltungsrechte im privaten Rundfunk

Als Ergebnis der bisherigen Untersuchungen ergeben sich nur geringfügige Abweichungen im Hinblick auf die Ausgestaltung der Mitgestaltungsrechte im privaten Rundfunk von dem beim öffentlich-rechtlichen Rundfunk gefundenen

---

[881] Vgl. Herrmann, Rundfunkrecht, § 20 RN 31.

[882] Vgl. Herrmann, Rundfunkrecht, § 20 RN 31.

[883] Das Problem der Anrechnung wurde vom katholischen Senderbeauftragten für SAT 1 als streitig zwischen den Kirchen und SAT 1 bezeichnet, ohne dabei jedoch einen Lösungsvorschlag zu nennen.

[884] Vgl. Zweiter Teil III. A. 3. und VI. C.

Lösungsmodell[885]. Da die privaten Rundfunkveranstalter wegen ausschließlicher Abhängigkeit auf werbefinanzierte Einnahmen[886] unter einem größeren Kostendruck stehen, als die öffentlich-rechtlichen Rundfunkanstalten muß dem privaten Rundfunkveranstalter tendenziell eine größere Unabhängigkeit und Freiheit bei der Ausgestaltung seines redaktionellen Programms eingeräumt werden.

Das bedeutet, je weiter entfernt die kirchlichen Sendeinhalte vom Schutzbereich des Art.4 GG angesiedelt sind, desto mehr werden die Kirchen in ihrer Rolle als gesellschaftlich-relevante Gruppe angesehen und je weniger können sie sich auf ihre verfassungsrechtliche Sonderstellung aus Art.4 i.V.m. Art.140 GG berufen und je mehr gewinnen die unterschiedlichen Vielfaltsanforderungen an Bedeutung. Dies hat zur Folge, daß der kirchliche Einfluß auf das redaktionelle Gesamtprogramm des privaten Rundfunkveranstalters entsprechend geringer sein muß, als dies beim öffentlich- rechtlichen Rundfunk der Fall ist und die kirchlichen Beiträge im redaktionellen Programm sich stärker am Gesamtprogramm des jeweiligen privaten Rundfunkveranstalters zu orientieren haben. Eine derartige Differenzierung muß in der nachfolgenden konkreten Ausgestaltung der kirchlichen Mitgestaltungsrechte entsprechend Berücksichtigung finden.

C. Konkrete Anwendung des eigenen Lösungsvorschlags auf privaten Rundfunk

Neben den oben dargstellten Unterschieden im Hinblick auf die Rahmenbedingungen zwischen dem öffentlich-rechtlichen und privaten Rundfunk, ist ferner das Fehlen der kirchlichen Fachredaktionen im privaten Rundfunk zu berücksichtigen. Die Aufteilung und Differenzierung der Mitgestaltungsmöglichkeiten zwischen den verschiedenen Sendetypen ist grundsätzlich identisch mit dem im öffentlich-rechtlichen Rundfunk dargestellten Modell[887].

Eine wesentliche Abweichnung besteht darin, beim privaten Rundfunk bereits bei den „sonstigen religiösen Sendungen" eine Beschränkung der kirchlichen Mitgestaltungsrechte auf eine bestimmte Anzahl der Sendungen aus diesem Sendetyp vorzunehmen, wonach dann nur noch 50 % der kirchlichen Sendeinhalte dieses Sendeformats der kirchlichen Mitgestaltung in der Form des

---

[885] Vgl. Zweiter Teil VI. C. 3.

[886] Vgl. Dritter Teil I. A. und D.1.

[887] Vgl. Zweiter Teil VI. C. 3.

förmlichen Verfahrens zur Einbringung von Themenvorschlägen in das redaktionelle Programm[888] und der Anwendbarkeit und Geltung des im folgenden beschrieben Eskaltaions- und Schlichtungsverfahrens unterliegen.

Bei dem dritten Sendetyp der „Sendungen über Fragen der öffentlichen Verantwortung der Kirchen" ist eine entsprechende weitere Reduzierung vorzunehmen, die dann einen Anteil von 25 % der redaktionellen Sendungen vorsieht, bei denen die Kirchen das Eskalations- und Schlichtungsverfahren und das Verfahren zur Einbringung von Themenvorschlägen in Anspruch nehmen können. Diese Anteile von 50 % bzw. 25 % der redaktionellen Sendungen garantieren den Kirchen eine entsprechende Mitgestaltung und tragen dem Bedürfnis der privaten Rundfunkveranstalter Rechnung, im Rahmen ihrer Programmgestaltungsfreiheit massenattraktive Programme zu gestalten.

Auch beim privaten Rundfunk soll der Grundsatz der unverbindlichen Beratung durch die Kirchen Anwendung finden, wonach bei den restlichen 50 % bzw. 75 % eine kirchliche Beratung möglich sein sollte, ohne diese in verbindlicher Form zu institutionalisieren[889]. Das entsprechend Eskalations- bzw. Schlichtungsverfahrens, das bei fehlender Einigung eine Lösung erarbeiten hilft, gestaltet sich im privaten Rundfunk wie folgt:

- Im Rahmen des Eskalationsverfahrens wird zuerst ein Einigungsversuch auf der Ebene des zuständigen Redakteurs des Senders und des kirchlichen Senderbeauftragten angestrebt.

- Auf der zweiten Stufe ist ein Einigungsversuch auf der Ebene des Chefredakteurs bzw. Abteilungsleiters der entsprechenden Programmabteilung und dem Leiter der Zentralstelle Medien (Katholische Kirche) bzw. dem Leiter des GEP (Evangelische Kirche) zu erzielen.

- Auf der dritten und letzten Stufe muß dann eine Einigung zwischen dem Geschäftsführer des Rundfunkveranstalters und dem Vorsitzenden der Deutschen Bischofskonferenz bzw. der EKD herbeigeführt werden.

Wenn in diesen drei Stufen keine Einigung erzielt worden ist, wird eine für beide Parteien verbindliche Entscheidung durch eine von beiden Parteien akzeptierte und vorher vereinbarte Schlichtungsstelle, wie z.B. durch eine Landesmedienanstalt oder durch einen unabhängigen Sachverständigen

---

[888] Vgl. Zweiter Teil VI. C. 1. e).

[889] Vgl. Zweiter Teil VI. C. 1. f).

herbeigeführt. Beim privaten Rundfunk ist die Schlichtungsfunktion im Rahmen des Eskalations- und Schlichtungsverfahren durch die Landesmedienanstalten wahrzunehmen. Ein gesetzlicher Ansatzpunkt für die Einbeziehung der Landesmedienanstalt ergibt sich für den Fall, daß die Kirchen mit den Veranstaltern keine einvernehmliche Lösung z.B. über die Ausgestaltung der „Angemessenheit der Sendezeit“[890]erzielen; dann muß die Landesmedienanstalt im Rahmen der Rechtsaufsicht über den privaten Rundfunk die Entscheidung fällen[891]. Bei der Ausgestaltung des Schlichtungsverfahrens ist auf die Regelungen der Deutschen Institution für Schiedsgerichtsbarkeit zurückzugreifen[892].

[890] Vgl. Dritter Teil V. B. 1. c)

[891] Vgl. Birkert, Landesmediengesetz Baden-Württemberg - Kommentar, 1993, § 62 RN4

[892] Vgl. Zweiter Teil VI. C. 1. d)

VIERTER TEIL

DIE ENTGELTLICHKEIT KIRCHLICHER SENDUNGEN BEIM PRIVATEN RUNDFUNK

I. Bedeutung der Entgeltfrage

Die Frage der Kosten bzw. Entgeltlichkeit kirchlicher Drittsendungen besitzt eine zentrale Bedeutung in der aktuellen Diskussion und ist deshalb von so großer praktischer Relevanz, weil Kostenregelungen, gerade in Zeiten einer angespannten Finanzsituation der öffentlichen Kassen und der Kirchen, Zugangshemmnisse oder sogar Zugangssperren darstellen können[893]. Somit würden entsprechende Entgeltregelungen, die eine Kostenerstattungsverpflichtung des Drittsendungsbegünstigten vorsehen würden, das gesetzlich verankerte Drittsendungsrecht aushöhlen und das den Kirchen grundsätzlich garantierte, materielle Zugangsrecht zum Rundfunk gefährden. Das bedeutet, daß der kirchliche Zugang zum Rundfunk nicht durch staatliche oder staatlich ermächtigte Gegenleistungsansprüche beschränkt werden darf.

Allerdings ist auch der Rechtsposition der drittsendungsverpflichteten Rundfunkveranstalter Rechnung zu tragen, wonach der kirchliche Drittsendungsanspruch nicht auf Kosten Dritter verwirklicht werden kann.

II. Aktuelle Regelungssituation

A. Gesetzliche Regelungen

Die Regelungen in den Landesmediengesetzen - bis auf eine Ausnahme - ebenso wie § 42 Abs.1 RStV, sehen vor, daß die Rundfunkveranstalter für kirchliche Drittsendungen eine Erstattung ihrer Selbstkosten verlangen können[894]. Das fakultative Element des „Könnens" im Zusammenhang mit der Selbstkostenerstattung ist jedoch nicht in allen Regelungen vorhanden[895]. Als Begründung für diese Selbstkostenerstattung wird angegeben, daß private Veranstalter im Gegensatz zum gebührenfinanzierten öffentlich-rechtlichen

---

[893] Vgl Link/Pahlke, Kirchen und privater Rundfunk, 54, die ganz allgemein in dem Finanzierungsproblem die „*Schlüsselfrage der kommenden Rundfunkstruktur*" erblicken.

[894] § 21 Abs.1 Rheinl.-Pfälz.LRG § 29 Abs.4 Nieders. LRG, § 33 Abs.3 Schlesw.-Holst.LRG; § 26 Abs.3 Meckl.-Vorp.RG; § 22 Abs.2 Sächs.PRG; § 23 Abs.2 Sachs.-Anh. PRG; § 62 Abs.4 Bad.-Württ.LMG; § 29 Abs.2 Nieders. LRG; § 19 Abs.5 Nordrh.-Westf. LRG; § 30 Abs.3 Hess.PRG.

[895] § 14 Abs.4 Saarl.LRG; § 24 Abs.2 Brem.-LMG.

Rundfunk ihre Leistungen aus eigenen Mitteln und Einnahmen finanzieren müssen[896].

Unter Selbstkosten sind die unmittelbaren Kosten zur Ausstrahlung der religiösen Sendungen zu verstehen, wie die anteiligen Sender - und Energiekosten sowie diejenigen Personalkosten, die konkret anfallen, um die Kirchensendungen zu produzieren[897]. Mittelbare Kosten stellen dagegen die allgemeinen Verwaltungs- und Raumkosten, Material- und Betriebskosten sowie die anteilig umgelegten Abschreibungen auf Investitionen dar[898]. Diese Kosten werden nicht durch die kirchlichen Sendungen verursacht, sondern entstehen, um den Betrieb des Rundfunksenders zu ermöglichen. Von daher hat die gesetzlich vorgesehene Reduzierung auf die unmittelbaren Selbstkosten zur Folge, daß die Veranstalter für die Zurverfügungstellung der Sendezeit keine Entschädigung etwa auf der Basis der betriebswirtschaftlich veranschlagten Kosten für eine Sendeminute oder gar unter Zugrundelegung des Preises, der den Werbekunden für eine Minute Werbezeit berechnet wird, verlangen können.

Als Ausnahmeregelung sieht der § 31 Abs.4 Hamb.MG eine Höchstgrenze der Selbstkostenerstattung vor, wonach der Rundfunkveranstalter höchstens ein Drittel des für die Wirtschaftswerbung jeweils geltenden Sekundenpreises fordern kann. Interessant ist in diesem Zusammenhang die unmittelbare Koppelung an die Werbepreise.

B. Vertragliche Regelungen

1. Rahmenverträge der Kirchen mit SAT 1 und RTL

Nach § 2 Abs.1 des Rahmenvertrages soll über die Finanzierung der kirchlichen Sendungen in entsprechenden Zusatzvereinbarungen Einvernehmen erzielt werden. In einer solchen Zusatzvereinbarung, die allerdings nicht unterzeichnet worden ist, wurde grundsätzlich von einer Vollfinanzierung der kirchlichen Sendungen durch die privaten Rundfunkveranstalter ausgegangen.

2. Vereinbarung zwischen SAT 1 und den Kirchen[899]

In der Präambel zu dieser Vereinbarung wird unter der Annahme, daß sich die Programmvorstellungen der Kirchen ohne Beeinträchtigung der Akzeptanz und

---

896 Amtliche Begründung zu § 21 LRG Schl.-Holst. Alte Fassung, LT-Ds 10/450.

897 Vgl. Ring, Kommentar zum Medienrecht 1997, § 42 RStV RN 9.

898 Ebenda.

899 Vereinbarung mit den evangelischen Landeskirchen in Baden-Württemberg und der Diözese Rottenburg-Stuttgart vom 23.9.1992/ 3.12.1992.

der Wirtschaftlichkeit in das Gesamtprogramm integrieren lassen, eine Übernahme von bestimmten Produktionskosten für kirchliche Programme durch den Rundfunkveranstalter zugesagt.

In der Präambel wird ferner vereinbart, daß die Kosten der kirchlichen Beiträge grundsätzlich vom Sender nach der Maßgabe der durchschnittlichen Kostensätze des regionalen Sendeprogramms zu tragen sind.

In weiteren Bestimmungen der Vereinbarung werden die vom Sender unentgeltlich zur Verfügung gestellten Sach- und Geldleistungen für die kirchlichen Beiträge aufgeführt. Dazu gehören Aufnahmeteams mit Produktionsfahrzeugen, die Bereitstellung von Schnittanlagen und dazugehörigen Cuttern (Spezialisten für die Verarbeitung und Zusammensetzung des Filmrohmaterials) sowie die Zurverfügungstellung von Studios und Senderegie für Moderationen und Diskussionsveranstaltungen. Als Geldleistungen werden vom Sender in Höhe einer bestimmten Pauschale Redaktions- und Sachkosten übernommen.

III. Verfassungsrechtliche Bindungen

Verfassungsrechtliche Bestimmungen, nach denen sich explizit ergibt, daß eine Pflicht oder ein Verbot für den Gesetzgeber besteht, kirchliche oder sonstige Drittsendungen von einem Entgelt abhängig zu machen, bestehen nicht. Vielmehr gehören die Regelungen über die Modalitäten der Zulassung von Drittsendungen und damit auch die Frage einer Entgeltregelung zum weiten Ausgestaltungsspielraum des Gesetzgebers im Bereich des Rundfunkwesens[900].

Soweit einfachgesetzliche Vorschriften über einen Entgeltanspruch der privaten Rundfunkveranstalter fehlen, ist zu klären, ob verfassungsrechtliche Vorgaben bestehen oder ob die bestehenden gesetzlichen Regelungen dahingehend zu überprüfen sind.

A. Art.14 GG

Verfassungsrechtliche Bindungen für die Erhebung eines Entgeltes könnten sich aus dem Eigentumsschutz aus Art.14 GG ergeben, da es sich bei der Verfügungsbefugnis über die Rundfunksendezeit, wie bereits dargestellt[901], um eine schutzfähige, eigentumsrechtliche Rechtsposition des privaten Rundfunkveranstalters handelt.

---

[900] Vgl. Zweiter Teil I. B.

[901] Vgl. Dritter Teil IV. A. 2. c).

Durch die kirchlichen Drittsendezeiten wird diese Verfügungsbefugnis des privaten Veranstalters berührt, da ihm gleichsam die Dispositionsfreiheit über einen bestimmten Sendeplatz entzogen wird, auch wenn die Einräumung der Drittsendezeit in Absprache und Abstimmung mit den Kirchen und unter gewisser Berücksichtigung der Interessen des Gesamtprogramms des Senders erfolgt.

Gleichwohl ist darin keine entschädigungspflichtige Enteignung zu sehen, da aufgrund der gesetzlichen Bestimmungen zur Einräumung von kirchlichen Drittsendezeiten[902], von vornherein die oben beschriebene Eigentumsposition nur mit dem gesetzlich bestimmten Inhalt besteht und insoweit ein Eigentumseingriff ausscheidet[903]. Das bedeutet auf Art. 14 GG bezogen, daß diese gesetzlichen Bestimmungen zu den Drittsendezeiten, den Inhalt und die Schranken der vermögensrechtlichen Position der privaten Rundfunkveranstalter in Bezug auf ihre Verfügungsbefugnis über ihre Sendezeit im Sinne des Art.14 Abs.1 S.2 GG regeln.

Mit dieser Feststellung sind jedoch nicht alle verfassungsrechtlich bestehenden Entschädigungsansprüche erfaßt, denn nach der Rechtsprechung des Bundesverfassungsgerichts ist der nur ausgestaltende Gesetzgeber an den Wertgehalt des grundrechtlichen Eigentumsschutzes aus Art.14 GG gebunden und überprüft aus diesem Grunde vor allem die entsprechenden belastenden Regelungen unter dem Gesichtspunkt der Verhältnismäßigkeit[904]. Zu einer Entschädigung im Sinne einer Ausgleichsleistung würde es dann kommen, wenn die belastenden Regelungen eine Verletzung des Übermaßverbots bedeuten sollten[905]. Allerdings muß im Rahmen der Überprüfung der Verhältnismäßigkeit im Hinblick auf die kirchlichen Drittsendezeiten auch der Grundsatz der Sozialpflichtigkeit des Eigentums nach Art. 14 Abs.2 GG berücksichtigt werden, der für den ausgestaltenden Gesetzgeber eine verbindliche Vorgabe darstellt[906]. Das Bundesverfassungsgericht hat im Zusammenhang mit Art.14 Abs.2 GG darauf hingewiesen, daß die soziale Funktion und Bedeutung des Eigentums Begrenzungen der Rechtsstellung des Eigentümers rechtfertigen, woraus sich aber

---

902 Vgl. Dritter Teil II. D.

903 Vgl. Link/Pahlke, Kirchen und privater Rundfunk, 43; Lorenz, Das Drittsendungsrecht der Kirchen, 65.

904 Vgl. BVerfGE 52, 1, 29; 70, 191, 200.

905 Vgl. Pieroth/Schlink, Staatsrecht II, 1997 RN 934; 944 .; BVerwG, NJW 1986, 1012, 1013; BVerfGE 58, 137, 150 f.; grundlegend zur Entschädigung bei Eigentumsbeeinträchtigungen Maurer, Allgemeines Verwaltungsrecht, 11.Auflage, § 26 dort insbesondere RN 65 ff.

906 Vgl. Pieroth/Schlink, Staatsrecht II, 1997 RN 929; BVerfGE 37, 132, 140.

zugleich die Schranken der zumutbaren und vom Gesetzgeber zu realisierenden Bindungen ergeben[907].

Da der private Rundfunk aufgrund seiner Funktion im dualen Rundfunksystem - wonach durch die Vielzahl der privaten Rundfunkveranstalter und die damit verbundenen Kräfte des Wettbewerbs eine Vielfalt an Meinungen geschaffen und gefördert werden soll, die dem Bürger eine größere Auswahlfreiheit erlaubt und dadurch positive Effekte für den Prozeß der öffentlichen Meinungsbildung bewirkt[908] - den Belangen der Allgemeinheit verpflichtet ist, wird auch die Verfügungsbefugnis über die Sendezeiten vom Grundsatz der Sozialpflichtigkeit erfaßt.

In Anbetracht des geringen Anteils kirchlicher Drittsendungen im Verhältnis auf das Gesamtprogramm der privaten Rundfunkveranstalter - denn kirchlich-religiöse Sendungen nehmen am Gesamtprogramm bei RTL 0,0%, SAT 1 0,1% (das entspricht 531 Minuten) und PRO 7 0,0% im Zeitraum des Jahres 1996 Raum ein[909] - kann nicht von einer unverhältnismäßigen Beeinträchtigung und einer Verletzung des Übermaßverbots ausgegangen werden.[910].

Somit stellt die Pflicht zur Gewährung von Sendezeit durch die Privatsender eine mit dem Übermaßverbot in Einklang stehende Inhalts- und Schrankenbestimmung des Art.14 Abs.1 S.2GG dar, die nicht zu Entschädigungsanprüchen für die privaten Veranstalter führt.

Dagegen hält eine andere Meinung die geltende Rechtslage mit der Selbstkostenerstattungs -Regelung aufgrund des potentiellen Volumens an kirchliche Sendungen für nicht verfassungsgemäß[911]. Auch wenn in einigen landesgesetzlichen Regelungen der Kreis der Anspruchsberechtigten nicht auf die beiden großen Kirchen und die Jüdischen Gemeinden begrenzt wird, sondern weitere Religionsgemeinschaften des öffentlichen Rechts mit einbezogen

---

907 Vgl. BVerfGE 58, 137, 151; 52, 1, 32.

908 Vgl. Hesse, Rundfunkrecht, 159 f.

909 Vgl. Media Perspektiven - Basisdaten 1997, 26.

910 Vgl. Lorenz, Das Drittsendungsrecht der Kirchen, 65.

911 Vgl. Ricker/Schiwy, Rundfunkverfassungsrecht, 396, der in der Begrenzung auf die Selbstkosten ein der Sonderabgabe vergleichbares Sonderopfer sieht, das nicht rechtmäßig sei.

werden[912], so rechtfertigt die bloße rechtliche Möglichkeit einer Inanspruchnahme von Drittsendezeiten durch eine Vielzahl weiterer Religionsgemeinschaften noch nicht die Annahme einer Verfassungswidrigkeit dieser Selbstkostenregelung. Der geringe Anteil der zur Zeit tatsächlich durch die beiden großen Kirchen genutzten Sendezeiten ist vielmehr ein Indiz dafür, daß die kirchlichen Drittsendezeiten auch in Zukunft keine größeren Sendeanteile beanspruchen werden.

Außerdem kann der Umfang der zu gewährenden Sendezeit bei einer grundlegenden tatsächlichen Veränderung durch eine Zunahme derjenigen Religionsgemeinschaften, die von dem Drittsenderecht Gebrauch machen, im Einzelfall nach den Kriterien der Verhältnismäßigkeit bestimmt bzw. reduziert werden, um dadurch eine unverhältnismäßige Beschränkung der Verfügungsfreiheit zu vermeiden[913].

Auch nach der vom Bundesverfassungsgericht in seiner Entscheidung zum *„Pflichtexemplar für Bibliotheken"* entwickelten Grundsätzen kann eine Unverhältnismäßigkeit und damit Entschädigungspflicht nicht angenommen werden[914]. Danach besteht die Pflicht zur unentgeltlichen Bereitstellung eines Vermögensgutes trotz eines bestehenden Interesses der Allgemeinheit dann nicht, wenn die Grenzen verhältnismäßiger und noch zumutbarer inhaltlicher Festlegung der Eigentümerposition des Verpflichteten überschritten werden und demnach im Blick auf den Verhältnismäßigkeitsgrundsatz und den Gleichheitssatz ein finanzieller Ausgleich erforderlich wird[915]. Übertragen auf die Bereitstellung von Sendezeiten für die Kirchen, wäre eine solche Unverhältnismäßigkeit dann gegeben, wenn die Drittsendezeit im Verhältnis zur Gesamtsendezeit einen entsprechend zu breiten Raum einnehmen würde. Nach der oben geführten Diskussion besteht bei den „großen" privaten Rundfunkveranstaltern RTL, SAT 1 und PRO 7 ein derartiges Mißverhältnis nicht, und das Problem dürfte vor allem - wenn überhaupt - bei den kleineren Privatsendern mit einem zeitlich begrenzten Programm oder in einem örtlich beschränkten Verbreitungsgebiet bestehen. Allerdings zeigt die aktuelle Entwicklung vielmehr in die Richtung einer immer

---

[912] § 31 Abs.2 Hamb. MG; § 21 Abs.1 Rheinl.-Pfälz.LRG; § 29 Abs.2 Nieders. LRG, § 33 Abs.2 Schlesw.-Holst.LRG; § 26 Abs.2 Meckl.-Vorp.RG; § 22 Abs.2 Sächs.PRG; § 23 Abs.2 Sachs.-Anh. PRG; § 24 Abs.2 Brem.LMG.

[913] Vgl. Lorenz, Das Drittsendungsrecht der Kirchen, 65.

[914] Vgl BVerfGE 58, 137, 149 f.

[915] Vgl. Maurer, Allgemeines Verwaltungsrecht, 11. Auflage, § 26 RN 32, 79 ff., der in diesem Zusammenhang das Rechtsinstitut der „ausgleichspflichtigen Inhaltsbestimmung" darstellt.

stärker zunehmenden Konzentration auf dem Rundfunksektor[916], wonach dann kleinere Veranstalter eher vom Markt verschwinden werden. Ferner gab es seit Bestehen des dualen Systems im Fernsehbereich seitens der Kirchen nur mit den drei „großen“ privaten Veranstaltern entsprechende Verhandlungen und Vereinbarungen im Hinblick auf kirchliche Beiträge, wohingegen mit den übrigen kleineren Fernsehsendern keine Vereinbarungen getroffen wurden. Aber auch bei kleineren Veranstaltern müßte dann im Einzelfall die Sendezeit auf einen verhältnismäßigen Umfang reduziert werden, um somit eine übermäßige Beeinträchtigung ihrer Verfügungsfreiheit zu verhindern[917].

Aus Art.14 GG ergibt sich somit keine Vorgabe für die Notwendigkeit einer Entgeltpflicht für die Inanspruchnahme von Sendezeiten für die Kirchen.

B. Art. 3 Abs.1 GG

Ein Verstoß gegen den Gleichheitssatz nach Art.3 Abs.1 GG, ist gegeben, *„wenn sich ein vernünftiger, sich aus der Natur der Sache ergebender oder sonstwie sachlich einleuchtender Grund für die gesetzliche Differenzierung oder Gleichbehandlung nicht finden läßt, kurzum, wenn die Bestimmung als willkürlich bezeichnet werden muß“*[918]. Ein solcher Verstoß könnte sich aus der Gleichbehandlung oder Ungleichbehandlung auf der einen Seite mit den anderen gesellschaftlich-relevanten Gruppen, die im Gesamtprogramm „angemessen zu Wort kommen müssen“[919] und auf der anderen Seite mit den ebenfalls drittsendungsberechtigten Parteien ergeben.

Hinsichtlich der ersten Gruppe ist jedoch ein Verstoß des Gleichheitssatzes, der darin begründet sein könnte, daß das „Zu-Wort-Kommen“ für die anderen Gruppen kostenfrei und für die Kirchen mit einem Entgelt erfolgt, abzulehnen. Entscheidend hierfür ist, daß die Berücksichtigung der anderen Gruppen nicht in der Form der eigengestalteten Drittsendungen realisiert wird, sondern ausschließlich in redaktionellen, vom Rundfunkveranstalter verantworteten Sendungen. Aus diesem Grund werden bei der Differenzierung der Entgeltpflichtigkeit in zulässiger Weise unterschiedliche Sachverhalte auch unterschiedlich behandelt.

---

916 Vgl. Dritter Teil, I. D. 1.

917 Vgl. Lorenz, Das Drittsendungsrecht der Kirchen, 65.

918 Vgl. BVerfGE 1, 14, 52

919 Vgl. BVerfGE 12, 205, 262 f.

Im Fall der ebenfalls kostenpflichtigen Wahlwerbesendungen der Parteien[920] ist auch kein Verstoß gegen Art.3 Abs.1 GG in der Konstellation der „Gleichbehandlung von Ungleichem" gegeben. Trotz der unterschiedlichen Gewichtung der einzelnen Interessenlagen, die bei den Parteien eindeutig als politische Partikularinteressen und bei den Kirchen sicherlich neben den kirchlichen Interessen auch unter dem Gesichtspunkt der Allgemeininteressen („Engagement ohne Eigennutz") zu sehen sind, basiert die Legitimation beider Gruppen vornehmlich auf ihrer privilegierten verfassungsrechtlichen Stellung.

Es sei nochmals festgehalten, auch wenn die kirchlichen Drittsendezeiten einen Beitrag zu einer interessengerechten Ausgestaltung und Konkretisierung des Ausgewogenheits- und Pluralismusgebots - im Sinne des Normziels der Rundfunkfreiheit - bei der Bestimmung eines effektiven Zu-Wort-Kommens beitragen, daß der Schwerpunkt der Legitimation kirchlicher Drittsendungsrechte auf der rechtlichen Sonderstellung der Kirchen aus Art.4 und Art 140 GG basiert[921].

Somit bestehen keine verfassungsrechtlichen Vorgaben hinsichtlich einer Entgeltverpflichtung für den Drittsendungsberechtigten. Im Sinne eines interessengerechten Ausgleichs können jedoch Überlegungen angestellt werden, die zur Annahme eines bestimmten Entgelts führen könnten.

IV. Diskussionsstand

In der Diskussion um die Entgeltpflicht der kirchlichen Drittsendungen besteht ein sehr weites Spektrum von Meinungen, das von der Annahme der Verfassungswidrigkeit jeglicher Entgeltverpflichtung[922], über die Verfassungsmäßigkeit der vorherrschenden gesetzlichen Regelung der Selbstkostenerstattung für die privaten Veranstalter[923], der Verfassungswidrigkeit

---

[920] § 42 Abs.2 RStV; § 62 Abs.1 i.V.m.Abs.3 Bad.-Württ. LMG; § 30 Abs.2 i.V.m. Abs.3 Hess.PRG

[921] A.A. Lorenz, Das Drittsendungsrecht der Kirchen, 69 , der in den kirchlichen Drittsendungen nicht die Inanspruchnahme von Sendekapazitäten des Privatsenders für eigene kirchliche Interessen begreift, sondern in ihnen im Gegenteil die kirchliche Ausfüllung einer dem Veranstalter obliegenden Pflicht;

ebenfalls a.A. Link/Pahlke, Kirche und privater Rundfunk, 42, die den Verstoß gegen Art.3 Abs,1 GG u.a. damit begründen, daß die Legitimation der Wahlwerbesendungen der Parteien sich nicht - wie die der kirchlichen Drittsendungen - aus dem Vielfaltsgebot der Rundfunkfreiheit ableitet, sondern ausschließlich aus Art.21 Abs.1 GG.

[922] Vgl. Lorenz, Das Drittsendungsrecht der Kirchen, 62 ff.

[923] Vgl. Ring, Kommentar zum Medienrecht 1997, § 42 RStV RN 9; Birkert, Landesmediengesetz Baden-Württemberg - Kommentar, 1993, § 62 RN 9.

dieser Selbstkostenregelung, weil sie zu niedrig angesetzt sei und die privaten Sender zu sehr belaste[924] bis hin zu einem Vergütungsanspruch der Kirchen als finanzielle Entlastung für ihre mit den Drittsendungen entstandenen Produktionskosten gegenüber dem ausstrahlenden privaten Rundfunkveranstalter reicht[925].

Nach einer Auffassung wird eine kirchliche Entgeltpflicht nicht nur im binnenpluralen Modell des privaten Rundfunks als verfassungswidrig angesehen, weil dort dem einzelnen Veranstalter eine Verpflichtung zur Einräumung von kirchlichen Drittsendungen als unmittelbarem Normadressaten direkt zugeordnet werden kann, sondern es wird eine solche Entgeltpflicht auch für ein vollendetes außenpluralistisches Modell angenommen[926]. Begründet wird dies, was letztendlich auf einen verfassungsrechtlichen Anspruch auf die Unentgeltlichkeit von Drittsendungen hinausläuft damit[927], daß andernfalls das kirchliche Zugangsrecht in eine Veranstaltungspflicht umfunktioniert werden würde, weil die dann unbeschränkt gegebene Möglichkeit zur Veranstaltung eigener Programme nur dann zu einer externen Ausgewogenheit führen könne, wenn die Kirchen auch tatsächlich davon Gebrauch machen würden.

Weiter wird für das binnenplurale Modell die Meinung vertreten, daß den Kirchen keine Kostenpflicht für Drittsendungen im privaten binnenpluralen Rundfunk auferlegt werden könne. Begründet wird dies unter anderem mit der zwingenden Notwendigkeit der kirchlichen Beteiligung am Rundfunk, deren Präsenz die unabdingbare Voraussetzung sei, um dem Ausgewogenheitspostulat gerecht werden zu können: *„Der kirchliche Sendezeitanspruch als Vehikel zur Sicherung ausreichender Vielfalt im Rundfunk muß vor allem von den Bedürfnissen der Rezipienten begriffen werden, wie dies der dienenden Funktion des Rundfunks entspricht*[928].

Ferner wird in der Entgeltverpflichtung der Kirchen eine eigenständige und unzulässige Form der Finanzierung der privaten Rundfunkveranstalter durch

924 Vgl. Ricker/Schiwy, Rundfunkverfassungsrecht, 397.

925 Vgl. Link/Pahlke, Kirche und privater Rundfunk, 44 f.

926 Vgl. Lorenz, Das Drittsendungsrecht der Kirchen, 70.

927 Anderer Auffassung dagegen Bethge, Besprechung von Lorenz, Drittsendungsrecht der Kirchen, insbesondere im privaten Rundfunk, in DVBl. vom 1.6.1989, 579 , der dieses ablehnt, weil die kirchlichen Drittsendungen gerade nicht substantieller Teil des Rundfunkprogramms aufgrund des Vielfaltsgebots seien.

928 Link/Pahlke, Kirche und privater Rundfunk, 41.

Dritte gesehen. Dies sei deshalb unzulässig, weil die in den rundfunkrechtlichen Regelungen aufgeführten Finanzierungsarten des privaten Rundfunks abschließend seien und eine verfassungsrechtlich nicht angreifbare Begrenzung darstellen würden. Insofern überschreitet der Gesetzgeber die Grenzen seiner Gestaltungsfreiheit, wenn er die finanzielle Entlastung privater Rundfunkveranstalter in Entgeltzahlungen solcher gesellschaftlich-relevanter Gruppen sucht, deren Programmbeteiligung - wie bei den Kirchen - zwingend erforderlich ist[929]. Von dieser Argumentation ausgehend wird in kirchlichen Eigenproduktionen eine finanzielle Entlastung des zur Ausstrahlung der kirchlichen Beiträge verpflichteten Rundfunkfunkveranstalters von den entsprechenden Produktionskosten gesehen, die sogar rechtfertigen, den Kirchen einen Entgeltanspruch gegenüber dem privaten Rundfunkveranstalter für die Zurverfügungstellung des kirchlichen Sendematerials zuzusprechen[930]. Für das reine außenpluralistische Modell des privaten Rundfunks wird dagegen wegen der fehlenden Verpflichtung des einzelnen Rundfunkveranstalters zur Ausgewogenheit[931] eine Kostenerstattung der ausstrahlenden Sender angenommen[932].

Als Gegenposition wird angenommen, daß die privaten Sender bereits durch die programmlichen Zwänge der Drittsenderechte in der Gestaltung des Werbeumfeldes und somit mittelbar in ihrer Finanzierung betroffen sind. Sie nun noch auf den Ersatz der Selbstkosten zu beschränken, bedeute einen noch weiteren Eingriff, dem die durch die Kirchensteuer besonders heraus gehobene Stellung der Kirchen gegenüberstehe. Vor diesem Hintergrund sei die Selbstkostenerstattungs-Regelung als nicht verfassungsgemäß anzusehen[933].

Dieser Argumentation ist jedoch entgegenzuhalten, daß z.B. in der kirchlichen Verkündigungssendung „So gesehen" es dem privaten Rundfunkveranstalter aufgrund der rundfunkstaatsvertraglichen Werbevorschriften nach § 44 RStV und der Kürze des kirchlichen Beitrags von jeweils 5-Minuten ermöglicht wird, zusätzliche Werbung davor und danach auszustrahlen und auf diese Art und Weise das kirchliche Programm komplett zu finanzieren. Nicht nur aus diesem Grund ist das Programmumfeld kirchlicher Beiträge gerade auch für die

---

[929] Vgl. Link/Pahlke, Kirche und privater Rundfunk, 40 f. m.w.N.

[930] Vgl. Link/Pahlke, Kirche und privater Rundfunk, 44 f.

[931] Vgl. Dritter Teil I. C. 2.

[932] Vgl. Link/Pahlke, Kirche und privater Rundfunk, 53 f. m.w.N.

[933] Ricker/Schiwy, Rundfunkverfassungsrecht, 397.

Werbewirtschaft aufgrund einer ganz speziellen Zuschauergruppe solcher kirchlicher Sendungen, für bestimmte Produkte als Zielgruppe sehr interessant.

V. Handhabung in der Praxis

A. Historie

Im engen Zusammenhang mit der Entgeltfrage ist die praktische Vorgehensweise bei der Produktion der kirchlichen Beiträge zu sehen. Die Produktion der ersten Beiträge wurde auf evangelischer Seite von der EIKON[934] und auf katholischer Seite von der Filmproduktionsgesellschaft Tellux[935] übernommen; die Produktion sollte jedoch nach einer Anfangsphase durch RTL selbst ausgeführt werden. Dies hätte zur Folge, daß die Produktionskosten - wie beim öffentlich-rechtlichen Rundfunk - vom Rundfunkveranstalter getragen werden würden. Hinter dieser anfänglichen Absichtserklärung der kompletten Kostenübernahme steckte die noch nicht abgeschlossene Lizenzierung für RTL in Nordrhein-Westfalen, die durch dieses kirchenfreundliche Verhalten begünstigt werden sollte[936], weil in den Landesmedienanstalten u.a. auch Kirchenvertreter als Repräsentanten einer gesellschaftlich relevanten Gruppe über Lizenzfragen und konkrete Anforderungen an die Sender mitzuentscheiden hatten. Vor diesem Hintergrund war für die Privatsender neben der Erhöhung der Pluralität des Programmangebots, vor allem der gute Kontakt zur Kirche in der Start- und Lizenzierungsphase von großer Bedeutung.

Die Kirchen hatten sich wie bei den öffentlich-rechtlichen Anbietern für eine Kostenfreiheit eingesetzt, haben jedoch durch die Formulierung aus dem

---

[934]Eikon:
- Gründung 1960 als gemeinnütziges Unternehmen;
- nach der damaligen Gründungssatzung dürfen keine wesentliche Überschüsse gemacht werden;
- Gesellschafter sind die evangelischen Landeskirchen mit Ausnahme der badischen und württembergischen Landeskirchen;
- Beiträge für öffentlich-rechtliche und private Rundfunkveranstalter;
- auch weltliche Produktionsbeiträge aus Gründen der publizistischen Anerkennung;
- zur Zeit noch fixe kirchliche Zuschüsse durch EKD:

[935]Tellux:
- Gründung 1960;
- als Holding ausgebaut;
- Zu den Gesellschaftern zählen unter anderen die Diözesen Rottenburg/Stuttgart, München/Freising, Essen, Münster, Berlin und Köln sowie das Katholische Filmwerk;
- sehr früh schon in die gewerbliche Produktion eingestiegen und auch Filme über Berufsberatung, Wirtschaftsfilme und Spielfilme produziert;
- Beiträge ausschließlich für ARD und ZDF.

[936] Vgl. Redelfs, Evangelische Kirche und Privater Rundfunk, 132.

Rundfunkstaatsvertrag, wonach die Veranstalter den Ersatz der Selbstkosten verlangen können[937], eine eindeutige Niederlage erlitten.

B. Aktuelle Situation

Bis heute wurden seitens der Kirchen noch keine rechtlichen Schritte unternommen, eine Einräumung von Sendezeit für kirchliche Programmbeiträge auf der Grundlage der gesetzlichen Selbstkostenerstattung prozessual durchzusetzen. Vielmehr scheinen die beiden Kirchen ihre äußerst unsichere rechtliche Situation bezüglich der Kostenregelung von Drittsendungen schon länger erkannt zu haben. Man hat auch von kirchlicher Seite aus Verständnis für die Position, wonach dem privaten Rundfunk, der seine finanzielle Benachteiligung gegenüber dem öffentlich-rechtlichen Rundfunk immer betont, nicht per Gesetz die Kosten für kirchliche Drittsendungen zur Pflicht gemacht werden können. Aus den Gründen der rechtlichen Unsicherheit und der damit verbundenen fehlenden politischen Durchsetzbarkeit sind die Kirchen schon seit längerer Zeit dazu übergegangen, mit den einzelnen Programmveranstaltern zu verhandeln und spezielle Kostenregelungen zu vereinbaren. In der Praxis zeigte sich, daß die privaten Veranstalter in der Regel bereit sind, den Kirchen besondere Sendezeiten kostenlos zur Verfügung zu stellen.

Ein Grund für diese Praxis könnte aus Sicht der Veranstalter darin begründet sein, daß es auch ihrem Interesse entspricht, unter dem Erfordernis der Vielfalt kirchliche Sendungen in ihr Programm entsprechend kostenfrei aufnehmen[938]. So vereinbarte die Evangelische Kirche mit SAT 1 eine Ko-Finanzierung in der Anlaufphase bis der Privatsender „schwarze Zahlen" aufweisen würde. Bis dahin übernahmen 20% die Kirchen, wobei jeweils 10 % von der Evangelischen und Katholischen Kirche und 80 % von SAT 1 getragen wurden[939]. Ab Mitte 1996 galt aufgrund einer Einzelabmachung an den alten Modellen festzuhalten, im Einzelfall jedoch eine Vollerstattung des Senders - unabhängig von der Regelung des § 42 RStV - durchzuführen.

Im Zusammenhang mit der Sendung „So gesehen" bei SAT 1[940] vereinbarte die Katholische Kirche auch zunächst eine Ko-Finanzierung, wobei die jeweilige Beteiligung im Regelfall 50/50 betrug. Seit 1990 beläuft sich der Anteil von SAT

---

[937] So Art.9 Abs.5 S.1 RStV (alt) und § 42 Abs.I 2. HS RStV (neu).

[938] Vgl. Hesse, Rundfunkrecht, 199 m.w.N.

[939] Vgl. Protokoll der Besprechung der Kirchenvertreter mit SAT 1 vom 1.4.1993.

[940] Eine Sendung, die 52 x pro Jahr ausgestrahl wird, besitzt ungefähr ein Budget von etwa 10-12.000 DM.

1 jedoch auf 75 % und der Anteil der Kirche auf 25 %; wobei aber auch schon Kostenmodelle mit 90% für SAT 1 und 10 % Anteil für die Kirchen und einer Vollfinanzierung durch SAT 1 praktiziert wurden. Ab 1997 gibt es keine Ko-Finanzierung der Kirchen mehr mit über 20 % kirchlicher Beteiligung[941].

Das bedeutet de facto eine Gleichbehandlung hinsichtlich der Vollfinanzierung durch Rundfunkveranstalter im öffentlich-rechtlichen und im privaten Rundfunk. Allerdings ist zu berücksichtigen, daß im öffentlich-rechtlichen Rundfunk die Kirchen auf eigengestaltete Sendezeiten - mit Ausnahme der reinen Verkündigungssendungen - verzichtet haben und dort die kirchlichen Beiträge von Fachredaktionen unter Beteiligung des jeweiligen kirchlichen Senderbeauftragten realisiert werden[942]. Ein entscheidender Grund für diesen teilweisen Verzicht wird von der Kirche in der damit verbundenen Übernahme der Kosten für die kirchlichen Beiträge durch die Rundfunkanstalten gesehen. Auch aus diesem Grund kommt der Kostentragungsregelung bei Drittsendungen eine besondere Bedeutung zu.

Obwohl im öffentlich-rechtlichen Bereich bisher außer Frage stand - auch aufgrund der Lösung mit kirchlichen Fachredaktionen - daß die Finanzierung ausschließlich von der Rundfunkanstalt übernommen wird, gibt es nun Überlegungen in der ARD, im Rahmen des Projekts „Kirche 2000“ eine Ko-Finanzierung durchzuführen oder die Kosten vom Budget der kirchlichen Fachredaktionen abzuziehen.

Im öffentlich-rechtlichen Rundfunk wird die Unentgeltlichkeit der kirchlichen Drittsendungen mit dem Argument gerechtfertigt, daß der weitaus größte Prozentsatz der Rundfunkgebührenzahler Mitglieder der Kirchen seien, und sie daher indirekt die Drittsendungen mitfinanzieren würden. Durch die überwiegende Gebührenfinanzierung im öffentlich-rechtlichen Rundfunk[943] ist die wirtschaftliche und vermögensrechtliche Bedeutung des Vermögensgutes der Sendezeit entscheidend reduziert, wodurch es dem öffentlich-rechtlichen Rundfunk erst ermöglicht wird, seinen verfassungsrechtlich gebotenen

---

941 Sämtliche Informationen stammen aus mehreren vertraulichen Einzelgesprächen mit kirchlichen Mitarbeitern.

942 Vgl. dazu Zweiter Teil, V. A, B und C.

943 Zwar wird im öffentlich-rechtlichen Rundfunk von einem Mischmodell im Hinblick auf seine Finanzierung gesprochen. Der Anteil durch Werbeeinnahmen beträgt jedoch u.a. wegen der 20 Uhr - Werbegrenze bei der ARD höchstens 15 - 20 % der gesamten Einnahmen, wogegen die restlichen 80 - 85 % auf die Gebühren fallen. Beim ZDF ist der Anteil der Werbeeinnahmen mit ungefähr 25 % etwas höher.

Grundversorgungsauftrag mit all seinen Implikationen, wie z.B. der Veranstaltung von Minderheitsprogrammen, die sich nicht an den Kriterien der Massenattraktivität bzw. der Werbewirksamkeit zu messen haben, zu erfüllen. Diese Bedingungen sind im privaten Rundfunk dagegen nicht gegeben, da die Privatsender auf die Werbeeinnahmen als einzige relevante Finanzierungsquelle angewiesen sind und von daher die Sendezeit unter dem Gesichtspunkt der Quotenträchtigkeit und damit der Werbeattraktivität beurteilt wird.

VI. Stellungnahme

A. Gesetzeslage

Der oben dargestellten aktuellen Praxis der Kostentragung ist eine gewisse Indizwirkung beizumessen, zumal in der Amtlichen Begründung zu § 42 RStV[944] ausdrücklich auf die Möglichkeit verwiesen wird, auch Vereinbarungen über kostenfreie Zurverfügungstellung der Drittsendungen zu treffen, wie dies in den Absichtserklärungen und der Tendenz nach zumindest zur Zeit absehbar ist. Aus dieser Begründung wird ferner ersichtlich, daß der Gesetzgeber die Unentgeltlichkeit der Drittsendungen auch durchaus als interessengerechte und denkbare Alternative vorgesehen hat, jedoch als Ziel dieser Regelung einen angemessenen Ausgleich anstrebt.

Die Selbstkostentragung hinsichtlich der unmittelbaren Kosten gemäß § 42 RStV ist als interessengerechte Lösung anzusehen[945]. Die Tatsache, daß nach der hier vertretenen Meinung keine verfassungsrechtlichen Vorgaben bestehen, die die bestehende gesetzliche Regelung der Selbstkostenerstattung in Zweifel ziehen, unterstützt diese Auffassung.

Die Beschränkung auf die unmittelbaren Selbstkosten entsprechend der Regelung des § 42 Abs.2 RStV ist dadurch gerechtfertigt, daß zum einen die Programmgestaltungsfreiheit des Veranstalters durch die Drittsendungen beschränkt wird und dieser eine gewisse Veränderung des Gesamtprogramms durch die kirchlichen Drittsendungen in Kauf nehmen muß und zum anderen die privaten Rundfunkveranstalter ihre allgemeinen Grundkosten über die Werbezeiten im Rahmen der allgemeinen Programmausstrahlung refinanzieren müssen[946]. Von daher würde eine völlige Freistellung der Kirchen von einer

[944] *"Mit der Kostenregulierung hierzu wird ein angemessener Ausgleich geschaffen. Hiervon bleibt die Möglichkeit unberührt, mit den Veranstaltern Vereinbarungen über kostenfreie Sendungen zu treffen."*

[945] Vgl. Birkert, Landesmediengesetz Baden-Württemberg - Kommentar, 1993, § 62 RN 9; Ring, Kommentar zum Medienrecht 1997, § 42 RStV RN 9.

[946] Vgl. Ring, Kommentar zum Medienrecht 1997, § 42 RStV RN 9.

Kostenerstattung für die nicht gebührenfinanzierten privaten Rundfunkveranstalter eine ungerechtfertigte Belastung darstellen[947].

Doch aufgrund der Besonderheiten des Fernsehens ist eine Vollfinanzierung durch Kirchen - anders als im Hörfunk - für diese zu teuer und hätte von daher schon fast versagenden Charakter. Denn eine entsprechende Kostentragungpflicht für die Kirchen bei den Drittsendezeiten könnte unter Umständen dazu führen, daß eine solche Regelung sich prohibitiv auf die Ausübung und Inanspruchnahme der Rechtsposition auf eigengestaltete Sendungen auswirken könnte. Ferner würde die mit den Drittsendungen auch verbundene Vielfaltssicherung unbillig erschwert werden, wenn die privaten Rundfunkveranstalter ihre sämtlichen im Zusammenhang mit den kirchlichen Beiträgen entstandenen Kosten, was auch die mittelbaren Kosten mitumfassen würde, umlegen könnten[948]. Unter diesem Aspekt ist die Tatsache zu sehen, daß die Kirchen beim öffentlich-rechtlichen Rundfunk vor allem wegen der im Zusammenhang mit eigengestalteten Sendungen entstehenden Kosten, auf eigengestaltete Drittsendungen - mit Ausnahme der reinen Verkündigungssendungen - verzichtet haben.

Auch das Bundesverfassungsgericht hat in seinem Urteil über das Niedersächsische Landesrundfunkgesetz die dort enthaltene Kostenerstattungsregelung als rechtmäßig bestätigt[949], die eine Selbstkostenerstattung des Rundfunkveranstalters vorsieht[950]. Allerdings ergibt sich daraus aus kirchlicher Sicht nur, daß ein Anspruch auf Entgeltfreistellung von Verfassungs wegen nicht besteht und daß diejenigen Bestimmungen in den Landesmediengesetzen, die eine Entgeltpflicht vorsehen, nicht als verfassungswidrig anzusehen sind.

Wo Landesmediengesetze über die Frage der Entgeltpflicht für Drittsendungen keine ausdrückliche Regelung treffen[951], bleibt es der Einigung zwischen den

[947] Vgl. Birkert, Landesmediengesetz Baden-Württemberg - Kommentar, 1993, § 62 RN 9.

[948] Vgl. Ring, Kommentar zum Medienrecht 1997, § 42 RStV RN 9.

[949] Vgl. BVerfGE 73, 118 ff.

[950] § 29 Abs.3 in der aktuellsten Gesetzesversion des Niedersächsischen Landesrundfunkgesetzes vom 9.11.1993, ie in Bezug auf diese Regelung nicht zu der vom BVerfG zu überprüfenden Kostenregelung bei Drittsendezeiten abweicht.

[951] § 14 Abs.4 Saarl.LRG; § 24 Abs.2 Brem.-LMG.

Kirchen und den privaten Rundfunkveranstaltern freigestellt, ob und inwieweit für Drittsendungen eine Selbstkostenerstattung erfolgen soll[952].

B. Übertragung der Selbstkostenregelung auf das Lösungsmodell:
Eine Selbstkostenbeteiligung der Kirchen bei Drittsendungen wird auch für das hier entworfene abgestufte Mitgestaltungsmodell als interessengerechte Regelung angesehen.

Die Bedenken, wonach die Selbstkostenregelung aufgrund der Vielzahl der potentiellen Drittsendeberechtigten aus dem Kreis der Religionsgemeinschaften und dem damit verbundenen Umfang der kirchlichen Sendezeiten zu unbilligen Ergebnissen führen könnte, werden durch das Lösungsmodell reduziert, da danach nur die reinen Verkündigungssendungen und eine begrenzte Zahl an sonstigen religiösen Sendungen in der Form der Drittsendungen in das Programm aufgenommen werden sollen und die übrigen kirchlichen Beiträge im Rahmen des redaktionellen Gesamtprogramms realisiert werden. Somit ist mit einer weniger intensiven und umfangreichen Beeinträchtigung der Verfügungsfreiheit des Veranstalters hinsichtlich der Gestaltung seiner Sendezeiten zu rechnen.

Eine praktische Relevanz besteht demnach „nur“ in Bezug auf die als Drittsendungen gestalteten reinen Verkündigungssendungen, da bei den redaktionellen Sendungen, auch wenn diese im Rahmen des abgestuften Mitgestaltungsmodells einer bestimmten kirchlichen Einflußmöglichkeit unterliegen, eine Mitfinanzierung grundsätzlich ausscheidet.

---

[952] Vgl. Link, Kirchen und Neue Medien, 143; Birkert, Landesmediengesetz Baden-Württemberg - Kommentar, 1993, § 62 RN 9.

I. Zusammenfassung

Erster Teil

Die Evangelische Kirche versteht sich, wie aus kirchlichen Stellungnahmen ersichtlich wird, als Sachwalterin der Meinungsbildungsfreiheit; sie sorgt sich um den Fortbestand dieser Freiheit wegen der immer stärker werdenden Informations- und Meinungsmonopole. In ihren Anforderungen an die Rundfunkordnung setzt die Evangelische Kirche als Maßstab für die Beurteilung und der sich daran anknüpfenden Anforderungen an die Medien die sogenannte „Menschendienlichkeit" des Mediensystems. Ferner ist Ziel und Richtmaß der kirchlichen Beurteilung und damit verbunden der eigenen medialen Betätigung die Bewahrung der Freiheit der Publizistik als „dienende Freiheit". Kennzeichnend für die evangelische Rundfunkarbeit ist das Primat des „Engagements ohne Eigennutz"[953].

Der Übergang von spezifisch kirchlichen Forderungen hin zugunsten der Verteidigung gesellschaftlicher Freiheitsrechte hat bei der Katholischen Kirche zu der Überzeugung geführt, daß es im Rundfunkwesen niemals um die Erringung von Machtpositionen, sondern nur um den Dienst am Menschen und seiner Freiheit gehen darf[954].

Wesentliches Merkmal der evangelischen Kirchenorganisation ist deren Struktur von Territorialkirchen, auch als Landeskirchen bezeichnet, mit ihren jeweiligen Kirchengemeinden. Somit ist festzuhalten, daß im Bereich des Rundfunkwesens grundsätzlich eine Zuständigkeit der einzelnen Gliedkirchen besteht. Eine wesentliche Konsequenz dieses Föderalismus bei der Evangelischen Kirche ist das Fehlen eines einheitlichen und hierarchischen Organisationsaufbaus und einer abgestimmten, koordinierten Programmatik ihres publizistischen Engagements[955].

Im Gegensatz zur Evangelischen Kirche ist die Katholische Kirche hierarchisch aufgebaut und organisiert. Medienpolitisch relevant ist die Vollversammlung der Deutschen Bischofskonferenz, als oberstes Gremium der Katholischen Kirche in Deutschland, die durch einen ständigen Rat vertreten wird. Während in der Vollversammlung der Bischofskonferenz die groben Richtlinien für die

[953] Vgl. Erster Teil I. A.

[954] Vgl. Erster Teil II.

[955] Vgl.Erster Teil III. A.

Medienpolitik beschlossen werden, findet in der Publizistischen Kommision der Bischofskonferenz die konkrete Sacharbeit in der Form statt, daß publizistische Fragestellungen behandelt und begutachtet und der Bischofskonferenz zur Entscheidung vorgelegt werden[956].

Zweiter Teil

Der Rundfunk ist an dem verfassungsrechtlich geschützten permanenten Prozeß der öffentlichen Meinungs- und Willensbildung in besonderem Maße als „Medium" und als „Faktor" beteiligt, wodurch der „dienende" Charakter der Rundfunkfreiheit herausgestellt wird; damit wird zum Ausdruck gebracht, daß die Rundfunkfreiheit ein objektives Prinzip der Gesamtrechtsordnung darstellt. Die nach Art.5 Abs.1 S.2 GG geforderte positive Ordnung hat zu gewährleisten, daß der Rundfunk weder dem Staat noch einer gesellschaftlichen Gruppe ausgeliefert wird. Ferner müssen alle in Betracht kommenden Kräfte in ihrer ganzen Vielfalt im Gesamtprogramm zu Wort und in möglichster Breite und Vollständigkeit zum Ausdruck kommen können, so daß auf diese Weise eine umfassende Information ermöglicht wird[957].

Ein wesentliches Charakteristikum der Drittsendungen ist deren rechtliche Zurechenbarkeit zum Sendezeitberechtigten und die durch ihn vorgenommene Gestaltung der Sendung. Die Verantwortung für den Inhalt einer Drittsendung trägt in der Regel und primär der Dritte selbst, so daß der Inhalt der Drittsendungen der programmlichen Einflußnahme des Intendanten entzogen ist und der Intendant kein inhaltsbezogenes Weisungsrecht besitzt, wie dies sonst bei von der Rundfunkanstalt selbst oder in ihrem Auftrag produzierten Sendungen der Fall ist. Trotz der Abgabe von Verantwortung - im rechtlichen Sinne - an außenstehende Dritte ist von einer *„publizistischen Verantwortlichkeit"* der ausstrahlenden Anstalt - im Sinne eines publizistischen Gesamtzusammenhangs - auszugehen, da die Verantwortlichkeit des Intendanten mit dem gesamten Inhalt, einschließlich der bei seinem Sender ausgestrahlten Drittsendungen, in Verbindung gebracht wird und vom Rezipienten in der Regel die Drittsendungen dem jeweils ausstrahlenden Sender zugeordnet werden[958].

---

956 Vgl. Erster Teil III. B.

957 Vgl. Zweiter Teil I.

958 Vgl. Zweiter Teil A. 1. und 2. a).

Die Aufgabe des Intendanten beschränkt sich darauf, eine Kontrolle bei evidenten Rechtsverstößen durch die Drittsendungen auszuüben und das äußere Arrangement der einzelnen Drittsendebeiträge im Gesamtprogramm zu leisten[959].

Die vorgenommene Unterteilung in Verkündigungssendungen, religiöse Sendungen und sonstige Sendungen über Fragen der öffentlichen Verantwortung der Kirchen ermöglicht eine differenziertere Betrachtungsweise und damit verbunden eine interessengerechtere organisatorische und rechtliche Zuordnung. Auch wenn sich nicht jedes Sendeformat unter dieses Raster einordnen läßt, soll damit die Grundlage für das rechtlich gebotene Erfordernis einer abgestuften Mitgestaltung geschaffen werden. Eine generelle Zuordnung der kirchlichen und religiösen Sendungen in den Bereich der eigengestalteten kirchlichen Drittsendungen, wird der Bedeutung und dem Rang der jeweiligen grundrechtlichen Schutzgüter nicht gerecht, wie die durchgeführte Abwägung zeigte[960].

Aus den Grundrechten Art.4 und 140 GG i.V.m. 137 Abs.3 WRV und Art.5 Abs.1 S.1 und S.2 GG lassen sich keine unmittelbaren grundrechtlichen Ansprüche der Kirchen auf Einräumung von Drittsendezeiten ableiten. Aufgrund der rundfunkrechtlichen Grundannahmen und der Ausgestaltung des Rundfunksystems, die sich an der Funktion und Aufgabe des Rundfunks orientieren, läßt sich kein Anspruch auf Drittsendungen der Kirchen unmittelbar aus der Verfassung bzw. aus einer Grundgesetznorm ableiten, sondern es steht im Ermessen des einfachen Gesetzgebers, den Kirchen Sendezeiten einzuräumen[961].

Aufgrund der einschränkenden Wirkung von Drittsendezeiten auf die Programmgestaltungsfreiheit der Rundfunkanstalten, die einen wesentlichen Kerngehalt der Rundfunkfreiheit darstellt, handelt es sich bei Drittsendezeiten nicht um eine rundfunkrechtliche Ausgestaltungsregelung oder eine bloße formelle Beschränkung der Rundfunkfreiheit, im Sinne einer immanenten Schranke des Art. 5 Abs.1 S.2 GG, sondern um einen Eingriff in den Schutzbereich der Rundfunkfreiheit. Zumal der Schwerpunkt der Legitimation kirchlicher Drittsendungsrechte auf der verfassungsrechtlichen Sonderstellung der

[959] Vgl. Zweiter Teil A. 2. b).

[960] Vgl. Zweiter Teil III. A. 3.

[961] Vgl. Zweiter Teil III. B.

Kirchen liegt, die im Art.4 und Art 140 GG begründet ist und nicht aus dem Vielfaltsgebot des Art.5 Abs.1 S.2 GG abzuleiten ist[962].

Ausgangspunkt der verfassungsrechtlichen Rechtfertigung ist die Gegenüberstellung des kirchlichen Rederechts in Verbindung mit dem kirchlichen Öffentlichkeitsauftrag der Programmgestaltungsfreiheit, die durch die Rundfunkanstalten wahrgenommen werden[963].

Bei Verkündigungssendungen ist unter dem Gesichtspunkt der Erforderlichkeit von einem unlösbaren Zusammenhang von Sendeinhalt und Sendeform auszugehen, denn da wo die Kirche sich selbst darstellen soll, muß sie auf die Vermittlung der ihr eigenen Orientierungen bestehen, was zur Folge hat, daß sie in eigener Verantwortung ihre Programmbeiträge gestalten können muß[964].

Von einer veränderten Verfassungswirklichkeit ist im Hinblick auf die gesellschaftlichen Veränderungen im kirchlichen Bereich zum heutigen Zeitpunkt noch nicht auszugehen, da der Evangelischen und Katholischen Kirche immer noch eine tatsächliche Sonderstellung im Vergleich zu den anderen religiösen und weltanschaulichen Gruppierungen zu kommt und sie in der heutigen Gesellschaft aufgrund ihrer sozialen und kulturellen Aktivitäten weiterhin eine überragende Rolle einnehmen. Diese Veränderungen im gesellschaftlichen Bereich haben deshalb keine Rückwirkungen auf die Auslegung der Verfassungsnormen[965].

Sofern die Einräumung der Sendezeit für die Kirchen sich auf die Verkündigungssendungen bezieht, ist die vom einfachen Gesetzgeber vorgenommene Konkretisierung seines bestehenden Gestaltungsspielraums aufgrund der durchgeführten Abwägung als verfassungskonform anzusehen.

Aufgrund des Abwägungsergebnisses ist der Gestaltungsspielraum des einfachen Gesetzgebers - im Falle der Verkündigungssendungen - auf die durch die Kirchen eigengestaltete Drittsendeform beschränkt und eine Reduzierung auf Null aufgrund der sehr hohen Anforderungen im vorliegenden Fall abzulehnen[966].

---

[962] Vgl. Zweiter Teil IV. B.

[963] Vgl. Zweiter Teil IV. C. 2.

[964] Vgl. Zweiter Teil IV. C. 3.b) (1) (bb).

[965] Vgl. Zweiter Teil IV. C. 3.b) (1) (cc).

[966] Vgl. Zweiter Teil IV. C. 3. b) (3).

Bei religiösen Sendungen ist zunächst eine Zuordnung zu einem Sendetypus vorzunehmen. Auf der Grundlage dieser Einteilung wird dann der Beitrag entweder in der Form der eigengestalteten Drittsendung oder im Rahmen der redaktionellen Sendungen untergebracht, wobei im letzteren Fall eine größtmögliche Mitwirkung, Beratung und einvernehmliche Lösung mit Redakteuren auf organisationsrechtlicher Ebene gewährleistet sein muß. Bei diesem Sendetyp muß aufgrund seines großen inhaltlichen Spektrums eine Einzelfallentscheidung über die jeweilige Nähe zum religiösen Verkündigungsbereich getroffen werden. Das bedeutet, je näher sich die entsprechende Sendung inhaltlich am Verkündigungsbereich befindet, desto mehr Mitgestaltung ist den Kirchen einzuräumen[967].

Bei Sendungen über Fragen der öffentlichen Verantwortung ist die Einräumung von kirchlichen Drittsenderechten, um die Sicherung der Meinungsvielfalt zu erreichen, ein unverhältnismäßiges und nicht erforderliches Mittel[968].

Die Analyse der konkreten Situation im öffentlich-rechtlichen Rundfunk hat gezeigt, daß aufgrund unklarer Aufgabenabgrenzungen und fehlender eindeutiger Kompetenzzuordnungen ein dringender diesbezüglicher Handlungsbedarf besteht, um weitere - der aktuellen Situation immanente - Konflikte zu vermeiden. Die Kirchen streben aufgrund der negativen Erfahrungen im Zusammenhang mit einem teilweisen Verzicht auf eigengestaltete kirchliche Drittsendungen neue Modelle für eine mitgestaltende und kooperative Zusammenarbeit bei kirchlichen Programmbeiträgen im redaktionellen Programm an[969].

Das im folgenden dargestellte Lösungsmodell orientiert sich an der Maßgabe eine volle Ausschöpfung der Mitgestaltungsmöglichkeiten im Rahmen des redaktionellen Programms und unter Wahrung der rundfunkrechtlichen Vorgaben zu erreichen.

Im Gesamtprogramm, das ein vom Rundfunkveranstalter zu gestaltendes und zu verantwortendes Programm darstellt, verbleibt das inhaltliche Letztentscheidungsrecht schon aufgrund der entsprechenden Verantwortung gegenüber Dritten beim Intendanten, und kann durch ein kirchliches Vetorecht nicht eingeschränkt werden. Aufgrund dieser rundfunkrechtlichen Vorgaben

[967] Vgl. Zweiter teil IV. 3. c).

[968] Vgl. Zweiter Teil IV. C. 3. d).

[969] Vgl. Zweiter Teil V.

scheidet ein kirchliches Letztentscheidungs - oder Vetorecht als Mitgestaltungsmöglichkeit aus[970].

Die Mitarbeiter der kirchlichen Fachredaktionen der öffentlich-rechtlichen Rundfunkanstalten sind nur diesen allein personalrechtlich zuzuordnen. Die kirchliche Mitgestaltung erfolgt also nur über „externe" kirchliche Mitarbeiter, wie den kirchlichen Senderbeauftragten. Bei personalrechtlichen Entscheidungen im Zusammenhang mit Kirchenfunkredakteuren scheiden kirchlichliche Mitgestaltungsmöglichkeiten aufgrund der rundfunkrechtlichen Vorgaben aus[971].

Die Institutionalisierung eines Schlichtungsverfahrens ist - vor dem Hintergrund, daß sich die Konflikte verschärfen, sich die Medienlandschaft weiter grundlegend verändert und daß der „persönliche Draht" in den Führungspositionen in der Zukunft nicht in dem Maße weiter funktioniert, wie dies bisher der Fall gewesen zu sein scheint - von großer Dringlichkeit. Ferner stellt das Verfahren unter dem Gesichtspunkt der Präventivfunktion eine hilfreiche Möglichkeit dar, zukünftige Konflikten zu verhindern oder zumindest zu entschärfen[972].

Die hier beschriebene Lösung abgestufter Mitgestaltungsmöglichkeiten entspricht - vor allem auch aufgrund der dargestellten Grundrechtskonstellation - den zulässigen und gebotenen Vorgaben, wonach die Bindung der Rundfunkanstalten an das kirchliche Eigenverständnis in dem Maße an Gewicht gewinnt, je näher die im Programm darzustellenden kirchlichen Angelegenheiten dem Schutzbereich des Art. 4 GG zuzuordnen sind. Es schafft den verfassungsrechtlich erforderlichen Ausgleich zwischen der Programmgestaltungsfreiheit des Rundfunkveranstalters und der Verwirklichung des kirchlichen Öffentlichkeitsauftrages[973].

Die aktuelle Situation läßt sich in der Weise beschreiben, daß es eine beträchtliche Vielzahl von Programmen gibt und zugleich eine hohe Konzentration bei den Anbietern dieser Programme. Die Finanzierung des privaten Rundfunks ausschließlich aus Werbeeinnahmen und der sich daraus ergebende Zwang zu hohen Einschaltquoten lassen eine breite und umfassende Information nicht erwarten; davon erfaßt sind auch die kirchlichen Beiträge, die aufgrund ihrer grundsätzlichen Programminhalte und -struktur nicht als

---

970 Vgl. Zweiter Teil VI. C. 1. b).

971 Vgl. Zweiter Teil VI. C. 1. c).

972 Vgl. Zweiter Teil VI. C. 1. d).

973 Vgl. Zweiter Teil VI. D.

massenattraktives Programm anzusehen sind. Eine derartige Kommerzialisierung von Information und Kommunikation drängen die gemeinschafts- und meinungsbildende Funktion von Kommunikation und ihre kulturelle Bedeutung immer mehr in den Hintergrund; dies wirkt sich auch negativ für die auf Kommunikation angewiesenen Kirchen aus. Hinzu kommt, daß gerade auch die Kirchen in den Bereichen Information, Bildung und Beratung im Vergleich zu den anderen gesellschaftlichen Organisationen und Verbänden, wie den Gewerkschaften und den Wirtschaftsverbänden hinsichtlich ihrer Präsenz einen vergleichsweise geringen Anteil besitzen[974].

Die Schutzfunktion des Art.5 Abs.1 S.2 GG erstreckt sich in gleicher Weise auf den öffentlich-rechtlichen und den privaten Rundfunk. Somit können auch private Rundfunkveranstalter Träger des Grundrechts der Rundfunkfreiheit sein.

Auch beim privaten Rundfunk verbleibt als allein zu berücksichtigende Grundrechtsnorm für die privaten Rundfunkveranstalter im Rahmen der Abwägung über die Einräumung kirchlicher Drittsendezeiten die Rundfunkfreiheit nach Art.5 Abs.1 S.2 GG. Durch die Grundrechtsnormen der Art. 12 Abs.1 GG, Art.14 GG und Art.2 Abs.1 GG erfährt die Rechtsposition der privaten Rundfunkveranstalter keine zusätzliche Verstärkung[975].

Im Hinblick auf eine Verstärkung der Rechtsposition der privaten Rundfunkveranstalter durch Art. 12 Abs.1 GG muß hinsichtlich der Schranken der Berufsfreiheit im Zusammenhang mit einem Rundfunkveranstalter stets der Grundsatz gelten, daß eine Orientierung nach dem Sinn und Zweck der Rundfunkfreiheit zu erfolgen hat und dadurch die Reichweite des Art.12 Abs.1 GG durch die verfassungsrechtlich vorgegebenen Strukturprinzipien des Rundfunks, auf den sich die Berufstätigkeit bezieht, mitbestimmt wird. Aufgrund dieser weitgehenden Beschränkbarkeit der durch die rundfunkrechtlichen Spezifika geprägten Berufsfreiheit zeigt sich, daß die Rundfunkveranstalter insoweit keinen weitergehenden Grundrechtsschutz daraus ableiten können, als ihnen aufgrund von Art.5 Abs.1 GG bereits zugestanden ist[976].

Bei Art. 14 GG ist festzustellen, daß es sich bei der Sendezeit um ein vermögenswertes Gut handelt, das vom Schutzbereich des Art.14 GG erfaßt wird, und die Frage der Verfügbarkeit für die privaten Rundfunkveranstalter aufgrund der nahezu ausschließlichen Finanzierung über Werbeeinnahmen eine

---

[974] Vgl. Dritter Teil I. D.

[975] Vgl. Dritter Teil IV. A.

[976] Vgl. Dritter Teil IV. A. 2. b).

entscheidende kommerzielle Bedeutung besitzt. Allerdings besteht diese schützenswerte Eigentumsposition nur im Rahmen des gesetzlich vorgegeben und bestimmten Inhalts. Das bedeutet, daß die grundrechtlich geschützte Verfügbarkeit über Sendezeiten mit den gesetzlich normierten Pflichten zur Sicherung der Ausgewogenheit und Pluralität und vor allem auch mit den eingeräumten Drittsendezeiten für Kirchen, Parteien oder für amtliche Verlautbarungen belastet ist und die privaten Rundfunkveranstalter aufgrund der gesetzlichen Regelungen mit ihrer Rundfunkkonzession kein „unbelastetes" - den kirchlichen Sendezeitanspruch aussparendes - Eigentum erwerben können[977].

Eine Verstärkung der Rechtsposition von privaten Rundfunkveranstaltern gegenüber Drittsendezeiten aus der negativen Komponente des Art.4 GG scheidet aus. Die negative Religionsfreiheit beschränkt sich auf das persönlichen Recht des konkreten Grundrechtsträgers, die aktive und positive Ausübung des Grundrechts der Religionsfreiheit nicht zu tun und sich von ihr fernzuhalten. Das bedeutet, daß aus dem Recht der Nichtausübung dieses Grundrechts nicht ein Recht abgeleitet werden kann, die positive Religionsausübung anderer zu verhindern[978].

Auch beim privaten Rundfunk gilt die für den öffentlich-rechtlichen Rundfunk bereits getroffene Feststellung, wonach aufgrund der einschränkenden Wirkung von Drittsendezeiten auf die Programmfreiheit es sich bei Drittsendezeiten nicht um eine bloße Ausgestaltungsregelung, im Sinne einer immanenten Schranke der Rundfunkfreiheit handeln kann, sondern um eine dem Schutz anderer Rechtsgüter dienende Schranke[979].

Bei der Verhältnismäßigkeitsprüfung ist als einer der entscheidenden Unterschiede zum öffentlich-rechtlichen Rundfunk die Werbefinanzierung zu nennen und im Rahmen der Grundrechtsposition der privaten Rundfunkveranstalter über Art.5 Abs.1 S.2 GG zu berücksichtigen. Somit stellt sich die Frage, ob diese veränderten Rahmenbedingungen zu einer im Vergleich zum öffentlich-rechtlichen Rundfunk abweichenden Beurteilung der Verhältnismäßigkeit der kirchlichen Drittsendungen im privaten Rundfunk führen[980].

---

977 Vgl. Dritter Teil IV. A. 2. c).

978 Vgl. Dritter Teil IV. A. 2. d).

979 Vgl. Dritter Teil IV. B.

980 Vgl. Dritter Teil IV. C. 1.

Auch im privaten Rundfunk besteht eine verfassungsrechtliche Zulässigkeit von eigengestalteten kirchlichen Drittsendungen bei Verkündigungsinhalten. Private Anbieter sind von Verfassungs wegen - wie dies auch aufgrund der hier durchgeführten Prüfung im öffentlich-rechtlichen Rundfunk der Fall ist - trotz der Spezifika der Werbefinanzierung und der geringeren Vielfaltsanforderungen nicht zur Ausstrahlung solcher Verkündigungssendungen verpflichtet; wenn sie es aber tun, dann führt eine sachangemessene Konkretisierung des kirchlichen Kommunikationsbeitrags notwendig zu der Form der Drittsendung. Um auf der Grundlage der Verschiebung der Medienlandschaft zugunsten des privaten Rundfunks den Öffentlichkeitsanspruch der Kirchen aufrecht zu erhalten, ist die einfachgesetzliche Einräumung von eigengestalteten Sendezeiten für Verkündigungssendungen als verhältnismäßig anzusehen und gerechtfertigt. Ansonsten würde sich die kirchliche Präsenz im Fall eines weiteren Bedeutungsverlustes des öffentlich-rechtlichen Rundfunks nur noch in einer „Nische" der Rundfunklandschaft wiederfinden[981].

Die Abwägung im Hinblick auf die Einräumung von kirchlichen Drittsendungen führt beim privaten Rundfunk aufgrund der Tatsache, daß die privaten Rundfunkveranstalter keine Verstärkung ihrer Rechtspositionen durch die Grundrechte aus Art. 5 Abs.1 S.2, 12 Abs.1, 14, 4 und 2 Abs.1 GG in Bezug auf kirchliche Drittsendungen erfahren und dem Umstand, daß die geringeren Vielfaltsanforderungen des privaten Rundfunks keine Auswirkungen auf die vor allem in der verfassungsrechtlichen Sonderstellung der Kirchen legitimierten kirchlichen Drittsendezeiten besitzen, zu keinem abweichenden Ergebnis im Vergleich zum öffentlich-rechtlichen Rundfunk. Somit ist die Einräumung von kirchlichen Drittsendezeiten bei Verkündigungssendungen und bei bestimmten „sonstigen religiösen Sendungen" als verhältnismäßig und im Fall der „Sendungen über Fragen der öffentlichen Verantwortung der Kirchen" als unverhältnismäßig anzusehen[982].

Im Rahmen der Vertragsgestaltung zwischen den Kirchen und RTL und SAT 1 läßt sich die Tendenz feststellen, je teurer die Produktion und je massenattraktiver und damit quotenträchtiger der Beitrag ist, um so mehr nimmt der Sender Einfluß auf die redaktionelle Arbeit. Die Zusammenarbeit der Kirchen mit den Sendern bei der Realisierung kirchlicher Sendebeiträge, die in den Verträgen mit der weiten Formulierung des „Zusammenwirkens" beschrieben wird, wird in der Praxis überlagert von der bestehenden unklaren rechtlichen Lage und einer

---

[981] Vgl. Dritter Teil IV. C. 2.

[982] Vgl. Dritter Teil IV. C. 3.

„Machtkonstellation“, die die Sender in einer eindeutig stärkeren und bestimmenderen Position erscheinen lassen. Denn die Kirchen werden - zumindest ist dies bis zum heutigen Zeitpunkt der Fall - ihre Rechtsposition nicht gerichtlich einklagen oder durchsetzen, sondern sind statt dessen auf eine wohlwollende Handhabung der unklaren und auslegungsbedürfigen Rechts- und Vertragssituation durch die Rundfunkveranstalter angewiesen. Zusammenfassend ist festzustellen, daß auf der Grundlage dieser Vertragsgestaltungen von einer Unvereinbarkeit des Unterhaltungsprimats der privaten Rundfunkveranstalter mit dem kirchlichen Grundsatz der Programmseriosität auszugehen ist. Ein Hauptgrund dieser Problemkonstellation liegt in der Natur des privaten Rundfunks begründet, auf die das Bundesverfassungsgericht schon zu Beginn des dualen Systems hingewiesen hat[983].

Die Anwendbarkeit des Mitgestaltungsmodells im privaten Rundfunk ergibt sich aus der Argumentation der kirchlichen Drittsendezeiten im privaten Rundfunk, die im Zusammenhang mit verfassungsrechtlichen Rechtfertigung dargestellt wurde. Danach wird die kirchliche Privilegierung im Hinblick auf die Mitgestaltung vor allem durch die verfassungsrechtliche Sonderstellung der Kirchen und weniger durch das rundfunkrechtliche Vielfaltsgebot legitimiert. Dem Argument, daß es durch die Mitgestaltung der Kirchen und durch die Aufnahme von weniger massenattraktiven Beiträgen ins Gesamtprogramm zu einer besonderen finanziellen Belastung bzw. Gewinnminderung kommt, muß aufgrund des aktuellen geringen Anteils dieser Sendungen im Gesamtprogramm widersprochen werden[984].

Als Ergebnis der bisherigen Untersuchungen ergeben sich nur geringfügige Abweichungen im Hinblick auf die Ausgestaltung der Mitgestaltungsrechte im privaten Rundfunk von dem beim öffentlich-rechtlichen Rundfunk gefundenen Lösungsmodell. Da die privaten Rundfunkveranstalter wegen ausschließlicher Abhängigkeit auf werbefinanzierte Einnahmen unter einem größeren Kostendruck stehen als die öffentlich-rechtlichen Rundfunkanstalten, muß dem privaten Rundfunkveranstalter tendenziell eine größere Unabhängigkeit und Freiheit bei der Ausgestaltung seines redaktionellen Programms eingeräumt werden. Eine wesentliche Abweichung besteht darin, daß beim privaten Rundfunk bereits bei den „sonstigen religiösen Sendungen“ eine Beschränkung der kirchlichen Mitgestaltungsrechte auf eine bestimmte Anzahl der Sendungen aus diesem Sendetyp vorzunehmen ist; d. h. nur noch 50 % der kirchlichen Sendeinhalte

[983] Vgl. Dritter Teil V. A.

[984] Vgl. Dritter Teil V. B.

dieses Sendeformats unterliegen der kirchlichen Mitgestaltung in der Form des förmlichen Verfahrens zur Einbringung von Themenvorschlägen in das redaktionelle Programm und der Anwendbarkeit und Geltung des im folgenden beschrieben Eskalations- und Schlichtungsverfahrens. Bei dem dritten Sendetyp der „Sendungen über Fragen der öffentlichen Verantwortung der Kirchen" ist eine entsprechende weitere Reduzierung vorzunehmen, die dann einen Anteil von 25 % der redaktionellen Sendungen vorsieht, bei denen die Kirchen das Eskalations- und Schlichtungsverfahren und das Verfahren zur Einbringung von Themenvorschlägen in Anspruch nehmen können. Diese Anteile von 50 % bzw. 25 % der redaktionellen Sendungen garantieren den Kirchen eine entsprechende Mitgestaltung und tragen dem Bedürfnis der privaten Rundfunkveranstalter Rechnung, im Rahmen ihrer Programmgestaltungsfreiheit massenattraktive Programme zu gestalten[985].

Vierter Teil

Die Frage der Kosten bzw. Entgeltlichkeit kirchlicher Drittsendungen besitzt eine zentrale Bedeutung in der aktuellen Diskussion und ist deshalb von großer praktischer Relevanz, weil Kostenregelungen, gerade in Zeiten einer angespannten Finanzsituation der öffentlichen Kassen und der Kirchen, Zugangshemmnisse oder sogar Zugangssperren darstellen können. Somit würden entsprechende Entgeltregelungen, die eine Kostenerstattungsverpflichtung des Drittsendungsbegünstigten vorsehen würden, das gesetzlich verankerte Drittsendungsrecht aushöhlen und das den Kirchen grundsätzlich garantierte, materielle Zugangsrecht zum Rundfunk gefährden. Das bedeutet, daß der kirchliche Zugang zum Rundfunk nicht durch staatliche oder staatlich ermächtigte Gegenleistungsansprüche beschränkt werden darf[986].

Es bestehen keine verfassungsrechtlichen Vorgaben hinsichtlich einer Entgeltverpflichtung für den Drittsendungsberechtigten. Im Sinne eines interessengerechten Ausgleichs sollten jedoch Überlegungen angestellt werden, die zur Annahme eines bestimmten Entgelts führen könnten. Wo Landesmediengesetze über die Frage der Entgeltpflicht für Drittsendungen keine ausdrückliche Regelung treffen[987], bleibt es der Einigung zwischen den Kirchen

---

[985] Vgl. Dritter Teil V. C.

[986] Vgl. Vierter Teil I.

[987] § 14 Abs.4 Saarl.LRG; § 24 Abs.2 Brem.-LMG

und den privaten Rundfunkveranstaltern freigestellt, ob und inwieweit für Drittsendungen eine Selbstkostenerstattung erfolgen soll[988].

II. Ausblick

Die Konflikte im öffentlich-rechtlichen und im privaten Rundfunk sind mittlerweile so groß, daß der in dieser Arbeit beschriebene dringend erforderliche Handlungsbedarf auch von den Kirchen gesehen wird. Dies verdeutlicht der Arbeitsauftrag an die „Konferenz zur Koordinierung kirchlicher Sendungen" in der ARD, der vorsieht entsprechende organisationsrechtliche Verfahren und Strukturen zu entwerfen, die eine praktikable und interessensgerechte Zusammenarbeit der Kirchen und der Rundfunkanstalten ermöglichen soll. Diese Regelungen betreffen das Zusammenspiel von Kirchen und Rundfunkanstalten in den Personen der kirchlichen Senderbeauftragten und der Kirchenredaktionen. Die nun eingetretene Eskalation hat einen Grad erreicht, der ein baldiges Handeln erforderlich macht, so daß eine Veränderung der bestehenden Verhältnisse zu erwarten ist.

Als Folge der zahlreichen Gespräche, die bei der Erstellung dieser Arbeit geführt wurden, wird das hier ausgearbeitete Mitgestaltungsmodell als Vorschlag in den Diskussionsprozeß eingebracht.

Beim privaten Rundfunk, bei dem ebenfalls die Zusammenarbeit in eine „Sackgasse" geraten ist, ist bisher noch keine, dem öffentlich-rechtlichen Rundfunk vergleichbare Initiative gestartet worden. Es könnte sein, daß hier - so aus vertraulichen kirchlichen Quellen - die Eskalation, entgegen der bisherigen Praxis auf dem Gerichtswege gesucht wird.

In beiden Fällen erscheint jedoch eine Lösung der Probleme wesentlich auch von einer eindeutigen und klaren Rechtslage abzuhängen, wozu diese Arbeit einen Beitrag leisten will.

---

988 Vgl. Vierter Teil III. und VI.

L I T E R A T U R V E R Z E I C H N I S:

Baetz, Brigitte : „Jesus als Talkshow-Gast", in epd-medien Nr.59 vom 2.8.1997, S.3 ff.

Basisdaten - Daten zur Mediensituation in Deutschland 1997, in: Media Perspektiven, Heft 12/1997, Frankfurt 1997.

Beschluß der Synode der EKD: „Die Kirche in der Mediengesellschaft", in: epd - Dokumentation Nr.50/1992, S.1 - 6.

Benda, Ernst : Die Vorgaben des Bundesverfassungsgerichts für eine private Rundfunkordnung, in Hübner, Heinz/Benda; Ernst/Pelny, Stefan/Thoma, Helmut/Ring, Wolf-Dieter/Kübler, Friedrich/Ebke, Werner F.: Rechtsprobleme der privaten Rundfunkordnung, München 1992, S.5 - 16.

Berg, Klaus: Grundversorgung in Media Perspektiven 5 /87, S.265 ff.

Bericht zur Lage des Fernsehens von Groebel, Jo / Hoffmann-Riem, Wolfgang / Köcher, Renate / Lange, Bernd-Peter / Mahrenholz, Enrst-Gottfried / Mestmäcker, Ernst-Joachim / Scheithauer, Ingrid / Schneider, Norbert, Bertelsmann-Stiftung, Gütersloh 1994.

Bertelsmann Stiftung, Hans-Böckler-Stiftung (Hrsg). Mitbestimmung und neue Unternehmeskulturen - Bilanz und Perspektiven - Bericht der Kommission Mitbestimmung, Gütersloh 1998.

Bethge, Herbert : Rundfunkfreiheit und privater Rundfunk. Eine rechtsgutachterliche Untersuchung der Verfassungsmäßigkeit des niedersächsischen Landesrundfunkgesetzes vom 23.Mai 1984, Frankfurt 1985.

ders.: Verfassungsrechtsprobleme der Reorganisation des öffentlich - rechtlichen Rundfunks. Zur Verfassungsmäßigkeit einer Neufassung des Radio - Bremen - Gesetzes, Frankfurt 1978.

ders.: Die verfassungsrechtliche Problematik der Zulassung von Rundfunkveranstaltern des Privatrechts, Frankfurt 1981.

ders.: „Die verfassungsrechtliche Position des öffentlich-rechtlichen Rundfunks in der dualen Rundfunkordnung", Zusammenfassung in epd/Kirche und Rundfunk Nr.97 vom 9.12.1995, S.28 - 31.

ders.: Besprechung von Lorenz, Drittsendungsrecht der Kirchen, insbesondere im privaten Rundfunk, in DVBl. vom 1.6.1989, S. 579.

Bieber, Helmut : Möglichkeiten christlicher Aussagen im Rundfunk, in Rundfunk und Fernsehen, Jg. 3 / 1955, S.298 - 299.

Bieger, Eckhard : Religiöse Rede im Fernsehen, Köln 1995.

Billstein, Thomas : Rundfunksendezeiten für amtliche Verlautbarungen, Schriftenreihen des Instituts für Rundfunkrecht an der Universität zu Köln, Band 58, München 1992.

Birkert, Eberhard : Kommentar zum Landesmediengesetz Baden - Württemberg, Stuttgart 1993.

Boelte, Hans Heiner/Honal Gerhard : Kirche und Fernsehen - Kirchliche Sendungen im Fernsehen der ARD; im ARD - Jahrbuch 1995, hrsg. von der ARD, Frankfurt 1996, S.107 - 111.

Böckenförde, E.-W./Wieland, Joachim : Die „Rundfunkfreiheit" - ein Grundrecht? Überlegungen zu den verfassungsrechtlichen Vorgaben in Art.5 I GG für die Organisation des Rundfunks, in: AfP 1982, S.77-85.

Bullinger, Martin / Gödel, Christoph : Kommentar zum Landesmediengesetz Baden - Württemberg, Baden - Baden 1986.

Busch, Wolfram: Die Lindauer Vereinbarung und die ständige Vertragskommission der Länder - Ein Beitrag zur Lehre vom Abschluss von Kulturabkommen in der Bundesrepublik Deutschland, Tübingen 1969.

Campenhausen v., Axel Freiherr : Staatskirchenrecht, 3.Aufl., München 1996.

ders.: in Nawiasky, Hans: Die Verfassung des Freistaates Bayern, Loseblatt - Kommentar, hrsg. Von Schweiger, Karl / Knöple, Franz, München, Stand 1997.

Degenhart, Christoph: in Bonner Kommentar - Kommentar zum Bonner Grundgesetz; Hamburg, Stand 1988.

Dehnen, Dietrich : Zur Verfassungsmäßigkeit des sogenannten Drittsendungsrechts der Kirchen im öffentlich-rechtlichen und privatrechtlichen Rundfunk; in DVBl. 1986, S.17 ff.

Deutscher Gewerkschaftsbund - Thüringen: „MDR vernachlässigt wichtige Bereiche der Gesellschaftspolitik" - Studie in: epd medien Nr.54 vom16.7.1997, S.19.

Deutschen Institution für Schiedsgerichtsbarkeit e.V.: Schiedsgerichtsordnung-ICC 1998 in DIS-Materialien II, Bonn 1998.

Direktorenkonferenz der Landesmedienanstalten: Vorläufige Gemeinsame Richtlinie der Landesmedienanstalten über die Sendezeit für unabhängige Dritte nach §31 RStV mit Beschluß der DLM vom 3.2.1997.

Dussel, Konrad : Die Interessen der Allgemeinheit vertreten - Die Tätigkeit der Rundfunk- und Verwaltungsräte von Südwestfunk und Süddeutschem Rundfunk von 1949 bis 1969; in Südwestfunk Schriftenreihen - Rundfunkgeschichte 5, Baden-Baden 1995.

Forster, Karl: Kirchliche Präsenz in Hörfunk und Fernsehen - Orientierende Gesichtspunkte aus dem Selbstverständnis der Kirche, aus der Aufgabe gesellschaftlicher Kommunikation und aus den Veranstaltungsstrukturen der Anstalten, in: Krautscheidt, Joseph/Marré (Hrsg.): Essener Gespräche zum Thema Staat und Kirche, Band 13, **Ort** 1978, S.9 f.

Fuhr, Ernst W./Rudolf, Walter/Wasserburg, Klaus (Hrsg.): Recht der Neuen Medien - Ein Handbuch, Heidelberg 1989.

Fuhr, Ernst W. : Kommentar zum ZDF - Staatsvertrag, 2. Auflage, Mainz 1985.

ders (Hrsg.).: Recht der Neuen Medien, Heidelberg 1989.

Gemeinsamer Brief des Fernsehbeauftragten des Rates der EKD und des Leiters der Zentralstelle Medien der Deutschen Bischofskonferenz: an den Vorsitzenden der Rundfunkkommission der Länder als Stellungnahme zu einem Staatsvertrag der Länder zur Neuordnung des Rundfunkwesens in der Bundesrepublik Deutschland vom 12.11.1984, in Materialien zur Medienpolitik, Band 5, Bonn 1985, S.17ff.

Gemeinsame Erklärung des Rates der Evangelischen Kirche in Deutschland und der Deutschen Bischofskonferenz: Chancen und Risiken der Mediengesellschaft in: Gemeinsame Texte 10, Hannover/Bonn 1997.

Gemeinsames Wort des Rates der Evangelischen Kirche in Deutschland und der Deutschen Bischofskonferenz zur wirtschaftlichen und sozialen Lage in

Deutschland : Für eine Zukunft in Solidarität und Gerechtigkeit in: Gemeinsame Texte 9, Hannover/Bonn 1997.

Gemeinschaftswerk der Evangelischen Publizistik e.V. (Hrsg.): Handbuch, Frankfurt 1991.

ders.: Medienbericht 1984 - Evangelische Medienarbeit und die neuen Informations- und Kommunikationstechniken. Zum gegenwärtigen Stand der Entwicklung: Erfahrungen, Einschätzungen, Schlußfolgerungen, hrsg. v. Gemeinschaftswerkes der Evangelischen Publizistik, Frankfurt 1984.

ders.: Medien und Kirche, Positionen - Grundlagen - Arbeitsfelder in: epd - Dokumentation Nr.50a/1992.

ders.: Stellungnahme des Hauptausschusses Hörfunk/Fernsehen im Gemeinschaftswerk der Evangelischen Publizistik e.V. in, Herrschaft und Kritik, Probleme der Rundfunkfreiheit, Frankfurt 1974, S.9 - 15.

ders.: Stellungnahme zur Ordnung des Rundfunkwesens in der Bundesrepublik, „Sozialethische Leitsätze zur Gestaltung eines Rundfunksystems in der Bundesrepublik" in: epd-Kirche und Rundfunk Nr.75/76 vom 27.9.1980.

Glässgen, Heinz : Ansätze und Leitlinien einer medienpolitischen Position der Katholischen Kirche, in: Media Perspektiven, 16.Jg. (1984) Heft 1, S.12 - 20.

Grabert, Otfried: Öffentlich-rechtliche Fragen der Programm - Verantwortlichkeit des Rundfunkintendanten, in Rechtswissenschaftliche Forschung und Entwicklung, Band 5, München 1979.

Grundsatzpapier des Ökumenischen Rates: „Die Kirchen und die Medien", in: Bericht aus Uppsala 1968.

Haberer, Johanna: „Ein Geist - viele Gaben" - Die Gottesdienstübertragungen im ZDF, Informationsbroschüre der Rundfunkbeauftragten des Rates der evangelischen Kirche in Deutschland und der Vereinigung Evangelischer Freikirchen, München 1998.

Hachmeister, Lutz/Rager, Günther (Hrsg.): Wer beherrscht die Medien? Die 50 größten Medienkonzerne der Welt, München 1997.

Hain, Karl-Eberhard/Schlette, Volker/Schmitz, Thomas: Ermessen und Ermessensreduktion - ein Problem im Schnittpunkt von Verfassungs- und Verwaltungsrecht in AöR, Bd.122, 1997, S.32 -64.

Hallenberger, Gerd: Dimensionen des Begriffs „Vielfalt“ in: Kohl, Helmut (Hrsg.) : Vielfalt im Rundfunk - Interdisziplinäre und internationale Annäherungen, Konstanz 1997, S.10 - 20.

Hamm, Ingrid (Hrsg.): Fernsehen auf dem Prüfstand - Aufgaben des dualen Rundfunksystems - Internationale Studien im Rahmen der Kommunikationsordnung 2000 in der Bertelsmann Stiftung, 2.Auflage, Gütersloh 1998.

Hammer, Walter: Die Organisationsstruktur der Evangelischen Kirche, in: Friesenhahn/Scheuner/Listl (Hrsg.), Handbuch des Staatskirchenrechts, Erster Band, Berlin 1974, S.328-340.

Heßler, Hans-Wolfgang : Medien als gesellschaftliche Aufgabe. Grundsätze, Erfahrungen und Erwartungen aus evangelischer Sicht, in: Media Perspektiven, Heft 1 / 1984, S.1-11.

Herrmann, Günter : Rundfunkrecht - Fernsehen und Hörfunk mit Neuen Medien, München 1994.

Herzog, Roman: Kirchen und Massenmedien, in: Friesenhahn/Scheuner/Listl (Hrsg.), Handbuch des Staatskirchenrechts, Zweiter Band, Berlin 1975, S.417 - 435.

Hesse, Albrecht : Rundfunkrecht - Die Organisation des Rundfunks in der Bundesrepublik Deutschland, München 1990.

Hoffmann-Riem, Wolfgang : Rundfunkfreiheit durch Rundfunkorganisation, Anmerkungen zur Neufassung des Radio Bremen-Gesetzes, in Beiträge zum Rundfunkrecht, Heft 21, hrsg. von der ARD, Frankfurt 1979.

ders.: Medienfreiheit und der außenplurale Rundfunk, AöR 109, 1984, S.304 ff.

ders.: Kommunikations- und Medienfreiheit, in Benda, Ernst / Maihofer, Werner / Vogel, Hans-Jochen (Hrsg.): Handbuch des Verfassungsrechts der Bundesrepublik Deutschland, 2. Aufl., Berlin 1994, S. 191 ff.

Hymmen, Friedrich Wilhelm: Der Rechtsanspruch der Kirche auf Sendezeit, in: Medium Heft 4, Frankfurt 1967, S.42 - 46.

Isensee, Josef: Verfassungsgarantie ethischer Grundwerte und gesellschaftlicher Konsens -Verfassungsrechtliche Überlegungen zu einer sozialethischen Kontroverse, in: NJW 1997, S.545 ff.

Jacobi, Reinhold: Die Neuorganisation der Katholischen Rundfunkarbeit Deutschlands, in: Communicatio Socialis, Heft 4, Bonn 1997, S.436 - 443.

Jarass, Hans D. / Pieroth, Bodo : Kommentar zum Grundgesetz für die Bundesrepublik Deutschland, 4. Aufl., München 1997.

Jestaedt, Matthias : Demokratieprinzip und Kondominalverwaltung: Entscheidungsteilhabe Privater an der öffentlichen Verwaltung auf dem Prüfstand des Verfassungsprinzips Demokratie, Berlin 1993.

Kammer der EKD für soziale Ordnung und der Kammer der EKD für publizistische Arbeit: Studie über „Die neuen Informations- und Kommunikationstechniken", Chancen, Gefahren, Aufgaben verantwortlicher Gestaltung; hrsg. vom Kirchenrat im Auftrag des Rates der EKD, Gütersloh 1985.

Kammer der EKD für publizistische Arbeit: Stellungnahme zum Abschlußbericht der Kommission für den Ausbau der technischen Kommunikationsmittel 1976, in: Funk Korrespondenz Nr.6, 1976, S.9 ff.

Kirchenamt der EKD (Hrsg.): Das Recht der Evangelischen Kirche in Deutschland, Rechtsquellensammlung, Hannover 1994.

ders.: Grundordnung der EKD, Hannover 1985.

Kirchenkanzlei (Hrsg.): Publizistischer Gesamtplan der Evangelischen Kirche in Deutschland. Vorgelegt von der Kammer der EKD für publizistische Arbeit und im Auftrag des Rates der EKD, Gütersloh 1979.

Kübler, Friedrich: Die verfassungsrechtliche Verbürgung der Vielfalt in der Bundesrepublik Deutschland, in Kohl, Helmut (Hrsg.) : Vielfalt im Rundfunk - Interdisziplinäre und internationale Annäherungen, Konstanz 1997, S.21-30.

Ladeur, Karl-Heinz: Grundrechtskonflikte in der „dualen Rundfunkordnung" - Grundrechtsausübung und staatliche Regulierung - in AfP 2 - 1998, S.141 - 149.

Langenbucher, Wolfgang R.: Rundfunkkontrolle und gesellschaftliche Relevanz, in: Gemeinschaftswerk der Evangelischen Publizistik, Herrschaft und Kritik, Probleme der Rundfunkfreiheit, Frankfurt 1974, S.78-111.

Lasachet, Remo: Programmgrundsätze für den kommerziellen Rundfunk - Untersuchung der Landesmediengesetze und Rundfunkstaatsverträge anhand von Art.5 Abs.1 Satz 2 Grundgesetz und seiner Schranken, Baden-Baden 1994.

Laubinger, Hans-Werner : Die Klagebefugnis gesellschaftlich relevanter Gruppen auf Beteiligung in den Aufsichtsgremien der Rundfunkanstalten, in Festschrift Hermann Ule, Baden-Baden 1988, S.159-175.

Lerche, Peter : Landesbericht Bundesrepublik Deutschland in Bullinger,Martin/ Kübler, Friedrich (Hrsg.): Rundfunkorganisation und Kommunikationsfreiheit, Materialien zur interdisziplinären Medienforschung, Band 11, Baden-Baden 1979, S.15 - 109.

Leicht, Robert: „Roma locuta, causa finita" in „Die Zeit" vom 2.Juli 1998, S.8.

Leipholz, Gerhard /Rinck, Hans-Justus /Hesselberger, Dieter: Kommentar zum Grundgesetz an Hand der Rechtsprechung des Bundesverfassungsgerichts, 7.Auflage, Karlsruhe 1993.

Link, Christoph : Kirchen und Neue Medien, in ZevKR 1989 / 34, S.117 - 144.

ders.: Der Anspruch der Kirchen auf Präsenz in den öffentlich-rechtlichen und privatrechtlichen Massenmedien des Rundfunks und des Fernsehens, in: Friesenhahn/Scheuner/Listl (Hrsg.), Handbuch des Staatskirchenrechts, Zweiter Band, Berlin 1995, S.251 - 284.

ders. : Die gesetzlichen Regelungen der Mitwirkung der Kirchen in den Einrichtungen des Rundfunks und des Fernsehens, in: Friesenhahn/Scheuner/Listl (Hrsg.), Handbuch des Staatskirchenrechts, Zweiter Band, Berlin 1995, S. 284 - 313.

Link, Christoph / Pahlke, Armin : Kirchen und privater Rundfunk, Rechtsfragen kirchlicher Medienbeteiligung in einer gemischten Rundfunkverfassung, Schriftenreihen des Instituts für Rundfunkrecht an der Universität zu Köln, Band 40, München 1985.

ders: Kirchliche Sendezeiten in Rundfunk und Fernsehen - Staatskirchenrechtliche und medienrechtliche Probleme des Staatsvertrages von 1980 über den Norddeutschen Rundfunk - , in AöR, Bd. 108, 1983, S.248 - 287.

Lorenz, Dieter : Das Drittsendungsrecht der Kirchen, insbesondere im privaten Rundfunk, **Ort** 1988.

Lücke, Jörg : Die Rundfunkfreiheit als Gruppengrundrecht, in: DVBl. 1977, S.977-984.

ders.: Die Rundfunkfreiheit als individuelles Zugangsrecht. Ein Beitrag unter Einbeziehung amerikanischer Quellen; JZ 1977, S.41- 46.

Mahrenholz, Ernst Gottfried: Die Kirchen in der Gesellschaft der Bundesrepublik, 2.Auflage, München 1972.

Mangoldt v., / Klein, /Starck., Kommentar zum GG,

Marnach, Barbara: Kirche und neue Medien, Dokumentation und Analyse der Entwicklung seit 1976 mit besonderer Berücksichtigung des privaten Rundfunks; Medien-Skripten, Band 4, München 1989.

Maurer, Hartmut : Allgemeines Verwaltungsrecht, 11. Aufl., München 1997.

ders.: Die verfassungsrechtliche Grundlage des Religionsunterricht, in: Festschrift für Hans F. Zacher zum 70. Geburtstag - Verfassung, Theorie und Praxis des Sozialstaats, Heidelberg 1998, S.577 - 590.

Meyer-Teschendorf, Klaus : Der Körperschaftsstatus der Kirchen - Zur Systemadäquanz des Art. 137 V WRV im pluralistischen Gemeinwesen des Grundgesetzes - in: AöR 1978, Band 103, S.289.

ders. : Staat und Kirche im pluralistischen Gemeinwesen, Tübingen 1979.

Mikat, Paul (Hrsg.): Kirche und Staat in der neueren Entwicklung, Darmstadt 1980.

Moser, Georg Bischof : „Kirche und Neue Medien“, in Materialien zur Medienpolitik, Band 4, S.37-46.

Neumann, Dieter / Wesener, Wolfgang: Rundfunkfreiheit, Grundsatz der Chancengleichheit und Wahlwerbung der politischen Parteien, in: DVBl. 1.10 1984, S.914 - 919.

Osenberg, Hans Dieter : Evangelische Kirche und die Neuen Medien, Referat vor der Synode des Kirchenkreises an Nahe und Glan vom 14.11.1983, in: epd - Dokumentation Nr.10 / 1984, S.54 - 57.

Pelny, Stefan : Die Gestaltung des privaten Rundfunks durch die Gesetzgebung im Rahmen der Rechtsprechung des Bundesverfassungsgerichts, in: Hübner, Heinz/Benda; Ernst/Pelny, Stefan/Thoma, Helmut/Ring, Wolf-Dieter/Kübler, Friedrich/Ebke, Werner F.: Rechtsprobleme der privaten Rundfunkordnung, München 1992, S.17 -23.

Pestalozza, Christian : Der Schutz vor der Rundfunkfreiheit in der Bundesrepublik Deutschland, in NJW 1981, S.2158 ff.

Pieroth/Schlink: Grundrechte - Staatsrecht II, 13. Auflage, Heidelberg 1997.

Publizistische Kommission der Deutschen Bischofskonferenz: Protokollvermerk vom 3.2.1993.

Rahmenvertrag zwischen SAT 1 und dem Verband der Diözesen Deutschlands, der Evangelischen Kirche in Deutschland, der Diözese Rottenburg-Stuttgart und der Evangelischen Landeskirche in Württemberg, vom 04.07.1988.

Rahmenvertrag zwischen RTL und der Evangelischen Kirche in Deutschland und dem Verband der Diözesen Deutschlands vom 22.02.1989 / 27.04.1989 / 17.05.1989.

Rat der EKD: Stellungnahme zur künftigen Entwicklung eines Breitbandkommunikationssystems (Kabelfernsehen) 1977, in: Funk Korrespondenz Nr.4, 1977, S.3f.

Redelfs, Manfred: Evangelische Kirche und Privater Rundfunk. Entscheidungen,Konzepte, Strukturen. Mit einem Geleitwort von Hans-Wolfgang Heßler. Medien Dokumentation 16, GEP - Buch; Stuttgart 1990.

Ring, Wolf-Dieter (Hrsg): Medienrecht - Rundfunk, neue Medien, Presse, Technische Grundlagen, Internationales Recht, Bundesrepublik Deutschland, Österreich, Schweiz; Loseblattsammlung, München, Stand: November 1995.

Ring, Wolf-Dieter (Hrsg): Medienrecht - Rundfunk, neue Medien, Presse, Technische Grundlagen, Internationales Recht, Bundesrepublik Deutschland, Österreich, Schweiz; Loseblattsammlung, München, Stand: August 1997.

Ricker, Reinhart: Die Kompetenzen der Rundfunkräte im Programmbereich, München 1987.

Ricker, Reinhart / Müller-Malm, Friedrich: Die Vielfaltsanforderungen an den privaten Rundfunk nach dem 4. Rundfunkurteil, in ZUM, Heft 4 / 1987, S.208 - 219.

Ricker, Reinhart/ Schiwy, Peter : Rundfunkverfassungsrecht, München 1997.

Roegele, Otto B.: Sinn, Aufgabe und Maßstäbe kirchlicher Sendungen, in: Was sollen - was können religiöse Sendungen im Rundfunk ?, in: Materialien zur Medienpolitik 2, S.9-24.

Röper, Horst : Wirtschaftliche Folgen des neuen Rundfunkstaatsvertrags, in: Stock, Martin (Hrsg.): in: Medienmarkt und Medienmacht; Konzentrationskontrolle in Deutschland nach der Neufassung des Rundfunkstaatsvertrags (1996), Berlin 1997, S.79 -107.

ders.: Konzentration und Vielfalt im deutschen Rundfunk, in: Kohl, Helmut (Hrsg.): Vielfalt im Rundfunk - Interdisziplinäre und internationale Annäherungen, Konstanz 1997, S. 70 - 75.

Rudolf, Walter / Meng, Werner : Rechtliche Konsequenzen der Entwicklung auf dem Gebiet der Breitbandkommunikation für die Kirchen - Gutachterliche Äußerung für die Publizistische Kommission der Deutschen Bischofskonferenz -; in: Materialien zur Medienpolitik Band 3, hrsg. von der Zentralstelle Medien der Deutschen Bischofskonferenz, Bonn 1978.

Schardt, A. : Senderecht als unabhängiger Dritter - unveröffentlichtes Rechtsgutachten, **Ort** 1996.

Scheffler, Gerhard : Staat und Kirche - Die Stellung der Kirche im Staat nach dem Grundgesetz -; 2. Auflage, Hamburg 1973.

Schellenberg, Martin: Rundfunk-Konzentrationsbekämpfung zur Sicherung des Pluralismus im Rechtsvergleich, Baden-Baden 1997.

Scheuner, Ulrich : Gesellschaftliche Relevanz im Medienrecht, in: epd / Kirche und Rundfunk Nr.5 vom 18.1.1978, S.1 - 6.

ders.: Christliche Wertvorstellungen als Beitrag zum öffentlich-rechtlichen Rundfunkprogramm, in: Was sollen- was können religiöse Sendungen im Rundfunk?, hrsg. von der Zentralstelle für Medien im Auftrag der Publizistischen Kommission der deutschen Bischofskonferenz, Bonn 1981, S.25ff.

Schlaich, Klaus : Der Öffentlichkeitsauftrag der Kirchen, in: Friesenhahn/Scheuner/Listl (Hrsg.), Handbuch des Staatskirchenrechts, Zweiter Band, Berlin 1975, S. 212 - 272.

ders. : Der Öffentlichkeitsauftrag der Kirchen, in: Friesenhahn/Scheuner/Listl (Hrsg.), Handbuch des Staatskirchenrechts, Zweiter Band, Berlin 1995, S.131 - 180.

Schlief, Karl-Eugen: Die Organisationsstruktur der Katholischen Kirche, in : Friesenhahn/Scheuner/Listl (Hrsg.), Handbuch des Staatskirchenrechts, Erster Band, Berlin 1974, S.327-340.

Schmidt, Walter: Rundfunkvielfalt - Möglichkeiten und Grenzen einer „pluralistischen" Rundfunkorganisation in: Beiträge zum Rundfunkrecht, Heft 31, Frankfurt 1984.

Schmude, Jürgen: Der Status der Kirchen aus verfassungsrechtlicher Sicht, in: Gegenrede: Aufklärung - Kritik - Öffentlichkeit; Festschrift für Ernst Gottfried Mahrenholz; hrsg. von Herta Däubler-Gmelin, Baden-Baden 1994, S.69-89.

Schneider, Hans-Peter: Rundfunkvielfalt und Gruppenrelevanz im Kulturstaat - zur Verfassungsmäßigkeit von § 17 Abs.1 des Staatsvertrags über den Norddeutschen Rundfunk, in Rundfunk und Fernsehen, Heft 4 /1982, S.425 - 446.

Scholz, Rupert : Das dritte Fernsehurteil des Bundesverfassungsgerichts, in JZ 1981, S.561 ff.

Schuler, Leopold: Kirche und privater Rundfunk - Rechtliche und organisatorische Überlegungen, in Medienpraxis - Grundlagen, Stuttgart 1987.

Schütt, Peter: „Demokratie ist für sie kein Teufelswerk", in der Frankfurter Allgemeinen Zeitung vom 17.7.1998, S.8.

Schwab, Karl Heinz/ Walter, Gerhard: Schiedsgerichtsbarkeit - Systematischer Kommentar zu den Vorschriften der Zivilprozeßordnung, des Arbeitsgesetzes, der Staatsverträge und der Kostengesetze über das privatrechtliche Schiedsverfahren, 5. Auflage, München 1995.

Schwarzkopf, Dietrich: Gesucht: ein Gruppenbild in Grau - Die gesellschaftlich relevanten Kräfte und die Rundfunkkontrolle, in: Stimmen der Zeit, **Ort** 1974, S.363-374.

ders.: Kirche in den öffentlich-rechtlichen Rundfunkanstalten, in FUNK - Korrespondenz, Nr.46, 15.11.1985, S.3 - 10.

Smend, Rudolf : Staat und Kirche nach dem Bonner Grundgesetz, in: Zeitschrift für evangelisches Kirchenrecht, Erster Band, 1951, S. 9 ff.

Sontheimer, Kurt : Zum Problem der gesellschaftlichen Kontrolle des Rundfunks und seiner Organisation, in: Gemeinschaftswerk der Evangelischen Publizistik, Herrschaft und Kritik, Probleme der Rundfunkfreiheit, Frankfurt 1974, S.48-77.

Starck, Christian: Zusammensetzung der Rundfunkgremien und Rundfunkfreiheit, in: Gemeinschaftswerk der Evangelischen Publizistik, Herrschaft und Kritik, Probleme der Rundfunkfreiheit, Frankfurt 1974, S.15-45.

Statistisches Jahrbuch für die Bundesrepublik Deutschland 1997, Wiesbaden 1998.

Stein, Ekkehard: Die Programmgrundsätze von Rundfunk und Fernsehen, in: Rundfunkrecht, Schriften der Gesellschaft für Rechtspolitik, Band 1, München 1981, S.71 - 123.

Steiner, Udo : Die Klagebefugnis gesellschaftlich relevanter Gruppen auf Berücksichtigung ihrer Belange im Programm, in: Festschrift Hermann Ule, Baden-Baden 1988, S. 85-96.

Stender, Jutta : „Staatsferne“ und „Gruppenferne“ in einem außenpluralistisch organisierten privaten Rundfunksystem, Regensburg 1987.

Stern, Klaus: Das Staatsrecht der Bundesrepublik Deutschland, Band III / 1 - Allgemeine Lehren der Grundrechte, München 1988.

Stock, Martin : Kirchenfreiheit und Medienfreiheit, in ZevKR Band 20, 1975 , S.256 ff.

ders.(Hrsg.) : in Medienmarkt und Medienmacht; Konzentrationskontrolle in Deutschland nach der Neufassung des Rundfunkstaatsvertrags (1996), Berlin 1997.

Stuttgarter Zeitung: „Kritik an Vereinbarung zwischen SDR und Bischöfen" vom 14.3.1993, S.17.

Süddeutsche Zeitung:

Kirch und Bertelsmann machen gemeinsame Sache, 13./14.6. 1998, S.21.

- ARD und ZDF passen sich Privaten an, 5./6.9.1998, S.23.
- Wirklich unabhängige Dritte?, 4.2.1998, S.25.

Südwestpresse: „Südfunk: Keine neuen Rechte für Kirchen im Sender"; 14.9.1993, S.21.

Vereinbarung zwischen SAT 1 und der Evangelischen Landeskirche in Baden, der Evangelischen Landeskirche in Württemberg, der Erzdiözese Freiburg und der Diözese Rottenburg-Stuttgart vom 21.02.1994 / 01. 03. 1994.

Vogt, Gerburg Elisabeth: Kirche und Fernsehanstalten - Entwicklungen, Konzepte, Programmrealisierungen, Osnabrück 1978.

Weber, W : Die deutschen Konkordate und Kirchenverträge der Gegenwart, Band.1, Göttingen 1962.

Weiß, Johannes : Eine fruchtbare Partnerschaft - Kirche und Radio, im ARD - Jahrbuch 1995, hrsg. von der ARD, Frankfurt 1996, S.99 - 106.

Wiechmann, Peter : Kommentierung zu § 9 SWR- Staatsvertrag in Flechsig, Norbert P. (Hrsg.) : SWR - Staatsvertrag, Kommentar, Baden-Baden 1997.

Wieland, Joachim : Die Freiheit der Berichterstattung durch Rundfunk, in: „Der Staat", Heft 20, Frankfurt 1981, S.97 ff.

Wirtschaftswoche: Etwas Großes - Kirch, Murdoch und Berlusconi wollen Europas TV-Markt neu ordnen" in Heft Nr.34 vom 13.8.1998, S.54 f.

Wolff, Hans J., Bachof Otto, Stober, Rolf : Verwaltungsrecht I, München 1994.

Wunschel, Siegfried: Rundfunk und Fernsehen zwischen Staat und Kirche. Die Einräumung von Sendezeiten an Religionsgemeinschaften als staatsrechtliches und staatskirchenrechtliches Problem, Regensburg 1972.

ZDF- Protokollvermerke: Gespräch zwischen dem Intendanten des ZDF und dem Vorsitzenden der Deutschen Bischofskonferenz vom 9. Januar 1992 und Ergebnisprotokoll des Gesprächs Katholische Kirche - ZDF (Redaktion Kirche und Leben/ Katholisch) vom 10.7.1962 und vom 8.Juli 1992 in Mainz.

Zentralstelle Medien der Deutschen Bischofskonferenz (Hrsg.): Was sollen - was können religiöse Sendungen ?, Materialien zur Medienpolitik, Band 2, Bonn 1977

ders.:: Die Neuen Medien - Informationen, Fragen und Anregungen im Blick auf den Menschen und die Gesellschaft, Materialien zur Medienpolitik, Band 4, Bonn 1982.

ders.:: Medienpolitische Grundpositionen, Materialien zur Medienpolitik, Band 5, Bonn 1985.

Schriften zum Staatskirchenrecht

Herausgegeben von Axel Frhr. von Campenhausen und Christoph Link

Band 1 Christoph Link: Staat und Kirche in der neueren deutschen Geschichte. Fünf Abhandlungen. 2000.

Band 2 Andreas Franitza: Der Allgemeine Hannoversche Klosterfonds und die Klosterkammer Hannover. Untersuchung zur rechtsgeschichtlichen Entwicklung. 2000.

Band 3 Reinald Willenberg: Rundfunk unter kirchlicher Trägerschaft. 2001.

Band 4 Martin Fischer: Kirchliche Beiträge im Fernsehen. Darstellung eines abgestuften Mitgestaltungsmodells kirchlicher Beteiligung im Fernsehen. 2001.

Peter Lang · Europäischer Verlag der Wissenschaften

Christine Jakobs

Kreuze in der Schule – Glaubensfreiheit und Benachteiligungsverbot

Frankfurt/M., Berlin, Bern, Bruxelles, New York, Oxford, Wien, 2000. 150 S.
Europäische Hochschulschriften: Reihe 2, Rechtswissenschaft. Bd. 2834
ISBN 3-631-36037-1 · br. DM 65.–*

Die Entscheidung des Bundesverfassungsgerichts vom 16.5.1995 zur Anbringung von Kruzifixen in den Schulen hat in der Rechtswissenschaft wie in der Öffentlichkeit zu einer Diskussion über diese Frage geführt. Die Verfasserin nimmt die Entscheidung zum Ausgangspunkt, um sowohl den Problemen der Zulässigkeit einer staatlichen Anordnung, Kreuze in Schulzimmern anzubringen, als auch der Frage nachzugehen, inwieweit die Anbringung von Kreuzen in Schulen unabhängig von staatlicher Anordnung zulässig ist. In diesem Zusammenhang untersucht sie, was Freiheit des Glaubens in Art. 4 Abs. 1 GG bedeutet. Zudem wird versucht, das Prinzip religiös-weltanschaulicher Neutralität des Staates auf eine festere dogmatische Grundlage zu stellen.

Aus dem Inhalt: Kruzifix-Entscheidung des Bundesverfassungsgerichts · Glaubensfreiheit · Benachteiligungsverbot · Das Prinzip religiös-weltanschaulicher Neutralität nach dem Grundgesetz

Frankfurt/M · Berlin · Bern · Bruxelles · New York · Oxford · Wien
Auslieferung: Verlag Peter Lang AG
Jupiterstr. 15, CH-3000 Bern 15
Telefax (004131) 9402131
*inklusive Mehrwertsteuer
Preisänderungen vorbehalten

***ibidem*-Verlag**
Melchiorstr. 15
D-70439 Stuttgart
info@ibidem-verlag.de

www.ibidem-verlag.de
www.ibidem.eu
www.edition-noema.de
www.autorenbetreuung.de